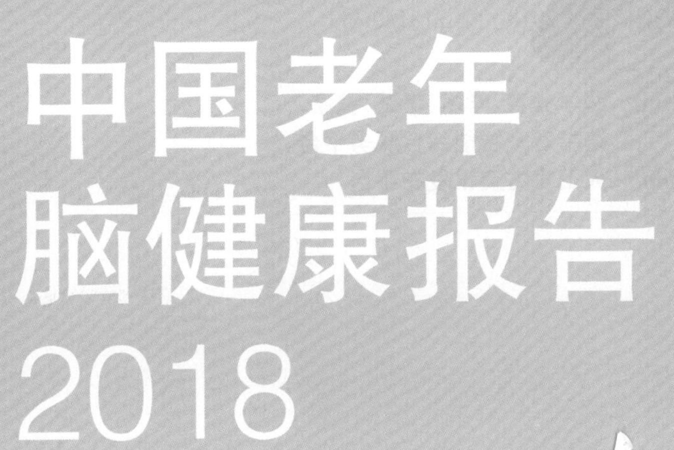

中国老年脑健康报告 2018

主　编　张占军

主　审　王永炎

编　委（按姓氏汉语拼音排序）

陈姚静　李　鹤　李　馨　卢　朋

王　君　王　诺　卫东锋　张俊英

张占军

人民卫生出版社

图书在版编目（CIP）数据

中国老年脑健康报告．2018 / 张占军主编．—北京：人民卫生出版社，2018

ISBN 978-7-117-27430-2

Ⅰ．①中…　Ⅱ．①张…　Ⅲ．①老年病 - 脑病 - 研究报告 - 中国 -2018　Ⅳ．①R742

中国版本图书馆 CIP 数据核字（2018）第 218142 号

中国老年脑健康报告 2018

主　　编：张占军
出版发行：人民卫生出版社（中继线 010-59780011）
地　　址：北京市朝阳区潘家园南里 19 号
邮　　编：100021
E - mail：pmph @ pmph.com
购书热线：010-59787592　010-59787584　010-65264830
印　　刷：北京画中画印刷有限公司
经　　销：新华书店
开　　本：787 × 1092　1/16　　**印张：**18
字　　数：438 千字
版　　次：2018 年 10 月第 1 版　2018 年 10 月第 1 版第 1 次印刷
标准书号：ISBN 978-7-117-27430-2
定　　价：120.00 元

主编简介

张占军，教授，现任北京师范大学老年脑健康研究中心主任，认知神经科学与学习国家重点实验室副主任。长期从事人类高级认知功能的衰退规律及其脑机制研究，围绕人类高级认知功能的老化规律及其脑机制这一关键科学问题，深入研究人类老化进程中不同高级认知能力衰退的关键期、人脑结构功能网络的退化规律以及遗传变异对脑与认知衰老的调控机制。兼任中国老年医学会认知障碍分会、世界中医药联合会老年医学分会以及中国标准化协会中医药标准化分会副会长。获得2007年全国百篇优秀博士论文奖、2016年国家杰出青年基金。主持了国家自然科学基金重点项目、科技部重大研发计划、北京市脑科学计划等项目。

序　一

《周易》中写到“乾道变化，各正性命，保合大和，乃利贞。首出庶物，万国缄宁。”古人以“大和”为最高目标，追求天与人、自然与社会的整体和谐境界。当今，中国正处在农耕文明、工业文明、信息科学并行的新时代，经济是世界的主题。我国在经济总量的扩增已取得卓越成就，正由高速度向高质量发展。大国之大经济固然重要，然而实施文化强国的战略，保障民众健康行动是必须要落实的大事。

健康已被国家提升至国家战略的层面，《“健康中国 2030”规划纲要》中提到“推进健康中国建设，是全面建成小康社会、基本实现社会主义现代化的重要基础，是全面提升中华民族健康素质、实现人民健康与经济社会协调发展的国家战略，是积极参与全球健康治理、履行 2030 年可持续发展议程国际承诺的重大举措。”目前全球脑科学战略计划正在实施，我国的脑科学计划也在积极筹划中。有鉴于老年健康与老年脑健康的相关“养老”政策业已出台，务需落在实处。

本人重点研究老年人脑疾病已有数十年，深感脑重大疾病的发病率之高、发病机制之复杂以及防治意义之重大，特别是老年痴呆症的危害，更是不必赘述。世界每 5 名阿尔茨海默病（老年性痴呆）患者就有 1 名是中国患者。2018 年中国阿尔茨海默病的患者人数最多，这给社会、家庭与个人带来了巨大的经济和心理负担。与此同时，国际社会在有效药物及治疗方案的研发方面迟迟没有重大突破。可喜的是，世界各国已经开始对阿尔茨海默病预防进行相关研究，在目标人群的确定、临床前期的早发现等方面，国内已有大尺度与细粒化结合的磁共振成像与量表社区调研以及关注认知功能减退等研究。

“夫大人者，与天地合其德，与日月合其明，与四时合其序，与鬼神合其凶，先天而弗违，后天而奉天时。”现代健康观的变化、发展与《周易》所提出的唯变所适思想相吻合。随着人们的物质生活不断改善和认识能力不断提高，对健康的看法从单一的无病即是健康状态，发展到身心健康，以及最终达到身体健康、心理健康、社会健康、自然健康状态。

本报告基于北京师范大学认知神经科学与学习国家重点实验室张占军教授研究团队多年来的深入研究，同时阐述了国内脑健康的研究现状和最新进展，具有较强的指导性和参考价值。报告中关于脑健康的研究，特别是中国老年人的脑健康状况及其宏观深入的研究，立足我们自身的根本优势，同时包容与开放地学习借鉴国外的理论、研究方法及政策经验，从更广阔的视角审视世界卫生组织对健康的定义。

张占军教授是国内较早研究阿尔茨海默病早期阶段的学者，同时亦是最早提出“脑健康”、关注“脑健康”“养老先养脑”的学者。我相信，全社会会逐渐认可并接受“脑健康”的理念，也会在关注身体的同时关注大脑的健康，如果能够如此，就不失为一项民之所需、国之所用的工作！

医学是科学，更是人学，离不开哲学，同时也离不开经验。当今脑健康事业、产业和研究

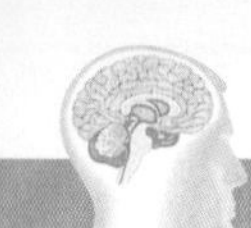

迎来了前所未有的良好发展机遇，这真正体现了传承创新与国家政策的落实。面对新形势，我们应当认真思改、朝向预设的目标方向前进，立足根本，“道通为一”“一元和合”“惟仁尚同”，从民族史前期的始源中去寻找初心。

中央文史研究馆馆员
中国工程院院士
中国中医科学院名誉院长
王永炎
2018 年 5 月

序　二

张占军教授与我相熟已久，不久前他曾提及要编写一部关于中国老年人脑健康的专著，近日张占军教授主编的《中国老年脑健康报告 2018》即将出版。我相信本书的出版，将推动脑健康相关研究的发展以及脑健康概念在我国的普及。

面对人口老龄化，如何实现成功老化，让老年人的晚年生活免受诸如认知障碍性脑疾病的折磨，一直是神经科学研究者探究的重要课题。认知障碍性脑疾病，如老年性痴呆、帕金森病等老年慢病不断侵扰老年人本应享受天伦之乐的晚年生活，严重危害老年人的生命质量。欣慰的是，自“脑健康”这一概念提出以来，更多同仁和科研工作者投身老年脑健康这一研究领域，不断摸索、探寻大脑的奥秘与认知衰退的规律。

《中国老年脑健康报告 2018》基于科学研究和深入调研，系统、翔实且严谨地阐明当前我国老年脑健康的状况、国内外开展的相关研究、脑健康产业发展，以及我国即将启动的脑健康行动计划等诸多方面内容。相信此书对我国脑健康领域发展有着重要的参考和指导意义。

伴随着人口红利时代的结束，我国已成为老龄化的大国，庞大的老年人口对家庭、对社会均是极大的挑战。老年人的健康问题也日益凸显，诸多老年疾病不断蚕食着老年人的生命，“月照静居唯捣药，门扃幽院只来禽”，以药度日、子女鲜有陪伴，成了许多老年人晚年生活的写照。值得注意的是，老年性痴呆等认知障碍性脑疾病的发病率逐年增高，但是就诊率却非常低，脑健康尚未得到公众应有的重视，系统性的脑健康管理工作亟待完善。如何促进老龄资源的再社会化、开展脑健康管理工作显得尤为关键，有助于推动社会的健康有序发展。书中的论述和建设性意见对开展相关脑健康管理工作将大有裨益。

健康不仅是身体的健康，亦包含精神的健康，它是身体健康的前提。然而，脑健康的观念还未被大众所熟知，这也是许多老年人身患相关疾病而未就诊的重要原因之一。张占军教授编写的《中国老年脑健康报告 2018》是一部报告性、研究性专著，对大众来说也可作为了解脑健康的推荐读物。本书对“脑健康”的概念论述之详尽，观点之鲜明，在推动脑健康观念深入人心和强化大众脑保护意识方面有重要的意义和作用。

“欲渡黄河冰塞川，将登太行雪满山”。科研之路亦是如此，前路难行，吾辈还需心怀“直挂云帆济沧海”的壮志与信念，砥砺奋斗，奉献我国的脑健康事业，诠释我们的使命。谨以此序共勉。

中国科学院院士
国家神经系统疾病临床研究中心主任
北京天坛医院神经外科学学院院长、教授
赵继宗
2018 年 5 月 18 日于北京

序 三

美国新闻工作者、作家泰德·菲什曼在其《当世界又老又穷：全球老龄化大冲击》中提到，“到2030年，世界范围内65岁以上的人口数量将达10亿，人类历史上将第一次出现50岁以上人口数量超过17岁以下人口的局面。”而那时的中国，也将成为全球老龄化程度最高的国家之一。人口老龄化带来老年人口膨胀与资源紧张，世界也确如泰德·菲什曼所说正变得“又老又穷”。

如何应对老龄化、做好老龄工作、健全养老体系，不仅是事关亿万老年人的福祉问题，也是事关我国经济社会协调可持续发展的重大问题。习近平总书记强调，“要推动老龄事业全面协调可持续发展，满足数量庞大的老年群众多方面需求、妥善解决人口老龄化带来的社会问题，事关国家发展全局，事关百姓福祉，需要我们下大气力来应对。”

在党中央国务院的高度重视下，我国老龄事业取得长足发展，针对养老服务、老年教育、老年宜居环境、老年人权益保障、智慧健康养老、健康老龄化等方面相继出台一系列力度大、举措实、推进快的规划、政策，取得显著成效。初步形成了以居家为基础、社区为依托、机构为补充、医养相结合的具有中国特色的养老服务体系，老年群众的获得感和幸福感得到进一步增强。

成绩需要肯定，但也要看到我国老龄化面临的严峻形势。我国是世界上人口老龄化程度比较高的国家之一，老年人口数量最多，老龄化速度最快，应对人口老龄化任务最重。我国老龄工作在政策措施、工作基础、体制机制等方面还存在明显不足，同广大老年人过上幸福晚年的期盼差距仍较大。2017年国务院印发《“十三五”国家老龄事业发展和养老体系建设规划》，对老龄事业发展和养老体系建设再次提出明确的要求，这对改善民生，增强老年人参与感、获得感和幸福感，实现全面建成小康社会奋斗目标具有重要的战略意义。

令人欣慰的是，我们看到一大批如张占军教授这样的科研力量，以“西风烈，长空雁叫霜晨月”的执着与信念探究老龄化课题，贡献着他们的责任与价值，成果斐然的论文、著述不断问世，促进了相关政策的制定，同时也推动着国家老龄事业的发展。随着我国人口老龄化的加速，特别是高龄化的加剧，老年人认知症问题将越来越突出。本书是老年人脑健康的专著，对普及老年人脑健康知识，提高老年人脑健康水平，促进健康老龄化、积极老龄化都具有重要意义。

士不可以不弘毅，任重而道远。老龄工作是实现民族振兴、人民幸福的关键一环，我们肩负沉重的责任与使命，需不断自省、自信、自强，奋斗前行。中国正面临老龄化这一时代性难题，但五千年历史进程养成了中华民族绵延坚韧、自强不息的优秀品格和团结统一、勤劳勇敢的民族精神，这样的中国可期可为！

全国老龄工作委员会办公室党组成员、副主任

中国老龄协会副会长

吴玉韶

2018年5月

前　言

古语云，“人过中年，阳气自半”，既往都是迎着太阳的方向在奔走，而今蓦然回首，驻足观望，正午已过才发现岁月催人老，在不知不觉间我们已开启了迈向暮年的大门。梦醒时分，我们万分思量，而今的视野是否有被乌云遮蔽？既往的事业是否有违心之举？未来的荆棘路是否真能为社会带来福祉，哪怕是掠去他人心头的一丝阴霾？从事老年脑健康与认知老化研究工作已十余年，每每审视、反思过往的研究工作，我们总能发现错过了很多东西，遗漏了本不该被忽略的蛛丝马迹，而许多成果也难以解决现实中的问题。数十载的科研告诉我们：面对存于自身的人脑，我们知之甚少，它的复杂玄妙远超人类现有的认知，我们自以为是的其实决然不是，自以为知的实际浑然不知。人类超过一个世纪的探索仿佛昨日刚刚出发。这让我们不禁感叹，路漫漫其修远兮，人脑还等待着诸多工作者去探索、去揭示、去诠释。

那么，我们头颅中的人脑究竟是什么样的呢？人脑和其他哺乳动物的脑结构相似，但容量要大得多。作为人体中最高级、最神秘的器官，人脑是宇宙中已知的最为复杂的组织结构——1.5kg 左右的重量却承载着 10^{11}~10^{12} 个神经细胞，相当于人类用天文望远镜能观测到的所有星系总数。如此精密的大脑和人类一样，也经历着从初生、发育、成熟到逐渐衰老的发展过程。婴幼儿时期，是脑的快速发展期，也是智力的快速形成时期。直立行走、手的基本动作都是在 1 岁左右完成的，然后就是学会说话。青春期，第二性征出现，性器官逐渐成熟，脑功能也随之进一步发育成长。这个时期，大脑皮层对皮层下结构的管控加强，与情绪控制相关的神经得到快速发展。之后，脑的发育逐渐成熟，大约在 25 岁左右进入成熟期。而人到老年时，脑功能则会逐渐衰退。

人脑也会变老？其实，人类老化是一个复杂过程，伴随着生理、心理和社交功能等多方面的变化。除了可以观察到的身体功能下降，如动作协调性、走路速度、平衡能力，还有认知功能退化，比如反应速度、记忆力、注意力。认知功能是人脑认识和反映客观事物的功能，包括感知觉、注意、记忆、思维及语言等各种能力。随着年龄的增长，个体的认知功能会产生衰退，即我们所说的认知老化、脑老化。这种老化现象会直接影响个体的日常生活，降低其生活质量，严重者甚至会发生病变，导致痴呆或死亡。

早在十年前，就有外国学者断言，老龄化和随之带来的脑部神经性疾病将日益成为削弱各国劳动力和造成社会不稳定的危险因素。而年龄，已被研究证实是认知退化的最大风险因素。20 岁之后，我们的记忆功能每十年就会下降 8%，额叶执行功能会下降 7%，注意力也会下降 8%。如此计算，我们耄耋之年，这些能力只能勉强达到 20 岁时的 60%。“岁月不饶人”是我们大脑功能和健康的最好写照。尽管当今医疗卫生水平的快速发展有效降低了一些重大疾病的危害，但老年期慢性非传染疾病（如高血压、高血糖、痴呆症等）的广泛流行仍是老年人群身心健全的主要威胁。其中，老年痴呆症更是将老年脑健康的危害推到个人、家庭乃至社会和国家都难以承受的境地。

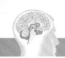

2016 年底，中国 60 岁老龄人口已达 2.3 亿，占总人口的 16.7%。其中 65 岁人口 1.5 亿，占总人口的 10.8%，预计到 2020 年，达到 2.48 亿，老龄化水平达到 17.17%，2025 年 60 岁以上人口达到 3 亿。与此同时，世界卫生组织和中国医疗科研机构合作进行的研究显示，1990 年中国老年痴呆发病人数约为 347.97 万人，十年之后这一数字上升到了 514.85 万人，2010 年时更是达到了 961.55 万人之多。我国每年痴呆症新发病例和增长速度是发达国家的 3 倍。然而，这样高的患病率并没有引起公众足够的重视：47% 的看护者认为痴呆是老年人自然衰老的过程，我国目前轻度认知障碍（mild cognitive impairment，MCI）患者的就诊率仅为 14%，中度痴呆患者就诊率为 25%，重度痴呆患者就诊率为 34%。这说明公众对痴呆的认识和防治仍处于一个非常低的水平，而其他慢性疾病对脑健康的危害也没有引起全社会的重视。根据测算，2030 年中国老年痴呆病人数可能会达到 2329 万的高峰。毋庸置疑，随着中国人口老龄化问题的严重，关注老年脑健康刻不容缓！

可喜的是，国家早已对脑科学研究进行了全局部署。“脑科学与类脑研究”，也就是我们通称的“中国脑科学计划”，简称“中国脑计划”，于 2015 年被列入国家“十三五”规划纲要“科技创新 2030——重大项目”。这一计划是中国为了探索脑科学、推进脑科学研究而推出的顶层战略规划，也是继美国、日本、欧盟等国之后全球又一重大脑科学计划。中国科学家们对此计划提出了“一体两翼”的布局建议，即以研究脑认知的神经原理为“主体”，研发脑重大疾病诊治新手段和脑机智能新技术为“两翼”，也可以称为认识脑、保护脑、模拟脑。其中，保护脑的首要目标就是要在探索和治疗脑疾病方面，攻克自闭症、上瘾、老年痴呆症、帕金森综合征等疑难病症。

作为从事脑认知和脑疾病研究的科研工作者，我们在科研和科普实践过程中，深觉国人对于老年脑健康的重视严重不足，特别是对老年痴呆症的认识远远不够。整个领域的科研工作有时略显仓促，缺乏调理规划，部分研究甚至急功近利。纵观整个行业，科研人员对于疾病的认识略显割裂和局限，整体性工作被强行分割，研究缺乏社会、情感、人文的有机构架和系统、有序的合理布局。此外，关于其他脑健康与脑部疾病科学知识，国民同样存在了解不足、学习不够的情况，更不要提知晓国内外最新的研究进展了。即便是拥有相关的学习需求，国内市面上也没有权威、优质和充足的资料供广大读者参考阅读。鉴于此，我们萌生了为中国国民做一本既具备专业性，又兼顾系统性和全面性的脑健康年度报告，从脑健康的方方面面为大家详细地介绍、汇总近一两年全球脑健康的研究成果、进展，以及脑健康在各个层面的内涵、意义及重要性。

于是，在本职工作之余，我们结合十余年的科研发现，和对本行业的专业认知，搜集汇总了大量国内外一手资料，撰写了这本中国首部专门介绍老年脑健康报告的书籍——《中国老年脑健康报告 2018》。我们希望本书能够帮助大家了解脑健康的重要性以及全球脑健康的研究概况；让读者警惕脑部疾病对我们身心健康的威胁，调整生活方式，对脑部慢性疾病防患于未然；让相关科研和医疗从业者了解各国研究与实践的进展，拓宽思路，积极探索；让政策的制定者能够更多地关照到国民的脑健康，在资源部署、行业布局和规划上做出更有利于国家老龄化发展的决策，实现“健康老龄化”和“积极老龄化”。

本书的所有作者均为脑科学一线科研人员，大家在研究之余撰写此书，在此，我们衷心地感谢他们的辛勤劳动和付出。他们是王诺、王君、李馨、张俊英、李鹤、陈姚静、卢朋、卫东锋、徐凯、戴向唯、杜超、范佳玲、高淑丹、兰州、李斐琳、李凯达、李玮、毛郝浩、潘珣、陶伍海、王雪、杨财水、杨意如、曾惟伊以及张开顺等人。正因为他们对科研的热爱，对百姓健康的负责态度和对国家未来发展的关注，才成就了本书。

“青青园中葵，朝露待日晞。阳春布德泽，万物生光辉。常恐秋节至，焜黄华叶衰。百川东到海，何时复西归？”人生易逝，我们奋斗和享受的时间非常有限。作为拥有道义和良心的科研人员，我们不希望自己短暂的求索道路浪费于无效的研究，腐蚀于功利之心，最终回首时充满迷茫、自责与悔恨。我们期望自己所做的每一个实验、撰写的每一篇文章、取得的每一项成果，都能为他人、为社会带去福泽与意义。诚然，本书并不能为我们的学术生涯带来什么名利，但如果能让更多的人意识到，唯有脑的健康，我们才可以在暮年之时尽享自由的时光、亲友的陪伴和一生的智慧，那我们就已经成功了。

本书历时近一年的撰写，让我们更加坚信要在科学研究中秉承“长征精神”，坚持不懈、刻苦钻研，尽早地收获更多可造福于国家和人类的研究成果。我们要时刻不忘初心，饱含对事业的热爱，对人性的关照，对信念的执着，这样才能在漫长、清苦的科研道路上砥砺前行，做出更有意义、更具温度的成果，让爱我们的人和我们所爱的人，在人生最后的岁月里，活得开心、优雅、有质量。

张占军

2018 年仲夏

目 录

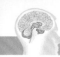

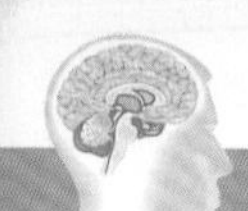
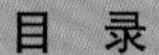

第一章

总　论

在全球性“老龄化社会”的严峻挑战下，中国作为经济刚刚起步的发展中国家，也提前步入了“老龄化社会”。提高老年人的健康水平，减缓老化速度，对减轻家庭和社会负担具有十分重大的意义。重视老年人健康，是解决我国老龄化问题的突破点和关键。脑是人类一切高级活动的基础，“脑健康”是整体健康观念的核心组成部分，但长期以来一直被忽视。很多长年困扰老年人的社区慢性病，阿尔茨海默病（Alzheimer disease，AD）以及常见的高血压、高血脂、糖尿病、脑卒中和椎基底动脉供血不足等，均会影响大脑功能。

第一节　关注脑健康，积极应对老龄化

国际脑研究组织第四届神经科学大会把21世纪称为“脑的世纪”。近年来，我国神经系统和神经疾病发病率呈逐年上升之势，脑健康已经引起了社会各界的广泛关注。随着人类健康水平的不断提高，老龄化现象已经从发达国家延伸至发展中国家。中国作为世界上人口最多的发展中国家，2011年末65岁及以上的人口达1.23亿，占总人口的9.1%[1]。根据1956年联合国人口司和1982年世界老龄问题大会对老龄社会的界定标准，中国已经步入了“老龄化社会”。为了解决老龄化带来的一系列问题，国际组织、各国政府等提出了“积极老龄化”的应对措施。

脑健康是人类健康的重要部分，而老年人是脑疾病的易感人群。因此，脑健康不仅促进积极老龄化的发展，还能够保证积极老龄化的实现。阿尔茨海默病、各种老年慢性病、生活方式、受教育程度等因素都在影响脑健康，同时也严重影响积极老龄化。忽视脑健康会对社会经济带来巨大的损失，不论是直接的医疗费用还是间接的社会成本都会对社会造成沉重负担。

世界卫生组织提出的整体健康概念强调：健康不仅是躯体没有疾病，还应具备心理健康、社会适应良好和有道德。现代人的健康包括躯体健康、心理健康、心灵健康、社会健康、智力健康、道德健康、环境健康等七个方面。智力健康是脑健康的一个方面，从这个意义上讲，脑健康是现代人健康的一部分。广义的脑健康是指，不存在任何脑病以及神经系统引起的一些亚健康状态。狭义的脑健康是指，脑器质完整无损和生理生化代谢处于相对平衡状态；就反应功能或者从认知心理学意义上看，脑的健康就是外部刺激与脑的反应过程和结果之间具有相对的一致性和维持着动态平衡；就个体经验或个体经验的社会含义来看，脑的健

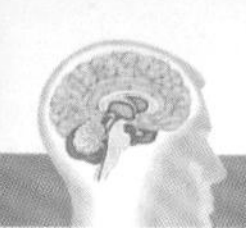

康就是脑的相对稳定的经验系统与不断变化着的社会现实之间的动态平衡。脑健康是一个过程，是脑在相互关联、相互影响的层面上的动态平衡过程，而健康状态就是这一过程中的相对稳定状态。简单而言，脑健康就是脑结构的完整、正常及脑基本功能，如认知功能和记忆功能的完好。

"积极老龄化"是以联合国"独立、参与、尊重、照料和自我实现的原则"为理论基础而提出的政策框架，这个框架包含三个要素：健康、参与和保障。目前，世界上使用最广泛、公信度最高的关于积极老龄化的定义，是世界卫生组织在其2002年《积极老龄化——政策框架》一文中指出的：积极老龄化是指随着年龄的增长，为了提高生活质量，使健康、参与和保障获得最佳机会的工程[2]。该定义强调的是持续地参与社会、经济、文化、精神活动，而不仅仅是在老年时有生活自理能力和参与社会活动的能力。也就是说，积极老龄化强调老年人应以一种积极的态度生活，更多地参与社会活动，甚至有学者指出老年人应该参与工作，从而提高其认知能力。

1 脑健康对个人积极老龄化的意义

健康、参与、保障是积极老龄化政策框架的三个基本支柱，也是积极老龄化行动的三个方向。通过深刻剖析脑健康的评估、预警及保障等各个环节，分析脑健康对个人积极老龄化对其健康和保障等诸多方面的影响，对个人积极老龄化具有重要的意义。

1.1 脑健康——个人健康

脑健康是个人实现积极老龄化的前提。健康是积极老龄化的要素之一，对老年人个体而言，积极老龄化中的健康意味着帮助老年人维持良好的身体健康、心理健康和社会适应能力，提高老年人的生活质量，尽最大努力使老年人在生命最后阶段之前保持身体功能良好，使身体功能障碍的发生推迟到生命最后一刻，也就是帮助老年人实现无疾而终。

老年人的身体健康主要是指老年人没有疾病或病痛，机体处于正常运作状态。脑是神经系统的主要组成部分，大脑的健康与否与身体的各项功能能否正常发挥作用息息相关。脑健康同样会影响个人的心理健康，大脑控制意识和行动，大脑的病变通过影响意识从而影响心理健康。从广义上讲，心理健康是指一种高效而满意的、持续的心理状态。从狭义上讲，心理健康是指人基本心理活动的过程内容完整、协调一致，即认知、情感、意志、行为、人格完整和协调，能适应社会，与社会保持同步。如认知功能障碍患者受到对自身疾病的焦虑、担忧等负面情绪的影响，无法保持高效而满意的、持续的心理状态。在一定意义上，认知功能障碍患者随着病情的恶化会逐渐不能适应社会的变化，无法与社会保持同步，也即无法维持心理的健康状态。老年病体现了脑健康对社会适应能力的影响。如常见的老年病阿尔茨海默病由于大脑认知功能受损而导致患者存在语言障碍、记忆障碍、执行功能障碍等从而导致患者失去了社会适应能力。因此，脑健康对维持老年人的身体健康、心理健康和社会适应能力具有重要意义，只有健康的大脑才能保证积极老龄化政策框架中个人健康的实现。

1.2 脑健康——个人参与

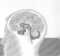

《积极老龄化——政策框架》对参与的定义是：在劳动力市场、就业、教育、健康以及社会政策和计划都能够为老年人充分参与社会经济、文化和精神生活提供良好环境的条件下，老年人能能够基于他们的基本人权、依据自身能力、根据自身需要和偏好，继续为社会发展做出自己的贡献。这种贡献可以是有偿的，也可以是无偿的。老年人作为社会的一员也有社会参与的需求，渴望能被周围的人认可，希望能在老年时仍然得到社会的认可。脑健康是老年人参与社会的重要保证。脑健康是老年人身体健康的前提，而老年人身体健康是老年人能够参与社会的前提。老年人积极参与社会活动也能在一定程度上促进脑健康，老年人适当地参加游泳、快步走、瑜伽和力量训练等锻炼，有利于转移老年人不愉快的认知、情绪和行为，缓解身心压力，预防痴呆的发生。

1.3 脑健康——个人保障

《积极老龄化——政策框架》对保障的定义是：在政策和计划能保障老年人的社会、经济、人身安全以及权利的同时，保证在老年人在生活不能自理或者缺乏自我保护能力时，他的家庭和社区将努力为老年人提供所需要的支持。家属或社会网络的支持对缓解阿尔茨海默病患者的病情，延缓轻度认知障碍发展至阿尔茨海默病具有重要的作用。

因此，对个人的积极老龄化而言，脑健康是积极老龄化的前提和保证，同时积极老龄化也会促进脑健康。

2 脑健康对群体积极老龄化的意义

群体的从众心理对积极老龄化行动的实施具有很大影响。由于从众心理的存在，脑健康对群体积极老龄化的意义远远大于个人积极老龄化。

2.1 脑健康——群体健康

从老年人群体层面来看，积极老龄化意味着老年人积极地参与社会活动，以一种积极的态度和理念面对老龄化，最终使老年人群体中的大多数人保持身体健康、生活幸福和长寿，并不断提高健康老年人在老年人中的比例。筛查、预防老年人群的认知障碍疾病，重视老年人的脑健康状况，对提高健康老年人在老年人中的比例具有重要作用。Christopher 等人在对 3954 位年龄在 60 岁以上（含 60 岁）的老年人进行常规检查期间发现，存在认知障碍的老年人占到 15.7%，认知障碍疾病是威胁老年人健康的高发疾病[3]。北京师范大学老年脑健康研究中心在北京城区多个社区基地通过全面的认知功能评估，发现社区老年人群的 MCI 患病率为 15.7%。并且，随着年龄的增加，认知障碍疾病的发病率也会增加。认知障碍疾病已成为我国老年人群的高发疾病，积极采取行动，保护和提高老年人的脑健康对提高老年人的整体健康水平具有重要意义。

2.2 脑健康——群体参与

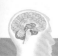

参与是积极老龄化在社交、经济、政治方面的决定因素。积极老龄化中参与的目的是让老年人更多地参与社区的经济文化活动，丰富老年人的日常生活，促进老年人的身心健康。为健康的老年人提供工作机会，让健康的老年人继续工作，有利于改善老年人自身的经济条件，在一定程度上有利于公共税收的增加，有助于缓解养老金在医疗和其他方面社会保障支出的压力。无论是参与社区活动还是继续工作都需要老年人有健康的身体，因此脑健康是老年人参与社会经济文化活动的前提和保证。

2.3 脑健康——群体保障

积极老龄化政策框架中的要素之一是保障，包括老年人的经济保障、生活保障、权益保障和患病老人的服务照料保障。老年人基本生存权利的保障是老年人维持身体健康和参与社会活动的基础，老年人的健康和参与社会的前提是老年人拥有健康的大脑，具有完好的认知功能。因此，老年人的脑健康是老年人拥有基本保障的基础。

3 脑健康对整个社会积极老龄化的意义

20 世纪 90 年代美国提出“脑的十年”计划之后，日本、英国、德国等国纷纷开始制定各自的“脑的十年”计划。我国对脑健康的关注稍晚于发达国家，2000 年向社会推出了“脑健康”观念，并于 2000 年 9 月成立了第一个脑健康专业委员会，将每年的 9 月 16 日定为中国的“脑健康日”。著名神经外科学家、我国脑健康领域的开拓者王忠诚院士被推选为名誉会长，并做了“谁掌握了大脑的秘密，谁就掌握了世界”的题词，时任全国人大常委会副委员长吴阶平也题写了“重视脑健康，研究脑科学”。我国目前距离其提出的对脑疾病实现“早期发现、早期干预”的目标还差很远。目前的健康体检依然缺乏对脑健康尤其是大脑认知能力的评估，不能全面反映受检者的健康状况。尤其对于老年群体，随着年龄增长，大脑神经元和树突数量的减少、脑血管的病变、不良生活习惯和用脑习惯均可引发脑部疾病，严重威胁脑健康。老年群体是诸多社区慢病，如糖尿病、高血压、脑卒中、痴呆等疾病的易感人群，因此积极建立社区防控体系促进老年人脑健康，对提高老年人的健康水平、推广积极老龄化具有重要意义。

对整个社会而言，积极老龄化意味着为老年人创造参与活动和学习的一切可能机会和条件，满足他们的需求，帮助老年人尽可能长期不依赖他人，在老年人失去部分或全部自理能力需要帮助时，保证能获得各方面的保护和照料，消除各种对老年人的歧视、怠慢、虐待和暴力行为，让越来越多的老年人能够享有健康的生命质量和良好的生活质量。脑健康是老年人积极参与活动和学习的前提条件，是老年人能够不依赖他人、独立完成日常生活的基本要求。因此，脑健康是老年人积极老龄化的前提和保证。

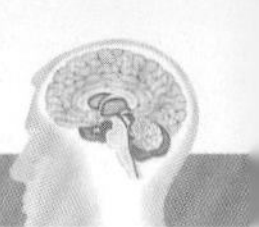

第二节　开展老年脑健康管理工作刻不容缓

最新数据显示,我国老年痴呆患病人数将近1000万,每年新发病例和增长速度是发达国家的3倍。然而,这样高的患病率并没有引起公众足够的重视。47%的看护者认为痴呆是老年人自然衰老的过程,我国目前轻度认知障碍(mild cognitive impairment,MCI)患者的就诊率仅为14%,中度痴呆患者的就诊率为25%,重度痴呆患者的就诊率为34%,表明公众对痴呆的认识和防治仍处于较低水平,而其他社区慢病对脑健康的危害也未引起全社会的重视。通过“脑健康体检”,对目标人群进行筛查,筛查出MCI患者,对其进行有效干预,可以大大降低MCI转化为AD的概率;而对认知功能下降并处于MCI早期的老年人积极采取脑保护和促进措施,对减轻社会经济负降低医疗费用,应对老龄化社会的问题以及整个社会的健康发展具有重要意义。

1　脑健康管理工作的意义

1.1　痴呆早期轻度认知障碍的高检出率

北京师范大学老年脑健康研究中心联合临床医院、社区服务站及社区卫生服务中心等单位,对北京城区的老年人进行脑健康体检,结果发现社区老年人群的MCI发病率高达15.7%。MCI处于AD发病的高风险期,也是减缓AD发病、干预疾病进展的黄金时间,然而老年人在此阶段的知晓率和就诊率均较低,多数老人都把记忆力减退、执行功能下降等认知功能障碍视为正常生理衰退的自然现象。

1.2　影响脑健康的危险因素和保护因素分析

在对老年人进行脑健康体检中发现:①老年人的各项认知功能随着年龄的增长而逐渐衰退;②教育程度对认知功能的影响具有着普遍、积极的作用,受教育程度高的老年人的各项认知能力也较强;③退休后有工作的老年人在注意、记忆和语言方面的认知能力要好于无工作的老年人;④收入水平对老年人的视空间、注意和语言方面的认知能力产生正面的影响;⑤有着良好休闲方式,如较多的参加智力、体力和社交活动的老年人的注意和记忆的认知能力较好;⑥营养均衡、饮食习惯良好也会对老年人的记忆和语言能力产生积极影响;⑦如果老年人患有高血压、脑血管病、糖尿病等社区慢病,那么他们的认知功能要普遍低于未患病者。通过社区筛查,我们发现了脑健康的促进因素和危险因素,这对未来制定脑健康保护方案将起到至关重要的作用。

1.3　老年脑健康管理的社会经济效益

在医药费用快速上涨的世界性难题下,各国都开始从单纯强调药物的个体临床效力和

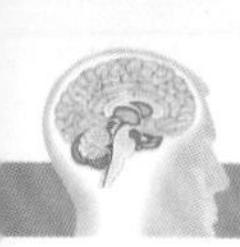

安全，转为在整个医疗体系内对药物干预甚至是医疗干预进行成本－效果（cost-effectiveness）的社会经济评价。这种研究从健康经济学角度，对MCI早期医疗干预进行了从全社会角度的经济评价。

通过认知障碍人群健康生命质量（cognitive-impairment quality of life，CIQF）量表的计算，北京师范大学老年脑健康研究中心发现MCI患者的健康生命值（QALY）为0.799（正常老化的老年人QALY=1），而对比AD患者的0.16的健康生命值来说，早期认知障碍患者非常有必要进行早期干预治疗。将医疗干预与不干预作为对比方案，比较两种方案的成本（直接成本和间接成本）与最终的效果。即用成本－效果比率来表示被评价项目的经济效益，即应用这个比率来表示各方案的单位投入成本所取得的效果大小，从全社会老年人的角度，进行Markov循环模拟，结果发现，对MCI老年人进行中药治疗，在单位体检和治疗成本增加的情况下，全社会不仅仅健康生命值（QALY）增加了0.64个单位，而且成本绝对值大大减少。治疗前，有认知障碍的老年人的总成本/总QALY的比值为39 995元；而经过中医药治疗后，虽然增加了药物治疗成本，但总成本/总QALY的比值却下降为35 700元。也就是说如果不进行MCI患者的筛查和治疗，则全社会每增加1单位的健康生命质量值，成本就是39 995元；而如果开展脑健康体检，进而进行中医药治疗的话（假定认为干预完全有效的情况下），则社会每增加1单位的健康生命质量值，人均成本可减少4295元。因此，干预方案值（总成本/总QALY）显著低于不干预方案。

截至2016年底，65岁以上老年人口为1.5亿，认知障碍疾病在全国范围内的发病率是20.8%[3]，则全社会共有大约3120万有认知障碍的患者；如果在进行有效体检和简单中医药干预的情况下，全社会每增加1个单位的健康生命质量值，则全社会减少1340亿元。这从经济成本和效果的评价结果，有力地论证了进行"脑健康体检"和中医药早期干预治疗的经济效益，即早期进行筛查和干预具有非常重要的经济意义。

2　开展脑健康管理的建议

2.1　加大宣教力度，将"脑健康"概念深入人心

"脑健康"的概念，对中国来说还是一个刚刚提出的理念。在经济持续发展的社会背景下，很多人的健康观念还停留在身体健康层面。但随着社会经济的进一步发展，越来越多的人开始关注脑的认知功能。很多脑部疾病及合并脑部疾病等慢性疾病发展到引起患者重视而去就诊时早已错过治疗的最佳时机，这不但加重了患者本人的痛苦，而且增加了患者本人及其家庭的负担，同时也造成国家医疗资源的浪费。例如在传统观念上，老年性痴呆（阿尔茨海默病）常常被认为是正常老化的现象，因此丧失了早期治疗的机会。

因此，普及"脑健康"概念，明确损伤脑认知功能的危险因素，以及了解对脑健康起到保护作用的因素，均有助于将这一观念深入人心。在老年人群中开展大脑认知功能检查，加强对轻度认知障碍、痴呆的宣教，提高广大群众对健忘、痴呆的认识，对早期发现轻度认知障碍，抓住早期治疗机会进行干预意义重大。从政府、社会、家庭和个人的不同层面，通过国家鼓励、社会宣传等方式，让大家逐步接受并关注自身的"脑健康"状况。

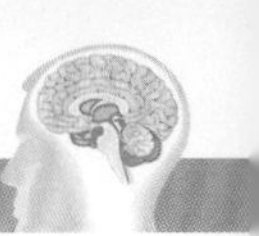

2.2　开展老年人“脑健康体检”，并纳入常规体检项目

未来将“脑健康体检”作为一项常规体检项目。目前许多实际大型纵向队列研究中已经在广泛应用筛查脑认知功能的方法，有些研究具体编制了有效的体检工具，并进行了初期的筛查检测，技术上得到了理想的结果。同时，也从经济成本－效果的角度，分析了开展脑健康体检的经济可行性，明确了该体检是一项低成本高收益的、具有公共产品性质的半公益项目。投入少、体检简便安全，可靠性高，充分发挥了体检的预防作用。真正能够做到早提醒、早预防；早发现、早治疗。

建议将脑健康体检作为一项常规体检项目，列入具体的体检计划中；同时，以社区医院作为体检的具体实施单位，只要对社区医疗服务人员进行简单的培训，就能够开展脑健康的体检筛查工作。

2.3　对筛查出的轻度认知障碍人群，进行早期干预

对已患脑健康相关疾病的老年人群，抓住早期治疗机会进行干预具有重大临床意义。药物干预建议以中医药干预为主，因为目前仍缺乏控制疾病进程的有效西医治疗药物和治疗手段。基于 Aβ 假说和 Tau 蛋白等新机制开发的多种药物均处于临床研究阶段。

从长远看，治疗 AD 的根本，应是阻断和逆转 AD 的发展；此外，由于药物的作用持续时间较短，大多药物需要长期大剂量服用才能见效，在我国医保制度尚未完善的今天，治疗药物的高昂费用使很多患者存在“看病贵”的现象，以 AD 常用药盐酸多奈哌齐片（安理申）为例，每盒单价大约 800 元人民币，可供服用一个月左右，每年的直接费用就达到近万元，这些药物花费将会严重加剧患者的家庭负担。

近年来，中药治疗 AD 的研究颇多，一些药物具有良好的疗效，应该加大对上述药物的成药性开发，使其快速进入临床医院，获批新药证书，在社会得到广泛应用。

2.4　发挥社区卫生服务体系的优势，促进老龄资源的再社会化

社区是城市社会的基层细胞，推进社区建设是许多国家加强城市管理的一种必要手段。世界卫生组织指出：居民 80% 以上的健康问题可以在基层得到解决。那么最好的解决办法就是发展社区卫生服务。北京市通过建立社区卫生服务体系，理顺社区医疗与大医院之间的关系，调整基层医疗机构的服务模式和方向，建立转诊医疗体系，促使大医院走向社区，构建城市医疗机构合理布局的新网络。脑健康体检作为老年人的疾病医疗服务的预警服务，应当在社区进行推广普及。把北京社区作为开展脑健康体检工作的示范点具有诸多优势。北京是全国开展社区工作较早的城市之一，从北京市社区服务与社区建设发展演变过程来看，已从起步阶段发展到纵深发展阶段，正逐步形成医疗卫生个性化、文化活动丰富化及社区系统信息化。北京作为首都城市，是全国的文化交流中心，人们体检意识普遍较强，国家投入于预防保健的资金较充足，检查设备相对先进，转诊医疗体系

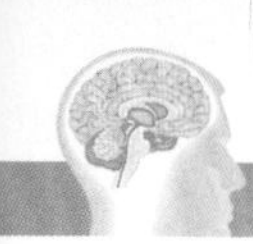

相对完备，便于进一步检查及诊治，这些都为在北京社区首先开展脑健康体检提供了有利条件。

2.5 引导老年人健康的休闲生活方式，鼓励正常老化，促进成功老化

在脑健康促进方面，退休后继续参加工作比未参加工作的老年人成功老化的可能性大1.48倍；休闲时从事脑力活动越多，成功老化的可能性有一定程度上升。因此，要充分发挥老龄资源，促进老龄资源的再社会化，不仅能够提高老龄资源对社会的贡献效率，而且能够有效防控老年人过早进入痴呆。

在老年人群中开展脑健康体检，加强脑健康知识的宣教，倡导老人健康、科学的生活，乐观对待世界，开动脑筋，加强交际，并进行适当的体育锻炼；做好脑疾病的早期防治工作，使老年人告别脑疾病。在老年群体中，积极鼓励成功老龄化的生活方式，促进社会人群正常老化，对老龄资源的再进入社会化指出了明确的途径和办法。

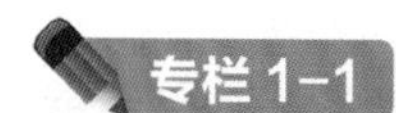

对脑健康管理工作的设想

1. 脑健康体检目标化　老年人是大脑疾病和脑功能衰退的易感人群。认知功能的下降是老化过程中最明显的特征之一。不管不问、任其发展则有可能变成轻度认知障碍甚至是痴呆。脑健康体检在老年人群中就显得尤其重要。脑健康体检计划在实施过程中应重点关注中老年人群，尤其是60岁以上的老年人。由于患者病情严重了才到医院就医，因此在医院针对患者群体推行脑健康行动计划的效果不会太理想。相比之下，社区居民大多处于健康或亚健康状态，针对这类人群推行脑健康行动计划更有价值。

2. 脑健康体检常态化　脑健康体检的目的在于“未病先治”、早期发现、早期干预。在个体尚未表现出明显的功能脑病之前，就能够通过脑健康体检发现潜在的问题，引起重视并加以干预。具体实施的平台，主要依赖社区卫生服务站，建立脑健康体检中心，为其配备全套的脑健康体检工具，对社区医生进行专业化培训。定期在社区中开展脑健康体检服务，为社区居民建立脑健康档案，并且形成数字化的管理平台。义务向居民宣传促进脑健康、预防脑疾病的科普知识和科学方法，将脑健康体检纳入到身体体检的常规检查项目中。

3. 脑健康体检规范化　脑健康体检的推行以社区为平台，同时结合实验室的最新科研成果以及医院的宝贵临床经验，在基础研究和临床工作之间架起桥梁，实现科研成果和临床应用间的快速转化，从而形成良性循环。

依据已有的评价脑功能的技术方法和研究成果，设计脑健康处方，筛选可能患有脑功能障碍的高危人群，实现早期发现和有效就诊；开展脑健康相关因素调查，确认可能影响社区居民脑健康的保护因素和危险因素，有利于在社区推广有针对性的脑健康科普宣传；以实验室的研究成果为基础，设计脑健康干预方案（如认知训练），在社区中进行尝试并观察干预的效果，为临床治疗方案的制定提供重要依据。

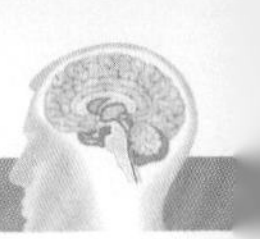

第三节　发挥社区功能是脑健康管理的突破

1　社区在老年脑健康保护中的重要意义

自国务院在1995年颁布的《关于深化企业职工养老保险制度改革的通知》中明确提出“逐步将主要由企业管理离退休人员转为主要依托社区进行管理”以来，我国的社区养老服务已成为关系到每一位百姓养老生活的一项重要事业。目前，我国的大部分城市已经建立起了社区卫生服务体系，但由于社区养老服务在我国还是个新生事物，仍存在不少问题。

自离退休人员由单位人变成社会人，由社区统一以来，社区居委会应运而生。但退休后的人员没有活动场地、活动经费匮乏等现象普遍存在。老年人长期生活在社区中，如发现这些先兆症状：记忆力下降，影响日常生活；计划或解决问题的能力下降；难以完成家、单位或娱乐时熟悉的任务；对时间或地点困惑；对图像或空间关系理解困难；说或写时用词出现问题；物品放错位置，忘记“按图索骥”的能力；判断力下降或糟糕；不能工作或参加社会活动；情绪和性格改变，要及时引起家人及周围人的注意，尤其是社区的注意。早发现早治疗，避免给家庭、社会带来沉重的照护负担和经济负担。

1.1　老年人积极参与社区活动

随着经济发展和生活水平的提高，老年人的需求种类逐步多样，需求层次逐渐提高。传统的老年社会保障仅考虑老年人的衣、食、住等基本生理需要，而忽视了老年人的其他需要。马斯洛的《需求层次论》阐述了人类的五个需求层次由低到高依次是：生理的需要、安全的需要、感情归属的需要、地位和尊敬的需要和自我实现的需要。过去社会生产力水平与文明程度不高，老年社会保障只能满足老年人第一、二层次的需要，而现在很大部分老年人有更高层次的个人需求，即与子女和亲人交流，受到社会关爱，获得社会参与机会的需要。他们不仅需要良好的居住条件和饮食，身体和心理健康，还需要心情愉快，受到家庭成员、服务人员以及社会的尊敬，更有老年人还希望能够获得社会参与机会，继续为社会服务，贡献自己的人生价值。

传统的老年社会保障很少触及到这些方面的内容，积极老龄化目标对老年社会保障提出了新需求，这要求老年社会保障和服务的内容必须做出相应的调整和提高，以适应新形势。

政府要整合各种社会资源，开阔思路，将老年社会服务发展成兼顾经济效益与社会效益的完整产业，保障投资者收益的同时，达到良好的社会收益。老年社会服务应当以老年人的文化娱乐服务和心理健康服务为重点，为老年人提供完备的硬件资源和软件保障，全面提高老年人的生活质量。

除为老年人提供生活和医疗保障之外，丰富老年人的文化娱乐生活，关注其心理健康也尤为重要。首先，要完善老年人心理健康服务，建立起针对老年人心理健康服务的专门机

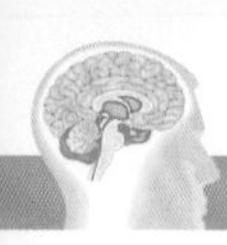

构和队伍，提高老年人自我调控能力，同时要积极搭建老年文化平台，建设一批老年人交流和参与的文化项目，从整体上改善老年人的心理健康状况。其次，要在老年人群体中进行老年宣传教育，帮助其树立积极向上的老年观念和生活态度，鼓励其发挥特长，积极参与活动。对于鳏寡孤独等重点老年人群，实施重点关注和针对帮扶，定期由心理咨询人员给予帮助和疏导。社区生活中，基层政府要积极开展老年文化活动，营造尊老爱老的社会氛围，让老年人能够切实感受到关怀和照顾。上海市"安康通"老年关怀服务援助系统是借助于信息化手段和电子化方式实现老年社会服务的一站式、全时空、新模式的老年社会服务系统，是建立新型老年社会服务体系的成功经验和有力参考。

1.2　中国社区能为老年人脑健康做什么？

1.2.1　在社区开展预防阿尔茨海默病的健康教育

社区护士可参考国内外阿尔茨海默病预防指南，依据辖区实际情况，制定出具有科学性、可操作性的预防阿尔茨海默病健康教育方案，例如开展讲座、发放宣传手册、制作标语等，提高老年人预防阿尔茨海默病的知识水平，改善其晚年生活质量。由于我国的国情，老年人的知识水平参差不齐，在宣传和健康教育的形式上应以通俗、易懂、接地气为主，让老年人容易接受，并乐于参与。

1.2.2　组织社区活动

缺乏社交活动的老人易患阿尔茨海默病。建议老年人增加每周社交活动次数，形式包括走访亲友、观看电影、俱乐部活动、志愿者活动等，以增加认知储备，降低患阿尔茨海默病的风险。另外，还可通过家庭访视，了解辖区老年人的心理状况、预防阿尔茨海默病的意愿及需求，并结合社区卫生服务中心实际情况，开展一系列俱乐部活动，提高老年人，尤其是失独老人、空巢老人及有精神障碍老人的社会参与度，降低其患阿尔茨海默病的风险[4]。

1.2.3　社区医疗

"在社区老年人群中开展脑健康体检，对早期干预老年痴呆具有重要作用。"一旦等到临床症状出现再采取措施就晚了，国际上对老年痴呆也提出了三级预防。因此，在老年痴呆行为症状出现之前，找到神经影像学标志，实现二级预防，甚至一级预防，将对该病的发生发展起到重要影响。很多老年痴呆患者到医院就诊时往往已经到了中晚期，大脑已经失去认知功能、社会功能，记忆力缺失，甚至生物节律紊乱，与家人生活无法同步。这不仅对患者本人是巨大的痛苦，还会给患者家庭和社会造成诸多问题和负担。已有研究表明，通过治疗和训练，可以延缓该病发病 2~5 年，这对老年人的生活质量改善将有重要影响。这就需要社区的医疗机构能够发挥其作用，以便早发现早治疗。

目前，为开展全国老年脑健康社区临床队列研究，北京师范大学老年脑健康研究中心已经搭建起了多维度、大样本的综合数据库，内容涵盖人口学信息、认知、情绪、脑影像、生化指标、遗传信息、既往病史等，可以帮助全国各地的医院和社区工作者在进行脑健康体检的同时，开展相关科研工作。

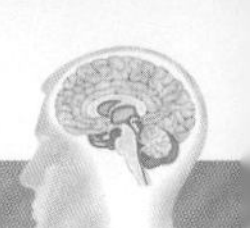

1.3　中国社区的资金来源——脑健康行动的保障

社区虽蕴藏着丰富的资源，但是对其潜力和资源的挖掘、开发都需要资金的支持。资金是社区养老保障制度运行的最重要的物质基础，社区养老服务体系的建设需要有较稳定和充实的资金来源。因此，经费从何而来，经费如何有效、公平地使用，如何对社区养老服务体系高效地管理和运营，在社区中实现积极老龄化，这些都是亟待解决的重要问题。

关于社区养老资金提供的主体，也就是资金的来源问题，浙江省民政政策理论研究规划课题（2014）通过调查英国、日本、新加坡、美国等国家的社区养老服务模式，归纳总结出英、日、新加坡是政府主导型，美国是市场主导型。但无论是哪种模式的社区养老模式，政府在其中的资金保证都是举足轻重的，一方面由国家社会保障基金承担，另一方面地方财政也占相当大比例。美国以市场为主导模式的社区养老服务，主要的资金来源是从各种保险计划中开支，部分由个人付款。

该课题指出，各国社区服务的财力资源主要由三部分构成：政府的资金投入、各种社会捐助、社区服务部分项目收入的再投入，有些国家和地区还将博彩业和有奖募捐基金的部分收入作为社区服务的资金来源，我国社区养老财力资源基本上也涵盖这四个方面。同时，该课题还分析了我国社区养老服务建设资金来源不足的问题：由于地方政府的财力有限或重视不够，这块资金投入严重不足。社会捐助在我国还缺乏完善的制度安排。由于社区养老服务具有社会福利性和公益性的特点，即便是有偿服务，其收费也必须遵循微利、低价的原则，因此这部分收入积累的财力资源也非常微薄；社会福利彩票收入用于社区服务的资金投入具有很大的不确定性，对社区养老服务财力资源的贡献有限。由此可见，我国社区养老服务的财力资源总体上处于匮乏状态。

为了缓解由社会老龄化带来的养老服务以及老年脑健康服务供需愈加激化的矛盾，更大程度上实现社会化养老，国家积极鼓励和引导民间资本进入养老服务领域，实现养老服务投资主体多元化。《我国社区养老服务的现状与借鉴经验》（2013）提出，在当前的社会经济条件下，社区养老具有较大的福利性和公益性，社区养老在很大程度上仍是一种政府行为，需要保证每年的财政支持，拨专款用于社区老年服务事业的发展和相关设施的建设。此外，为了保证资金充足并有可持续性，还要增强社区自筹、机构投资和社会捐助，从而实现多方位多层次的资金筹集方式。

综合资金提供主体的不同角色和作用，浙江省民政政策理论研究规划课题组的研究（2014）总结出在资金运用方面，以英国为代表的政府主导型社区养老所提供的资金有两方面用途：①用于社区养老服务中心基础设施的建设，如社区服务中心、短期护理机构和暂托处等；②用于向民间组织或企业进行服务购买。根据全国177个社区的养老服务模式的调查数据，得出我国目前社区居家养老服务的经费支出方向主要有：社区为老年人服务设施建设、服务人员的工资与补贴、组织活动经费及其他各项费用等。其中，政府主要通过财政资金和税收减免，一方面支持社区——养老服务的供给方——的基础设施建设；另一方面支持退休老年人群，通过政府购买服务或发放老人券、补贴或各种津贴的形式开展社区养老。而社区自筹及通过部分服务收取的费用以及通过博彩业、募集基金获得的资金，一部分用于社区养老机构的日常开销，包括运营成本和社区服务人员工资的发放，另一部分则是开展社区

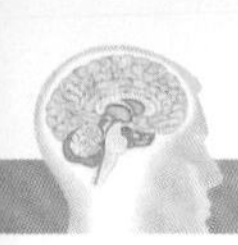

老年人活动的各项经费开支。如果有企业进入社区提供养老服务，则企业的投入算作民间资本，是以市场化方式、以需求为导向为老年人提供各项服务。

在资金的使用效率上，目前国内一些社区的老年服务项目存在重复建设现象，一些社区存在资金管理不善和严重浪费问题，一些社区的管理者甚至还有挪用资金的不法行为，这些均严重影响了财力资源的使用效率。针对资金不足和效率低下问题，业内人士提出，应该尽快完善政府对社区养老服务的资金投入机制，坚持"费随事转"和专款专用原则，加强养老资金运作绩效管理，增强资金使用效益，发挥政府资金对民间资本的引导和带动作用；同时应加快建立社区养老服务社会捐赠平台；同时政府应用金融政策、土地政策、税收政策等鼓励和支持民间组织成为社区养老服务的供给主体之一。同时，引入市场机制，提高资金的使用效率。

国务院2011年发布的《社会养老服务体系建设规划（2011—2015年）》提出，应在政府主导的基础上，加强市场在资源配置中的基础性作用，打破行业界限，开放社会养老服务市场，采取公建民营、民办公助、政府购买服务、补助贴息等多种模式，引导和支持社会力量兴办各类养老服务设施。同时加强对非营利性社会办养老机构的培育扶持，采取民办公助等形式，给予相应的建设补贴或运营补贴，支持其发展。鼓励民间资本投资建设专业化的服务设施，开展社会养老服务。

根据上述文献可以看到，目前存在以政府为主导和以市场为主导的社区养老服务体系，后者主要以美国为代表。无论是政府还是市场，资金来源的提供主体主要有政府、企业和社会三大方面。其中政府的资金主要分为：财政拨款（制度性和专项性拨款）、福利彩票公益金、对民间机构的税收减免、土地及金融等相关政策的支持——这是另一种的"资金"提供方式。但目前政府的财政拨款并不是制度性的长期投入。社会资金主要包括：社区的自筹资金、老人享受服务的缴费、社会捐赠。与政府的财政投入相比，社会资金来源存在更大的不确定性。企业出资则主要是投入社区养老建设属于企业的自有资金。目前，由于企业投入社区养老建设的投资周期长、回报率较低，同时受政府政策不确定性的影响，投入社区养老的情况并不太多。

2 老年脑健康保障的社区举措——完善老年医疗保障机制

2.1 完善老年基本医疗保障

当前，我国城镇老年医疗保障体系主要包含基本医疗保险、退休职工大病医疗保险、互助医疗基金、老年人口医疗救助和老年人医疗专项基金等内容。在该体系中，基本医疗保险的个人账户、社会统筹基金和大病保险分别构成了我国老年退休职工医疗保险的第一、二、三道防线。对无经济来源的老年人来说，社会医疗救助制度是老年医疗保障的底线。作为医疗保障的补充，社会互助基金和老人专项医疗基金则服务于患重病、长期患病的老年人。对于农村来说，需要进一步发展和完善新型农村合作医疗制度，制定对农村弱势群体特别是农村老年人的医疗保障政策。应鼓励社会力量和市场因素参与到其中来，提高筹资水平，扩大参保面。同时设立重大疾病专项保险金，对因患病而无经济能力治疗的老年人实施专项救助。农村医疗保障的发展关键在于强化政府责任，加大财政投入，扩大农村医保的覆盖范

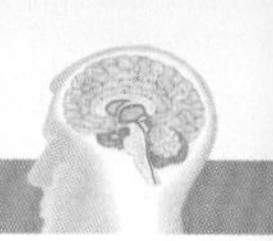

围,满足日益扩大的农村老年人医疗保障需求。

2.2　完善社区服务体系

社区是社区养老实施的载体,社区服务也是社区养老服务的重要基础。但这里需要指出的是,社区服务包含的内容非常广泛,不仅有老年人,还有社区的其他居民。自从我国从计划经济进入到社会主义市场经济以来,国家 – 企业包干制养老已经被社会养老逐渐取代,社会养老逐渐成为了重要的养老方式。在目前中国的社区养老模式下,社区是直接执行上级管理部门实行社区养老规划的实施单位。社区是社会养老中非常重要的平台,社区服务的好坏会直接影响社区养老服务水平的高低。

1995 年,国务院出台了《关于加快发展社区服务业的意见》,推动社区服务向高标准、规范化方向发展。各地也据此相继出台了一些实施政策。在广西,按照区民政厅制定的《广西社区服务示范城区标准》规定,社区服务的资金来源主要为:①政府资助;②居委会所经办经济年产值的 2%;③社会福利彩票公益金的 60%;④社会募捐;⑤社区服务的有偿性服务收入。在吉林,社区服务的经费来源包括:①街道内企业每年税后利润的 1%;②社会服务企业和民政经济实体税后利润的 2%;③社区经营性服务设施税后利润的 5% 和有偿服务收入;④社会捐助;⑤地方财政专项补助。

实际上,社区养老服务是社会保障的一个组成部分,它是以城市社区为依托通过国家财政补助、社会力量捐助以及社区自筹的方式来实现资金的融通。建立社区养老服务体系最为关键的因素就是资金,资金是社区养老运行的最为重要的物质基础。面对庞大的老龄化人群,我国在社区养老服务的资金保障方面,特别是资金筹集方面存在一定的困难。

社区养老服务的资金融通,一方面需要社会保障体系发展的内生性作为支持动力,另一方面也需要通过福利性手段吸引“外力”,包括市场和社会力量共同促进社会养老服务的发展。两方面的有机结合,才能很好地实现社会福利公共物品供给的有效性和公平性。

社区脑健康服务网络的建设应由政府主导,同时鼓励社会力量的积极参与。要建立健全社区脑健康服务网络,地方政府科学地制订相关规划,以社区卫生服务中心和服务站为主体,以社区诊所和医务室等小型医疗机构为补充,发挥社会力量,鼓励民营机构建立形式多样的营利性老年脑健康服务机构,逐步构建起覆盖面广、形式多样的社区老年服务体系。

2.3　完善老年人专项医疗服务

要建立起针对特殊疾病和重点对象的专项医疗服务,针对常见病,制定针对性保障措施,从经济上予以专项保障支持。针对高龄老年人,要建立科学的医疗保健补贴制度,安排专业机构和人员定期上门为其做健康检查。另外,要调动各方面力量积极开办专业老年医院,也要在有条件的综合医院中设置老年门诊专科,有针对性地培养老年脑健康医疗服务人员,从服务机构和组织上保障老年医疗服务的专业性。同时,组织开展老年人医疗保健社区活动,支持社区团体和企业兴办老年保健院,投资银色产业。

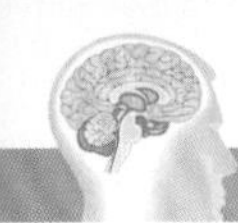

2.4 政策文件中关于社区养老服务体系建设的实施办法

我们以《四川省人民政府关于加快发展养老服务业的实施意见》(以下简称《实施意见》)和《关于2014年养老服务体系建设重点任务安排意见》(以下简称为《安排意见》)为蓝本,解读我国在社区养老服务体系中政府、企业、社会三者间的关系、角色定位及社区养老建设资金的融通情况。

《实施意见》指出,在医疗保险方面,政府大力"推动医疗卫生资源进入养老机构、社区和居民家庭。支持有条件的养老机构设置医疗机构,符合条件的可申请纳入城镇职工(居民)基本医疗保险和新型农村合作医疗定点范围。""建立社区医院与老年人家庭医疗契约服务关系。有条件的二级以上综合医院应开设老年病科。""鼓励和引导商业保险公司为老年人提供健康、意外伤害和长期护理等保险保障。"

投融资方面,"各级政府要加大投入,安排财政性资金支持养老服务体系建设。""将国家有关促进服务业发展的金融政策落实到养老服务业,拓宽信贷抵押担保物范围,积极利用财政贴息、小额贷款等方式,加大对养老服务业的有效信贷投入。"

土地供应方面,"各地要将各类养老服务设施建设用地纳入城镇土地利用总体规划和年度用地计划,在年度用地计划中优先安排保障养老机构建设用地,切实保障养老床位建设年度目标任务所需用地。民办的非营利性养老机构与公办的养老机构享有相同的土地使用政策"。

税费优惠方面,"落实现行支持养老服务业的税收优惠政策,对养老机构提供的养护服务免征营业税,对非营利性养老机构自用房产、土地免征房产税、城镇土地使用税,对符合条件的非营利性养老机构按规定免征企业所得税……"

补贴支持方面,"各地要加快建立养老服务评估机制,建立健全经济困难的高龄、失能等老年人补贴制度。根据养老服务的实际需要,推进民办公助,选择通过补助投资、贷款贴息、运营补贴、购买服务等方式支持社会力量举办养老服务机构,开展养老服务。对社会力量举办的养老服务机构和平台给予一次性建设补贴和一定的运营补贴。各级福利彩票公益金,要将50%以上的资金用于发展养老服务业。"

在组织领导方面,"各级政府要成立发展养老服务业工作领导小组,结合实际抓紧制订实施意见。财政部门要在现有资金渠道内对养老服务业发展给予财力保障。国土资源部门要对养老服务设施建设用地统筹规划、分年安排,及时下达年度用地计划。商务部门要把养老服务业作为加快发展服务业的重要内容统筹推进……"

在提供的补贴方面,"各市(州)、县(市、区)人民政府是推进社会养老服务体系建设的责任主体,负责筹集实施上述重点建设任务所需资金。省人民政府在统筹中央补助的基础上,对各地给予一定资金补助(含福彩公益金)。"针对社区养老,政府对城市社区日间照料中心建设每个补助30万元、农村社区日间照料中心每个补助25万元,省级补助35%,不足部分由市、县统筹安排。补助的下发方式,由省级补助资金按目标任务和补助标准拨付到市、县两级,市、县(市、区)人民政府要落实配套资金,在城乡社区日间照料中心验收合格后按补助标准拨付。并且指出,构建居家养老服务支持机制的经费只能用于支付购买服务,不得直接发给服务对象。

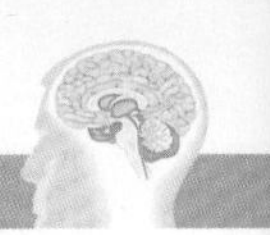

专栏1-2

国外几种社区养老体系

1. 英国:政府完全主导型社区养老体系及其融资

英国推行的社区照顾使被照顾者能够像正常人那样在自己熟悉的社区环境里生活,从而不再产生被抛弃感。具体形式主要有:①由地方政府出资兴办社区服务中心。该中心设有老年人服务等项目,工作人员大都是政府雇员,活动经费主要来自政府拨款,基本上属于无偿服务;②开办社区老年公寓。这是政府为社区内有生活自理能力但身边无人照顾的老年人提供的一种服务设施;③家庭照顾。这是政府为使老人留在社区、留在家庭而采取的一种政策措施,具体表现为由家庭成员进行照顾,但政府发给适当的津贴;④设立短期护理机构——暂托处,主要是为了解决因家庭其他成员有事外出或离家度假而得到不到照顾的老年人的问题;⑤上门服务。这是对居住在自己家里,但生活不能完全自理的老人提供的一项服务;⑥开办社区老人院,集中收养生活不能自理又无家庭照顾的老年人。

就老年人而言,社区照顾已成为区别于传统养老的一种新型模式。社区照顾实际上包含社区内的照顾和社区照顾两个概念:社区内的照顾就是运用社区资源,在社区内由专业工作人员进行照顾;社区照顾就是由家人、朋友、邻居及社区志愿者提供的照顾。政府支持社区内照顾,体现在:提供各种免费或收费低廉的服务,收费由地方政府决定,且在老年人能够承担的范围之内,不足部分则由政府开支。

英国的社区照顾在财政出资上体现了以政府为主的特点,很多服务设施都是政府资助的,社区、家庭和个人的支出不多。

2. 澳大利亚:政府部分主导型的社区养老体系及其融资

数据显示,澳大利亚2009—2010财年在养老服务方面的花费达到99.56亿澳元,其中超过70%的钱作为津贴和补贴支付给养老机构,其他费用用于发展社区和家庭养老服务。

尽管政府是养老服务最大的资金投入者。无论是进行养老院建设还是支持社区养老服务体系,负责实施运营的主体并不是政府,而是非营利机构。澳大利亚65%的养老院和社区养老中心都是由包括宗教机构、慈善组织和社区组织在内的非营利机构运营,私营企业和政府直接运营的养老院只占少数。

政府为入住养老院的老人和享受社区养老服务的老人提供津贴和补贴,但并不把这些补贴交给老人本人,而是直接支付给养老院和社区。老人也需自行支付一部分费用。政府以老人名义支付给养老院和社区的津贴补贴主要用于承担两方面费用:一是基础护理费用,比如吸氧、肠内营养补充等;二是食宿费用。如果老人经济条件不太好,政府会增加补贴,负担本应由老人自行负担的部分,以便所有老人能够得到平等的服务。

3. 美国:市场主导型的社区养老体系及其融资

美国最大的老年人权益组织、退休人员协会一项民调显示,近90%的65岁以上美国老年人希望在家养老。

如果日常生活基本完全自理,老人可选择在退休社区(又称养老社区)中购房或租房。这一类中,选择丰富、价格差异也大,既有可以接受政府补贴的较低价格公寓,需要满足一定较低收入条件才能申请;也有中高收入阶层可选择的高档公寓或独立房屋,此类社区内常常配备一定休闲设施、社交项目和餐厅。

大型“持续照料退休社区”将独立生活、协助护理和完全护理等不同区域集中在同一个社区中。随着年龄增长，老人们可以根据自己不断升级的需求而更换区域和服务。

由此可以看出，政府在其中的作用并不大。由于美国的社区养老建设已较为成熟，形成了市场化的竞争机制，并且美国的养老金制度也已较为完善，因此人们可以自行根据需要选择社区养老服务。

4. 日本：政府主导型的社区养老体系及其融资

与中国一样，日本老年人大部分愿意住在家里。因此，社区老人服务中心一直是提供养老照顾的主要渠道。目前日本的社区养老组织形式主要有四种：①以政府为主导力量，由政府人员与民政人员组成服务人员占到养老力量的60%~70%。②政府资助的民间组织，主要包括社会福利协会、社会福商社、社会福利法人等。在市场机制的运作下，这类组织具有服务效率和质量高，发展速度增快的特点。③志愿者，主要是由大学生、家庭主妇或一部分健康老人组成的，主要提供一些轻体力服务。这种服务一般免费或收取低廉费用。④企业式养老服务。企业以保险方式获取资金，然后以低收费服务于老年人。日本社区服务的资金来源渠道主要由中央和地方政府拨款，开展收费服务和募捐等。

5. 英澳美日社区服务模式的比较

可以看到，目前社区服务模式中，有政府主导型的也有市场主导型的。各国根据本国的国情，特别是财政情况和市场成熟度，来培育不同类型的社区养老体系。在组织形式上，有政府机构与民间组织相结合，专业与志愿服务相结合，营利与非营利相结合，这些形成了各社区服务模式下不同的资金融通网络。

（王诺　王雪）

参考文献

[1] 中华人民共和国国家统计局.《2012年中国统计年鉴》，北京：中国统计出版社，2012.

[2] WHO. Active aging: a policy framework. Geneva, 2002.

[3] Jianping Jia, Aihong Zhou, Cuibai Wei, et al., The prevalence of mild cognitive impairment and its etiological subtypes in elderly Chinese. Alzheimer's and Dementia, 2014, 10(4), 439-447.

[4] 吴若琪. 我国将建老年人脑健康大型综合数据库. 中国医药报，2016，006.

[5] 李宗华，李伟峰，高功敬. 城市老年人社区参与意愿的影响因素分析. 山东社会科学，2011(3): 112-117.

第二章

老年脑健康面临的挑战与机遇

第一节　老龄化社会的挑战

1　全球老龄化问题加重

1.1　老龄化社会已经到来

根据世界卫生组织的统计，2016 年全世界 60 岁以上的老年人口总数已经超过六亿，有 60 多个国家的老年人口达到或超过总人口的 10%，进入了联合国公认的“老龄化社会”。1990—2020 年，预计世界老龄人口平均年增速为 2.5%，世界老龄人口占总人口的比重从 1995 年的 6.6% 上升至 2020 年的 9.3%。不论是欧洲、美洲，还是亚洲、非洲，老年人口的所占比例和绝对数量都在快速增加。这样世界性的人口老龄化是“历史上未曾出现的社会现象”，可以肯定地说，我们已经来到了老龄化的世界。

1.2　老龄化进程正在加速

从目前来看，人口老龄化加速的原因主要有两个。首要原因是平均期望寿命的增加，即平均而言，世界各地的人都活得更长久。伴随着过去 50 年全球范围内发生的史无前例的经济大发展，人们的生活水平发生了翻天覆地的变化，医疗水平突飞猛进。一方面，年轻人的平均期望寿命在快速提高：在过去资源匮乏的环境中，死亡通常发生在婴幼儿时期，并在生命的其他阶段均匀分布。随着国家的发展，更好的公共卫生水平意味着更多的人免于早夭，死亡模式转换为多在成年后死亡。而在高收入环境中，死亡模式转换为晚年死亡，绝大部分死亡发生在 70 岁以上的人群中。随着经济发展，更多的人能够活到成年，出生时的平均期望寿命也因此提高。在过去 100 年里全球平均期望寿命的提高主要归因于年轻人死亡率的下降。另一方面，老年人的生存率也在不断提高，尤其在高收入国家。1985 年，60 岁的日本妇女有望再活 23 年，而到了 2015 年，该数值已增至 30 年。这种增长可能是更好的医疗保障、公共卫生举措以及人们早年生活差异共同作用的结果。

第二个原因是生育率的下降，这主要是由于父母意识到孩子比过去更容易存活，以及避孕途径的增加和性别规范的改变导致的。在社会经济取得近期发展以前，世界许多地区的生育率为每名妇女生育 5~7 胎不等。到 2015 年，生育率暴跌或下降至需要维持目前人口规

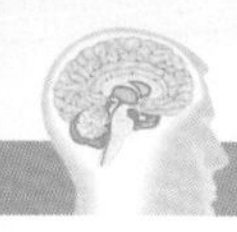

模的水平。生育率的下降往往在儿童死亡率下降之后发生，这通常会导致低年龄段人群的人口膨胀。在许多高收入国家，这种人口膨胀发生在第二次世界大战之后不久，这个时段出生的人口通常被称为婴儿潮一代。随着婴儿潮一代进入老年期，人口老龄化暂时加速，尤其是这段时期又同时具有低成人死亡率和持续低生育率的特点。

1.3 人口老龄化的未来

过去30年的老龄化速度已经远超以往，但未来，人口老龄化速度还会更快，2016—2050年期间，60岁以上的人口将从6亿人上升至20亿人。法国几乎用了150年的时间来适应60岁以上人口从10%升至20%这一变化，而巴西、中国、印度等国将只有20多年的时间来适应相同的变化。目前，60岁以上人口占比超过30%的国家只有日本。但2050年，将会有许多国家的老年人口比例与2012年的日本相当。这些国家不仅包括欧洲和北美的许多国家，还包括智利、中国、伊朗、韩国、俄罗斯联邦、泰国和越南。

然而，一个更大的问题摆在了面前：虽然人们的寿命不断延长，但在这延长的寿命中老年人的健康状况是否同样得到了提高，亦或是老年人仍然以较差的健康状态生活了更长时间？事实上，几乎没有证据表明今天老年人的晚年状况比其父辈更健康。过去30年中，高收入国家中需要他人帮助履行诸如吃饭和洗漱等基本活动的老年人比例可能有所下降，但有不太严重功能受限问题的老年人比例几乎没有变化。在老龄化加速的社会，老年人的健康水平亟待关注。

专栏 2-1　老龄化国际法律和政策框架

国际人权法规定人权是受法律保护的个体和群体的普遍的权利和自由。包括公民和政治权利，如生命权、社会权、经济权、文化权，其中又包括了健康权、社会保障和拥有住房。所有的权利都是相互联系、相互依存、不可分割的。人权不能因个体的年龄或健康状况而被剥夺，《经济、社会和文化权利国际公约》第一条即禁止了基于个人状况的歧视，包括年龄歧视。即使公约中未明确提及老年群体或老龄化，但根据定义，人权适用于所有人，包括老年人。

在过去的二十年中，加强包括老年人在内的人权的努力取得了重大的进展。一些国际人权协议和法律文件提及了老年人或老龄化，保护老年女性、老年移民和失能老人免遭歧视；阐述健康、社会保障和适当的生活标准；支持老年人免遭剥削、暴力和虐待的权利。

《马德里老龄问题国际行动计划》

2002年，联合国大会通过了《马德里政治宣言》和《马德里老龄问题国际行动计划》。相关建议中明确了三个优先行动的领域："老年人与发展；促进老龄健康与福祉；确保老年人从有利和支持性的环境中获益"。

计划中指明了若干关键问题，这些问题在2015年依然适用且在本报告中再次强调，包括：在整个生命过程中促进健康和福祉；确保人们普遍而平等的获得卫生保健服务；为老年艾滋病病毒感染者和艾滋病患者提供适当的服务；培养照护人员和专业卫生人员；满足老年人的精神健康需求；为失能老人（在卫生优先领域中重点说明）提供适当的服务；为照护

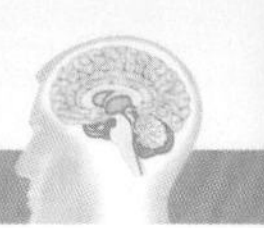

人员提供关怀和支持；预防对老年人的忽视、虐待和暴力（在环境优先领域中重点说明）。该计划还强调了就地养老的重要性。

积极老龄化

积极老龄化的概念是在试图将各自独立的政策领域协调的结合为一体时而出现的。2002年，世界卫生组织发布了《积极老龄化：政策框架》一书。该框架将积极老龄化定义为“为提高老年人的生活质量，尽可能优化其健康、社会参与和保障机会的过程”。该定义强调了对多部门行动的需求，目标是确保“老年人始终是其家庭、所在社区和经济体的有益资源”。

WHO的政策框架确定了积极老龄化的六个重要的决定因素：经济、行为、个体、社会、卫生和社会服务、物理环境。建议了卫生政策响应的四个必要组成部分：

- 预防和减少因过多失能、慢性病和过早死亡所导致的负担；
- 减少重大疾病的危险因素，增加整个生命过程中的健康保护因素；
- 建立可负担、可及、优质和关爱老年人的连续的卫生和社会服务体系，解决老年人的需求和权利问题。
- 为照护人员提供教育和培训。

专栏2-2　应对老龄化日本是怎么做的？

日本是老龄化现象最为严重的国家之一，老龄化经历了逐步深化的过程。1950年老龄人口（≥65岁）占总人口的比重不足5%；1970年老龄人口占比达到7%，步入老龄化社会；1994年老龄人口占比超过14%，正式进入老龄化社会。

目前，人口老龄化成为了困扰日本经济社会发展的重要因素之一。2016年日本总人口不足1.27亿，其中65岁及以上人口占比上升至纪录新高的27.3%，15岁及以下人口占比则跌至纪录新低，15~64岁的劳动人口继续下滑至60.3%，创1951年以来新低。

人口变动与经济增长同步“拐点”

二战后，日本经济经历了四个典型的发展阶段：

1945—1954年的战后恢复期；

1955—1973年的高速增长期；

1974—1991年的中低速平稳期；

1992年以来的低迷期。

与此对应，日本人口经历了从高生育率向低生育率再到超低生育率的转变，最后进入老龄化社会，这几乎与1955年后经济增长的各个阶段出现同步“拐点”。

年轻化的人口结构大幅扩展了经济增长空间。1955年日本经济从战后恢复期开始进入高速增长期，1955—1973年实际GDP年均增长率高达8.5%，并迎来“第一次人口红利期”。该阶段，大量农村剩余劳动力向城市转移，劳动年龄人口规模从1955年的5473万人增加到1973年的7410.4万人，年均增长率约为1.7%，在很大程度上加速了经济的起飞。

年轻化的人口结构保证了国内劳动力供给，抑制了工资成本上升，进而促进了同期经济

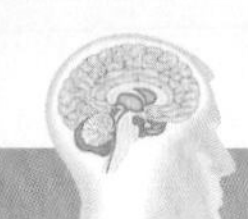

快速增长。1968 年，日本国民生产总值先后超过法国和德国，跃居世界第二位。

但 1970 年代初，日本经济和人口年龄结构都面临“拐点”，65 岁及以上老年人口占总人口的比重达到 7%，开始步入老龄化社会。此时，日本经济从高速增长逐渐进入中低速平稳增长期。

劳动力供给下降致使经济增速高位回落。在 1974—1991 年的经济中低速增长阶段，日本经济先后遭遇了两次石油危机和一次房地产泡沫危机，实际 GDP 年均增长率回落至 4.2%，仅相当于经济高速增长期的一半。这一时期，劳动年龄人口规模虽升至 8655.7 万人，但年均增长率仅为 0.87%。人口年龄结构也发生重大变化，老龄化程度不断深化，优越的劳动力条件不再具备。其中，0~14 岁的少年儿童人口占总人口的比重从 24% 降至 18%，65 岁及以上老年人口占总人口的比重从 7% 提高至 12%，总人口抚养比也由上一阶段的下降趋势转为上升趋势。

人口老龄化严重制约潜在经济增长率的提高。自 1991 年房地产泡沫破灭后，日本经济陷入长达 20 多年的低潮，实际 GDP 年均增长率仅为 0.2% 左右，远低于前两个时期的经济增速，而这一阶段也是日本人口老龄化加速期。老年人口比重首次超过少年儿童比重，进入重度老龄化社会。其中，65 岁及以上老年人口比重由 12% 上升至 25%，0~14 岁少年儿童的比重由 18% 下降至 12.9%。劳动年龄人口呈现负增长趋势，总数从 1992 年的 8684.6 万人大幅下降到 2009 年的 8149.3 万人，相当于 20 世纪 80 年代初的水平。

进入 21 世纪后，日本 15~64 岁劳动年龄人口比重迅速下降，2011 年大幅下降至 63.6%，不及 1960 年的水平。目前，该人群的劳动参与率仅为 76%。快速的人口老龄化对经济造成严重影响：

一是劳动力数量和比重的下降造成经济潜在增长率的下降；

二是老年人口数量和比重增加，加重政府社会保障支出，加大政府财政压力，阻碍了同期经济的增长。

对经济社会影响显著

尽管日本人口老龄化程度并非战后经济各个发展阶段的决定性因素，但不可否认的是，劳动力不足是制约经济增长最为深层的结构性问题。正是劳动力供给不足，导致日本经济在泡沫破灭后无法重回高速增长轨道，并造成了当前经济社会的结构性困境。可以认为，日本人口增速下降对经济社会的影响是全面的、复杂的、非线性的。

其一，劳动生产率增速呈现放缓趋势。1955—2009 年间，日本劳动生产率不断提高，从 1955 年的人均 127.802 万日元增加到 2009 年的 750.608 万日元。但劳动生产率增速波动较大，整体增速出现放缓趋势，年均增长率为 3.33%。其中，劳动生产率在经济高速增长期从人均 127.80 万日元增加到 431.02 万日元，年均增长率高达 6.99%；在经济中低速平稳增长期虽从人均 431.02 万日元增加到 702.27 万日元，但年均增速下降至 3.03%；在经济低迷期增速进一步放缓，从人均 702.27 万日元增加到 750.61 万日元，年均增长率大幅下降至 0.39%。2001 年以来，劳动生产率持续呈现“零增长”或“负增长”态势，年均增长率为 –0.52%。

其二，国民储蓄率由“升”转“降”。储蓄率的提高能够促使资本存量和产出水平的上升。一般而言，国民储蓄包括家庭、企业和政府储蓄三部分。1955 年以来，日本国民储蓄率经历了由升到降的变化过程。20 世纪 60 年代，日本国民储蓄率曾一度高达 35%，比发达国

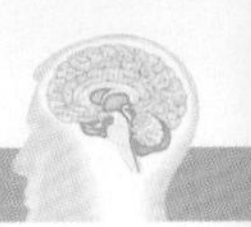

家平均水平高出约10个百分点，这也帮助了其经济实现快速增长。

目前，日本国民储蓄率处于一个逐渐下降的过程。除了受政府税收政策、利率水平以及居民收入等因素影响外，人口数量与年龄结构对储蓄率的影响值得重视。随着社会老龄化程度日益加深，国内获得劳动收入的人口数量不断减少，需要消耗储蓄来生活的人口数量不断增加，造成日本家庭储蓄率逐渐下降。

从政府支出角度看，老年人口增加在很大程度上加重了政府在养老、医疗、社保等方面的负担，进而加速了国民储蓄率水平的下降。根据日本国立社会保障与人口问题研究公布的统计数据，1985年以来政府对老龄化人口的费用支出占社会保障经费的比例逐年提高，挤占了政府用于基础设施建设等与生产相关的公共投资。

其三，劳动力供给减少抑制了企业生产。劳动力供给主要指劳动力的数量和年龄结构，与经济增长密切相关。战后，日本高速增长的人口数量保障了企业的正常生产，发挥了劳动力生产要素对经济增长的推动作用。1995年以后，日本劳动力供给速度大幅下降，继21世纪初劳动力供给达到顶峰后，劳动力供给便逐年下降。尽管近些年来日本老年就业人口不断增加，65岁及以上就业人口从2010年的585万人增加到2014年的696万人，但并未阻止劳动力数量下降的趋势。而且在劳动就业岗位中，多数老年人仅能从事技术含量较低的工作，不适合参与技术含量高或需要体力劳动的工作岗位，难以弥补因年轻就业人口减少而带来的劳动力供给不足。劳动人口数量减少，削减了经济生产所需的劳动力供给，成为制约日本经济发展的重要因素之一。

其四，产业结构调整和技术创新受阻。人口作为社会生产和社会需求的最终主体，对产业结构调整的影响主要通过供给和需求两个方面体现出来。人口数量和年龄结构直接影响需求结构的形成，并最终影响产业结构状态，主要体现在三个方面：

一是劳动力供给短缺不利于产业结构调整。日本经济发展与产业结构的适时变动密切相关，产业结构的变动要求劳动力在不同地区和不同产业部门之间进行转移和流动。由于国内中老年人已形成较为固定的生活、工作习惯以及专业技能，阻碍了劳动力在产业间的流动与转移，导致劳动力生产要素难以实现最优配置。

二是人口老龄化制约技术进步影响产业结构调整。产业结构调整需要与之相适应的技术开发以适应新的生产体系，但由于中老年人获取知识和技术的能力减弱，难以满足产业结构调整的需要。

三是老龄化社会需求不足抑制了产业结构调整。人口老龄化社会不仅因人口增长缓慢而制约市场容量的扩大，而且老年人较年轻人消费欲望低，尤其是耐用消费品的市场需求明显受到人口老龄化的影响。在很大程度上，这加大了政府内需主导经济发展战略的实施难度。

四大措施积极应对老龄化社会

建立完善的法律保障体系。在人口老龄化不断深化的背景下，日本政府针对老年人的不同需求分别出台相应的法律法规，形成了系统的老年人法律保障体系。

20世纪70年代，日本政府加强与老年人相关的立法工作，陆续出台各种与国民生活密切相关的法律，1990年后随着社会进入重度老龄化，政府对老年人问题更加重视，加强对原有法律体系的扩展和充实，于1997年出台了《护理保险法》。进入2000年以后，由于经济增长缓慢和财政压力较大，政府对部分法律进行修改以降低公共支付比例，并对居家护理和入住养老设施护理的费用进行调整。同时，还对《老年人雇佣安定法》进行修改，提倡延长老年人退休年龄。

大力推动老龄产业发展。面对劳动力供给下降及日益严重的老龄化问题，日本政府在20世纪70年代首次提出“老龄产业”概念，并在80年代开始培育和扶持。90年代后期，“老龄产业”得到越来越多企业的重视，许多大企业开始进入老龄产业的投资与开发。2000年，随着看护保险制度推出，老年人护理等相关产业成为投资热点，带动了养老、医疗、福利等相关产业的发展，从而形成了一个较为完善的老龄产业链。目前，日本老龄产业在市场规模、产品种类、社会功能、从业人员素质等方面均有了长足发展。

加快劳动力市场的结构性改革。老龄化是日本经济最大的结构性问题，也是困扰泡沫破灭后经济复兴的最大障碍之一。在日本政府短期内难以提高出生率以弥补劳动力不足的情况下，开始探讨加快劳动力市场的结构性改革，以保证经济发展所需的劳动力供给。2012年底安倍上台再任日本首相后，安倍内阁针对重度老龄化困境对劳动力市场做出相应调整与改革，包括提高女性劳动参与率、增加移民、返聘老年人回归岗位等措施。虽然这些举措取得了一定成效，但后期效果仍待观察。

推进科技创新提升国际竞争力。推进科技创新是解决日本劳动力不足的有效措施之一。战后，日本通过技术引进、改良和创新等方式推动经济高速增长。然而，20世纪80年代中后期，人口老龄化不断深化，但日本政府未能及时抓住技术创新浪潮，导致经济在泡沫破灭后进入长期萧条，国内技术创新与欧美国家也因此拉开较大差距。对此，日本政府决定通过加快科技创新引领经济转型升级，除了投资国家战略性的开发研究外，还加大对私营部门研究开发经费的支持，加快从自主研发到开放式创新的转变，进而实现了以科技创新提升国际竞争力的目标。

2　未富先老的中国危机四伏

近年来，中国的老龄化问题日益突出，其中最令人担忧的现象便是“未富先老”。发达国家的人口老龄化往往是在人均国民收入已经达到了较高水平的基础上发生的，比如日本、西欧等地区。但中国的情况不一样，由于各种各样的原因，早在1999年，中国就进入了老龄社会，是较早进入老龄社会的发展中国家之一。在经济仍然处于高速发展的阶段，人口老龄化的出现无疑对社会经济的发展埋下了隐患。因此，中国的老龄化问题更加需要关注和警惕。同时，中国是世界上老年人口最多的国家，占全球老年人口总量的五分之一，中国的人口老龄化不仅是中国自身的问题，也将关系到全球人口老龄化的进程。

专栏2-3　**未富先老中国养老的最大挑战**

2017年3月8日，十二届全国人大五次会议第二次全体会议前，按照惯例安排了“部长通道”。民政部部长黄树贤在“部长通道”上接受采访时表示，针对社会普遍关心的养老问题，民政部将加强宣传教育，大力支持居家养老，加快发展社区养老服务，加快养老院的建设，放开养老市场，全面提高养老院质量。

这一思路呼应了公众的期待，指明了今后解决养老问题的大致方向。养老问题为社会

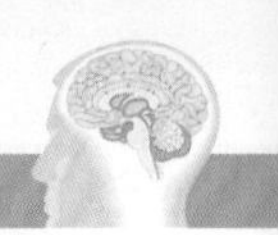

普遍关心，不仅仅是因为每个人都会走进人生暮年，还因为中国正在步入老龄化社会。2016年首次发布的《中国养老产业发展白皮书》披露，截至2015年末，中国60周岁及以上老年人口已经达到2.22亿，占到总人口的16.1%，老年人口已经接近印尼全国总人口，超过巴西、巴基斯坦、尼日利亚、孟加拉国、俄罗斯、日本、墨西哥和菲律宾8个国家的总人口数量。而在老年人口中，空巢和独居老人已经接近1亿人，占比较高。

步入老龄化社会是一个国家经济发展的自然趋势，但中国的特殊性在于，和绝大多数发达国家先富后老或富老同步不同，中国属于未富先老，这决定了中国养老问题的复杂性。

不仅如此，区域经济发展的不平衡、城乡差别、观念差异等各方面因素相互纠缠，又使中国的养老需求多元而庞杂。春节过后，许多年轻人返城工作，让乡下父母重回孤独，这意味着传统的养儿防老模式正在遭遇巨大挑战。同样，城市里“三人家庭”的年轻人生活方式，也催生了城市里的“空巢老人”现象。无论城市还是农村，老年人需要一块能颐养天年、排遣孤独的地方，进养老院似乎是一个不错的选择，但正如本次两会期间多位代表所慨叹，“进养老院每月4000元，并非所有人能承受”，而且就是这样价格不菲的养老院也存在着供给短缺……要满足林林总总的养老需求，的确是太难了。

基于养老问题的复杂性，政府给予了高度关注。国家“十三五”规划纲要提出加快建设社会养老服务体系、发展养老服务产业。2016年5月27日，中共中央政治局就老龄化的形势和对策举行集体学习，习近平总书记在会上强调，老龄服务事业和产业发展空间十分广阔，要积极推进养老服务业制度、标准、设施、人才队伍建设，完善相关规划和扶持政策。

习近平总书记所指的“相关规划和扶持政策”近年来已初显成效，如对民间资本进入养老服务领域的鼓励，社保全国一卡通的逐渐推广，显然都是养老服务业的利好消息。但鉴于中国养老问题的特殊和复杂，后续的有力举措不可或缺，探讨这些举措，如本次黄树贤部长在回答记者提问时所说，必须运用改革的思路，拿出创新的办法。

应对老龄化，化解养老问题，政府责无旁贷。通常说来，这种责任更多地体现于足够的政策倾斜，以此激活养老市场的发育和壮大。但无论是文化背景还是客观现实，都决定了居家养老注定是多数老人的首选，这就需要以社区为中心构建养老服务体系，社区如何适应此种格局，又对中国社会基层治理体系提出了更高要求。

在政府之外，面对养老问题亟须动员社会各方面的力量。老龄化当然是一种挑战，但人口结构的变化中蕴藏着一个巨大的“银发市场”，一些企业已从中看到了机遇，近年来在北京、上海、杭州、青岛、成都、广州等多个城市布局养老项目，其和当地政府合作，尝试推行社区嵌入式养老服务，入住老人可以在社区享受到全方位的专业机构养老服务，同时兼有居家养老的便利和轻松，颇受政府和老年人欢迎。本次两会上有代表建言，调研过程中发现养老关键存在土地用地难，建议定向拿出养老用途土地，把度假中心、培训中心之类改成养老机构，假若在用地、税收方面给予适度优惠，相信会有更多的企业进入养老市场。

每个人都会老去，每个老人都希望他的晚年生活温馨、舒适和愉悦，因此养老问题是一个必须集体面对的问题，也是一个需要共同努力解决的问题。

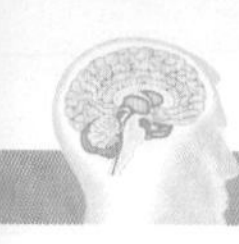

2.1　中国人口老龄化的现状

根据最新一次的全国人口普查公布数据，2010 年，我国 60 岁及以上人口占总人口 13.3%，比 2000 年上升 21.9 个百分点，其中 65 岁及以上人口占总人口 8.9%，比 2000 年上升 1.9 个百分点。从最新统计数据来看，截至 2016 年底，全国 60 岁及以上老年人口 23 086 万人，占总人口的 16.7%，其中 65 岁及以上人口 15 003 万人，占总人口的 10.8%，表明我国老龄化程度进一步加深。

2.2　中国人口老龄化的特征

从目前我国人口老龄化的状况来看，其主要呈现以下特点。

一是老龄化超前于现代化，未富先老。

发达国家是在基本实现现代化的条件下进入老龄社会的，属于先富后老或富老同步，而中国则是在尚未实现现代化，经济尚不发达的情况下提前进入老龄社会的，属于未富先老。发达国家进入老龄社会时人均国内生产总值一般都在五千到一万美元以上，而中国目前人均国内生产总值才刚刚超过一千美元，仍属于中等偏低收入国家行列，应对人口老龄化的经济实力还比较薄弱。

二是老年人口规模巨大。

2016 年底，我国 60 岁及以上人口数量达到 2.3 亿。预计 2026 年将达到 3 亿，2037 年超过 4 亿，2051 年达到最大值，之后一直维持在 3 亿 ~4 亿的规模。根据联合国预测，21 世纪上半叶，中国一直是世界上老年人口最多的国家，占世界老年人口总量的五分之一，21 世纪下半叶，中国也还是仅次于印度的第二老年人口大国。

三是老龄化发展迅速。

65 岁以上老年人占总人口的比例从 7% 提升到 10.8%，发达国家大多用了 45 年以上的时间，其中，法国 130 年，瑞典 85 年，澳大利亚和美国 79 年左右。中国只用 27 年就可以完成这个历程，并且在今后一个很长的时期内都保持着很高的递增速度，属于老龄化速度最快国家之列。

四是地区发展不平衡。

中国人口老龄化发展具有明显的由东向西的区域梯次特征，东部沿海经济发达地区明显快于西部经济欠发达地区，以最早进入人口老年型行列的上海（1979 年）和最迟进入人口老年型行列的宁夏（2012 年）比较，时间跨度长达 33 年。

五是城乡倒置显著。

发达国家人口老龄化的历程表明，城市人口老龄化水平一般高于农村，中国的情况则不同。目前，农村的老龄化水平高于城镇 1.24 个百分点，这种城乡倒置的状况将一直持续到 2040 年。到 21 世纪后半叶，城镇的老龄化水平才超过农村，并逐渐拉开差距。这是中国人口老龄化不同于发达国家的重要特征之一。

六是女性老年人口数量多于男性。

目前，老年人口中女性比男性多出 464 万人，2049 年将达到峰值，多出 2645 万人。

21 世纪下半叶，多出的女性老年人口基本稳定在 1700 万 ~1900 万人。需要指出的是，多出的女性老年人口中 50%~70% 都是 80 岁及以上年龄段的高龄女性人口。

2.3　中国人口老龄化带来的问题

人口老龄化给中国的经济、社会、政治、文化等方面的发展带来了深刻影响，老年群体对养老、医疗、社会服务等方面的需求压力也越来越大。

2.3.1　养老保障的负担日益沉重

2004 年，中国基本养老保险的支出总额达到 3502 亿元，比 2000 年增加了 65.5%，中央财政对基本养老保险的补贴支出攀升到 522 亿元。离休、退休、退职费用也呈现连年猛增的趋势。政府、企业、社会都已经感到养老保障方面的压力正在显著加大。

2.3.2　老年人医疗卫生消费支出的压力越来越大

据测算，老年人消费的医疗卫生资源一般是其他人群的 3~5 倍。2004 年，中国基本医疗保险基金支出达 862 亿元，占基金收入的 75.5%，比上年增长 31.6%，增长速度比基金收入增长快 3.5 个百分点。基本医疗保险基金支出之所以高速增长，人口迅速老龄化是重要原因之一。

2.3.3　为老社会服务的需求迅速膨胀

目前，由于社会转型、政府职能转变、家庭养老功能弱化，为老服务业发展严重滞后，难以满足庞大老年人群，特别是迅速增长的“空巢”、高龄和带病老年人的服务需求。以养老机构和床位数为例，目前，中国共有各类老年社会福利机构 3.8 万个，养老床位 120.5 万张，平均每千名老人占有床位仅有 8.6 张，与发达国家平均每千名老人占有养老床位数 50~70 张的水平相差甚远。其他生活照料、精神慰藉等许多为老服务也都存在发展缓慢的问题，不能满足老年人群日益增长的需求。

2.3.4　与城市相比，农村老龄问题的压力更大

2000 年，农村老年人口为 8557 万人，占老年人口总数的 65.82%，农村老龄化程度比城镇高 1.24 个百分点。同时，农村绝大部分地区尚未建立社会养老保险制度，农村新型合作医疗制度目前还处在试点阶段，农民的养老、医疗都缺乏必要的社会保障。随着人口老龄化进程加快，农村的养老、医疗等方面的压力相对城镇将更加突出，西部和贫困地区尤为严峻。

中国正处在社会转型的关键时期，各项改革进入攻坚阶段，许多制度尚待建立和完善，养老、医疗、社会服务等方面的压力早已潜伏生长，人口老龄化只是凸显了这些压力。目前，这些压力还只是初现端倪，随着人口老龄化快速发展，这些压力的影响将会更加深刻、更加普遍。

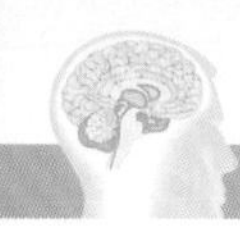

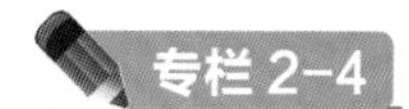

专栏 2-4　未富先老不能“老无所依”

王凤合是第一代进城务工的农民工，1955年出生于东北贫困地区。王凤合儿子两次婚姻的聘礼以及三次开餐馆失败的经历都花了家里不少钱，他和儿子现在在建筑工地上班，女儿在一家饭店工作。兄妹俩的收入都用来抚养他们自己的孩子。王凤合说，能干到70岁我也得干，我不干活没人养我。

现代化进程的滚滚车轮，在带给我们巨大福利的同时，它卷起的灰尘也遮掩了一些弱势者的身影，它隆隆的声响也覆盖了一些弱势者的叹息。“干不动了谁来养老”的艰辛与悲情，折射出一个群体或者一个阶层脆弱的生存生态。第一代农民工渐渐老去，却难以回到农村安享晚年。“干不动了才离开”，成为高龄农民工基于生活本身的一种生存理性。

第一代农民工为工业化、城镇化贡献了青春与汗水，却未必有“老有所依”“老有所养”的保障。年近退休甚至已经超过退休年龄的他们，还常常想方设法多挣一些钱。作为农民工养老困局的一个缩影，王凤合既难以享受社会保障的制度体恤，又难以得到来自儿女的经济支持。趁现在还能干活就多挣一些钱，成为高龄农民工的一种普遍心态。

能干一天是一天，能多挣一点是一点，“干不动了谁来养老”在许多时候只能依靠高龄农民工的“自我救赎”。为了追求更好的生活，20世纪80、90年代第一代农民工进城务工，许多农民工和用工单位只有简单的雇佣关系，缺乏法律纽带的维系。即使2008年之后劳动合同法实施以后，仍有一些农民工游离在社会保障网络之外。

在强弱对比失衡的格局下，相对弱势的农民工通常缺乏“议价”能力。用工单位基于成本的考量不愿意给农民工缴纳各类保险，农民工往往缺乏利益博弈的筹码。作为“漂泊的候鸟”，许多农民工也会跳槽，到不同的城市、不同的工厂和工地去打工，即使办理了社保，也会面临着异地转移、接续的难题。缴纳各种保险会导致农民工到手的收入减少，对社保缺乏价值认同的他们，让原本多缴多得的制度设计异化为“能不缴就不缴，能少缴就少缴”。

“干不动了谁来养老”不仅反映了劳资的矛盾，也折射出城乡差距。“长安米贵，居大不易”，高昂的城市融入成本，让不少农民工望而却步。农民工难以像市民那样享受均等的公共服务，让他们缺乏归属感与身份认同。对土地和农村充满感情的第一代农民工，“养儿防老”成为一种无奈的选择。可是，子女一旦自顾不暇，这些农民工就不得不通过自力更生来实现“积谷防饥”。

看到第一代农民工的背影，听到他们的叹息，想方设法让回到农村的他们，养老生活更有保障、更有品质，需要更多的制度护佑与人文关怀。

3　老年脑健康是积极应对老龄化的现实需要

3.1　老年人健康是应对老龄化社会的必要需求

为了更好地应对老龄化的挑战，需要特别关注老年人的健康水平。目前，我国的老年人口健康状况不容乐观，失能和半失能老年人口数量较大。根据第四次中国城乡老年人生活

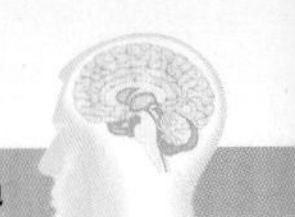

状况抽样调查所发布的数据，2015 年，自评健康状况“好”的老年人只有 32.8%，而全国城乡失能、半失能老年人口占老年人口总量的 18.3%，总量约为 4063 万。其中，最大的失能来自于感知功能损伤、背部和颈部疼痛、慢性阻塞性肺疾病、抑郁症、跌倒、糖尿病、老年痴呆症和骨关节炎。

比如抑郁症，事实上，由于不良生活事件的风险增加，情感障碍可能更易在老年人身上发病。而在那些生活在长期照护机构里的最为虚弱和弱势的老年人中，抑郁症的患病率相当高。据估计，老年人中焦虑障碍的患病率从 6%~10% 不等，较年轻人略低，但仍是失能的一个重要原因。长期照护机构中老年人焦虑症的患病率略低，估算为 5.7% 左右。焦虑症和抑郁症常常相伴发生。患有焦虑症的老年人中，约 13% 同时也患有抑郁症；而患有抑郁症的老年人中，约 36% 同时也患有焦虑症。此外，与年轻人相比，老年人经常受大量不符合抑郁症诊断标准的抑郁症状困扰。这种情况通常被称为阈下抑郁，影响着将近 1/10 的老年人。阈下抑郁对老年人的生活质量也有重要影响，并且是抑郁症的一个主要危险因素。

再如老年痴呆症，2015 年，全世界受老年痴呆症影响的人数超过 4700 万人。预计到 2030 年将有超过 7500 万人患有老年痴呆症，而到 2050 年还将增加两倍。这是我们这个时代面临的主要健康挑战中的一个。据澳大利亚的一项研究预测，未来 20 年里，大约 10% 的医疗花费增长来自于这种情况下的照护需求。与通常的看法相反，老年痴呆症并不是衰老自然或必然的结果，而是一种大脑认知功能受损的疾病状态，包括记忆、语言、观念和思想，会显著妨碍维持日常生活活动的能力。最常见的老年痴呆症的类型是阿尔茨海默病和血管性痴呆。有证据表明，通过降低心血管疾病的危险因素，可以降低某些类型老年痴呆症的风险。老年痴呆症对个人、社会和经济造成的影响巨大，导致政府、社区、家庭以及个人的长期照护成本上升，经济生产力受损。据估算，2010 年全球老年痴呆症保健费用为 6040 亿美元，占全球国内生产总值（GDP）的 1.0%。到 2030 年，全球用于照顾老年痴呆症患者的费用可能达到 1.2 万亿美元或更多，这可能会阻碍世界各地的社会经济发展。从目前情况看，提高老年人健康水平是应对老龄化社会的必要需求。

专栏 2-5

关于阿尔茨海默病的十个常识

1. 如何判断亲人是否患上阿尔茨海默病？

人们年纪大了都会变得有些健忘，所以我们该如何区分记忆力减退和阿尔茨海默病呢？

每 8 位 65 岁以上的老人中，就有 1 位会患上这种毁灭性的痴呆。在病症早期，阿尔茨海默病可能并不明显。

但是它有些值得注意的前兆：

（1）记忆力和语言能力：在早期阿尔茨海默病中，长期记忆通常都很清晰，而短期记忆却很模糊。患者可能会遗忘你们之间的对话，可能反复问你已经回答过的问题。

同时，这个疾病可能会影响语言功能，所以患者有时候会想不起一些常用词汇。

（2）行为：除了丧失记忆，阿尔茨海默病可能会导致患者举止异常。患者可能会在自己熟悉的地方迷路，还可能会情绪波动和记忆混乱。

不讲卫生的情况也很常见，有些非常注意形象的患者可能会开始穿脏衣服和忘了洗头。

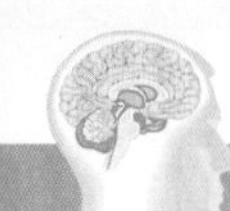

不要忽视这些前兆

接受自己的亲人得了阿尔茨海默病确实很难,但越早就医越好。

首先,这些症状可能是由其他因素引发的,比如甲状腺失调之类能被治愈的病症。

其次,就算确诊为阿尔茨海默病,治疗在疾病早期也更加有效。

2. 医生如何诊断阿尔茨海默病?

阿尔茨海默病并没有简单的检测能确诊,所以医生主要依靠你对患者变化的描述。名为“Mini-Cog”的心理状态测试或其他筛选测验能够测量患者的心智能力和短期记忆力。

神经性测验和脑部扫描可能会被用来排除其他问题,类似卒中或者肿瘤,并且提供患者脑部的一些信息。

3. 患者的脑部发生了什么?

阿尔茨海默病会导致整个脑部神经细胞的思维和组织损失。随着疾病发展,脑组织会萎缩,同时含有脑脊髓液的区域会扩大,从而伤害患者的记忆力、语言能力和理解能力。

4. 疾病进展是怎样的?

每个阿尔茨海默病患者的疾病进程都不太一样。一些患者在几年内就会迅速恶化然后产生严重的记忆力丧失和混乱。

而另一些患者是逐渐的病发,发展到晚期可能需要近20年。

大部分患者在诊断后能存活3到9年。

5. 阿尔茨海默病会如何改变日常生活?

阿尔茨海默病会影响注意力,所以你的亲人可能没法完成像做饭、付款之类的简单任务。有研究表明,难以记账常常是阿尔茨海默病的最先征兆。

随着病情恶化,患者可能不认识熟悉的人和环境。他可能很容易走失,或者不会用餐具。例如会用叉子梳头。

在疾病晚期,患者通常还会有失禁、平衡困难以及语言能力的丧失等症状。

6. 阿尔茨海默病患者该停止开车上路吗?

糟糕的协调能力、记忆力丧失和意识混乱对于驾车而言非常危险。

如果你觉得患者不该再开车了,要试图劝阻他。如果他不听,让医生说服他。

你还应该为患者制定其他的出行方案。

7. 锻炼能否改善病情?

锻炼能帮助患者保持肌肉力量和协调,同时也可能改善患者心情,减少焦虑感。

重复性的锻炼,类似走路、园艺、甚至叠衣服都能给患者带来平静。

8. 如何治疗阿尔茨海默病?

现在还没有治疗阿尔茨海默病的方法,也没有办法减缓脑部神经的损伤。

但是会有药物治疗能保持患者的心智能力和缓解症状。患者越早就医,就越有机会延长生活自理的时间。

9. 疾病末期会有哪些症状?

晚期阿尔茨海默病患者可能会丧失行走、语言或反应能力。最后,疾病会毁坏所有重要身体功能,比如吞咽。

到了这个时候,最好把患者送入临终关怀中心,那里能给绝症患者减轻病痛。

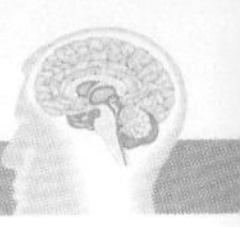

10. 能预防阿尔茨海默病吗?

关于这方面的研究还在进行中,目前可知合理膳食和健康是非常重要的。

研究表明,采用包含丰富蔬菜、鱼类、坚果的地中海食谱,以及喜欢锻炼的人患阿尔茨海默病的概率最小。

3.2　脑健康是老年人健康体系的重要组成部分

世界卫生组织提出了整体健康观念,即“健康不仅是躯体没有疾病,还要具备心理健康、社会适应良好和有道德”。现代人的健康,应该包括躯体健康、心理健康、心灵健康、社会健康、智力健康、道德健康、环境健康等七个方面。从某种意义上讲,智力健康,也即脑健康是其他健康的基础,智力健康的损害会严重影响人的整体健康。

广义的脑健康是指,所有的脑病以及神经系统引起的一些亚健康状态。而狭义的脑健康是指,脑器质完整无损和生理生化代谢处于相对平衡状态。反应功能或者从认知心理学意义上看,脑的健康就是外部刺激与脑的反应过程和结果之间具有相对的一致性和维持着动态平衡。简单而言,脑健康就是脑结构的完整正常及脑基本功能,如认知功能和记忆功能的完好。

专栏 2-6

关注老人记忆　加强防控老年痴呆

人口老龄化加剧让老年人群健康成为热点话题,其中,老年痴呆病因其对老年人身心的严重摧残而备受关注。9 月 21 日是“世界老年痴呆日”,今年的主题是“关注记忆、关爱老人”。

研究表明,老年性痴呆是继肿瘤、心脏病、脑血管病之后引起老年人死亡的第四大病因。调查显示,我国目前有老年痴呆患者人数将近 1000 万,占世界总病例数的四分之一,每年平均有 30 万新发病例,痴呆是老年人群发生精神残疾的主要原因。加强老年心理健康知识的普及,预防老年心理和行为问题的发生,已经成为构建和谐社会的一项十分紧迫的任务。而早发现、早治疗是治疗老年性痴呆的关键。

1. “老糊涂”也是病老年人记忆障碍需警惕　老年性痴呆又称阿尔茨海默病,是一种原因未明的进行性脑变性疾病,通常发生在 65 岁以上的老年人中,以记忆障碍为最初表现,之后逐渐出现语言、定向、思维、计算、运动等功能受损,日常生活能力不断下降,最终不能独立生活。

由于老年性痴呆起病隐蔽,不易被发现,早期患者的“老糊涂”表现常被家属当作是老年人的正常情况。由于对老年性痴呆的认识不足,加上老年健康保健体系不够完善,目前我国痴呆患者的就诊率较低。调查发现,轻度痴呆症患者的就诊率不到 20%,47% 的痴呆症老人被认为是自然衰老的结果。一些患者因伴发精神症状被错当成精神病治疗,导致病情加重。公众对该病的不知晓、不了解,使许多患者丧失了早期发现、干预的时机,病情已达到中重度,无法治愈。

如何早期发现老年人痴呆? 如发现身边老人如下情况: ①反复询问和重复同一个问题;

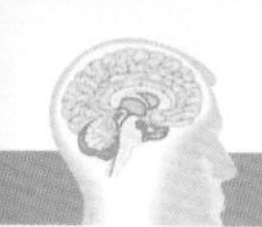

②不能辨别方向、容易迷路、走失；③忘记熟人的名字和生日；④不讲卫生，随地大小便，穿着怪异；⑤性格变得古怪，好发脾气；⑥想做某件事，突然一下子又忘记了。如果有上述情况，请带老人及时去医院就诊。早发现、早治疗是治疗老年性痴呆的关键，有些早期症状通过药物治疗可以得到缓解，一般的脑营养品不能有针对性地治疗痴呆。

患者到医院就诊，医生首先会通过国际通用的认知评定量表，给患者做简单评分，初步诊断有没有问题，如果有问题进一步做全面的认知能力测试，有的要做头部CT或者磁共振，排除是否是由于脑血栓和脑出血导致的血管性痴呆。此外，脑外伤、脑炎后也会逐步出现痴呆。

2. 诸多方法可延缓发展，家庭护理是关键　老年性痴呆目前无法根治，通过诸多方法和药物可以预防和延缓其发展。在预防方面，要严控“三高”，老年人三高控制不好容易引起脑动脉硬化，长期大脑供血不足会促进老年性痴呆的出现。老年人要适当吃一些含胆固醇的食物，要戒烟，不喝烈性酒。尽量不用铝制炊具，因铝制炊具煎炒过程中铝和食物混合，食后对人体神经系统和肝、肾产生损害。

国际老年痴呆协会中国委员会副主席、北京市老年痴呆防治协会理事长王军指出，无论是家庭还是养老院照护，都只能停留在日常生活方面的护理。而对于认知功能障碍的护理、认知康复训练、如何预防、应对伴随性的精神行为症状等方面，都缺乏专业性的培训指导。即便在社会支持系统较完善的北上广地区，大多数康复机构也只提供肢体残障的训练，少有针对大脑认知的训练。在患病率更高的农村地区，这种针对性康复训练几乎是空白。

家庭护理也十分重要，家属要面对现实，对病人富有爱心、耐心，与老人多交流，不要过多指责，以免伤害老人的自尊心。妥善管理家用电器，保证病人的安全。鼓励适当的户外活动，但应避免走失。患者要勤用脑、多练脑。大脑长期不用，反应就会越来越迟钝。练脑就是用脑，可以画画、唱歌、写书法，或者背诵唐诗宋词，上网玩一些益智游戏，做些轻巧的运动，比如散步、练太极拳等，痴呆老人不适合做剧烈运动。老年性痴呆患者会有记忆力和认知功能障碍，可以给病人做一些认知功能训练，如教患者念诗或背数字，做一些手的精细动作训练，有意识引导患者去做他喜欢的事情。家属或护理员做一些提醒、引导，带领老人去购物、参加老年人聚会，让病人体会到社会有认同感，对延缓病情的发展有好处。

3. 老年患者需加强精准就医、精准医疗　老年性痴呆目前面临两个新问题：一是精准就医。许多老百姓不知道患了这种病应该去什么医院，看哪个科，盲目看病、服药，既浪费时间、金钱，又耽误病情。这就需要让病人及家属通过各种渠道了解疾病的一般知识和医院的临床科室特长，需要政府、媒体、医院做大量的宣传，普及健康常识、引导患者。精准就医能给老百姓提供一个简明、准确的导引，让他们少走弯路、少花时间、少花钱，找到合适的医院、科室和医生就诊。如果老年性痴呆患者或者家属对这病很了解，一看病人有这些症状，尽快去看神经内科或精神卫生科，就不会走弯路。

二是精准医疗。这是医院和医护人员要做的事情。病人如何进行诊断、给病人做怎样的检查、怎样的治疗、怎样的随访，都应该标准化。目前医院对大多数疾病（包括老年性痴呆）都有诊疗指南、专家共识和临床路径，如果临床医生、护士严格按照这些指南去做，患者的诊断、治疗、护理以及后期的随访都会非常规范，这样病人的治疗时间可以缩短、费用可以减少、疗效可以提高，医护质量就有了保障。

由于老年性痴呆病人行动不便，记忆力衰退，容易走失，所以这类人群出门很危险，每个

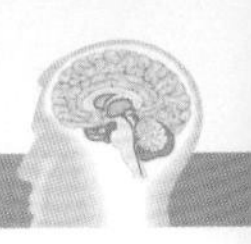

月去医院取药对于这些病人尤为困难。移动医疗、远程医疗能让患者足不出户就医，对老年性痴呆患者很有实用价值。

4　老年脑健康现状及实施的紧迫性

4.1　中国老年人脑健康现状不容乐观

目前，国内外老年人的脑健康水平不容乐观。随着人类社会的发展及人类预期寿命的延长，社会老龄化的现象日益加重，老年期痴呆（包括 AD、VD 及其他痴呆）及与之相关的老年增龄性认知功能障碍、轻度认知障碍这类与衰老退化变性有关的疾病的患病率逐年增高。2006 年 WHO《全球健康报告》指出，神经系统疾病是人类健康的头号敌人，而痴呆则是危害老年人健康的罪魁祸首。

4.2　国外脑健康工作开展成果

虽然国外对于脑健康相关疾病的研究较早，但将"脑健康"纳入健康范畴也是近几年才开始的。脑健康主要关注认知健康（cognitive health），特别是阿尔茨海默病（AD），还有认知功能障碍（MCI）。

4.2.1　美国

美国是最早决定实施"脑计划"的国家。早在 2013 年 4 月，白宫就公布了"推进创新神经技术脑研究计划"，启动资金达 1 亿多美元，分别由美国国家卫生研究院（National Institutes of Health，NIH）、国防部高级研究项目局（Defense Advanced Research Projects Agency，DARPA）、国家科学基金会（National Science Foundation，NSF）提供。NIH 的研究重点是开发和应用新型工具来绘制大脑回路，探索回路中脑细胞的动态活动，研究回路和认知、行为能力之间的关系；DARPA 重点关注脑部创伤后应激、脑损伤、记忆力减退的诊断和治疗效果，推动有关脑数据处理、成像、先进分析技术的发展；NSF 发挥其长期在基础科学和交叉学科领域的经验，侧重支持新技术、新方法、新工具的开发，以及神经科学、认知科学的基础研究。

2014 年 6 月，NIH 发布"脑计划"路线图，提出将重点资助 9 个大脑研究领域：统计大脑细胞类型，建立大脑结构图，开发大规模神经网络记录技术，开发操作神经回路的工具，了解神经细胞与个体行为之间的联系，整合神经科学实验与理论、模型、统计学等，描述人类大脑成像技术的机制，为科学研究建立收集人类数据的机制，知识传播与培训。2016 年 10 月 13 日，NIH 宣布第三轮支持"通过推进创新神经元技术开展大脑研究"计划的研究资助，将 2016 年 NIH 在此方面的总投资提升到 1.5 亿美元。项目包括：开发可帮助研究人员通过大脑扫描检测来诊断自闭症和阿尔茨海默病的计算机程序；建立使用超声波精确刺激脑细胞的帽子；创建由微小电传感器制成的"神经末梢"系统，以用于无线记录大脑活动；改善目前的康复技术以帮助卒中患者的生活；研究大脑如何阅读和说话。

2014 年 8 月，NSF 宣布将资助 36 项脑科学相关项目，涉及实时全脑成像、新的神经网

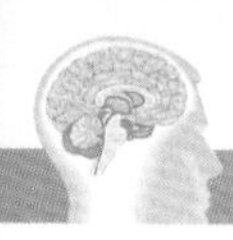

络理论以及下一代光遗传学技术等。NSF 在 2016 年年中再次强调人脑研究对于解决现阶段和未来社会可能遇到的重大挑战性问题的重要性，着重提出开发新型机器学习算法、神经形态框架、机器智能，特别指出设计、建立具有高级认知和适应能力的人工系统已是当务之急。

2016 年初，DARPA 启动“神经工程系统设计”项目，旨在开发一种可以植入大脑的脑机芯片，以此带动在人体内进行神经接口系统设计、构建、展示和验证等一系列研究工作的创新与突破。根据计划，研究初期将重点研究人的感觉皮层神经系统，开发出可模块化、可扩展的接口系统，用以更好地监测和调节中枢神经系统活动状态。

4.2.2　欧盟

新的研究与创新框架计划——“地平线 2020”（Horizon 2020）于 2013 年 12 月 11 日年正式启动，为期 7 年（2014—2020 年）。其中，为了深入开展人脑研究，推动人工智能的发展，“人脑计划”（Human Brain Project，HBP）被纳入未来和新兴技术计划（FET）的旗舰基金资助项目，该计划有百余所欧洲院校和研究中心参与，项目为期 10 年，欧盟委员会和参与国将提供近 12 亿欧元经费，力图集成多方力量，为基于信息通信技术的新型脑研究奠定基础，加速脑科学研究成果转化，提升欧洲脑科学的地位与竞争力。

HBP 项目分为三个重要阶段：①快速启动阶段（2013 年 10 月 ~2016 年 3 月），将专注于信息与通信技术平台初始版本的建立，并为该平台收集筛选过的战略数据。②计划的运作阶段（2016 年 4 月 ~2018 年 8 月），进一步加强数据的收集以及平台新功能的补充，并积极展示该 ICT 平台在对人脑的基础研究、医疗应用和未来计算技术方面所带来的成果。③稳定阶段（最后三年），继续上一阶段的工作，并将人脑计划发展成为脑科学研究领域的永久性资产。

项目的研究重点体现在三个方面：第一，发展人脑信息和计算技术，加快研发神经信息学、脑仿真和超级计算的技术平台。第二，收集和了解有关人脑的数据，使医学研究人员得以提取有价值的临床信息，并与有关计算模型相结合。第三，构建仿神经计算平台和神经机器人学平台，根据脑构筑和脑回路，研发新型计算系统和机器人。

2016 年 3 月 30 日，欧盟人脑计划快速启动阶段顺利完成，并正式进入运作阶段。在快速启动阶段，人脑计划完成了 6 个信息平台的搭建工作，具体包括：神经信息学平台；大脑模拟平台；高性能计算平台；医学信息平台；神经计算平台；神经机器人平台。

4.2.3　日本

日本大脑研究计划 Brain/MINDS（Brain Mapping by Integrated Neurotechnologies for Disease Studies）的核心任务是制造出转基因狨猴，利用这种动物模型研究人类的认知功能，并开展相关疾病研究，尤其是研究帕金森病和老年痴呆等人类疾病。2014 年 9 月 11 日，日本科学省宣布了大脑研究计划的首席科学家和组织模式，第一年计划投入 30 亿日元（2700 万美元）。Brain/MINDS 分成三个组，第一小组由庆应大学 Hideyuki Okano 负责，用功能 MRI 等技术对大脑功能进行定位，该小组还将从细胞尺度上对宏观大脑功能进行分析。第二小组由理化研究所大脑科学综合研究中心 Atsushi Miyawaki 负责，分为 17 个独立小组分别开发相关研究技术。第三小组由东京大学 Kiyoto Kasai 负责，将收集和分析患者大脑成像等相关

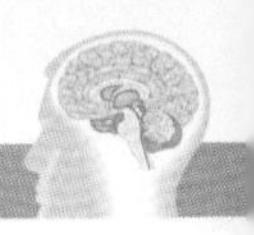

研究信息，并结合研究的信息对有关人类精神分裂症、神经疾病和脑血管疾病的信息进行综合分析。

4.2.4 韩国

韩国未来创造科学部2016年5月30日发布《大脑科学发展战略》，首先表明将在2023年之前构建出大脑地图，即将大脑的构造与功能相联系并实现数字化与视觉化的数据库。通过大脑地图可以更便捷地了解到大脑特定部位的变化，有助于提高脑部疾病诊断的正确性，从而进行有针对性的治疗。在此基础上，将进一步开发针对不同年龄层人群的大脑疾病研究项目。在老年痴呆、帕金森病等老年脑部疾病，抑郁症、成瘾症等青年心理障碍疾病，特别将在研究水平较低的自闭症与大脑发育障碍等儿童青少年疾病方面加大研究力度。此外，韩国未来创造科学部还将利用大脑地图进行机械臂控制技术等多种技术开发，以人类大脑的运作原理为基础促进人工智能技术的研究。韩国未来创造科学部预计，在未来十年内脑研究方面财政总投入将达到3400亿韩元（约合人民币18.7亿元）。目前，韩国大脑科学技术发展水平仅达到脑研究发达国家的72%。计划到2023年提升至90%，以确保一定的技术竞争力，发展成为脑研究新兴强国。

专栏2-7　美国“脑计划”对中国有何借鉴意义？

2013年4月，美国宣布启动“脑计划”。几乎在同时，欧盟宣布“人脑工程”。随后，日本和其他国家相继启动了自己的脑计划。一时间，世界各国开始了一场“脑科技”竞赛。在此大背景下，中国“脑计划”也呼之欲出。回顾美国“脑计划”的起因和现状，特别是不久前召开的美国“脑计划”第三次年会新信息，对中国“脑计划”有着重要的借鉴意义。

1. 美国“脑计划”起因与发展　美国“脑计划”有个奇葩的起始，是在科技界纷乱的反对声中才找到“方向”的。2012年初，白宫总统科技政策办公室希望，基因组学、脑科学、合成生物学和纳米技术等方面的科学家提出一个类似人类基因组计划那样的脑科学计划。经过一番酝酿，这些人提出了名为大脑活动图谱绘制（brain activity mapping，BAM）的计划，即通过记录各种脑活动中涉及的每一个神经元的每个动作，绘制出第一幅囊括大脑所有活动的详图，其最终的应用包括通过直接改变神经回路中的电活动来改变人脑功能和治疗脑疾病。同年4月，奥巴马在国情咨文中宣布要启动该计划。这即刻在美国科技界引起轩然大波。

在众多科学家的反对声中，意见主要集中在两点：一是计划在设计BAM的过程中，没有经过广大科学家们的深入讨论，计划到底是不是可行，有多大意义，还值得商榷；二是白宫科技政策办公室可以决定要不要做并制定政策或提出法案，但不应该决定要做什么、怎么做，或者参与管理具体科学项目的实施。其中，反对最强烈的是一位做线虫研究的著名女遗传学家、洛克菲勒大学科林·巴格曼教授。

面对批评，奥巴马点名任命NIH院长柯林斯作为领导，组织协调脑计划，吸收平衡各方意见。此人曾领导美国的人类基因组计划，得到了科学家们的认可和各界的赏识。于是，柯林斯组织了由NIH牵头，能源部、自然科学基金会和国防部等部门共同参与的大型美国“脑计划”。一开始他就做了一件非常出色的工作，成立了一个由有全局观念和战略眼光，有公心的著名脑科学家组成的专家委员会。他认为，脑计划要做什么、如何做，要由科学家们

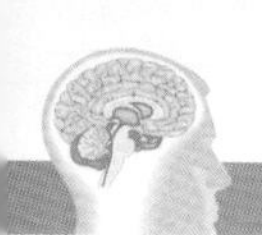

讨论得出，不能由政府部门制定。在组织了专家委员会之后，他任命了两个科学家做共同主席，一个是德高望重的灵长类认知研究专家、斯坦福大学教授比尔·纽森；另一个就是对BAM提出尖锐批评的巴格曼教授。这是一个非常有趣的美国式化解意见方式：你的意见最大，就让你来做主席，参与和主持整个工作的进行。纽森和巴格曼作为共同主席，邀请了20多位世界公认的脑科学不同领域的学术领袖参加专业委员会。

为了避嫌，专家委员会成员本人不能申请"脑计划"的基金。委员会还特别提出一个非常创新的组织研讨方法：每次会前先确定一个主题，广泛征集神经科学界对该主题的意见；开会时网上直播整个过程，全美国的科学家们可以看到委员会成员对每个主题的讨论；各地的科学家们还可进行网上互动，提出问题、看法和意见；会后又有书面提意见的机会。经过十几轮这样的讨论，最后形成了美国"脑计划"的定位、方向、目标以及时间表，并将整个计划向全社会公布。

特别是，经过反复的讨论，专家委员会决定放弃之前提出的绘制大脑活动图谱的计划。他们认为，在脑科学中还没有一个像"全基因组测序"那样具有明确终点的大科学问题。而在有限的可预见的时间内完成"脑活动中涉及的每个神经元的每个动作"的记录，从技术上看是非常不切实际的。因此，"脑计划"决定以技术开发为主导，更名为"BRAIN"，即"推进创新神经技术脑研究计划"。该计划将大致遵循先开发新技术、新工具和新方法，再实现从神经元普查、大脑工作动态图像、脑病治疗、人脑研究网络等七大目标。

2. 美国脑科研最新进展和成果　2016年底召开的美国"脑计划"第三次年会，让人印象最深的是休斯研究所的斯沃博达教授的发言。他所在的Janelian Farm研究所，展示了美国"脑计划"的最新成果的几大鲜明特点：比较注重神经技术的开发；擅长"任务导向型"研究；引进了物理和工程方面专家，提倡学科交叉；经常做一些多学科协同作战的技术课题等。

斯沃博达还提出一个观点：对新技术新方法的研究，不应该拿发表文章的数量和影响因子来衡量，而应看重技术的应用推广范围和速度。为此，所里建立起一套新的神经科学技术科研方式，研究者可以组织所内甚至所外的不同领域科学家，形成临时团队，设立非常具体的目标，开发完成后，团队立刻解散。开发的新技术不能只给自己用，必须要立刻传播给全世界各地，让大家免费使用。开发成功后，团队成员报酬丰厚，但是评价技术的标准只有一个：技术是否被快速而广泛地应用。

实际上，三年以来美国的"脑计划"已经初见成效，在记录技术、刺激技术、分析技术，以及各种技术在脑功能和行为应用四大方面更是成果丰硕。

3. 对我国脑计划的借鉴意义　第一，注重技术开发是中国"脑计划"需要借鉴的一个重要方面。从历史上来看，一个颠覆性新技术出现时，会推动神经科学的一个大的进步。以往是单个技术开花结果，现在是很多技术加在一起有可能使脑科学研究具有前所未有的暴发性发展，使我们更深一步认识高级脑功能，解释行为，也给脑疾病的诊断和治疗带来跨越式的进步。

第二，设计新的鼓励机制和评价标准促进跨学科的合作尤为重要。跨界和学科交叉是美国"脑计划"的一大特点。很多之前不做脑研究的化学家、物理学家、工程师，被美国"脑计划"吸收，与神经科学家合作，他们从全新的角度，用过去几十年都无法想象的方法手段，从多个层次展示了脑的奥秘。这种学科交叉和跨界合作带来的创造力令人振奋。

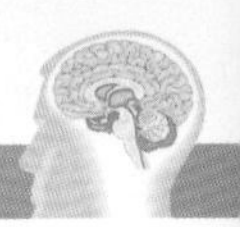

第三，以目标或任务导向定课题和项目值得借鉴。这种做法在美国“脑计划”中呈现出越来越多的不凡表现。目前，美国科研团队正在做鼠的大脑中所有抑制性神经元的形态、电生理、单细胞基因表达谱等研究。这类任务导向性的工作需要较大团队的协作，要运用现代化的项目管理方式，要求有明确而可衡量的目标，紧扣主题而可实现的计划，以及明确的方法和进程时间表。在中国的“脑计划”中，可以考虑一部分“任务导向性”课题，譬如中国人老年痴呆症大脑中单个神经元基因表达谱，以及灵长类皮层连接图等。

第四，由科学家而不是政府官员或科技管理人员来定方向，是中国脑科学计划非常需要学习的做法。中国在科研管理上已有长足的进步，但只是在课题已经决定要做，大家申请的时候。在如何立项，如何管理，这些就非常欠缺，早期的咨询不够。如何组织由具有全局观念和公心的、有国际学术地位而又还在科研一线工作的战略科学家组成的专家委员会；如何让广大科学家通过深入讨论来决定做什么、怎么做；如何来考核评价脑科学计划的成果，这些都是需要深入思考的。建议多聘请国外的已经参与美国“脑计划”的科学家，进行咨询和建议。

第五，需要利用自身资源和新技术来规划中国特色的脑科研计划。长期以来，灵长类研究进展不大，其中很大一个原因是技术不够。中国具有丰富的灵长类资源。也许可以利用美国“脑计划”所开发的新技术来研究灵长类脑的连接、发育、电活动以及高级脑认知行为，为世界脑科学做出独特的贡献。

此外，当下蓬勃发展的新技术可以引入“脑计划”。比如说，将互联网、大数据、人工智能，增强现实、虚拟现实等新技术，应用到脑科学研究中去。也许这样的结合，能够走出一条具有中国特色的脑科学研究。

4.3　国内脑健康工作亟待突破

我国老年人的脑健康水平不容乐观。我国老龄化社会状况和独生子女家庭的格局，使得老年人认知障碍疾病，特别是老年痴呆，给个人、家庭和社会造成巨大的压力和负担。目前我国老年痴呆患者人数将近 1000 万，每年新发病例和增长速度是发达国家的 3 倍。然而，这样高的患病率并没有引起公众足够的重视。有调查表明，47% 的痴呆看护者认为患者的症状是自然衰老的结果。目前轻度认知障碍患者的就诊率仅为 14%，中度痴呆患者的就诊率为 25%，重度痴呆患者的就诊率为 34%。这说明公众对老年人期痴呆的认识和了解处于一个非常低的水平。对大脑认知功能的关注，距离主动健康、三级预防的理念和目标相差甚远。

第二节　中国老年脑健康的发展机遇

1　老年脑健康是脑科学发展的重要内容

脑科学（brain sciences），狭义上称为神经科学，广义上是研究脑的结构和功能的科学，包括认知神经科学等。脑科学是 20 世纪 60 年代末形成的一门边缘科学，是研究人脑的结

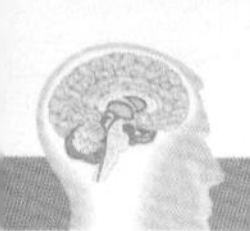

构与功能的综合性学科。它融合了神经生理学、神经遗传学、生物化学、生理学、神经解剖学、组织胚胎学、药理学、精神病学，甚至心理学、统计学、物理学、计算机科学等学科来研究人和动物神经系统的结构和功能，其目的是揭示人脑的奥秘，防治神经和精神疾病，发展模拟人脑部分功能的神经计算机以及人工智能技术。人类的感觉、运动、学习和记忆、思维、情感、行为等都是脑的功能，也是神经系统的功能。研究分析神经系统的结构与功能，揭示各种神经活动的规律，在各个水平上阐明其机制，以及预防、诊治神经和精神疾病，构成了脑科学的基本内容。

在老龄化加速的大背景下，老年脑健康的研究成为了脑科学研究的重要组成部分。老年人的正常精神活动、躯体活动、内脏功能，都依赖着大脑。脑的结构和功能一旦发生异常，将会引起异常的精神、神经活动，并且其他器官功能调节也会发生紊乱，不仅会损害本人的健康，还会给社会乃至家庭造成影响。因此老年人的脑健康对于整体健康而言非常重要，关于老年人脑部疾病的研究也一直是人们关注的焦点。

2　中国脑科学计划即将启动

“脑科学与类脑研究”，也就是我们通称的“中国脑科学计划”，简称“中国脑计划”，于2015年被列入国家“十三五”规划纲要“科技创新2030——重大项目”。这一计划是中国为了探索脑科学、推进脑科学研究而推出的顶层战略规划，也是继美国、日本、欧盟、韩国等之后全球又一重大脑科学计划。

2.1　中国脑科学计划的“一体两翼”

“中国脑计划”分两个方向：以探索大脑秘密、攻克大脑疾病为导向的脑科学研究和以建立和发展人工智能技术为导向的类脑研究。中国科学院上海神经科学研究所所长蒲慕明认为，与欧美、日本的“脑计划”相比，“中国脑计划”更为全面。各领域科学家提出了“一体两翼”的布局建议，即以研究脑认知的神经原理为“主体”，研发脑重大疾病诊治新手段和脑机智能新技术为“两翼”，也可以称为认识脑、保护脑、模拟脑三个方面。目标是在未来15年内，在脑科学、脑疾病早期诊断与干预、类脑智能器件三个前沿领域取得国际领先的成果。

2.2　认识脑：探索大脑认知原理

脑认知原理主要解决三个层面的问题：一是大脑对外界环境的感官认知，即探究人类对外界环境的感知，如人的注意力、学习、记忆及决策制定等；二是对人类及非人灵长类自我意识的认知，通过动物模型研究人类和非人灵长类的自我意识、同情心以及意识的形成；三是对语言的认知，探究语法及广泛的句式结构，用以研究人工智能技术。

2.3　保护脑：掌握大脑疾病机制

在探索和治疗大脑疾病方面，攻克自闭症、上瘾、老年痴呆症、帕金森病等疾病是首要目标。未来有望通过分子、影像及相关标记物，提高大脑疾病的早期诊断和干预水平，通过大脑疾病的遗传、表观遗传及病理性功能失调等方面的研究，掌握大脑疾病的发生机制。

2.4　模拟脑：开发类脑人工智能技术

类脑研究主要应用于人工智能技术的研发，通过类人脑神经网络模型、类脑计算处理以及存储设备技术的研究，有助于开发新一代人工智能机器人。

专栏 2-8　脑疾病负担日益严峻　“中国脑计划”呼之欲出

“脑疾病给中国人造成的负担正在不断增加。”北京天坛医院副院长、国家脑计划科学委员会成员张力伟在秦皇岛市北戴河新区举行的首届生命科学夏季峰会上表示。

据悉，7 月 31 日开幕的首届生命科学夏季峰会由联合国项目事务署、秦皇岛市人民政府联合主办，会期三天，来自世界各地的 300 余名顶尖科研精英、临床医生围绕脑健康与科学展开跨学科对话。

张力伟说，脑疾病带来的负担包括：削弱和剥夺劳动能力，剥夺正常生活和社交机会，需要家庭和专业人员照护，治疗费用巨大且部分疾病难以治疗。

有关数据显示，我国患“脑病”的老龄人数量一直处于增长态势，相应的医疗需求也急剧上涨，高额的养老和医疗费用，以及长期照料所需的人力、设施，在老龄化快速发展的情况下尤为突出。

在此背景下，“中国脑计划”呼之欲出。2017 年的全国两会上，全国政协副主席、科技部部长万钢表示，脑科学与类脑研究等重大项目实施方案编制已经开始，预计两年内将会启动实施。在这项涉及基础研究的最新规划中，主要围绕脑与认知、脑机智能和脑的健康三个核心问题，统筹安排脑科学的基础研究、转化应用和相关产业发展，形成“一体两翼”的布局，并搭建关键技术平台。

目前，北京和上海均已率先启动“脑科学与类脑智能”地区性计划，开始资助相关研究项目，上海市政府已将脑科学与人工智能列为重大科技项目，成为建设具有全球影响力的科技创新中心的一个重要举措，2014 年开始，包括百度、科大讯飞等企业也推出各自的人工智能脑计划。

张力伟在上述峰会上表示，世界各国的“脑计划”纷纷出炉，我国的“脑计划”作为重大科技项目也被列入国家“十三五”规划，当前基础科学和大数据的发展将进一步推动我国脑科学发展。

3　北京市脑科学研究计划启动是推进中国老年脑健康研究的契机

相比于“全国脑科学计划”的仍处于筹划阶段，北京市已经先行一步，于 2015 年 9 月启动了北京市的“脑科学研究”专项计划。2015 年 9 月 1 日，北京市科委召开“脑科学研究”专项工作启动会，正式发布《北京市科学技术委员会“脑科学研究”专项实施方案》。

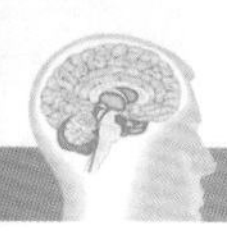

北京在脑科学研究一直处于全国领先水平，拥有全国最完整的学科布局、最强的研究队伍、国际一流的实验条件和技术资源。北京"脑科学研究"专项将依托首都脑科学研究优势，瞄准国际脑科学研究前沿，围绕人类脑健康和脑疾病治疗重大需求，以及通信与信息产业快速发展重要机遇，从"脑认知与脑医学"及"脑认知与类脑计算"两方面进行布局，在开展前沿研究的同时，注重实际应用，让科学研究的每一点进步都能最快地为今天的人民生活做出直接的贡献。

到2020年，北京市科委将推动脑科学重大共性技术研究中心建设，形成跨部门、跨学科的"脑认知与脑医学"研究支撑平台，建成支撑"脑认知与类脑计算"基础研究和技术研发的公共平台。同时，着力突破脑疾病领域关键技术，尽快实现成果转化惠及于民，提升人民脑健康水平，并推动类脑计算机芯片研制取得突破，实现类脑智能在经济社会发展中的应用。

到2025年，依托首都脑科学研究优势，对接国家脑科学研究，积极布局脑科学研究前沿技术，在脑认知活动神经原理、脑健康水平提升、脑重大疾病预防治疗、类脑计算机和类脑人工智能等方面取得重大突破，推动科技成果转化和应用，将北京建设成为全球有重要影响力的脑科学科技创新中心。

为保障脑科学研究专项的顺利实施，北京市科委将建立以专家团队为核心的组织模式，成立以国内外专家组成的专家指导组，包括专项总体组和专家指导组，充分发挥人才作用，形成一批基础性、战略性研究成果。并将建立多方协同创新的工作机制，不仅鼓励北大、清华、中科院、首医等核心机构内部整合力量，更支持在北京地区用新体制、新机制整体构建跨地区、跨部门的脑科学协同创新研究中心。同时，还将建立项目滚动支持和成果共享方式，定期对研究团队的能力和成果进行评估。对科学研究保持鼓励创新、宽容失败的态度，允许科研人员根据科研进度，在专家组指导下自主调整研究路径。鼓励企业早期进入，进行科技成果转化，让科学研究的每一点进步都能最快地为今天的人民生活做出直接的贡献，实现研究成果服务当前经济社会发展。

专栏 2-9　上海脑科学计划启动

上海脑功能研究计划经过一年左右的讨论，将由复旦大学、上海交通大学、华东师范大学、上海纽约大学四所大学牵头，联合一批高校和科研院所以及企业从四个方面开展。该计划将对接"中国脑计划"，并培养一批优秀的年轻科学家。

上海的脑科学研究计划有自己独特的优势。首先，庞大的人口数据就是最显著的优势。单单在上海精神卫生中心，每年就有50万到60万人就诊的疾病数据，"这是一个庞大的量，超过了世界上很多地方"。复旦大学类脑人工智能科学与技术研究院首席科学家冯建峰称，"因为现在全世界的脑科学研究几乎都处于盲人摸象的阶段，对人脑了解有限。从大数据切入也许是一个比较好的方式。"

他说，从大量的疾病数据可以分析出大脑疾病与大脑某个部位神经元，以及大脑基因的关系。就在不久前，他的课题组发现精神分裂症与大脑手动区的镜像神经元有密切关系。"更进一步的研究也许可以为我们理解动作和思维之间的关系提供一些思路。"

用冯剑峰的话来说，上海脑科学经历一年多讨论，决定从四个方面发展：一是关于神经

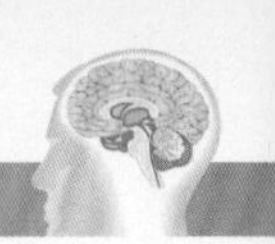

元的研究；二是发展智能算法，通过计算神经生物学来建立大脑研究和人工智能之间的桥梁，帮助科学家更好地理解大脑；三是根据人脑研究，发展人工智能以及可穿戴设备、芯片等；四是应用，比如通过大数据对疾病进行研究等。

现在，虽然“中国脑计划”正在更好地完善中，全国各个地区的脑计划已经相继启动。北京已经启动了大脑研究计划，由北京大学牵头，在北京市政府的支持下，联合了一批科研机构，从“脑认知与脑医学”及“脑认知与类脑计算”两方面进行布局，在脑认知活动神经原理、脑健康水平提升、脑重大疾病预防治疗、类脑计算机和类脑人工智能等方面取得重大突破，以推动科技成果转化和应用。

（张开顺）

第三章

老年脑健康的研究意义

第一节　老年脑健康研究的科学意义

1　老年脑健康研究加深对人类脑老化规律的理解

人类的大脑创造和承载了人类文明的一切成果，大脑也是我们每个人思想意识的生理学基础。大脑留给了我们诸多亟待解决的奥秘，大脑衰老和意识丧失的奥秘是人类孜孜以求而不得解的话题。随着年龄的增长，人的大脑是如何逐步老化的？脑老化的拐点和关键期在什么阶段？先天基因和环境如何在人的毕生发展中综合影响我们的大脑？为什么有些人会逐渐发展成像阿尔茨海默病这样严重的疾病，而其他人却安然无事？甚至为什么有些人还能在晚年依旧保持较高的脑健康水平？对于上述问题，我们或许可以从老年脑健康研究中一一寻找到答案。

研究大脑的衰老和疾病具有十分重要的科学意义，不仅对认识人类毕生发展过程中的脑老化规律和内在机制有帮助，也对了解影响老年脑健康疾病的因素和找到相应的治疗干预方法有巨大贡献。认识人类毕生发展规律，可以提高人类认识自然的能力；攻克老年顽疾，解决疾病困扰，可以提高人类适应自然的能力。

2　老年脑健康研究为老年人大脑健康水平提供评价标尺

随着年龄的增长，老年人会出现记忆、执行功能、语言等认知能力的衰退及职业技能下降、行动笨拙、头昏脑涨等感觉。但究竟这些衰退是老化的一个正常现象还是一种病理变化呢？如何来区分两种变化？如果我们一股脑认为凡是出现了认知下降就是将来要得老年痴呆，那么就太过于武断，势必会出现大量的误判；而如果我们只有对出现严重症状的老人进行确诊，将错过很多病人的最佳干预期，漏掉了很多本应得到很好治疗的病人。因此对于大脑的健康和疾病的标准需要根据科学和辩证的方法来考虑。首先，正常和异常是一对辩证统一的关系，异常孕育在正常的生活积累当中，正常生活中也隐藏了异常的蛛丝马迹。轻微的认知损伤并不一定会得痴呆，但是认知损伤累积到一定的程度，量变就会引起质变，在一个关键的时间节点，就会促使大脑发生一系列系统崩塌的连锁反应，最终导致疾病的迅速恶化。

大脑作为一切人类高级认知功能的基础，虽然复杂，但是看似复杂的系统中也蕴藏着简

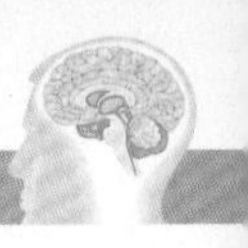

洁的规律，从毕生发展的角度来看待大脑在衰老过程中的变化，有助于我们了解在认知老化过程中存在哪些普遍规律，哪些变化属于异常变化、病理变化，从而为正常的脑老化提供一个标准常模，为鉴别正常老化和病理老化提供一把标尺，而有了这样一套参照标准，对于阿尔茨海默病、帕金森病等老年性神经退行性疾病的预测和鉴别将产生重大意义。

专栏 3-1　　**如何鉴别正常认知衰退和病理认知损伤？**

在生活中，我们有时会遇到这样一些情况：遇到多年未见的好友或亲人，却想不起对方的名字；被问起某件事情时，突然脑子一片空白，反应不过来；乘地铁时在线路旁观察半天也不知道怎么去目的地。您知道这些问题发生的原因吗？这些看似无关紧要的小事，不仅会给生活带来困扰和危险，往往也是大脑疾病或脑功能损伤的早期信号。在此，我们将介绍与之相关的大脑认知功能的知识，帮您更加科学地了解这些症状。

在上面提到的三个例子中，我们生活中常称之为“记性不好”“脑子慢”，医学和心理学上则称其为“认知衰退”，更严重的情况是“认知损伤”。但仔细分辨，这三种情况涉及的认知能力并不完全相同。

想不起好友或亲友的名字，炉灶上烧着东西离开厨房就忘记了，或是别人向我们反复重复一个电话号码却难以记住，这些现象都属于记忆力损伤。记忆是关于某一个时空中事件和情景的记忆，它的严重损伤会导致我们忘记昨天做过的事，忘记从前的珍贵经历，无法完成算术、打电话等生活技能。

被问及某件事无法立刻做出反应，这种现象属于反应速度损伤。反应速度变慢主要表现在对复杂问题需要进行识别并做出合理反应时，反复审视，反应迟缓，这样就大大延长了反应时间。反应速度受损严重还会导致发生交通事故的风险增大，记忆加速下降等一系列更严重的后果。

而乘坐地铁困难，不知如何换乘，或是一直念叨一件事情难以转换做别的事，这种现象属于执行功能损伤。当我们想达成某种目标或者遇到某些困难的时候，会动用一些高级认知功能去克服困难、完成任务，这就是执行功能。执行功能损伤严重时，对日常生活会带来很大困难，比如做饭、独自出门等熟悉的事项都无法完成。

以上介绍的是有关认知功能的一些概念和认知损伤之后会导致的问题。而在日常生活中，要随时关注并警惕这些现象的出现。早期的记忆问题提示了记忆障碍甚至是痴呆的早期征兆，而如果及时发现并重视这些信号，进行科学评估并加以干预，可以使您的认知能力长期保持良好状态，以维持健康的头脑和生活状态。

3　老年脑健康研究为神经退行性疾病寻找治疗技术和方案

在第二章已经提到，老年脑健康是积极应对老龄化社会的现实需要，为了更好地应对老龄化的挑战，需要特别关注老年人的脑健康水平，关注损害老年人大脑健康的各类大脑顽疾。但仅仅依靠社会各界广泛“关注”是不够的，需要进一步提出切实可行的方案，找到实际有效的办法来攻克疾病，而想要找到这些方案和方法，关键在于老年脑健康研究本身的不

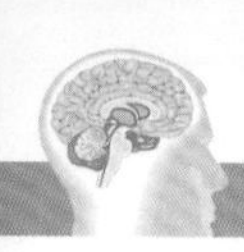

懈努力。解决人类顽疾,使人们不再受其困扰,是人类增强自身生存能力的表现,也是无数科学工作者梦寐以求的目标。老年脑疾病影响因素十分广泛,其发病的机制之复杂,研究难度之大非一般疾患可比。虽然我们不能一下子探明这些复杂的机制,但通过研究控制什么变量而产生延缓认知老化的效果,通过研究避免什么因素而降低老年痴呆的发病风险等这样的尝试,我们大致可以间接对上述"顽疾黑箱"的内部机制做些循证的推断。这虽然离彻底认识疾病"真相"还相距甚远,但至少可以给进一步病理机制研究做很好的理论准备。同时,通过开发新药、认知障碍筛查工具、康复训练工具来对上述影响因素加以控制,这些研究本身就已经可以显著改善此类疾患对人类的限制和困扰,使人类向争取自由的征途中迈进一大步。

影响老年人大脑健康的主要疾病包括神经退行性疾病、脑血管疾病以及老年神经精神疾病。其中神经退行性疾病(neurodegenerative disease)是由神经元或其髓鞘的丧失所致,随着时间的推移而恶化,导致认知功能障碍。神经退行性疾病按表型分为两组:一类影响运动,如小脑性共济失调;一类影响记忆以及相关的痴呆症。常见的神经退行性疾病如阿尔茨海默病、肌肉萎缩性侧索硬化症(渐冻症)、小脑萎缩症、帕金森综合征、多发性硬化症等。随着人口老龄化的加剧,阿尔茨海默病成为最常见的神经退行性疾病。目前,针对该病尚无理想的治疗药物,而根据传统AD致病学说开发的治疗药物前景并不乐观[1]。鉴于神经退行性疾病绝大部分是不可逆的。因此,大部分人把疾病的治疗前移到疾病发病的早期,甚至是无症状期。AD的潜伏期和病程均较长,早至出现认知症状的五至十年,就可以检测到大脑异常,而从轻度认知障碍阶段到重度AD阶段,也会持续3年至10年的时间。

血管性认知障碍(vascular cognitive impairment, VCI)是脑血管损害所致的认知功能障碍,脑血管损害主要包括脑卒中和脑外伤出血。据2006年*Stroke*报道,2/3的卒中患者有认知功能障碍,其中1/3可进展为痴呆,卒中的全面管理应该涵盖VCI及血管性抑郁的规范诊治。VCI为神经血管单元失能及脑血流调节障碍所致,血管壁的内皮细胞及血管壁外的胶质细胞氧化应激及免疫炎性反应致神经元损害是神经血管单元失能的关键因素。VCI轻度阶段称VaMCI,其严重阶段称血管性痴呆(vascular dementia, VaD)。阿尔茨海默病(AD)与血管性痴呆(VaD)是老年期痴呆的两种主要类型,两者虽都损伤了大脑认知区域,影响了认知相关神经递质的合成、分泌及通路,导致临床痴呆症状,但在发病机制、病理、疾病特点和诊断标准等方面均有不同。

还有一类困扰老年人脑健康的疾病类型就是慢性精神疾病或者神经衰退性疾病。目前在中国的14亿人口之中,约有五分之一患有慢性精神疾病或者神经衰退性疾病。尽管神经病学和精神病学现在已经分为两个独立的学科,但两者的关系仍十分密切,比如,老年人由于生理、病理及身体和环境等种种原因,常常身患多病,有相当比例的老年人在伴随认知能力衰退的同时,伴有神经精神类疾病或者症状,如老年抑郁、幻觉、躁狂、神经衰弱等。世界卫生组织提出了整体健康观念已经明确指出:"健康不仅是躯体没有疾病,还要具备心理健康、社会适应良好和有道德"。所以单纯针对有器质性基础的脑疾病是不够的,精神类疾病也应该纳入老年脑健康研究的范畴之内。

所有这些影响老年人大脑健康的各类疾病,无论是神经系统本身出现器质性病变,还是由于血管疾病、脑外伤等其他因素影响和导致的认知损伤,以及慢性精神类疾病,都是

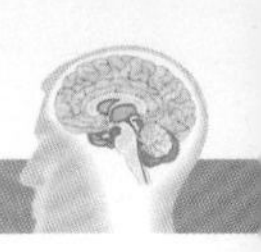

老年脑健康研究所涉及的范围和关心的科学问题，都需要依靠老年脑健康研究工作者们的不懈努力，来探索上述疾病的发病机制、影响因素，并寻找有效治疗这些疾病的技术和方案。

专栏 3-2

定期开展老年人认知评估，建立老年人脑健康档案，构建老年痴呆预警体系

1. 认知老化评估系统的建立是实现痴呆早期预警的基础

老年痴呆老年人往往出现持续时间较长的严重智力减退，表现为记忆力、计算力、思维、语言、情感及性格改变，并出现社会活动能力和生活能力减退，最终严重影响日常生活和生命质量。如果能及时、准确地发现老年人出现了异常老化的情况，无论是认知能力方面还是神经病理方面，都有助于我们预测其发展为痴呆的可能性，做出及早的诊断与干预，防止其向老年性痴呆转化。

“认知老化评估与筛查”是关注老年人认知功能的健康，提出的早期发现、及时预防治疗的主动健康观点。因此，开展老年人认知能力评估对预防老年性痴呆的发生，对个人、家庭和社会都有着巨大的意义。

2. 认知老化评估系统及痴呆早期预警体系是积极老龄化核心

在西方国家对大多数，已不存在强制性退休，老年人可以选择自己工作到哪个年龄、何时退休等问题。而随着中国社会的发展，这种弹性退休的情况或许未来也会发生。而经过大量的证据表明健康问题，特别是认知健康问题是影响老年人是否继续工作、何时退休的重要原因。人类的晶态智力（如知识经验等）在成年后仍会随年龄增长，直到 70 岁以后才出现显著的减退；而液态智力（如记忆、注意、推理能力等）则在成年早期达到高峰后即开始缓慢地下降，进入老年阶段后衰退进程加快。同时，拥有较高的受教育水平、良好的生活习惯、参加丰富的脑力活动都能够延缓老年人的认知衰退。因此，关注认知能力在老年期的变化及其影响因素对指导老年人何时完成退休、从事何种工作来发挥余热有着重要的意义。

总体来看，中国人口基数庞大，老龄人口众多，单一的养老模式无法顾及方方面面，由于对养老消费群体把握不够，往往出现资源浪费、投资回报率低的问题。如何做到精准养老，个性化养老，以提高资源利用率呢？归根结底就是要找到一种方法，对老年群体进行一个科学划分。按照年龄段划分的传统方法，并不十分科学，因为生理年龄并不完全与老人整体生命状态对应。其实与老年人生存质量息息相关的是大脑的健康。认知功能完好不仅是保障老年人完成日常基本生活能力的基础，也是老年人享受晚年美好生活的前提条件。长期以来，我国缺乏痴呆早期的预警体系和脑健康体检方案，延误了老年性痴呆的早期干预和防范；缺乏基于脑科学的认知评估和康复训练系统，针对复杂性疾病不能有的放矢。通过对老年人脑健康进行评定，进一步根据脑健康指数的评级安排有针对性的养老服务方案，是做到精准养老的较为可行的途径。

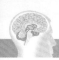

4　老年脑健康研究为成功老化提供努力方向和实现路径

老年人力资源一直是一个被严重忽视和低估的资源！我们总是在说老年人人口多了，会对这个社会造成很大的压力和负担，但是用辩证的角度来思考这个问题，不难发现，虽然老年人大脑的健康问题越来越多，但是随着年龄的积累，老年人大脑中储备了丰富的知识和经验财富，可以说老年人的大脑是人类历史的承载库。

随着年龄增长，与年龄相关的躯体与认知功能下降通常被认为是正常老化不可避免的结果，但是在老化过程中尚有躯体和认知等功能状况无改变或改变甚微的老年人群，他们的这种状态即为成功老化。

成功老化是人们的共同期望，对延长老年人的寿命，保护老年人生活质量，保存其智力资源都有重要意义。老年大脑与认知功能具有“可塑性”。老年脑仍然具有自我修复、代偿与再生能力。老年脑这种代偿能力，对于老年脑有其特殊的生物学作用与意义。基于脑可塑性的成功老化强调了一种整体的医学模式，即“生物 – 心理 – 社会”模式下的健康老化。不论是医学和生物学的研究模式，还是认知和神经科学的研究模式，都存在其相应的缺陷，都不可能独立解决认知老化进程中的机制问题。成功老化是一个动态变化的过程，需要在长期纵向追踪过程中找到提升脑健康水平的暴露因素。

4.1　大脑可塑性研究

世界著名医学杂志 *the Lancet* 在“2014 年终回顾之阿尔茨海默病”一文中披露，“目前还没有发现治疗 AD 十分有效的药物”。截至目前，针对失智症，被美国食品药品监督管理局（FDA）批准的药品只有 4 种[2]，并且都只能为特定患者减轻症状，最终患者的病情仍然会不断恶化。鉴于上述严峻的医疗现状，寻找治疗 AD 新方法、新途径成为广大科研工作者的紧迫任务。

从现有的知识来看，人类的大脑是复杂的，同时具有极强的可塑性。许多实证研究已经证明了利用大脑的可塑性原则，通过调控一些保护和促进因素，诸如认知训练、增加社会参与度等手段，来达到延缓衰老，保持认知能力的功效，比如 2014 年 *Science* 上的一篇综述文章中介绍的一项研究[3]表明（图 3–1），四个月的导航认知训练显著保护了海马结构免于老化引起的萎缩，而海马结构主要负责人脑记忆功能。

综上所述，保持认知能力到晚年，延长或者预防老年痴呆的病理进程是科学和社会的关键目标之一，而在当前药物治疗方案匮乏的情况下，探索和开发认知保持和大脑可塑性的方案是实现这一目标的重要途径。人的肌肉需要锻炼，人的大脑也需要锻炼，如果说体育锻炼需要专业的指导教练的指导，那么脑力锻炼同样也需要科学专家的指导。锻炼过度或者锻炼不当，不仅不能起到锻炼的效果，反而会适得其反。

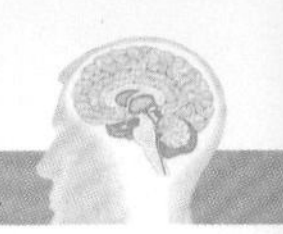

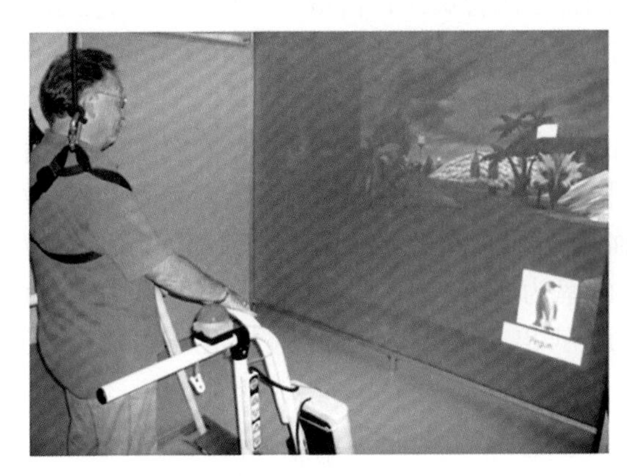

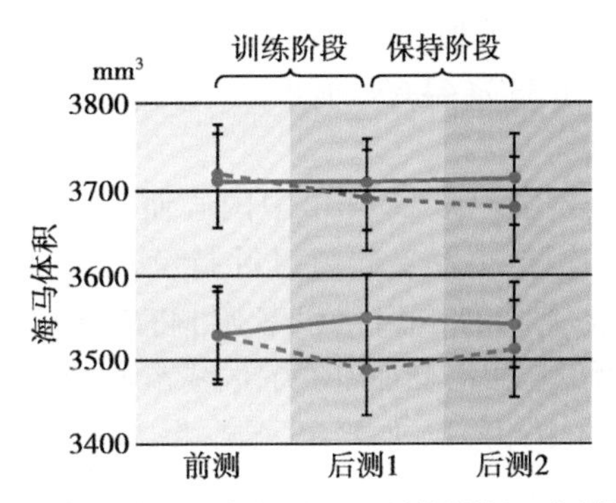

图 3-1　导航认知训练延缓海马结构萎缩

4.2　老年脑耐力开发研究

人类对于大脑潜能的开发是无止境的，脑科学和脑健康实际上有两大领域，一个就是人脑的潜能，再有一个领域就是人脑耐力。从纵向深度来讲，我们一在致力于开发大脑智力的极限，比如最近比较热门的“最强大脑”节目，让人们对人脑的极限瞠目结舌，也影响了人们对于脑力开发的热忱。不过从横向长度来讲，大脑耐力的开发却少有人关注。关于该领域的研究远远还没有启程。毕竟塑造一颗卓越的头脑不容易，培养一位杰出人才的教育成本也是很高的，世界上很多名家、伟人等都是在晚年才发挥自己的才华，释放自己的天赋，用他们的大脑影响这个世界。如果让更多的人都能在老年阶段依旧保持一颗健康的头脑，不用担心自己毕生所学会随着衰老的大脑而逐渐消逝，如果能延长和保持这些包含智慧和经验的大脑持续为这个社会发光发热的时间，那么，不知道能多为这个社会创造多少财富，创造多少奇迹！很多老人带着毕生积累的精神财富，如果不能把它们挖掘出来，留给后人，而是随着大脑的衰老和生命的结束一并带走，那么无疑是一笔巨大的资源浪费。

5　老年脑健康研究帮助我们认识脑健康影响因素的作用和机制

5.1　老年脑健康研究厘清社区慢病对老年脑健康的影响

老年期常见慢性病如心脑血管疾病、高血压、高血脂、糖尿病等因与认知障碍的共病率高、关系密切而受到研究者的广泛关注，其中，高血压、高血脂、糖尿病也是心脑血管疾病的危险因素，对常见慢病进行控制对开展老年期认知障碍一级预防有重要意义。

5.1.1　心脑血管疾病

随着社会经济的发展，国民生活方式发生了深刻的变化。尤其是人口老龄化及城镇化进程的加速，中国心血管病危险因素流行趋势明显，导致了心血管病的发病人数持续增加。

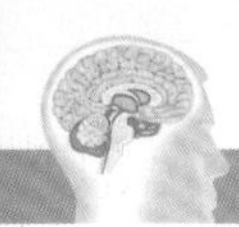

今后10年心血管病患病人数仍将快速增长。目前,心血管病死亡占城乡居民总死亡原因的首位,农村为44.6%,城市为42.51%。心血管病的疾病负担日渐加重,已成为重大的公共卫生问题。

数据显示,2014年中国心血管病死亡率仍居疾病死亡构成的首位。农村心血管病死亡率从2009年起超过并持续高于城市水平。2014年农村心血管病死亡率为295.63/10万,其中心脏病死亡率为143.72/10万,脑血管病死亡率为151.91/10万(脑出血74.51/10万,脑梗死45.30/10万);城市心血管病死亡率为261.99/10万,其中心脏病死亡率为136.21/10万,脑血管病死亡率为125.78/10万(脑出血52.25/10万,脑梗死41.99/10万)(图3-2)。

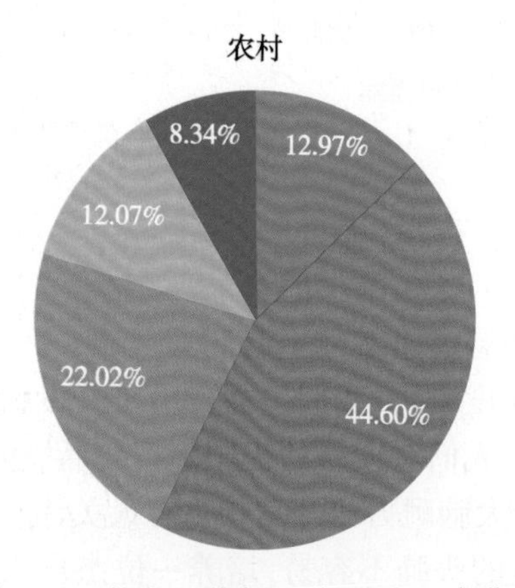

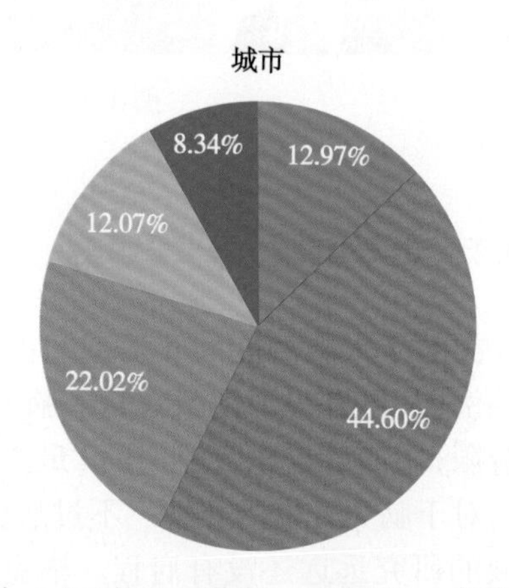

图3-2　中国农村、城市居民主要疾病死因构成比例(2014年)

心脑血管疾病本身是血管性认知障碍(VCI)的主要病因,控制脑血管病及其危险因素的发生是VCI一级预防的根本途径。另外,有研究证明不同类型的脑血管病,如脑出血、脑梗死、脑小血管病等均会增加神经退行性痴呆如AD的患病风险,脑血管性病理改变与AD的共病在临床上很常见。心血管疾病与痴呆发病风险的增高相关,有研究显示心衰患者伴随有多项认知功能的减退。

5.1.2　高血压

高血压是最常见的慢性非传染性疾病,也是心血管病最重要的危险因素。2010年中国因高血压死亡共计204.3万例(男性115.4万,女性88.9万),占全部死亡的24.6%。2013年,我国卫生总费用为31 869亿元,其中高血压直接经济负担占6.61%。

多个横断和纵向研究均证实高血压会增加痴呆的患病风险。对高血压和认知障碍的相关研究进行的荟萃分析发现降压治疗能够降低痴呆患病率。高血压与VaD的相关性研究发现抗高血压治疗组发生VaD的相对危险性较对照组下降了1/3。高血压与AD关系的追踪研究发现,中年期未经治疗的收缩期或舒张期高血压与25年后的痴呆发病相关,同时也与患者的脑萎缩、老年斑以及神经原纤维缠结的形成有关。

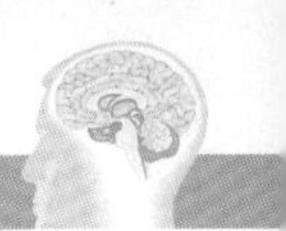

5.1.3　高血脂

有关降脂治疗和认知功能关系的研究结果显示，中年高胆固醇血症与认知功能下降有关，使用他汀类药物治疗可通过减少血管病的发生防止老年患者认知功能的下降，尽管研究已经证实中年期血脂增高与认知障碍患病风险有关，但其机制尚不明确。有关老年期高血脂病情或降脂治疗与认知障碍关系的研究结果缺乏一致性，有研究结果显示老年期外周血胆固醇水平增高可能会增大 AD 发病风险，但也有研究显示老年期高胆固醇水平与低痴呆风险有关，另有研究显示可能血脂与患认知障碍的风险之间没有相关性；药物治疗的前瞻研究发现服用降脂药物普伐他汀不能阻止老年人的认知功能下降。

5.1.4　糖尿病

2010 年中国慢性病调查数据，根据既往诊断糖尿病和空腹血糖 / 餐后 2h 血糖检测结果，中国成人糖尿病患病率为 9.7%。如果同时参考糖化血红蛋白（HbA1c）水平，则糖尿病患病率为 11.6%。无论男性还是女性，糖尿病患病率都是城市高于农村。糖尿病患病率随着年龄的增加而增加。年龄小于 60 岁男性高于女性，年龄大于 60 岁女性高于男性。糖尿病患病率随着经济的发展以及超重肥胖而增加。

多项研究显示 2 型糖尿病会导致认知障碍发病风险显著增加，其中，一个纳入十项纵向研究的荟萃分析显示，2 型糖尿病会将 AD 的发病风险增加 54%。同样，这种相关性多体现在中年期血糖水平和认知障碍发病风险的关系上，老年期血糖水平对认知障碍的影响尚不明确。

专栏 3-3　成功老化与 MCI 影响因素的指标体系构建

老年人在各项认知能力上的异常率总体在 2.0%~19.4% 之间。异常率最高的三种能力为语言能力、记忆能力和执行能力，均在 17% 以上，可以说明老年人的语言能力（特征提取能力）、记忆能力（延时回忆能力）和执行能力（反应速度）在老年期比较容易受到损害。综合既往研究可知：①老年人的各项认知功能随着年龄的增长而逐渐衰退；②教育程度对认知能力的影响有着普遍的、积极作用，受教育程度高的老年人的各项认知能力也较强；③退休后有工作的老年人在注意、记忆和语言方面的认知能力要好于无工作的老年人；④收入水平对老年人的视空间、注意和语言方面的认知能力产生正面的影响；⑤有着良好休闲方式，如较多的参加智力、体力和社交活动的老年人的注意和记忆的认知能力较好；⑥营养均衡、饮食习惯良好也会使老年人的记忆和语言能力产生积极影响；⑦如果老年人患有高血压、脑血管病、糖尿病等社区慢病，那么他们的认知能力要普遍低于未患病者。

为进一步考察以上关联因素，诸如教育水平，休闲活动（包括智力、体力、社交活动），抑郁状况及既往慢性疾病（高血压、糖尿病、冠心病、脑血管病）史等特征对老年人认知老化的影响，我们构建了两个模型。模型一主要通过比较 MCI 人群与正常人群（包括成功老化及一般老化两类人群）在上述因素中的差异，即探讨影响 MCI 形成的危险因素；模型二主要通过比较成功老化者与一般老化者在上述因素中的差异，即探讨影响是否成为成功老化者的

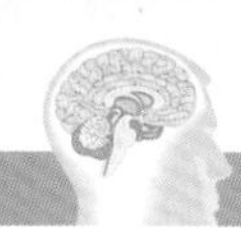

促进因素。具体的做法为将老年人的老化状态作为因变量，将影响认知障碍的各项因素作为自变量，采用逐步进入模型的方法进行逻辑回归，构建影响MCI及成功老化的因素，厘定危害脑、保护脑、促进脑健康的指标体系。

影响MCI的指标体系：①随着老年人受教育程度的提高，MCI的患病率逐渐减少；②与正常老年人相比，MCI患者从事智力活动、体力活动和社会活动的次数要更少一些；③患有高血压、糖尿病、冠心病和脑血管病等社区慢病的老年人的MCI患病概率要更高一些；④MCI病人的抑郁情况较为严重。总体而言，MCI与老年人的生活方式、身体健康和心理健康有着密切的关系。我们通过逻辑回归分析发现，教育程度，经济水平，智力活动，抑郁情况，是否患高血压等变量可显著预测老年人是否患轻度认知障碍，模型拟合度较好，由该模型得到的正确预测率为82.8%。轻度认知障碍发生比率的研究发现：教育程度上升一级，即与中小学文化程度相比，具有大学文化水平的老年人患MCI概率的比数仅为前者的69%；在休闲时从事脑力活动越多，患MCI概率的比例也随之有一定程度的下降；抑郁的老年人比不抑郁的老年人患MCI概率大1.29倍；患高血压的老人比未患高血压的老人患MCI的可能性大1.68倍。

促进成功老化的指标体系：我们通过逻辑回归分析发现教育程度，退休后是否参与工作，抑郁状况，及智力活动的多少可显著预测老年人是否成功老化。具体而言：教育程度上升一级，即与中小学文化程度相比，具有大学文化水平的老年人可成功老化的可能性比后者大1.53倍；在退休后继续参加工作比未参加工作的老年人成功老化的可能性大1.48倍；休闲时从事脑力活动越多，成功老化的可能性也有一定程度上升；但需要注意的是抑郁的老年人比不抑郁的老年人成功老化的可能性小了许多，前者仅为后者的68%。

总而言之，教育程度、从事智力活动的数量、是否抑郁以及是否具有高血压是MCI发病关联最紧密的指标，四者可以作为预测老年人是否发展为MCI的显著性预测因子，也就是说这些因素是衡量一个个体是否发展为MCI的最重要影响因素；另一方面，我们发现教育程度、退休后是否参加工作、从事智力活动的数量以及是否抑郁还可以显著地影响着个体是否能够成功老化。即这些因素是促使个体成功老化的保护因素。

5.2　总结脑健康影响因素，找到促进脑健康的综合方案

5.2.1　脑健康的“风险因素”VS“保护因素”

大脑的毕生发展的确是暴露在许多危险因素当中的，诸如血管问题、代谢问题、慢性压力问题等；但也同样暴露在一些保护和促进因素当中，诸如适当的身体锻炼，良好的生活习惯，较高的社会参与度和主观幸福感，经常参与认知挑战性任务等。这些危险因素和积极因素综合作用于我们的大脑，使得个体认知发展的形状和轨迹可以描绘成一个潜在发展轨迹的频带，这个发展频带反映了个体先天禀赋以及环境机会和限制的综合作用，也刻画了调控脑健康影响因素所产生的干预效果的可能空间（图3-3）。个体认知衰退轨迹理论上可以通过干预措施改变既有的发展趋势，向“脑健康”的方向扭转和倾斜。

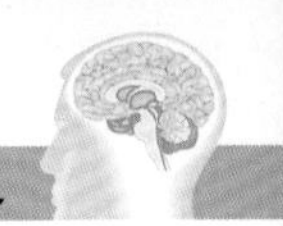

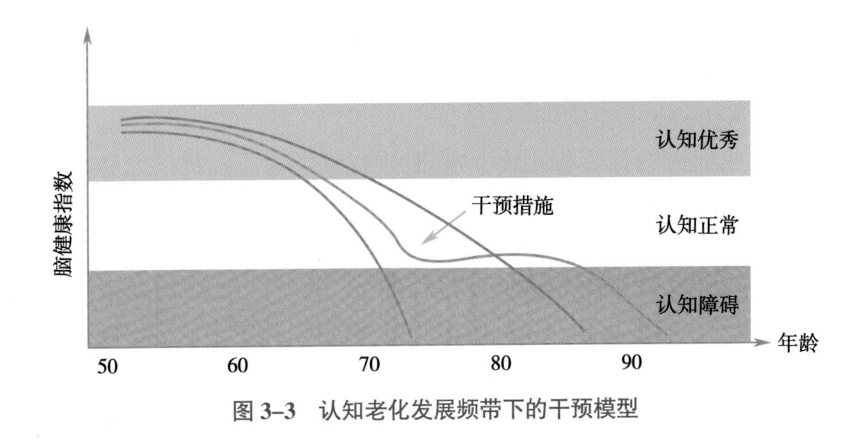

图 3-3　认知老化发展频带下的干预模型

5.2.2　脑疾病的三级预防系统

5.2.2.1　一级预防

一级预防（primary prevention）亦称为病因预防，是在疾病尚未发生时针对致病因素（或危险因素）采取措施，也是预防疾病和消灭疾病的根本措施。WHO 提出的人类健康四大基石“合理膳食、适量运动、戒烟限酒、心理平衡”是一级预防的基本原则。

一级预防是最积极最有效的预防措施，措施如下：

（1）针对机体预防措施：增强机体抵抗力，戒除不良嗜好，进行系统的预防接种。

（2）针对环境的预防措施：对生物因素、物理因素、化学因素做好预防工作。对遗传致病因素作好预防工作。

（3）对社会致病因素的预防：对心理致病因素做好预防工作。不良的心理因素可以引起许多疾病，如高血压、冠心病、癌症、哮喘、溃疡病等大多与心理因素有关。

5.2.2.2　二级预防

二级预防（secondary prevention）亦称“三早”预防，即早发现、早诊断、早治疗。是防止或减缓疾病发展而采取的措施。

慢性病大多病因不完全清楚，因此要完全做到一级预防是不可能的。但由于慢性病的发生大都是致病因素长期作用的结果，因此做到早发现、早诊断并给予早治疗是可行的。可采用普查、筛检、定期健康检查来实现。

它是在疾病初期采取的预防措施。对于慢性病，“三早”预防的根本办法是做好宣传和提高医务人员的诊断、治疗水平。通过普查、筛检和定期健康检查以及群众的自我监护，及早发现疾病初期（亚临床型）患者，并使之得到及时合理的治疗。由于慢性病常是经过致病因素长期作用后引起的，给“三早”预防带来一定困难。

5.2.2.3　三级预防

三级预防（tertiary prevention）亦称临床预防。三级预防可以防止伤残和促进功能恢复，提高生存质量，延长寿命，降低病死率。主要是对症治疗和康复治疗措施。

对症治疗可以改善症状、减少疾病的不良反应，防止复发转移，预防并发症和伤残等。对已丧失劳动力或伤残者提高康复治疗，促进其身心方面早日康复，使其恢复劳动力，争取病而不残或残而不废，保存其创造经济价值和社会价值的能力。康复治疗包括功能康复、心理康复、社会康复和职业康复。

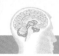

是对疾病进入后期阶段的预防措施，此时机体对疾病已失去调节代偿能力，将出现伤残或死亡的结局。此时应采取对症治疗，减少痛苦延长生命，并实施各种康复工作，力求病而不残，残而不废，促进康复。

三级预防是健康促进的首要和有效手段，是现代医学为人们提供的健康保障。但对于潜伏期早，病程长，没有较好三级预防措施的老年神经退行性疾病群来说，一级预防和二级预防成为了关键和比较有现实显著干预效果的预防阶段。

老年脑健康研究着眼于大脑疾病的三级预防系统，攻坚三级预防，争取获得攻克疾病的突破性进展，同时兼顾二级预防和一级预防的研究和宣传，让更多老年潜在患者在疾病发生发展早期得到科学的指导和干预。

专栏 3-4　建立"中国脑健康数据库"的重要性

中国拥有世界上最大的几乎所有种类的主要脑部疾病的患者群体，一方面为研究这些疾病提供了样本资源，另外一方面也反映了我们迫切地需要早期诊断和干预的方案。上述的大脑疾病的早期诊断和干预方法的开发需要从大量健康和高危受试者收集纵向数据。目前研究多为描述性的横断研究，大样本追踪研究较少。纵向研究更能够解释当前研究中存在的困惑，找出成功老年的机制，发掘可能的保护因素。而这一切只有通过科学家、临床医生和公共卫生组织之间良好的协调努力才能办到。这包括为大量人群建立长期脑部健康记录，将定量脑功能测试作为定期健康检查的一部分，以及脑成像数据库、基于血液的生物库等。

老年健康管理服务业、老年康复护理业、老年文化教育业以及老年金融理财业可能是未来我国发展老年产业的主要热门领域。围绕这几个产业方向，我们可以在基于脑健康的养老服务体系框架范围之内，贯通从人员培训，学科建设，人才培养，到老年服务、产品研发，服务方案制定等一系列上中下游产业链。相比于传统养老思路和方案，构建基于脑健康的养老服务体系，是目前最有效、最科学、最有前景和最符合我国国情的新理念、新方法。

1. 老年脑健康数据库的建立是建成认知老化评估系统的关键

认知老化评估是一种关注老年人认知功能是否正常，提出的早期发现、及时预防治疗的主动健康理念。本着"早提醒，早预防；早发现，早治疗"的现代医疗卫生思想，认知老化评估系统希望精确描绘出老年人的认知能力衰退轨迹，详细厘定风险因素和保护因素对认知老化的作用，及早地预测老年性痴呆等疾病。

然而，认知老化的研究非常复杂，第一，各项认知能力在人的一生中表现出不均衡的发展特点，有的认知能力在老年期下降得快，有的则下降得慢一些；第二，认知老化通常是由多重因素共同造成的，这些因素包括遗传、既往病史、社会经济状况、生活行为方式、教育背景、老化态度、当前或平素的心理状态等多个方面；第三，这些因素的影响方式不同，有的是暂时的（如焦虑状态下的记忆能力），有的是持久的（如遗传因素）。因此，精细地剖析各项认知功能的衰退模式，准确探究相关因素的影响模式，快速准确地对老年人进行认知能力评估，就变得十分重要的。这些都离不开多维度的、大样本的脑健康数据库作为研究支撑。国外已经对数据库的建设和研究投入了大量人力及物力，并取得了不错的成果。美国曾经开展"健康脑行动——保持认知健康的国家公众健康规划图"，该规划针对老年人的认知能力及其影响因素，在3~5年内开展一系列的追踪研究，提高公众认知健康水平，并将认知健康纳

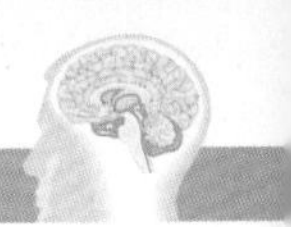

入“国家健康民众计划2020”中。

但是，国内由于认知老化研究起步晚，对脑健康的认识还不够深刻，尚缺乏老年脑健康相关的数据，阻碍了我国的认知老化评估的建设与发展。有幸的是，在北京市脑科学计划支持下，2016年11月20日，由北京师范大学老年脑健康研究中心（认知神经科学与学习国家重点实验室）牵头，精心组织了全国有地区代表性的11家协作单位，邀请一百多名专家齐聚一堂参加“全国老年脑健康社区临床队列研究”的启动会，目标瞄准建立起中国老年人脑健康大型综合数据库及脑与认知老化常模，为中国的老年事业及老年痴呆的早期防治提供科学的数据支持。

总而言之，建立和完善老年认知老化与脑健康数据库，会为我国认知老化标准的制定提供中国本土的科学数据，对老年人的认知状况、老年痴呆的及时筛选做出准确判断并制定相应的训练对策提供科学依据，服务于社区养老、社区老年服务体系建设，助力我国的积极老龄化发展。

（徐　凯）

第二节　老年脑健康研究的社会意义

关注老年脑健康，以科学的方式提前筛查、监测、预防和治疗就显得尤为重要。如何及时发现、预防和干预非正常脑老化，如何减轻认知障碍病人及家人的痛苦，如何让这群老年人优雅的老去，享受幸福的晚年并科学的养老，正是老年脑健康研究所要解决的问题。

1　改善老人个体及家庭生活

1.1　个人晚年生活

老年脑健康直接影响老年人能否在老年生活中过得舒适、幸福和有尊严。作为脑部疾病最常见的类型，脑卒中（中风）和阿尔茨海默病是继心脏病和癌症之后，老年人的第三和第四大致死疾病[4]。脑卒中的很多后遗症和阿尔茨海默病呈现很大的相似性，即老年人在记忆、语言、思考、判断和行动上遭受比正常老化更严重的障碍。这类患者在感官、行动上经历着不可逆的衰退，他们无法向其他正常老年人那样生活，其身心都因此遭受着巨大的痛苦。然而，如此可怕的脑部疾病至今仍是世界科学的难题。

我国近年积极开展的老年脑健康的研究，正是通过采集老年人的各类脑健康与认知行为数据，并结合老年群体认知老化过程中的相关理论，从认知发展的角度，建立可以应用到老年脑健康的早期评估、认知损伤的早期预警、早期训练干预的综合系统。通过这些成果，预防和干预老年痴呆、脑卒中等脑部疾病的进一步恶化，减轻各种脑功能障碍患者的痛苦，从而减轻人口老龄化为我国带来的沉重负担。

此外，造成老年脑部疾病的风险因素还包括其他慢性病，如高血压、糖尿病、心血管疾病等，这些慢性病同时也是造成中国老年人疾病负担的首要健康问题。一些不健康的生活习惯也可能导致轻度认知障碍（mild cognitive impairment，MCI）转为老年痴呆。对风险因素致病机制的研究，将进一步有利于早期评估、预警以及干预非正常脑老化。

1.2 家庭生活

"依赖"被定义为"频繁地需要他人的帮助和照护，超出了健康成人的正常要求"。导致老年依赖最显著因素就是包括与年龄密切相关的慢性疾病（尤其是脑卒中以及老年痴呆症）和虚弱[6]。老年脑疾病伴随的认知和知觉的受损，进而影响到躯体功能和行动能力，这些总是不可避免地导致家人需要花费更多精力的照护，甚至是额外付费聘请专业或非专业的护理人员（表 3–1）。

表 3–1 痴呆综合征患者的常见症状以及照护者开展的活动[6]

痴呆的阶段	痴呆患者的常见变化	照护者做什么
早期	• 变得健忘，尤其是对于刚刚发生的事情 • 可能出现交流障碍，如找词困难 • 在熟悉的地方迷路 • 丧失时间定向力，包括对日、月、年、季节的判断 • 难以做决定以及管理个人财务 • 难以完成复杂的家务 • 情绪和行为 — 变得消极和活动减少，并且对于活动和爱好的兴趣丧失 — 可以表现出情绪的变化，包括抑郁或焦虑 — 有时可能表现为不寻常的易怒或者激越	家庭成员开始意识到这些变化，并可能让其寻求评估（诊断前期） 照护者开始意识到他们的照护作用（通常是作为诊断的结果） • 诊断后当患者抑郁或焦虑时提供情感支持 • 促进并提醒患者重要的事件、任务以及其他事情，帮助他们保持参与且独立的状态 • 对工具性复杂活动提供帮助（如个人财务管理、购物）
中期	• 变得非常健忘，尤其是近期的事件和人名 • 理解时间、日期、地点和事件困难；可能在家里也和在社区一样迷路 • 与日俱增的交流困难（语言和理解） • 个人自理需要帮助（如如厕、洗澡和穿衣服） • 不能成功的准备食物、烹饪、清洁或购物 • 不能在无人帮助下安全地独立生活 • 行为改变包括徘徊、反复提问、喊叫、纠缠、睡眠紊乱、幻觉（看到或听到实际上不存在的事物） • 在家里或者社区表现出不恰当行为（如脱抑制或攻击）	• 照护者开始意识到他们的监管作用 • 使用沟通策略帮助理解 • 对个人自理提供帮助 • 对其他日常活动提供帮助，如准备食物、恰当的穿着打扮 • 回应并管理行为紊乱和不恰当行为
晚期	• 通常不知道时间和地点 • 难以理解他们周围发生的事情 • 无法认出家人、朋友和熟悉的事物 • 没人帮助下无法进食，可能存在吞咽困难 • 生活自理越来越需要协助（洗澡和如厕） • 可能有大小便失禁 • 活动性改变，可能无法行走或局限于轮椅或床上 • 行为改变可能升级，包括攻击照护者，非言语性激越（踢、打、尖叫或呻吟） • 在家里找不到路	由于照护接受者变得完全依赖并失去表达的需求和愿望的能力，对照护者的要求很高 • 昼夜不停的提供照护、支持和监管 • 提供完全的进食和饮水的帮助 • 提供完全的躯体照护（洗澡、如厕、穿衣、移动） • 管理行为问题

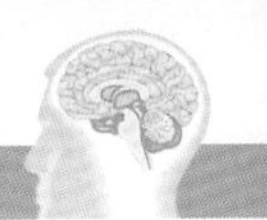

对于患有阿尔茨海默病的病患及其家庭来说，因疾病所付出的成本既包括直接医疗成本（药物费用、检查费用、住院费用等），还包括间接医疗成本（病人及陪护人员就诊时所产生的交通费、餐费、家庭护理费等），以及病人因就诊产生的误工费和家人因照顾所造成的误工费等。就直接及间接医疗成本的测算（不含误工费）来看，每位阿尔茨海默病患者平均花费在 95 378 元 / 年[7]。

实际上，照护或说依赖为病人及其家属带来的深重影响则远远超过经济花销。如果考虑到精神层面的话，还有病人因疾病所承受的身心痛苦，以及他们和家人承受的焦虑、压力及沮丧。繁重的照护工作会严重影响家庭护理人员的心理状态，造成他们的生活质量也随之下降，甚至影响到他们的日常工作。而这一特点在中国尤为明显。受传统儒家观念的影响，中国家庭里，老年人是家庭中极为重要的组成部分，而照顾老人是其他家庭成员义不容辞的责任。这就导致了很多家属会减少有偿工作时间来照顾无法自主生活的老年人。据估计，中国照顾患有老年痴呆症家庭成员的非专业护理人员中有 15% 为此辞去工作或者削减有偿工作时间[8]。另一份调查研究显示，老年人的健康状况，特别是抑郁症、老年痴呆、脑卒中和身体残障者，直接影响其共同生活者（主要是家庭照护成员）的心理状态，是他们是否罹患心理疾病的较强决定因素[9]。

而老年脑健康的研究在老人尚未进入到痴呆病阶段就为其及家人提供了预防和脑健康促进的专业指导。同时，还可以为已经处在轻度认知障碍阶段患者提供有效的认知康复训练，通过药物和各类方式的训练干预，控制认知障碍的病情发展。从而降低照护的成本，减轻家庭照护的负担。

2　老年脑健康研究对社会养老的意义

衰老不可避免，疾病却不是必然，老年不应该是让我们害怕或羞耻的事情，它也可以是一段充满可能与新生的时期。如何保持大脑的健康活力，如何抵御记忆的流失，如何让养老的过程不是挣扎于疾病的痛苦中，而是全然享受无忧的夕阳时光，这正是老年脑健康研究的意义所在。

2.1　更新养老观念

时至今日，中国养老观念基本还停留在传统养老阶段，即照顾肢体、行动不便的老人。比如，老人因活动能力、视力、听力等受损造成无法处理家务、参加社会活动及外出行动，家人就会自己主动帮助老人完成日常清洁打扫、饮食起居、出行陪伴。而精神障碍和神经性疾病，却经常被人们所忽略。例如，老年人感到的孤独、抑郁，以及因轻度认知障碍造成的遗忘及行动不便，往往不被家人给予足够重视。但精神障碍和神经性疾病都有可能引发极为严重的后果——抑郁症重度患者有可能引发自残、自杀，轻度认知障碍也有可能转化为老年痴呆。

老年脑健康的研究则将推进养老观念的转变，在单纯的肢体和行动照顾的基础上，更进一步增加对大脑健康的管理，这包括预防因脑老化带来的各类相关疾病，并通过控制风险因素，防治其他慢性病和不健康的生活习惯导致脑疾病的产生，从而减轻个人及家庭在经济

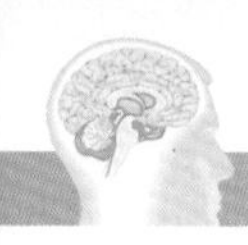

上、身体上、心理上的养老负担,节约社会成本,解放家庭成员劳动力,促进社会和谐稳定。

2.2 优化养老政策

老年脑科学的研究在脑老化的评估、诊断、预警和干预环节均可以提供专业的理论和指导,为决策者提供合理有效的战略规划,从而有利于我国政策制定者更新和优化养老政策。

以老年脑科学为指导的养老政策,将从三个方面发挥作用:

首先,通过对脑老化及相关风险因素的研究可以及时筛查病患,提供适时有效的药物干预和康复训练,在步入严重的器质性病前给予控制,并为已进入严重阶段的病患缓解病情,从而减轻病人自身的痛苦。而相关经济政策的辅助,如有针对性的脑老化疾病的医疗补贴可以减少病人看病的负担。

其次,从照顾服务的角度来看,如上文所提到的,脑部疾病的社会成本很高,但通过脑科学研究的指导,比如有效的药物干预和专业的照顾指导,仍可能实现成本节省。对于因大脑非正常老化而带来的认知障碍,专业照护的有效性毋庸置疑,并可以省去不必要的、无效的照护成本。而决策者通过参考老年脑科学的研究则可以整合社会资源,系统地推动专业、有效的长期照护,特别是由医院、养老院、社区卫生站等主体提供的照护。当然,这个过程需要长期、有计划的投入,才能在后期呈现效果,出现回报。

再次,国家针对长期照护的规划势必会将更多重心放在相关政策制定和实施上,从政策和法律层面,保障脑健康养老。老年脑健康研究则将在政策及法律制定中提供科学的理论支持。

2.3 改善社区老年医疗体制

脑健康构成21世纪养老最值得重点关注的问题之一,势必会得到全球、国家、地区,以及家庭和个人层面的解决。阿尔茨海默病患者给家庭及社会带来了沉重的负担,该病的防治不仅是一个重大的医学问题,也是一个严峻的社会问题。由国际阿尔茨海默病协会发布的2013年年度报告指出,老年性痴呆是全球危害公共健康最大的疾病之一。根据世界卫生组织2012年的测算[5],"2010年全世界有3560万痴呆患者——0.5%的世界人口,而这个数字预计每20年翻一倍,预计到2050年达到超过1.15亿……目前估计痴呆成本约为6040亿美元/年,并且上升速度比患病率的变化还快。"随着患病人数的逐渐增多,预计到2030年,届时全世界用于治疗痴呆的费用将会由2010年的6040亿美元增至11 170亿美元[10]。

处理好养老事业中老年脑健康的问题,我们就需要明确其困难在哪里,并因地制宜地从个体、团体、国家的不同层级进行体制的改善。

首先,对老年脑健康的研究可以消除错误的社会认知。许多人认为非正常的脑老化(如痴呆、脑卒中、帕金森病等)不是一个普遍的问题,认为这些疾病不过是正常老龄化的一部分,无法预防和应对,还可能羞于让外界知道自己或家人患有这些疾病,甚至一些政府人员、政策制定者、卫生部门监管者都有这种偏见和误解。这就导致政策制定者对脑健康重视不足,在其宣传和行动上仍有较大欠缺,导致那些非正常脑老化的患者和家属没能享受到积极的干预与足够的支持。而目前的研究表明,重视脑部疾病,并及时就诊和早期干预是可以

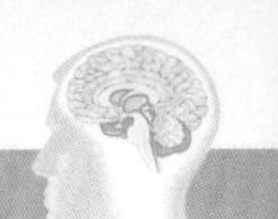

帮助患者及家庭避免危机并提升生活质量。

其次，通过对老年脑健康的研究可以充分了解个人和家庭所面临的困难，特别是在照护的复杂性上，包括家庭、社区、营利和非营利公益机构的照护职责与方法。专业、科学的研究，可以为个人、各类提供照护的主体提供行之有效的指导，为政策制定者提供各层级需要承担何种责任与工作的建议。从最小的社区、卫生站层面开始提供筛查、干预、训练的服务，以及专业的服务，包括药物、非药物的干预、生活方式和饮食结构的指导、认知及康复训练，这种参与程度高且成本低廉的模式，易于推广，达到“四两拨千斤”的作用。

要想让我国所有的老人都能实现正常的脑老化，享受专业的脑健康养老服务，这需要研究者、从业者、社会各界及政策制定者的共同行动。在宣传和提升意识，开展相应的活动和计划，加强脑健康与脑卫生系统的建设，为照护者提供支持等各个环节，整合财政、技术和人力资源，发挥作用。

可以预测的是，在老年脑健康研究指导下的养老医疗体制，将按照国家以“居家为基础、社区为依托”的发展方向，巩固居家和社区养老服务在养老服务体系中的基础地位，满足我国绝大多数老年人养老需求。

专栏 3-5　信息社会下的智慧养老——脑健康研究在其中的作用

所谓“智慧养老”，是利用信息化手段、互联网和物联网技术，研发面向居家老人、社区的物联网系统与信息平台，并在此基础上提供实时、快捷、高效、低成本的物联化、互联化、智能化的养老服务。智慧养老能够帮助养老机构、社区大幅提升管理效率，并使得居家养老、社区养老成为可能。

近年来，关于倡导智慧养老的政策密集出台。2013 年，全国老龄委专门成立了“全国智能化养老专家委员会”，为我国智慧养老服务事业与产业发展把脉导航；2015 年国务院印发《关于积极推进“互联网＋”行动的指导意见》，明确提出了“促进智慧健康养老产业发展”的目标任务。这些利好政策与信息，意味着智慧养老已经开始上升到国家战略层面。

智慧养老通过改变信息交流传递方式、强化资源配置整合力度、提升服务管理效率等手段对现有养老服务模式存在的各种问题予以破解，势必给养老的发展带来革命性的改变。

脑健康研究旨在探索脑部疾病的发病机制，从源头上进行预防和干预，这些无疑是智慧养老的理论基础和技术依托。同时，大数据、高新技术和人工智能的介入，未来养老模式将变得多样化、人性化和高效化。比如，不论是养老机构，还是社区、居家老人，未来都可以通过智能化设备实时监测老人的生活和健康状况，实时同步信息，家属远程也可以了解老人的信息；在老人有任何日常生活需求时，家属和机构可以通过云平台发布需求，并由服务公司根据需求为老人提供上门服务；老人通过佩戴便携式定位设备，一旦发生意外或摔倒等情况，能够第一时间发起求助，由养老机构工作人员或社区服务人员第一时间提供救援帮助，为老人的生命安全保驾护航。

目前，在国内外已经出现了一批利用信息科技进行智慧养老的领军企业，他们在疾病治疗、日常护理、康复训练等方面都取得了令人瞩目的成效，值得借鉴，同时也应发挥创新精神，在其基础上进行本土化操作和更进一步的改良。

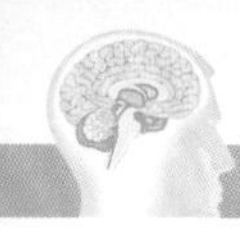

3 老年脑健康研究对我国未来30年经济持续稳定发展提供重要支持

老年经济学作为老年学的分支是20世纪60年代才产生的概念。在此之前，老年学都是从生物学和医学的层面探究人类衰老的原因、机制，以及防治老年病的方法。而随着时代的发展，人们越来越意识到，老年学与社会学、经济学密切相关，于是在美国率先诞生了老年经济学这一学科。对于老年经济学的研究人员而言，现代社会需要我们去关注人口老龄化与社会发展的相互关系，并依靠生物、医学、心理、社会、经济多个学科层面的结合，帮助政策制定者制定适合老龄化与社会经济协调发展的对策。老年脑健康的研究从老年经济学视角，将发挥如下几点作用。

3.1 释放人力资源，增加社会活力

从我国老龄化结构来看，我国城镇老年人口数量预期将会不断增长，由2015年的9800万，持续增加到2020年的1.24亿，2030年的2.05亿，2040年的2.75亿，同时，城镇老年人口的比重也将由目前的约44%，持续提升，到2020年48.5%，2030年55%，2040年63%，2050年的71%，预计到世纪末大概提升至80%以上。老年人口规模的不断扩大为养老服务业提供了庞大的市场需求。

老年脑健康的研究将为老年人提供专业的医疗知识，辅助他们筛查和预防非正常脑老化及其相关慢性病，并为病患提供更优质、有效、便捷的照护咨询、培训等服务，从而减轻老人家属、照护者的负担。同时，专业的照护及康复训练指导，可以在为病患提供优良服务的同时增加相关就业岗位，从而增加社会活力。

如果以护理人员（护工）为例，根据199IT网站2015年发布的《健康养老行业深度研究报告》："养老护理服务人员的培训市场和劳务输出是养老产业链中重要的产业支撑环节。现如今，人口老龄化日益加剧，无论是在中国还是美国，护工需求是最旺的岗位，而医院护理人才大量流失和短缺成为国内护理行业面临的普遍现象。2013年我国失能老人（包括半失能）数量达到4200万，失能老人与护工比在6∶1~10∶1之间，而养老护理员不到百万，缺口在300万~600万人。2013年全国持证的养老护理员仅5万余人，按照老人与护理员3∶1的合理比例来推算，未来我国养老护理员缺口将高达千万。"

3.2 开辟新的夕阳产业领域和促进银发经济发展

截至2016年底，我国65岁及以上人口占人口总量的比重已达到10.8%，超过世界平均水平。养老产业所产生的巨大经济效益正在吸引着全球的目光。随着经济的发展和社会的进步，人们的生活方式的多样化，单纯的国家福利已经难以满足老年人生活多样化的需求。随着老龄化的浪潮来袭，越来越多的企业开始将目光转向这个产业。但是目前老年产业还是存在产业链深度和完善程度不够、投资空间有限和投资方向不明朗等问题。

面对老年人口的现状，中国未来可能通过财政补贴、减免税收、购买服务甚至养老专项

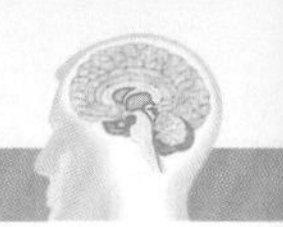

按揭贷款等手段加快解决老龄问题。养老正在突破传统家庭养老模式，形成家庭、社区、市场化养老并存的局面，出现了异地养老、以房养老、“候鸟式”养老以及生态养老等新模式。以养老产业代表的夕阳产业和银发经济开始走出一条与国际经验接轨的社会化、市场化的道路。

养老产业具有产业链长、涉及领域广等特点，并对上下游产业具有带动效应。老龄人口的增多拉动产生老龄人群的服务需求增长，比如对医疗卫生、休闲保健、托管托养、家政服务、文化娱乐、信息咨询等服务需求。当前我国老年消费市场开发仍处于初级阶段，养老服务产品的供给不足、比重偏低、质量不高，这些都不能满足老年人日益增长的服务需求。从国内市场来看，养老产业尚处于“沉睡”阶段，很多商机有待开发。

而立足于老年脑健康的养老项目则少之又少，无论是在专业托管、照护培训、康复训练、医疗配套都远远跟不上大众的需求。根据《安康通2016中国养老大数据报告》显示，虽然医院诊疗是老年人晚年生活中不可缺少的一部分，但越来越多的老年人注重慢病管理。在慢病监测中，远程医疗市场发展迅速潜力巨大。老年脑健康及其风险因素的研究，主要涉猎的就是老年慢性病，而与此相关联的远程医疗、在线医疗、照顾培训等优质、便捷的医疗服务存在巨大的经济效益和社会效益，是银发经济很重要的组成部分。

3.3　促进中国宏观经济长期稳定增长

“老有所养、老有所医、老有所教、老有所学、老有所为、老有所乐”是中国老龄事业的发展目标。近年来，中国政府围绕这一目标，加强老龄法律法规政策建设，制定老龄事业发展规划，健全老龄工作体制，鼓励社会广泛参与老龄事业发展，开展国际交流与合作。国家通过政策和舆论引导等多种形式，积极营造发展老龄事业的社会环境，引导全社会关心、支持和参与老龄事业的发展。充分利用市场机制，引导和扶持企事业单位为老年人提供多样化的产品和服务。广泛动员社会力量，推动全国和地方性涉老社团筹措老龄事业发展基金、组织大型文体活动、开展老龄科研、发展老年教育。推动各地基层群众组织、志愿者队伍丰富老年人精神文化生活，开展各种为老服务。

2015年2月，国家民政部等十部委联合发布《关于鼓励民间资本参与养老服务业发展的实施意见》，提出鼓励民间资本参与居家和社区养老服务、机构养老服务、养老产业发展的具体举措，并就推进医养融合发展，完善投融资政策，落实税费优惠政策，加强人才保障，保障用地需求等作了相关规定和政策优惠。

2016年3月，为进一步创新金融产品和服务，促进养老服务业加快发展，支持供给侧结构性改革，国家民政部等五部委联合印发《关于金融支持养老服务业加快发展的指导意见》，创新养老金融信贷产品和服务，拓宽多元化养老金融资渠道，提高养老金融服务水平和能力，推动金融业全面渗透养老金融服务业。

2016年10月，中央全面深化改革领导小组第二十八次会议审议通过了《关于全面放开养老服务市场提升养老服务质量的若干意见》，提出降低准入门槛，引导社会资本进入养老服务业。“十三五”时期，我国人口老龄化进程将继续加快，社会养老保障和养老服务需求将大量增加。未来5~10年间，中国养老产业发展潜力巨大。

2017年8月，工信部、民政部、国家卫计委联合印发《关于开展智慧健康养老应用试点

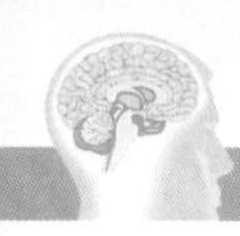

示范的通知》,旨在推动智慧健康养老产业发展和应用推广。《通知》强调,支持建设一批智慧健康养老应用试点示范企业、街道(乡镇)和基地。目前,我国养老产业体系信息技术应用水平较低,亟须利用新一代信息技术最大效率利用医疗资源,推动养老产业升级。此前发布的《智慧健康养老产业发展行动计划(2017—2020年)》要求,到2020年,建立100个以上智慧健康养老应用示范基地,培育100家以上具有示范引领作用的行业领军企业,打造一批智慧健康养老服务品牌。健康养老服务利用物联网、云计算、大数据、智能硬件等新一代信息技术产品,能够实现个人、家庭、社区、机构与健康养老资源的有效对接和优化配置,推动智慧化升级,提升服务质量效率水平。

从国家今年接连出台相关通知和指导意见可以看出,“养老”无疑是政府在未来几十年内的工作重点,因为它关乎国计民生,关乎社会的和谐稳定,关乎国家的发展。老年脑健康作为老年健康的核心之一,也将助力我国的养老事业,确保百姓能拥有幸福安康的晚年,社会能够和谐发展,国家实现经济的平稳增长。

4 老年脑健康研究服务社会公共事业,促进社会和谐

服务社会、服务大众是一切研究的最终目标,本研究可以充分发挥理论联系实际的功能,不仅提出针对老龄化、老年人脑健康等领域进行深入研究,同时在扎实研究的基础上,提出具体的行动建议。结合中国的特点,服务中国老年社会,落实在社区养老、社区老年服务体系建设等,为老年人健康、医疗和养老服务。

认知老化与脑病防治研究是我国卫生事业健康发展的必然需要。老年人在认知老化的过程中会出现加速老化的现象,伴随有老年痴呆等脑病,而此已成为老年人的常见疾病,老年人因脑病所造成的生活不便,既影响自身的生活质量,也带来经济上的压力,使社会医疗保障问题更加突出。目前的卫生服务体系是一种应急性保健模式,这样的服务模式不仅会导致卫生费用的不断增加,而且更广泛人群的健康状况并未得到普遍的改善。因此,世界卫生组织提出要建立以预防为主的管理创新模式。从健康的角度出发,充分调动社区资源,使患者及其家庭、初级卫生保健团队以及社区支持者之间形成一种新型的伙伴关系。

各国应对人口老龄化带来的经济问题时,所采用的方法可分为两大方面。一方面是预防老年脑病的发生,降低治疗成本,另一方面是提高退休年龄,老年人继续参加工作,增加60~70岁人群中可以继续为经济做贡献的比例,那么轻微的慢病以及功能受损并不会影响老龄人口的再社会化,认知老化程度却是评估其是否能够重新参与工作分配的关键。由此可见,无论是哪一方面,老年人脑认知能力评估、筛查、预警都成为我国应对老年人问题的关键。而认知老化与脑病防治的研究与国际上所提倡的以预防为主的医学管理模式不谋而合,也为我国卫生事业的新发展提供必要的依据。

20世纪是进行收入重分配的世纪,21世纪则可能是工作重分配的世纪。工作重分配可以使人群间及年龄段间的工作更平均,人可以在不同年龄段将工作、教育、休闲、抚养子女结合起来。这个观点已经开始被接受。老人需要的健康服务部门和家人照顾,如果老人的认知功能严重受损,这种照顾是很难被机器代替,虽然高收入国家通过辅助技术可以减少对人的需要。由此可见,在未来社会,无论是出于健康的需要,还是出于社会有序发展的需要,老年人的认知能力和脑病防治的研究都是急需要下大力气实施的重要工程。

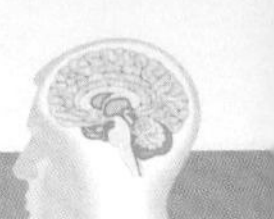

4.1　解决中国“未富先老”的老龄化危机

正如第二章所述，近年来，中国的老龄化问题日益突出，其中最令人担忧的现象便是“未富先老”。中国早在1999年就进入了老龄社会，是较早进入老龄社会的发展中国家之一。在经济仍然处于发展阶段，人口老龄化的出现无疑对社会经济的发展埋下了隐患。因此，中国的老龄化问题更加需要关注和警惕。未来三十年，我国正在发生着一场衰老与社会发展的赛跑，在“中国梦”“两个一百年”的时代使命下，“未富先老”是我们不愿意看到的。

如何化解这一窘境，让经济发展不过多地消耗在老年人的医疗和照料花销上，最直接的方法就是保持老年人的身体健康，保持其生活自理能力。而这一切都是以大脑的健康为前提的。大脑健康，则有可能使老年人口变成老年资源，大脑患病，则有可能是老年资源变成老年负担。

重视“脑健康”，提早预防和干预脑疾病的发病，可以大大减轻医疗负担。美国的相关研究发现，在进行药物干预后，病人的医疗成本在一年之内下降了30%；另外，住院率的降低和疗养时间的减少，这两项成本的节省，占到了整个节约成本的74%。北京师范大学老年脑健康研究中心通过认知障碍人群健康生命质量量表的计算，发现认知正常老年人的健康生命值（QALY）是1，MCI患者的QALY值为0.799，而AD患者的仅为0.16，因此重视脑健康、提早预防和干预脑疾病的发病非常有必要，同时也可以极大地节约全社会的医疗成本。理论上全社会每增加1个单位的健康生命质量值，则全社会将减少1340亿元的医疗成本。综合来讲，仅根据目前的干预效果来看，据估算可以减少13.3%的老年性痴呆发病率，我国如果全面开展相应的老年脑健康行动计划，从经济上将为全社会节约150［1340×13.3%×（1–0.16）］亿元人民币。从全社会资源有限的现状下，怎样最大化降低社会成本，使人力资源实现最优配置，是发展中国家应对老龄化难题的关键出路。

4.2　“中国梦”与“脑健康”的内在和谐统一

“中国梦”，是中国共产党召开第十八次全国代表大会以来，习近平总书记所提出的重要指导思想和重要执政理念，正式提出于2012年11月29日。习总书记把“中国梦”定义为“实现中华民族伟大复兴，就是中华民族近代以来最伟大梦想”，并且表示这个梦“一定能实现”。

“中国梦”的核心目标也可以概括为“两个一百年”的目标，也就是：到2021年中国共产党成立100周年和2049年中华人民共和国成立100周年时，逐步并最终顺利实现中华民族的伟大复兴，具体表现是国家富强、民族振兴、人民幸福，实现途径是走中国特色的社会主义道路、坚持中国特色社会主义理论体系、弘扬民族精神、凝聚中国力量，实施手段是政治、经济、文化、社会、生态文明五位一体建设。

而在相同的时间表里，也伴随着中国日益严重的老龄化社会结构，上文已经做过介绍，从我国老龄化结构来看，我国城镇老年人口数量预期将会不断增长，2050年预计超过3亿。老年人因其劳动能力的下降、疾病增多等特点一直被认为是弱势群体，需要耗费社会大量资

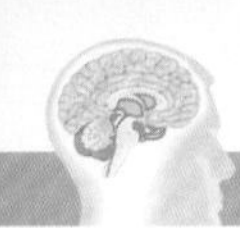

源来保障其生活,处理不好会对经济发展、社会公平和人民幸福感造成重大影响,如此庞大的老年群体,对“中国梦”的实现无疑造成了挑战。而只有重视老年脑健康,提早预防和干预脑疾病的危害,降低社会经济负担,才能给社会释放更多经济活力,也为“中国梦”得以顺利实现贡献积极力量。

4.3 关怀老年弱势群体,加快推进老龄事业发展,构建和谐社会

改革开放多年来,我国经济得到长足的发展,人民生活得到很大的提升,但当一些人步入小康和富裕的时候,另一些人却还在为基本的生活穷于奔波却依然捉襟见肘,老年人和儿童和妇女普遍被视为弱势群体。在诸多弱势群体问题中,尤其以老年人群体问题最为突出。

造成老年人成为弱势群体的客观条件包括:

其一,收入来源减少。老年人退休后收入减少,对于有单位的老人,可以领到一定份额的退休金,能够维持基本生活需要,而对于没有单位的老人,退休可能毫无经济来源,只能全部靠子女赡养和接济度日。

其二,身体条件日渐恶化。老年人由于衰老等因素,逐渐开始患有各种疾病,身体健康大不如年轻时候,生活便利性降低,生活质量受到严重影响。

其三,医疗开支加大。自20世纪90年代以来,我国已经初步建立了以最低生活保障制度为基础,以覆盖弱势群体为目标,与我国社会经济水平相适应的社会救助体系,对保障弱势群体利益,维护社会稳定起到了重要作用。党的十七大提出,要“加快推进以改善民生为重点的社会建设”,要求加强老龄工作,发展老龄事业,让老年人共享经济社会发展成果,国务院政府工作报告也明确提出“重视发展老龄事业”。党的十九大报告中更是特别提出了“积极应对人口老龄化,构建养老、孝老、敬老政策体系和社会环境,推进医养结合,加快老龄事业和产业发展”。

当前我国的社会救助主要关注老年群体的物质需求方面,对老年群体的心理救助和精神救助还没有引起足够的重视和实施切实可行的解决方案。老年脑健康研究,无疑是响应党的十九大提出的积极应对老龄化、加快老龄化事业和产业发展会议精神,填补社会对老年群体心理精神健康卫生的救助与关怀的不足,成为构建社会主义和谐社会和全面建成小康社会,实现中华民族伟大复兴的重要积极力量。

(徐 凯 潘 珣)

参考文献

[1] Ballard C, Gauthier S, Corbett A, et al. Alzheimer's disease. Lancet, 2011, 377(9770), 1019-1031.

[2] 四种药物名称分别为:*Cholinesterase inhibitors donepezil*(Aricept; Eisai/Pfizer), Rivastigmine (Exelon; Novartis), galantamine(Razadyne; Johnson & Johnson) N-methyld-aspartate (NMDA)-receptor modulator memantine(Namenda; Forest/Lundbeck).

[3] Lindenberger U. Human cognitive aging: corriger la fortune?. Science, 2014, 346(6209): 572-578.

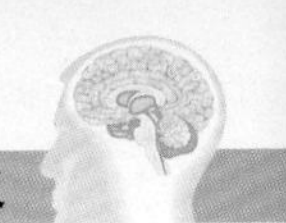

[4] 曾毅,顾大楠. 老年人生活质量研究的国际动态. 中国人口科学,2002(5):59.
[5] 世界卫生组织,中国老龄化与健康国家评估报告,2016.
[6] 世界卫生组织,痴呆:一个公共卫生重点,2012.
[7] 王诺,张占军,常冬. 运用 Markov 模型对中药干预的成本－效果分析. 中国医药,2012,37(17).
[8] Prince M. Care arrangements for people with dementia in developing countries. Int J Geriatr Psychiatry. 2004(2):170–177.
[9] Honyashiki M, Ferri CP, Acosta D, et al. (2011). Chronic diseases among older.
[10] Prince M, Prina M, Guerchet M. (2013). World Alzheimer Report. An analysis of long–term care for dementia. Alzheimer's Disease International.
[11] 陈伟伟,高润霖,刘力生,等.《中国心血管病报告 2015》概要. 中国循环杂志,2016,31(6):617–622.

第四章

老年脑健康的研究背景

第一节　老年脑健康研究的国际背景

随着人口老龄化的进程,老年痴呆也受到了更多的关注。世界卫生组织发布的“全球疾病负担”研究结果表明,全世界老年痴呆患病率都随着年龄的增长而快速增加,并且有加速的趋势:数据显示65岁以上老年人的痴呆患病率将以每五年翻一番的比率上升,85~89岁群体的痴呆患病率将达到30%,而90岁及以上的老年人的痴呆患病率甚至高达60%。

老年痴呆作为一种神经退行性疾病,不仅会对患者的生活质量产生极大的影响,同时也对患者的家属和整个社会的医疗保障体系产生巨大的负担。2011年联合国大会非传染性疾病的预防与控制高级别会议通过了一项政治宣言,提出“非传染性疾病给全球带来的负担和威胁是二十一世纪发展的主要挑战之一”,其中特别提到“包括阿尔茨海默病在内的精神和神经疾病是全球非传染性疾病负担的主要因素之一”。

多年来,众多国际组织一直在呼吁提高对老年痴呆疾病的关注,积极采取措施应对老年痴呆带来的危机。世界卫生组织就在2012年发布《痴呆:一个公共卫生重点》的相关报告,该报告主要包括痴呆的全球流行病学和影响的综述、国家层面的应对方法(包括卫生与社会保健体系的角色以及劳动力问题)、照护和照护者相关问题,以及提高痴呆的认知度和社会倡导。这份报告通过翔实的数据和深刻的图表向大众介绍了痴呆疾病本身、痴呆患者、患者家庭以及痴呆的社会影响。对于鼓励和促进痴呆相关政策的产生和实施具有重大的意义。

此外,致力于阿尔茨海默病的协会、学会也逐渐担当起国际间交流与合作的重要非政府组织力量,如国际阿尔茨海默病协会(Alzheimer's Disease International, ADI)就是目前该领域的领头协会组织之一。自2009年起,该协会每年发布一份年度报告,历年内容分别是:《痴呆症的全球盛行率及冲击》(2009年),《痴呆症造成全球经济之负担》(2010年),《早期诊断及治疗的益处》(2011年),《痴呆症,公共卫生优先议题》(2012年)等。在2013年度的报告《护理的征程:一项关于长期的痴呆护理之分析》中,着重强调了家庭照料和社区干预的重大功用,建议各国加大相关支持力度,2016年报告《进一步提升老年痴呆症患者的治疗水平:扩大覆盖范围、提升护理质量,降低护理负担》则进一步针对AD患者面临的困境发出了倡议。

目前,世界上不少国家已陆续出台相应的国家级脑健康支持计划,针对本国国情为解决老龄化问题,特别是老年痴呆问题制定了切实可行的规划方案。2012年5月15日,美国政

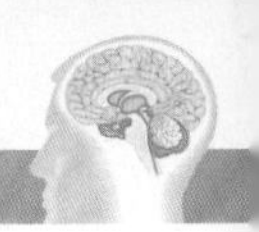

府发起了“国家阿尔茨海默病计划”，并且为推动该计划的前进投入了1.56亿美元。美国前总统奥巴马在演讲中提到：“阿尔茨海默病对美国的老年人群及其家人造成了沉重的负担，现在必须采取措施应对这一公共卫生领域的挑战！”尔后，澳大利亚、意大利、丹麦等国家也相继出台了各自的国家级计划。2013年12月，美、日、英、法、德、意、加、俄八国在第39届八国峰会上首次就应对痴呆症发表了共同声明，提议加大合作力度，在2025年前制定统一的治疗方法并大幅增加对相关研究课题的投入经费。

1　北美洲的脑健康研究

1.1　美国国家脑计划

1.1.1　研究目的及策略

2013年4月，奥巴马宣布了美国国家脑计划（Brain Research through Advancing Innovative Neurotechnologies，BRAIN）的成立。该项计划由15位受到NIH支持的神经学家组成的工作小组督导。其中，纽约洛克菲勒大学的Cornelia Bargmann和加利福尼亚州斯坦福大学的William Newsome被任命为工作组的组长。

BRAIN计划旨在改变大众对于大脑的认识，加深对大脑内部运作的理解，并对我们现有的治疗和预防脑部疾病的方法提出改进。总体而言，该计划致力于开发新的技术，探究大脑单个细胞和神经回路之间相互作用的机制，并且最终揭示大脑功能和行为之间的复杂联系。

具体来讲，该研究计划通过以下方面开展工作：

1.1.1.1　开发新的神经科学技术

为了加速开发和应用新的神经科学技术，该计划准备加大力度支持交叉学科研究团队的组建，并采取措施帮助研究者对现有的研究技术手段进行革新。

1.1.1.2　探究负载神经环路的实时图像

BRAIN计划大力促进各个研究机构之间的合作，在现有的成像技术基础之上，历史性的发明在时间和空间分辨率上都更为精准的脑功能实时可视化成像技术，让研究人员有机会观察大脑工作情境下的实时图像。

1.1.1.3　探究大脑是如何处理信息

在先进的技术手段支持下，脑计划还会整合不同学科领域的研究力量，对不同模型系统内的大脑细胞和神经环路的实时活动进行大尺度范围内的活动记载，用以进一步观察大脑的功能。

1.1.1.4　探究大脑活动与行为之间的关系

大脑活动与人类行为之间存在复杂而紧密的联系。为了深入探究其背后的机制，必须在未来研究中将新的理论和计算模型进行结合。脑计划提倡研究者使用精确的介入工具、新的信息学方法和大脑功能的先验模型揭示大脑活动、行为和认知之间的联系。

1.1.1.5　促进研究成果的商业转化

为了使研究成果安全高效的真正服务于患者和市场消费者，必须加强监管，保证市场的

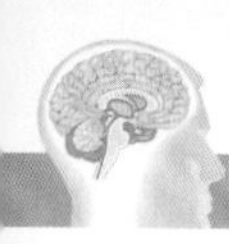

透明度，同时在促进神经医疗设备发展的过程中保障安全性。

1.1.2　参与机构

BRAIN 计划的实施将会是充满挑战的过程。因此，本研究计划将由来自不同学科和部门的顶尖科学家和工程师通力合作完成。目前，该计划吸引了众多来自公共部门、私人组织的参与者，包括联邦政府机构、私营行业领袖、慈善家、非营利组织、基金会、学院和大学等众多机构的专家学者。

参与计划的组织与机构主要分为三大类：联邦机构、非联邦机构和美国国立卫生研究所下属研究所和研究中心。

来自联邦机构的合作者包括：国家科学基金会、国防高级研究计划局、美国食品和药物管理局、情报先进研究项目署等；来自非联邦机构的合作者主要由基金会、大学、研究所和商业界人士组成；目前参与该计划的基金会有：脑与行为研究基金会（Brain & Behavior Research Foundation）、儿童脑基金会（Pediatric Brain Foundation）、美国科维理基金会（Kavli Foundation）、国家光电计划（National Photonics Initiative）和西蒙斯基金会（Simons Foundation）；此外，多所大学和研究所也参与到了该计划当中，包括波士顿大学（Boston University）、卡内基梅隆大学（Carnegie Mellon University）、太平洋西北神经科学研究院（Pacific Northwest Neuroscience Neighborhood）、加州大学各分校（University of California System）、匹兹堡大学（University of Pittsburgh）、得克萨斯大学各分校（University of Texas System）、犹他州大学（University of Utah）、艾伦脑科学研究所（Allen Institute for Brain Science）和霍华德休斯医学院（Howard Hughes Medical Institute）；商业团体也积极参与到了该研究计划当中，包括 Blackrock，Boston Scientific，GE，GlaxoSmithKline，Inscopix，Lawrence Livermore National Laboratory，Medtronic，NeuroNexus，NeuroSpace，Ripple，Second Sight 等公司。

除了联邦和非联邦的机构，NIH 下属研究所和研究中心也积极参与到该项计划当中。目前，参与该计划的 NIH 下属的机构如下：国立眼科研究所（National Eye Institute，NEI）、国立药物滥用研究所（National Institute on Drug Abuse，NIDA）、国立老化研究所（National Institute on Aging，NIA）、国立酒精滥用与中毒研究所（National Institute on Alcohol Abuse and Alcoholism，NIAAA）、国立精神卫生研究所（National Institute of Mental Health，NIMH）、国立神经病学与中风研究所（National Institute of Neurological Disorders and Stroke，NINDS）、国立儿童健康与人类发育研究所（National Institute of Child Health and Human Development，NICHD）、国家补充与替代医学中心（National Center for Complementary and Integrative Health，NCCIH）和生物医学影像与生物工程研究所（National Institute for Biomedical Imaging and Bioengineering，NIBIB）。

1.1.3　项目评价

BRAIN 计划对神经科学的意义可以比肩人类基因组计划对基因组学的意义，通过对新技术研发的支持，人们对于大脑功能可以有更深刻的理解。该计划能帮助研究人员揭开如老年痴呆症、帕金森病、抑郁症和创伤性脑损伤等脑疾病的神秘面纱。

奥巴马政府高度评价该计划，认为这项计划所带来的研究成果将打开探索大脑如何记

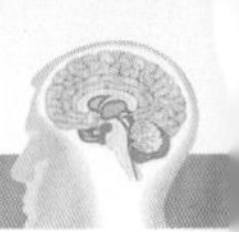

录、处理、使用、储存以及找回海量信息的大门，加深对大脑功能和复杂行为的理解。

虽然脑计划的意义重大，但是执行起来也可能困难重重。目前对于该计划操作担忧主要集中在技术和伦理两个方面。一方面，大脑错综复杂的神经元构成就是对研究的巨大挑战，人类已经历经了一个多世纪的探索如今也才刚刚触及到这个巨大科学研究问题的表层；另一方面，脑计划中一些想法比较大胆，例如操纵神经元的技术如果真的实现的话，可能会引起大脑是否会被控制的疑问。不过，完成脑计划，加深对大脑的了解，通过革新技术手段帮助人类了解脑疾病从长远看必然将是一件造福世界的伟大创举。

1.2 美国国家阿尔茨海默病计划

1.2.1 项目背景

进入21世纪，老年性痴呆（Alzheimer disease，AD）已经成为影响美国人民的一项重要的疾病。根据2017年美国阿尔茨海默协会的年报，由于人口老龄化的趋势以及AD目前缺乏有效干预手段，美国已经进入AD的高发病阶段，目前平均每66秒就有一名美国人被确诊为AD，美国社会的AD患者人数已达500万。

此外，由于看护阿尔茨海默病患者的成本高昂，随着阿尔茨海默病患者持续增加，美国医疗保险压力倍增。相关数据显示，2017年美国看护照料阿尔茨海默患者的总支出将超过2500亿美元，而到2050年，这个数字将达到1.1万亿美元。有分析认为，如果美国现有的医疗制度不进行改革，那么阿尔茨海默病甚至会导致美国医疗保险的破产。除此之外，AD患者的看护任务本身也是一项巨大的挑战。数以百万计的家庭需要投入巨大的时间和精力成本进行照料活动，这将对美国的经济发展以及劳动力资源造成巨大的阻碍。

基于严峻的挑战，美国政府采取了一系列措施抗击AD。2011年1月4日，时任美国总统奥巴马签署了《国家老年痴呆项目法案（the National Alzheimer's Project Act，NAPA）》，要求美国卫生和人类服务部（the Secretary of the U.S.Department of Health and Human Services，HHS）秘书落实建立国家AD项目，以达到以下几个目的：①创立一个具有可持续发展能力的综合大型国家计划来攻克阿尔茨海默病；②对联邦机构的资源进行深度统筹，为阿尔茨海默病研究提供相应服务；③加快阿尔茨海默病预防和治疗领域的研究进度；④提高阿尔茨海默病的早期诊断率和改善疾病的护理治疗方案；⑤协助AD高危人种和少数民族对抗该疾病；⑥与国际机构协调抗击全球阿尔茨海默病。

该项目法案同时建立了咨询委员会，统筹AD研究相关的各项工作。同时，它与HHS合作，提出了一项抗击AD的国家计划，这就是“美国国家AD研究计划”。

1.2.2 项目概述

美国国家AD研究计划是全球第一个国家层面出台的AD研究计划。其内容涵盖了目前联邦政府已经采取的行动，以及未来系列工作开展的规划。目前，该计划根据范围和影响的不同，列出了不同层面的工作计划，具体包括：①由联邦政府着手立即开展的计划；②由联邦政府和相应领域的公众以及私人组织共同完成的目标计划；③针对中长期目标的行动计划。

美国国家AD研究计划中的众多中长期规划都需要各方面的持续关注和支持。为了最

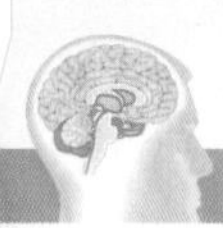

大化整合项目资源，HHS 会与咨询委员会一起对实施纲略进行灵活调整。确保研究资源能被高效、充分地利用，能够更好地推进计划的实施。

1.2.3　项目目标

美国国家 AD 研究计划协调统筹各方力量，共同应对当前美国社会所面临的 AD 挑战。本计划的核心目的是通过社会服务体系和临床体系的进一步改进，帮助 AD 患者和其家人，提升生活品质。

（1）在 2025 年之前找到 AD 的预防和治疗的有效方法。

（2）优化护理质量和效果。

（3）进一步增加对 AD 患者及其照料者的支持。

（4）提升公众的意识与参与度。

（5）追踪计划进展并持续完善。

1.2.4　实施框架

AD 计划开展的三项基本原则：

第一，优化整合原则。实施 AD 计划的第一步就是成立联邦工作小组，对各个联邦成员进行的 AD 研究项目进行汇总。HHS 和其合作者希望能够利用这些现有资源，通过合作的方式达到事半功倍的效果。此外，工作小组还希望能够纳入一些非 AD 特异性的研究资源，共同参与到提升 AD 照料质量的研究中。

第二，公私合作原则。阿尔茨海默病涉及的问题非常广泛，因此和众多利益相关的群体建立合作关系是推进该计划非常重要的途径。AD 计划将通过咨询委员会确定能够进行合作的重要领域，并积极的为开展合作提供机会和帮助。

第三，改变传统的 AD 研究方式。诚如上述两点，AD 计划作为一项大型的国家性计划，想要攻克这种疾病，合作是 HHS 与其搭档必须采取的变革性行动。

为了达成 AD 计划提出的五项具体目标，AD 计划对实现每一个目标都给出了有针对性的策略。

（1）为了在 2025 年前找到 AD 的预防和治疗的有效方法，AD 计划拟从 5 个方面采取策略：

第一，需要科学的制定研究重点和阶段性目标。美国国立卫生研究院下属的国家老化研究所会定期召开研究峰会，听取国内外各方专家的意见，持谨慎科学的态度设置研究周期。同时，NIH 还会广泛听取社会观点。此外，HHS 建立了完善的反馈机制，确保脑计划能够及时的根据收到的建议进行调整。最后，为了确保研究成果切实反映了社会和公众的需求，咨询委员会将会定期举行会议，向公众报告最新的研究进展以及未来的工作计划。

第二，加大 AD 预防和治疗领域的研究力度。未来的研究将会加强对 AD 潜在的分子和细胞机制的探究，并以此作为潜在的干预靶标。同时，大范围的基因以及流行病学调查则可以进一步确定 AD 的风险因素和保护因素。此外，全面研究必须基于充分考量人口组成的基础上，因此将少数民族和不同人种的被试纳入研究当中也是必不可少的。最后，在临床实验方面，AD 计划拟从社区、国家和国际三个层面上扩充临床实验规模，并且积极推进基于药理学原理和生活方式的干预研究。

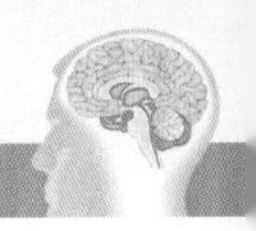

第三，加快对AD早期和发病前阶段的识别研究。大脑影像技术的发展和脑、血液、脑脊液中的生物标记物的探究，加深了研究者对AD进程中各个环节的理解。

第四，加强国际合作。吸引世界范围内的优秀研究资源，高效地推进研究的进展。

第五，积极促成研究成果向临床实践以及公共健康项目的转换。为了达到这一效果，HHS会定期组织各种交流会议，为各领域的人士提供交流合作的契机。同时研究者们共享研究平台，为合作者的成果进行推广。最后，面向公共的宣传教育活动也将进一步展开。

（2）为了优化护理质量和效果，AD计划拟从以下几个方面采取措施：

第一，培训一批经过专业训练，能为AD患者提供高质量服务的人员是必不可少的。这些人员应该熟练掌握老年病学、神经病理学、护理学等领域的专业知识。同时，发动更多的社区服务人员、健康助理等人员参与到AD患者的护理中来。只有为AD患者提供全方位的专业的护理服务，才能有效地提高他们的生命质量。

第二，应该提升诊断的及时性和准确性。现在大部分的患者往往等到出现非常明显的AD症状才前往医院就诊，因此耽误了最佳的前期干预时机。通常，AD患者的家属是最先发现患者改变的人群，如果能增强他们对AD的认识，及时引导患者就诊，往往能达到更好的干预效果。同时，开发精准度更高的AD评估工具也很有必要。一旦患者被筛查为认知能力受损的个体，就可以立即进行跟踪和有针对性的干预。

第三，为AD病人和家属提供长期性的、有针对性的服务。现有的数据显示，大部分病人无法得到准确的AD诊断，并且获得针对性咨询服务以及专业的护理建议的机会也非常有限。既然早期的干预治疗对于控制AD进展和维持AD患者生活质量如此重要，那么就必须对医护人员及病人家属提供专业的培训，确保今后他们能够准确有效的为患者提供护理。

第四，确立标准的护理指南和操作手册。标准的操作手册不仅需要涵盖AD进程中各个阶段的护理要点，还需要从生理、心理、行为症状等各个方面针对AD患者的特殊性，制定护理要点。此外，操作手册的制定还应该考虑到不同人群的文化背景，以及老年病人的其他慢性病对身体的影响。

第五，建立新的AD患者护理模式。平价医疗法案建立了医疗保险和医疗补助相结合的模式，旨在为患者提供同等医疗服务的同时，减轻患者的医疗负担。但是该法案并不是专门为AD患者设立的，因此，寻找最适合居家和社区AD患者的护理模式是非常有必要的。

第六，确保AD患者在不同医疗环境间的转换是高效安全的。AD患者作为高风险人群，有更高的急诊和门诊就医需求。在就诊中、住院和出院以及疗养的过程中非常容易受到压力、谵妄和其他并发症的影响。因此，建立流畅统一转诊流程，将过渡对病人的影响降低到最小，可以避免患者受伤。

第七，加大对AD患者的照料者的关怀。研究显示AD照料者承受着巨大的生理心理负担，因此，协调各方面资源为照料者提供优质长期的服务，有助于他们改善自身健康状态，为病人提供更好的照料。为了做到这一点，HHS将组织各方专家对现有的支持体系进行评估并给出改进的建议，同时HHS还会支持州政府发展新的计划，提升照料者的生活质量。

第八，AD计划还将视线投入到特殊AD患者人群。一方面，调查显示不同种族和民族

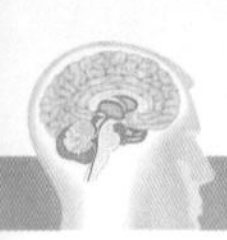

的老年人患上AD的比例是不同的；另一方面，一些特殊疾病，比如唐氏综合征也被纳入痴呆的范畴，再加上早发型AD患者群体，都需要更有针对性的专业帮助。为此，HHS将设立专门的专家工作组对这些少数人群面临的困难进行调研，并提出特别的护理政策。此外，联邦老人事务局（Administration on Aging，AoA），残疾人办公室（Office on Disability，OoD）和发育障碍事务所（Administration on Developmental Disabilities，ADD）也将联手研究制定针对特殊人群的福利政策。

（3）现有的医疗和社会场所所提供的帮助远不能满足AD照料者及其家属的需求，所以AD计划拟进一步加大对AD患者和照料者的支持投入。为了切实满足照料者们的需求，提升照料者生活品质，奥巴马政府在2013财年投入了1050万美元专项资金采取以下措施为他们提供帮助：

第一，制定符合AD患者文化习惯的有针对性的AD知识、训练和材料。众多AD照料者表示面对自己亲人患病是非常巨大的挑战，特别是目睹自己深爱的人逐渐变得情绪古怪、行为怪异会令人难以接受。因此，通过各种渠道为照料者提供疾病相关的理论知识和照料技巧，对帮助照料者做好心理建设和实际照料意义重大。目前，NHS会和一些私人的团体展开合作，为少数群体提供服务。

第二，确保照料者在照料过程中能维持自身的生理和心理健康。虽然AD患者的亲属都偏向于在家庭环境下对病人进行照料，但是全天候的照料会给他们自身带来巨大的生理心理负担，最后不得已将患者转入到养老院中，这种被迫的行为会给照料者带来愧疚等负面情绪。如果能够给照料者提供足够的支持和干预，解其所需、急需，完善长期照料系统，并且在社区层面对不同病程阶段的病人给予特定的干预，那么照料者迫不得已将患者转入养老院的情况将会大大减少，或是延后转入养老院的时间。这不仅有助于患者得到更好的照料，还会减轻照料者的心理负担。为了达到该目的，HHS将学习美国退伍军人管理局（Department of Veterans Affairs，VA）对退伍军人的照料政策（例如the Caregiver Support Program，REACH-VA，Home-Based Primary Care，other in-home care and communitybased services，and respite care），为AD照料者提供帮助。目前，AOA National Alzheimer's Call Center已经联合NIH开通了专家咨询等系列服务，旨在帮助照料者应对各种棘手的情况。

第三，协助照料者家庭制定长远的照料计划。很多照料者家庭在照料过程中缺乏专业指导，欠缺对未来的规划，从长期医疗保险中获得的帮助有限，导致患者在病情日渐严重的情况下承受巨大的经济压力，能够选择的余地非常有限。如果能够加大宣传力度，普及早期规划的意识，将有效地帮助患者家属提早了解未来的照料需求，并且进行准备，在保证患者接受合理治疗的同时最大程度地减轻自身负担，维持自身的生活尊严与品质。HHS自2005年开始进行长期护理意识运动（Long-Term Care Awareness Campaign），该运动将惠及照料者群体。

第四，确保AD患者的尊严、安全和相应权利。AD患者由于病情的特点很容易遭到财产上的剥削，以及生理和情绪上的虐待，并且无论是居家还是养老院的环境下，都存在上述的隐患。目前，有各州的成人保护服务机构（Adult Protective Services，APS）对相关案件进行调查、为受害者提供保护并且在适当时机提供司法介入，但是APS的覆盖面还是有限的。医疗保险和医疗补助服务中心（Centers for Medicare and Medicaid Services，CMS）会资助国

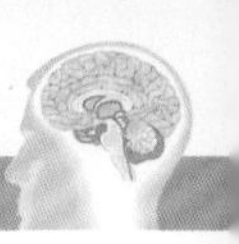

家调查和认证机构对联邦医疗保险和获得医疗认证的护理场所进行监察以避免虐待事件的发生,州授权的调查机构也会对不同养老场所中的投诉进行调查。此外,长期护理调查专员程序也会对相关事件进行调查。众多机构和法律专家正在联合监督养老机构为患者维权,以保护 AD 患者的尊严、安全和权利。

第五,还需要评估和保障 AD 患者的住房需求。稳定的居住环境对于社区 AD 患者在病程进展中得到持续有效的护理非常的重要。意识到这个问题的重要性后,HHS 联合住房及城市发展部(Department of Housing and Urban Development,HUD)一起通过为 AD 在内的弱势群体提供支持服务,保障其健康及住房的稳定性。HHS 会对 AD 患者现居住环境进行评估,并为探究新的保障性住房模式,和提升现有的住房与服务模式提供数据支持。

(4)进一步增加大众的意识和参与度。目前,社会大众对 AD 虽然都有一定的了解,却存在着普遍的偏见和误区,这造成了患者确诊时机的延误和照料者群体被孤立。因此,提升大众预防意识和参与度对国家 AD 计划的实现起到非常重要的基础作用。同时,提升公众意识也能使更多的群众参与到相关的社会服务中,为 AD 患者提供帮助。美国脑计划拟投入 820 万美元专项资金,从以下几个方面开展工作:

第一,对社会大众进行正确的科普宣传教育。只有让群众明白了 AD 是什么,才能激发他们主动就诊,积极治疗的动机。同时,对疾病的了解有助于患者及其家属避免病耻感,也能帮助医生准确的问诊并给出有针对性的治疗方案。为了达到这一目的,HHS 正在推进一项国家级计划,旨在从社会各个层面进行合作,达到教化大众的目的。

第二,开展州、部门和地方政府的合作,在各部门间形成开展相关工作的统一计划。数据统计显示,美国目前有至少 19 个州及少数组织制定了自己的 AD 计划。这些计划的内容与国家 AD 计划存在重叠的部分。如果能对这些下级政府组织的资源和项目进行整合利用,将极大推进国家 AD 的开展进度。HHS 定期召集各级政府的相关工作负责人,不仅交流各自辖区的工作内容,还促成各州政府之间的合作。除此之外,AD 及其他类型痴呆的研究人员也会在 HHS 的组织下定期举行会议,通过对研究成果、实践经验的分享,推动科研的进步。

第三,增进国际间合作。目前许多国家都提出了自己的 AD 计划,通过不同的方法增加大众参与度,为 AD 患者及其家属提供支持和帮助。国际间的合作是实现资源利用最大化的重要手段,既可以避免重复劳动又能减少资源消耗。HHS 将通过其全球事务办公室与其他国家的专业团体开展外事合作,并通过举行会议的方式聚集全球最新的信息和资源。

(5)提升数据质量进行纵向跟踪。联邦政府希望全方位的理解 AD 疾病与患者、患者家属以及社会复杂的关系,探究这种疾病究竟对个体和社会产生了怎样深重的影响。要完成这项任务,数据的收集和检测是最重要的基础环节。进行 AD 风险因素的识别和监测,调查不同种族群体间的发病差异,这些研究活动都需要以数据作为基础。为了完成该项工作,奥巴马政府在 2013 年拨款 130 万美元从以下几个方面开展工作:

第一,提升联邦政府管理大数据的能力。具体来讲,联邦政府需要提升大数据分析能力,找到对政策制定最为关键的信息。同时,政府还需要根据数据反映的情况局势,对现有的政策进行修改和完善。

第二,加大对国家计划实施进展的监督力度。国家计划是实现五个目标的基本路线图,HHS 将致力于监督计划进展,并不断将最新的调查结果更新到计划中。在计划中,

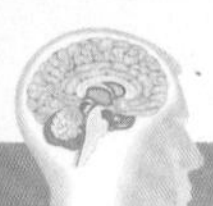
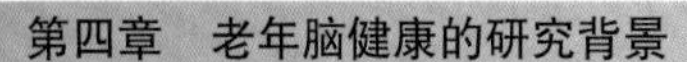

HHS会固定每项行动的责任主体，计划和评估助理秘书长办公室（The Office of the Assistant Secretary for Planning and Evaluation，ASPE）将会负责监督执行，汇报进展，召开AD研究、护理、服务的会议，向国会报告等工作。此外，HHS还会监督AD计划的进展，确定每一个法案、每一项执行策略按计划进行，并达到理想的效果（表4-1）。

表4-1 美国AD计划参与部门和机构名单

美国AD计划参与部门和机构名单	
ACF	Administration for Children and Families 儿童与家庭管理部
ADD	Administration on Developmental Disabilities 发育障碍管理部
AoA	Administration on Aging 老龄化管理部
AHRQ	Agency for Healthcare Research and Quality 美国医疗保健研究与质量机构
ASPA	Assistant Secretary for Public Affairs 公共事务助理秘书处
ASPE	Assistant Secretary for Planning and Evaluation 规划与评估助理秘书处
CDC	Centers for Disease Control and Prevention 疾控中心
CMMI	Center for Medicare and Medicaid Innovation 医疗保险与医疗补助改革中心
CMS	Centers for Medicare and Medicaid Services 医疗保险与医疗补助服务中心
DoD	Department of Defense 国防部
FDA	Food and Drug Administration 食药监局
HHS	Department of Health and Human Services 卫生部
HRSA	Health Resources and Services Administration 卫生资源和服务管理部
HUD	Department of Housing and Urban Development 住房和城市发展部
IHS	Indian Health Service 印度裔健康服务部
NIA	National Institute on Aging 国家老龄化研究所
NIH	National Institutes of Health 国立卫生研究院
NSF	National Science Foundation 国家科学基金会
OASH	Office of the Assistant Secretary for Health 卫生部助理部长办公室
OD	Office on Disability 残疾办公室
ONC	Office of the National Coordinator of Health Information Technology 国家卫生信息技术协调办公室
OSG	Office of the Surgeon General 外科医生办公室
SAMHSA	Substance Abuse and Mental Health Services Administration 物质滥用和精神健康服务管理局
VA	Department of Veterans Affairs 退伍军人事务部

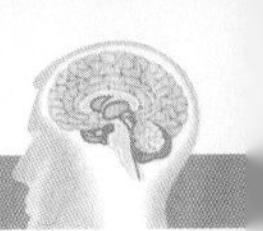

1.3　美国阿尔茨海默病脑影像计划

1.3.1　研究概述

AD 自 1906 年被正式命名之后，随着老龄化的进程越来越得到公众和学界的关注。一方面，该疾病会给患者及其家属带来极大的生活障碍和压力，对整个社会福利保障制度造成挑战；另一方面，人类对该疾病的病因、发病机制以及治疗方案却知之甚少。基于以上情况，开展 AD 相关研究势在必行。

阿尔茨海默病神经影像学计划（Alzheimer Disease Neuroimaging Initiative，ADNI），是阿尔茨海默病研究中最大的公私合作项目之一。该计划由美国国立老龄化研究所（National Institute on Aging，NIA）牵头，联合多个政府部门、研究机构以及大型企业联合开展。

ADNI 计划旨在综合临床认知功能评价、神经影像学检查、脑脊液和血液分子生物学标志检测等多种方法，开展多中心、跨学科的纵向研究，进而回答谁有可能患上阿尔茨海默病，以及与疾病相关的大脑变化如何与临床发现对应起来等问题。近年来，相关研究成果已经发挥了颠覆性作用，给临床试验设计带来了变革。同时，在针对疾病超早期阶段开展的干预研究中，也有相当数量的有效干预手段投入测试。

1.3.2　项目纳入人群

目前，ADNI 计划已经进行了三个阶段，分别是 ADNI 1，ADNI GO 以及以前两项计划为基础开展的 ADNI 2。

（1）ADNI 第一阶段（ADNI 1）从 2004 年 10 月开始，到 2010 年 10 月结束。

该阶段研究共纳入来自美国的 50 个州 200 名健康对照组的老人，400 名 MCI 患者和 200 名轻度 AD（mild AD）患者。

所有被试均满足以下条件：①55~90 岁之间；②有一个能够对被试进行独立的功能评价搭档；③至少可以掌握英语和西班牙语中的一项；④有意愿并且能够参与实验的所有测试，并且愿意配合进行纵向的追踪；⑤其中 20%~50% 的被试需要参加两次腰椎穿刺检查，两次检查之间的时间间隔为一年；⑥没有额外的精神疾病。

除此之外，每组的被试还需要满足以下特别条件：

对于正常对照组的被试：被试的 MMSE 成绩需要在 24~30 分之间；CDR 测试成绩必须为 0 分；没有抑郁的症状；确诊不是 MCI 和痴呆的患者。此外，正常被试应该在年龄上和另外两组的被试进行匹配，所以在招募被试的时候正常组最小的被试应该在 70 岁以下。

对于 MCI 组被试：被试的 MMSE 成绩在 24~30 分之间；存在记忆抱怨的情况；通过韦氏记忆量表逻辑记忆 2 测试，在校正教育程度之后，证明被试确实存在客观的记忆下降；CDR 测试的得分为 0.5 分；在其他认知领域特别是日常生活能力上没有表现出明显的下降；确诊没有痴呆症。

对于轻度 AD 组被试：被试 MMSE 成绩在 20~26 分之间；CDR 成绩为 0.5 或 1 分；满足 NINCDS/ADRDA 关于 AD 的标准。

（2）ADNI 第二阶段（ADNIGO）为期两年，紧接 ADNI 1 之后进行。

ADNI GO 研究的被试由 200 名新招募的 AD 前期（early mild cognitive impairment，

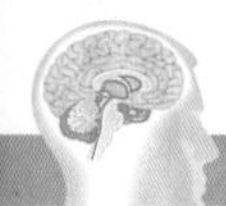

EMCI)患者和大约450~500名ADNI1阶段继续追踪的被试组成。

新被试入组的标准与ADNI 1阶段一致。对继续追访的被试,则必须满足以下条件:所有追访的被试必须是在ADNI1阶段被明确分组(正常控制组或者MCI组);同意继续参与接下来的研究;如果被试在追访阶段发生了病情的转化,则遵循患者自身的意愿决定是否参与接下来的研究;此外,如果研究期间被试在追访时间点或相邻近的时间参与了放射性的检查,接受的放射总量达到了联邦政府相关规定的阈限,则不能接受 ^{18}F(^{18}F-AV-45 PET)淀粉样蛋白成像。

(3)ADNI第三阶段(ADNI 2)

ADNI 2研究的被试由大约650名新入组的被试(150名认知正常被试,100名显著记忆障碍被试、100名EMCI、150名LMCI和150名轻度AD被试)、300名来自ADNI 1的认知正常被试和LMCI被试、200名来自ADNI GO的EMCI被试组成。

所有被试的纳入提出标准与前阶段的研究几乎一致。

1.3.3 项目实施方案

(1)ADNI第一阶段(ADNI 1)

ADNI 1阶段对被试进行了2~3年的追踪研究。根据实验设计,所有的被试都进行了一系列的人口学信息采集和成套认知测试,同时,研究者还收集了被试的生物标记物指标以及影像学数据。所有被试的测试以及检查数据都进行了存档。

样本中的AD被试(200名)在第0、6、12和24个月进行了4次追访。MCI被试(400名)和正常控制组被试(200名)在第0、6、12、24、36个月进行了5次追访。所有被试每6个月或12个月进行一次1.5T的磁共振扫描,其中大约50%的被试同时进行了FDG PET扫描,约25%的被试(没有做PET扫描的群体)进行了3T的磁共振扫描。

该阶段主要使用的测试项目包括:美国国家成人阅读测试(American National Adult Reading Test)、简易精神状态量表((Mini-Mental State Examination)、逻辑记忆测试(logical Memory Ⅰ & Ⅱ)、数字广度测试(Digit Span)、分类词语流畅性测试(Category Fluency)、连线测试(Trail A&B)、数字符号测试(Digit Symbol)、波士顿命名测验(Boston Naming Test)、听觉词语学习测试(Auditory Verbal Learning Test)、老年抑郁量表(Geriatric Depression Scale)、画钟测试(Clock Drawing)、神经精神量表(Neuropsychiatric Inventory Questionnaire,)、阿尔茨海默病评定量表-认知(Alzheimer's Disease Assessment Scale-Cognitive sective)、临床痴呆评定量表(Clinical Dementia Rating Scale)、日常活动量表(Activities of Daily Living)。

三组被试完成的测试内容基本一致,只是在回访的时间点上有所差异。

(2)ADNI第二阶段(ADNIGO)

在该阶段所有被试都需要完成成套的临床认知测试、生化指标的采集并定期进行了MRI检查。对于不能或不愿意完成成套测试的被试,也提供简化版的测试量表。

测试的内容与ADNI 1阶段的测试内容几乎一致,并对收集的人口学信息和临床指标进行了小幅度的修改。此阶段被试的血液样本也被提取,并用来进一步提取DNA和RNA的相关数据,同时APOE基因型也被纳入研究分析当中。

对于每一组被试,追访的时间点有所差异,测试内容根据被试的认知状态有一些调整。

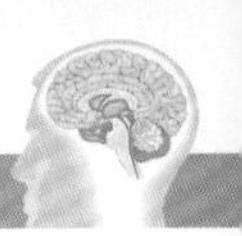

（3）ADNI 第三阶段（ADNI 2）

在此研究阶段研究者进一步进行了被试临床、认知、MRI、PET、血液以及脑脊液标志物的纵向追踪收集。新入组被试的血样还被用于细胞永生化和 APOE 基因型的分析。此外，该阶段研究还收集到了一些对各阶段被试死亡之后的病理尸检信息。

对于每一组被试，追访周期和追访内容的设置与前两阶段的设计思路基本一致。

1.3.4　研究内容

（1）ADNI 第一阶段（ADNI 1）的主要内容一共有以下几点：

首先，开发更加先进的研究方法技术，完成评估指标的标准化。目的是为了能够在对 AD、MCI 和正常对照组老年人进行纵向追踪的时候，统一其 fMRI 和 PET 数据的质量，保证其数据具有可比较性。

其次，创建大数据库，收集大脑纵向变化过程中结构和代谢变化的具体数据。同时，参考被试的临床认知测试成绩和生物指标数据，对影像学数据的有效性进行评估。

再次，开发更加先进的评估方法，更加准确的评估现有的干预手段的具体效果。

最后，基于收集到的临床数据和影像学数据，对前人关于 AD 的一系列假设进行验证。

（2）ADNI 第二阶段（ADNIGO）的主要内容包括：

第一，通过对 AD 各个阶段患者的观察分析进一步界定 AD 临床前期各个阶段的特点。

第二，通过对被试进行 ^{18}F（^{18}F-AV-45 PET）淀粉样蛋白成像检验 Aβ。

第三，进一步丰富收集数据的种类和维度并且持续进行纵向追踪，建立大样本数据库。

（3）ADNI 第三阶段（ADNI 2）的主要内容包括：

第一，综合影像学、生物标记物、基因等数据考察 AD 各阶段的特点，探究正常老化和病理老化的具体过程以及其中的病理学改变。

第二，通过神经科学的技术发现 AD 诊断前后的有效的标记物，开发可以应用于临床试验的高效的检验指标。

第三，开发更先进的手段并且制定统一的标准，使得各组的 AD，MCI 患者被试以及健康控制组被试在纵向追访当中的磁共振影像学数据和 PET 数据具有可比性。

第四，进一步进行临床、认知、MRI、PET、血液以及脑脊液标志物的纵向追踪集。

第五，通过对各阶段被试的参与者死亡之后的病理尸检，验证临床诊断、影像学和生物标记物的有效性。

1.3.5　研究成果

（1）ADNI 第一阶段（ADNI 1）的研究成果：经随访发现，正常对照组受试者向遗忘型轻度认知损害的转化率在入组第 1 年约为 1.40%、第 2 年为 2.40%、第 3 年为 0，遗忘型轻度认知损害患者向阿尔茨海默病的转化率在入组第 1 年时为 16%、第 2 年为 23.90%、第 3 年为 9.10%。

总体而言，ADNI1 最主要的成果是通过纵向追踪成功地获得了从认知功能正常到轻度认知损害再到阿尔茨海默病的病理诊断模型，并且重点阐述了 Aβ、tau 蛋白相关的神经元损伤、脑结构改变。研究显示，AD 患者在临床确诊前 15 年就已经出现淀粉样蛋白的沉积[1]（图 4-1）。

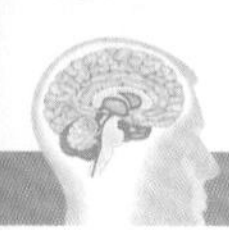

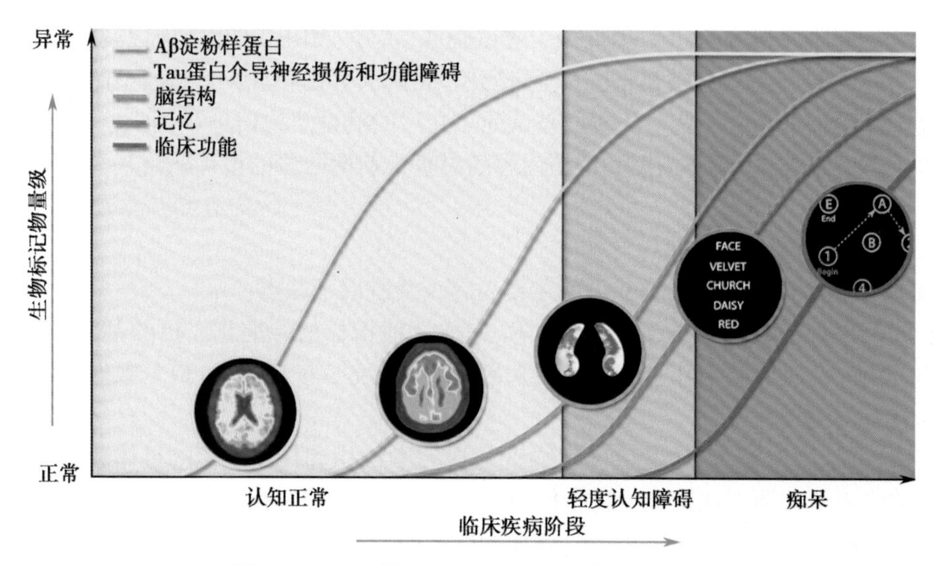

图 4-1　ADNI 第一阶段（ADNI 1）的研究成果

（2）ADNI 第二阶段（ADNIGO）的研究成果：在 ADNI GO 项目的进行期间，除了基础的科学研究以外，ADNI 还建立了合作研究和数据共享平台，旨在为科学家们提供在全球范围内开展合作研究的契机。全球阿尔茨海默病神经影像学计划（WW-ADNI）就是在这一举措的影响下成立的。WW-ADNI 研究对象包括正常对照、早期轻度认知损害、晚期轻度认知损害和阿尔茨海默病受试者，目前已有多个国家的学者通过该计划进行研究。

（3）ADNI 第三阶段（ADNI2）的研究成果：ADNI2 研究以 ADNI1 和 ADNIGO 阶段的工作为基础，并对以前获得的结果进行校正和更新。具体结果如图 4-2 所示：

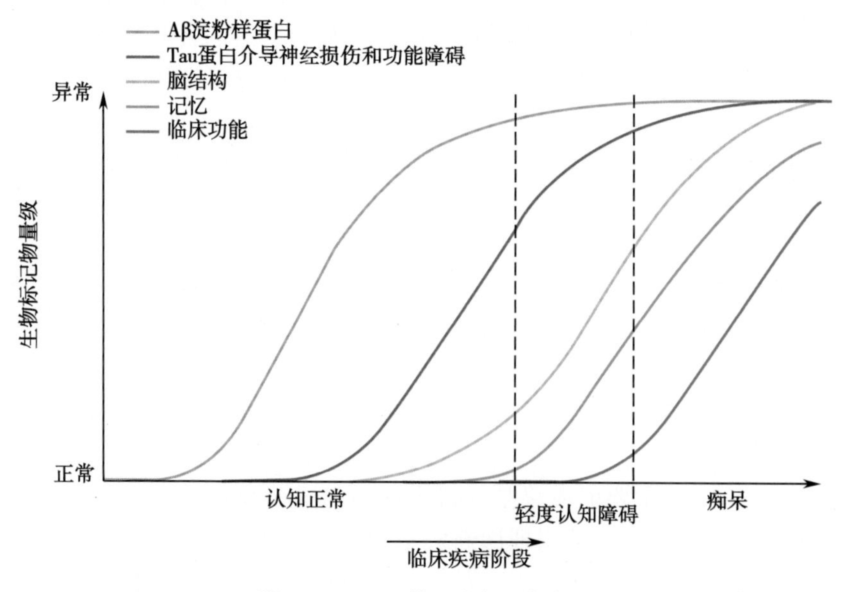

图 4-2　ADNI 第三阶段研究结果

1.3.6　项目评价

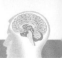

从2004年至今，ADNI以其大样本和纵向研究的两大优势，大大推动了阿尔茨海默病的研究，并取得了重大进展，今后的研究成果将有助于临床有效治疗阿尔茨海默病。ADNI研究取得了一系列引人注目的成果：①发展了早期检测阿尔茨海默病的方法，如脑脊液生物学标志物（$A\beta_{1\sim42}$和tau蛋白）、淀粉样蛋白PET显像（在极轻症状或无症状受试者中发现阿尔茨海默病的病理改变），这些发现为临床前期的AD诊断提供了有效的方法；②制定了临床、MRI、PET和脑脊液联合的标准检查方案，并在多个临床医疗中心开展；③对淀粉样蛋白PET显像的可行性和应用价值进行了验证，该措施对早期阿尔茨海默病的临床度量和早期诊断具有重要意义；④通过大样本数据分析发现了AD病理改变的一些高危因素，例如Aβ沉积；⑤对原有的AD相关理论和发现进行了进一步的补充和完善；⑥促进了全球范围内学校、政府和工业机构研究者在阿尔茨海默病研究领域的合作，创建了数据开放平台，为众多研究人员提供了科研数据；⑦推动全球化的合作，吸引了欧洲、亚洲等多地区和领域的机构参与到相关的研究中来。

1.4　弗明翰心脏研究

弗明翰心脏研究（Framingham Heart Study，FHS）是美国医学史上最重要的流行病学研究之一，是一项长期、持续的心血管病研究，为了解心血管病的流行病学和危险因素提供了大量的资料，也为全球心血管病的防治奠定了基础（表4–2）。

表4–2　FHS队列特点

队列	共计	DNA	血统					招募年份	年龄	随访		
			欧裔	非裔	西班牙裔	亚裔	其他			检测轮次	间隔	总时长
初始队列	5209	971	100	0	0	0	0	1948—1953	28~74	32	2	65
子代队列（及配偶）	5124	3930	100	0	0	0	0	1971—1975	5~70	9	4~8	43
第三代队列	4095	4077	100	0	0	0	0	2002—2005	19~72	2	6	≈10
子代配偶	103	101	100	0	0	0	0	2003—2005	47~85	2	6	≈10
Omni队列	507	493	0	28	42	24	6	1994—1998	27~78	4	4~8	15~20
Omni队列（第二代）	410	407	0	28	42	24	6	2003—2005	20~80	2	6	≈10

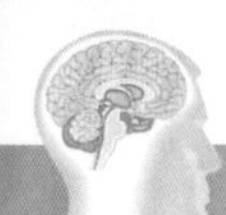

1.4.1 项目目标

弗明翰心脏研究的目标是通过对无心血管病症状、未发作心肌梗死或脑卒中的大规模人群进行长期随访，以确定引起心血管疾病的共同作用因素和疾病特征。FHS 的主要目标为获取动脉粥样硬化、高血压性心血管病和我们知之甚少的其他心血管疾病的流行病学资料，次要目标为获取代表性人群的各种心血管病患病率资料及验证各诊断程序的有效性。

1.4.2 项目实施方案

（1）初始队列（original cohort，1948 年启动）：1948 年，FHS 的研究者们随机抽取了马萨诸塞州弗明翰小镇上三分之二年龄在 30~59 岁间的家庭，并向他们发出了邀请。在 6507 名联系人中，有 494 名（69%）同意参与实验，另有 715 名志愿者报名。因此，共有 5209 名（其中男性 2336 名，女性 2873 名）受试者组成初始队列。

（2）子代队列（offspring cohort，1971 年启动）：在实验过程中，研究者观察到家族性遗传因素在心血管疾病的发生发展中扮演着重要的角色。因此，1971 年 FHS 开始纳入子代队列，试验共纳入了初始队列中 1644 对夫妻的 2656 名子女及其配偶（共 1212 名），初始队列中患有冠心病的成员的子女（共 899 名）及其配偶（共 368 名），总共为 5124 名。

（3）第三代队列（third generation cohort，2002 年启动）：为扩充心血管疾病的表观和遗传学图谱，研究自 2002 年开始纳入年满 20 周岁，父母至少一方为子代队列成员的人群以引入更多的家系。在 6553 名满足条件的人员中，共纳入了 4095 名参与者。另外，为完善家庭信息，研究还纳入了 103 名第三代参与者的父母，称为新子代队列（new offspring spouses cohort）。

（4）Omni 队列（Omni study & second Omni study，分别启动于 1994 年和 2003 年）：由于在初始队列启动后的几十年中，弗明翰小镇及其周边社区的居民中民族及种族多样性产生了巨大的变化，研究在 1994 年特开展了“Omni 队列”研究，纳入了包括亚、非、拉裔少数民族及太平洋岛民和美国原住民在内的 506 名参与者。在 2003 年，第二代“Omni 队列”研究启动，招募了 410 名少数民族成年人，其中一部分是第一代“Omni 队列”的家庭成员。

每 2~6 年，FHS 的受试者需接受一次面对面的检测（称为测试周期）。检测包含了签订知情同意书，详细记录病史及家族史，服用药物或保健品的情况，以及关于心血管疾病的各项体格检查（全部由同一名医师完成），身高体重等体测数据，12 导联心电图，神经认知测试（包含在工作人员指导下完成 MMSE 量表），血和尿样标本采集，一般在窗口花费约 4 小时完成。对于无法返回站点参加测试的当地居民（例如老年人，生病在家或居住在养老院的参与者），工作人员将前往其住所帮助其完成测试周期。FHS 工作人员将联络医疗机构和医院来获取参与者的初步测试结果。此外，在测试间期，研究者将邮寄关于病史及家族史的问卷，并通过电话的方式收集信息，以此对参与者进行持续的观察。尽管初始阶段招募仅限于弗明翰，但现在参与者遍布世界各地，直到现在，仍有 99% 的参与者能够按计划参加回访，保证了研究的质量。

1.4.3　项目的研究内容

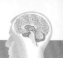

FHS 目前已非单纯的心血管病研究，现研究所所长 Levy 将研究分为三期，第一期（1948—1978）致力于传统研究，如临床观察，血液生化、心电图和胸片等；第二期（70 年代后期 ~80 年代）引进新的技术与方法，如超声心动图、颈动脉斑块测定、运动试验、Holter 检测；第三期（80 年代后期至今）致力于分子遗传学定位和危险因素及 CVD 相关的特殊基因研究，进而研究其他常见疾病与基因的关系。

1.4.4　项目成果

多年来，对 FHS 研究人群的细致监测已经发现了主要的心血管疾病的危险因素，例如血压、血液甘油三酯和胆固醇水平、年龄、性别和社会心理问题。其他疾病例如痴呆的危险因素也在研究当中。此外，身体性状和遗传模式之间的关系也正在研究中。截至目前，FHS 研究发现的具有重要意义的研究结果如表 4-3 所示：

表 4-3　FHS 研究重大研究发现列表

年份	研究发现
1960	吸烟会增加患心脏病的风险
1961	胆固醇水平、血压和心电图异常会增加心脏病的风险
1967	体力活动和肥胖分别会降低和增加心脏病风险
1970	发现高血压会增加卒中的风险
1970	心房颤动增加 5 倍的卒中风险
1976	更年期的心脏病风险增高
1978	心理社会因素会影响心脏病
1988	高水平的高密度脂蛋白胆固醇降低死亡风险
1994	左心室扩大预示卒中风险的增加
1996	揭示了高血压到心力衰竭的进展
1998	心房颤动与死亡风险增加相关
1998	利用算法帮助医生判断无冠心病者患冠心病的风险
1999	四十岁男性未来患冠心病风险为 33.33%，女性为 50%
2001	正常偏高的血压会增加罹患心血管疾病的风险，降低正常偏高血压是否能降低心血管病患病风险仍有待研究
2002	中年人的高血压发生率为十分之九
2002	肥胖症是心力衰竭的危险因素
2004	血清醛固酮水平可以预测非高血压患者的高血压风险

续表

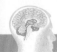

年份	研究发现
2005	超重的终生风险超过 70%,而肥胖症的风险接近二分之一
2006	宣布成立一个新的全基因组关联研究
2007	网络现象似乎与肥胖的生物学和行为特征有关,并且肥胖似乎通过社会联系传播
2008	社交网络对戒烟的决定产生重要影响
2008	发现了心力衰竭发生的四个危险因素
2009	全基因组关联研究确定了与血压相关的八个位点
2009	在两项研究中报告了一种新的遗传变异,它与心房颤动易感性相关,这是卒中和心力衰竭的一个显著的危险因素
2009	父母的痴呆可能导致中年成年人的记忆力差
2009	高瘦素水平可能对阿尔茨海默病和痴呆症有保护作用
2010	睡眠呼吸暂停增加脑卒中风险
2010	发现了阿尔茨海默病中起作用的额外基因
2010	腹部的脂肪与中年人较小、较老的大脑有关
2010	基因与女性青春期的时间和身体脂肪有关
2010	一级亲属的心房颤动与该病的风险增加有关
2009—2010	发现了数百种新的基因,这些基因主要是心脏病、体重指数、血液胆固醇、吸烟、血压和葡萄糖 / 糖尿病的危险因素
2010	父母 65 岁时发生卒中增加了后代 3 倍的卒中风险

1.5 加拿大国家脑计划

1.5.1 项目概述

加拿大脑计划(Brain Canada)是总部位于魁北克蒙特利尔的一个国家非营利组织,主要为加拿大国内开展的脑研究和相关产业转化提供服务与支持。十多年来,加拿大脑计划利用其在神经系统疾病、精神疾病和成瘾、脑和脊髓损伤等方面具有的共性,将大脑作为一个单独的、复杂的系统,强调了跨学科和机构间加强协作的必要性。

加拿大对脑研究的贡献开始于 1934 年 Dr. Wilder Penfield 建立的蒙特利尔神经学研究所(Montreal Neurologieal Institute, MNI),MNI 作为神经科学的诞生地是加拿大境内最大的脑研究中心,也是世界最大的脑研究中心之一。科学研究和疾病治疗的有机结合是世界范围内广泛应用的模式。自此模式诞生以来,加拿大境内建立了众多的脑研究中心,包括 Djavad Mowafaghian 脑健康中心(不列颠哥伦比亚)、Hotchkiss 脑研究所(安大略湖)、Rotman 研究所(安大略湖)以及脑修复中心(新斯科舍),这些研究机构发表了此领域内一些最为重要的成果。

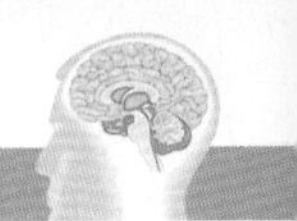

Brain Canada 是 20 余年前由一些对加拿大脑研究改革有着大胆设想的商业和科学领导者们建设起来的，他们认识到个人、家庭、照料者乃至经济领域和社会在脑疾病方面的责任。在加拿大，三个人中便有一个（即超过一千一百万人）在他们一生中的某个阶段将会面临精神疾病、成瘾、神经障碍或者中枢神经系统损伤。他们同样认识到现今对脑研究的投入与其所涉及的疾病范围之广是不成比例的，尤其是与现有在癌症和心血管等疾病上的投入相比。Brain Canada，也称为 Neuro Science Canada，作为加拿大第一个此领域的非营利性组织机构，致力于增加对整个脑研究领域的资金投入，并改变人们研究脑的方式。

2001—2010 年，脑计划进一步发展，成立了研究共同体，将之前没有参与工作的研究者引导到团队中来，形成了新的研究网络。同时，还发起了大脑“修复”项目（Brain Repair Program），进行横断面的脑研究。在此期间，脑计划对 5 项研究在 3 年时间内给予了各 150 万美元的资助，这些项目后来都取得了瞩目的成就。此外，脑计划对经过国际同行评议的优秀项目和计划创立了追踪机制，定期向外界推送这些项目的进展。

在这十年间，加拿大脑计划也获得了其他方面的发展。2006 年，加拿大通过了增加脑研究资金投入的法案，此举减轻了单独计算脑疾病所造成的经济负担；2008 年，重组健康慈善机构，即后来的神经健康慈善机构，建立与政府统一对话的窗口；2010 年，与加拿大政府接洽，获得了政府对脑研究的更多支持；2011 年，计划更名为 Brain Canada Foundation，更好地体现了该项计划的关注重点是大脑，而不仅仅是神经科技。同年，预算拨款建立了“加拿大脑研究基金（Canada Brain Research Fund，CBRF）”，并在接下来的 6 年里配备 1 亿美元的资助；2015 年，提前 18 个月完成了获得 1 亿美元经费的计划；2016 年，CBRF 配套资金预算增加至 2000 万，基金会总资金将达 2.4 亿美元。

1.5.2 研究目标

加拿大脑计划希望通过增加研究基金的规模和支持范围，加速加拿大脑研究的步伐；在公共、私人和志愿者部门中建立一个合作的共同体；提出具有革命性的、原创的优秀研究计划，最终达到了解大脑在健康和疾病下的状态，改善全民生活质量和实现造福社会的目标。

在计划开展的过程中，Brain Canada 一致强调研究目的的针对性、研究成果的转化性以及研究开展过程的规范性，该计划提倡科学家们在符合职业操守与伦理要求的条件下，通力合作，理解大脑这个相互联系的复杂系统不同领域的功能及其与疾病之间的关系，并且在研究的过程中积极发表独到的见解，并且支持学者们进行成果转化。

1.5.3 项目实施方案

（1）开展方法

第一，本项目采用了商业和研究相结合的方式。加拿大脑计划采取的这种模式，可以确保从基础研究到成果转换再到实际应用的整个过程中，每一阶段的成果都能被高效利用。此外，优化研究的开展与管理，纳入国际标准也是推进研究发展的重要举措。

第二，该计划还应用了系统的研究方法。越来越多的学者认识到，不同大脑疾病存在相似的病理机制，例如细胞丢失、神经细胞功能异常、大脑中的化学和分子失衡等。因此，使用一套系统的研究方案，其最大的优势在于某领域上取得的进展可以迅速被推广应用到其他领域。

第三，研究还确定了关键的研究领域。找到现阶段研究的桎梏所在，对于长期研究的推

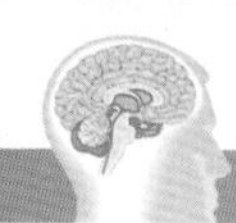

进具有非常重要的意义。

第四，丰富研究内容。该计划将会确保在各种领域开展研究，并为这些领域的研究合作提供支持，同时还将确保一些高风险、高回报的研究能够顺利开展。

第五，确保研究项目的质量。加拿大脑计划中的研究项目都是通过严格、开放、透明、国际化的方式选取出来的。

（2）开展原则：Brain Canada 为了研究计划的顺利进行，拟按照以下三个原则开展研究：

一个大脑（one brain）原则：Brain Canada 主张脑作为一个独立、复杂的系统，具有跨越神经系统疾病、精神疾病、成瘾以及脑和脊髓损伤的共同性，这也支持了理解健康（功能）和疾病（功能障碍）状态下的脑这一需求。

合作（collaboration）原则："一个大脑"的方法强调了学科和组织之间密切合作的重要性。Brain Canada 研究项目资助了许多研究者共同进行的研究项目和平台建设，鼓励研究人员突破自己的局限，一起工作，分享信息和想法。

一个共同体（one community）原则：Brain Canada 正在加速脑研究进程，并通过扩大资助规模和确立对公共、个人和志愿部门脑研究集体资助的方式，强化加拿大脑研究共同体。它强调了共同的资助者、研究者、临床医生、管理者、病人和照料者为理解大脑、改善生活、实现社会价值的共同愿景努力的重要性。

1.5.4　项目的意义与贡献

作为全球化下努力揭秘大脑的一份子，加拿大研究者、政府和基金都表现出对能够促进世界范围内国家之间合作交流的科技和建设数据共享平台的浓厚兴趣。Brain Canada 已经召集了很多的加拿大研究者共同讨论对开放神经科学技术和数据共享提供大额资金支持的计划，Brain Canada 相信这会促进加拿大的脑研究并让加拿大成为全球化脑研究的领导者。这个目前正在开发的计划将汇集所有的平台、项目和研究网络，使得它们能相互联系、利用、加强和扩展。

与近年来迅速发展的所有基金一样，尤其是在技术和神经科学交互方面的基金，Brain Canada 意识到其肩负着促进脑研究在各领域开放、数据共享的责任。最近，Brain Canada 在保证研究开展的伦理性方面做出了努力，包括技术开发者和技术的终端使用者之间的双向沟通等。开放科学需要制定和实施加拿大研究机构新的、统一的伦理标准（在开放科学/数据共享工作组进行了讨论，蒙特利尔，加拿大，2016 年 9 月 28~29 日）。法律将为科学数据提供保护，杜绝未经权限持有者允许的数据提取和使用。这就为开放科学和数据共享带来了另一个挑战。其解决方案可能来自大脑研究共同体自身。这个共同体可以努力地将关键数据库公开化，就像人类基因组组织（The Human Genome Organisation，HUGO）对人类基因组数据已经成功实现的那样。作为资助者，Brain Canada 认识到除非有效的共享方式得到资助，否则将无法发挥扩展研究的全部潜力。

研究界对开放数据库这一举措有不同的看法，一些人认为数据共享可以加速研究进展得到结果，而另一些人却不愿改变既定的学术传统。资助者们可以帮助鼓励文化改革，Brain Canada 希望它在这一领域支持的工作将向大脑研究界证明，做好开放科学将对参与脑研究的每一个人都非常有益。

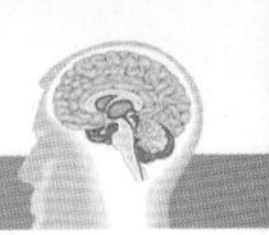

Brain Canada已经在增强脑研究和召集脑研究共同体的关键人物方面做了大量工作，它将继续坚守“一个大脑一个共同体”的承诺，与加拿大乃至全世界的脑研究共同体密切合作，并与加拿大政府及其他资助者和支持者合作。近20年前促成Brain Canada成立的那个愿景（“一个大脑一个共同体”）对当今如何实现所需资助的规模和范围来说仍是非常重要的，它使得我们距离解锁脑的奥秘、改善数百万人生活品质的目标更近了一步。

1.6　加拿大老化项目

1.6.1　项目概述

加拿大老化项目（Canadian Longitudinal Study on Aging，CLSA）是一个大型的、国家层面的纵向研究，该项目是由加拿大卫生研究院提出的一个战略研究计划，并获得了加拿大政府和加拿大创新基金会的资助。该研究的主要目的是找到延长寿命和提高生活质量的方法，并探究健康成功老化的机制。截至目前，该项目的研究成果已经在疾病预防及卫生服务质量改善、探究多种因素对人类老化的影响、政府社会保障政策制定、临床治疗以及教育系统研究者培养等方面投入实际应用。

1.6.2　项目目标

（1）总目标：加拿大纵向老龄研究项目是一个大型的，全国性的长期的研究，是目前加拿大最全面的大型研究项目。其目标主要是描画人类发展和老龄化的轨迹，确定影响健康的因素并探究潜在的干预着力点，从而达到提升人口健康水平，优化老化进程的目的。CLSA的研究团队包括来自生物学、遗传学、临床研究、社会科学、经济学、心理学、营养学、健康服务、统计学、流行病学和人口健康方向的加拿大专家。CLSA计划以其庞大的样本，多学科交叉和长期追踪的特点，打造加拿大领先、世界关注的研究项目。该项目创新性地为学者们提供了全面深入了解健康影响因素和研究之间复杂交互作用的机会，以更深入的视角了解老化过程，并且同时关注其相关的疾病以及残疾和社会心理功能过程。

（2）具体目标：通过对一系列生理心理指标的不断追踪，CLSA可以对正常老化和病理老化的各种轨迹进行描画，其优势就在于大大增加了对主效应和交互作用的检测力度，以下几个问题都可以在研究中被回答：

1）在时间推移和老化的过程中，生物、生理、心理和社会功能发生变化的决定性因素是什么？

2）基因和外界环境对老化过程究竟产生了多大的影响作用？

3）究竟是什么因素导致了某些老年人的成功老化？我们如何去鉴别这些因素？

4）在中年和老年阶段，认知功能（记忆、执行功能和心理加工速度）的下降与社会参与的关系是怎样的？

5）个体移动性上的改变是如何影响身体健康指标的？例如跌倒、残疾等和其他生理指标之间的关系以及具体的调节作用。

6）是否存在还未识别的中年时期的认知模式是可以预测晚年期间AD发病率的？

7）工作和家庭之间的转换会如何影响个体的社会网络和社会支持水平，他们又是怎样对个体的整体健康水平产生影响的？

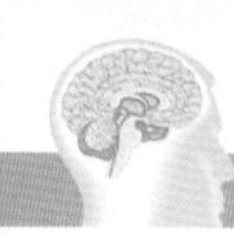

1.6.3　项目实施方案

项目计划在加拿大全国45~85岁的中老年人群中纳入了约50 000名被试。在2009年以前，研究者通过电话访问的方式纳入了20 000名左右的被试，这些被试被归为tracking组。2010年3月起，研究者采取先入户访谈再预约被试到数据采集站进行进一步的身体测查的方法又收集到30 000名左右被试，这些被试被归为comprehensive组。

该研究采用了纵向追踪的实验设计，拟对入组的50 000名被试进行为期20年的追踪调查。追踪期间不仅要对个体的生化指标、身体功能、心理功能以及社会功能四个方面的关键指标进行有规律的回访，还会参考学科的最新发展，有针对性地修订测试项目，所有的修订细节都会在官网上定期进行公示。

具体来看，研究收集的生化指标有被试的血样，包括被试的血清、四种血浆、全血、白膜、保存细胞和纯化外周血单个核细胞9个指标。被试的生理健康指标则包括一系列指标评价被试在各种疾病上的情况以及整体的健康水平的指标，包含了损伤、脑慢性疾病、脑循环、骨骼、肌肉、呼吸、内分泌 / 代谢系统、口腔卫生、睡眠、疼痛、视力、听力、身体障碍、日常生活和参与、活动障碍、残疾、健康老龄化以及幸福感的指标。在心理功能测试方面，研究收集了认知（记忆、执行功能、心理加工速度）、心境、精神病理学状态以及个人特质（开放性、尽责性、外向性、宜人性和神经质性）四个方面的数据。在社会功能评测部分研究者则收集了社交网络（包括线上的社交网络）、社会支持、社会参与、正式和非正式的照料，工作到退休之间的过渡，社会不平等和财富，重要的位置迁移（交通、移动、移民等状态）等方面的数据。

在基线测试中，tracking组的被试只接受了电话访谈，comprehensive组的被试则接受了一次入户面对面访问和一次数据采集点的身体检查。随访阶段，tracking组被试依然进行电话访问，comprehensive组的被试则接受了一次入户面对面访问和一次数据采集点的身体检查。两组被试的访问内容基本一致，在追访的过程中两组被试的考察项目也几乎一致。

1.6.4　项目评价

2009年以来，加拿大研究者们通过收集到的大量数据深入的探究了老化过程中人类生理功能和认知水平的变化轨迹。最新的研究显示，个体移动能力是老人能够成功老化的一项重要的指标，肺功能在老年个体维持生理健康中的重要作用。总而言之，该研究计划帮助人类更加深入地理解了老化的机制，对于老年人延长寿命和提高生活质量，减缓整个社会的负担都具有非常重要的意义。

2　欧洲的脑健康研究

2.1　欧洲脑计划

2.1.1　项目概述

欧盟倡议的人类大脑计划（The Human Brain Project，HBP）是一个为期十年，基于百亿亿次级超级计算机的大型科学研究项目，其目标是建立一个基于信息与通信技术的科学研

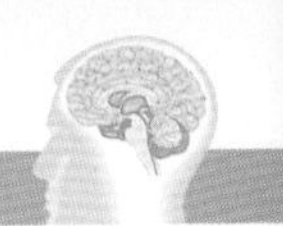

究协作平台，以促进整个欧洲的研究人员在神经科学、计算和医学领域中的探索与发展。因此，HBP 是一项具备前所未有的跨学科视野的工程，它聚集了数学家、物理学家、工程师、计算机科学家、实验和理论神经科学家、临床神经科学家、神经病理学家、哲学家，以及伦理学家。该项目始于 2013 年 10 月 1 日，是欧盟委员会未来与新兴技术的标志项目。

2.1.2　项目基础与目标

HBP 项目计划在不同的空间和时间尺度上把大脑作为一个从基因一直到认知和行为的多层次综合系统加以研究（即从分子到更高级的认知网络，从毫秒到几年）。为了实现这一目标，HBP 邀请来自不同学科包括神经科学、哲学和计算机科学等领域的科学家共同协作，利用实验数据的循环来建模和模拟。此循环是指用经验性结果来发展理论，然后建立模型和模拟，再用预测结果反过来验证经验性结果。

当今的神经认知学已经积累了海量实验数据，大量原创研究带来了层出不穷的新发现。HBP 的首要任务是采集和描述筛选过的、有价值的战略数据，而不是进行漫无目的的搜寻。如果缺乏统一、可靠的理论基础，研究者很难解决神经科学在数据和研究方面碎片化的问题。因此，HBP 包含一个专注于研究数学原理和模型的理论研究协调机构，这些模型用来解释大脑不同组织层级与它们在实现信息获取、信息描述和信息储存功能之间的内在关系。作为这个协调机构的一部分，HBP 建立了一个开放的“欧洲理论神经科学研究机构”（European Institute for Theoretical Neuroscience），以吸引更多项目外的优秀科学家参与其中，并充当创新性研究的孵化器。而 HBP 的第三个目标是建立一个汇集多个 ICT 平台的统一技术系统，其具备充分的技术潜力来应对一种全新的基于 ICT 的人脑研究任务。其计划组建六大平台，神经信息系统、人脑模拟系统、医疗信息系统、高性能计算系统、神经形态计算系统和神经机器人学系统。HBP 的第四个主要目标是可以成功的体现出为神经认知学基础研究、临床科研和技术开发带来的各种实用价值。本项目中的“人脑模拟系统”和“神经机器人系统”会对负责具体行为的神经回路进行详尽解释，研究者可利用它们来实施具体应用，例如模拟基因缺陷的影响、分析大脑不同层级组织细胞减少的后果，建立药物效果评价模型，并最终得到一个可以将人类与动物从本质上区分开来的人脑模型。这些模型将使我们对大脑的认识发生质的变化，并且可以立即应用于具体的医疗和技术开发领域。研究者还可以充分使用医疗信息系统、神经形态计算系统和人脑模拟系统来发现各种疾病演变过程中的生物签名，并对这些过程进行深入分析和模拟，最终得出新的疾病预防和治疗方案。研究者可以利用 HBP 的高性能计算系统、神经形态计算系统和神经机器人平台来开发新兴的计算技术和应用。高性能计算平台将会为他们配备超级计算资源，以及集成了多种神经形态学工具的混合技术。借助神经形态计算系统和神经机器人平台，研究者打造出极具市场应用潜力的软件原型。这些原型包括家庭机器人，制造机器人和服务机器人，它们虽然看起来不显眼，但却具备强大的技术能力，包括数据挖掘、机动控制、视频处理和成像以及信息通信等。

2.1.3　项目研究内容

该项目分为 12 个子项目，其中 6 个开发基于 ICT 的平台，它由硬件、软件、数据库和编程接口组成，这些工具可通过 HBP 合作向全世界的研究人员提供；3 个子项目负责收集经验神经系统科学的数据，并建立理论基础；1 个负责伦理和社会；剩下 1 个子项目主要负责协调；其中，4 个子项目特别关注不同层级的神经科学：小鼠脑组织、人脑组织、系统和认知神经科学以及理论神经科学。

（1）神经科学子项目

1）鼠大脑组织：鼠仍然是模拟人类大脑功能的首要模型，因为它可以直接研究遗传、分子和细胞生物过程，包括活体动物中的神经元和神经胶质细胞的生理和认知过程，以及人类疾病的遗传模型。小鼠脑研究将产生一个有史以来最完整的脊椎动物的脑多层次图谱，这个图谱涵盖了所有水平的生物组织，包括脉管系统图、基于基因表达的不同细胞类型、远程轴突投影、突触蛋白和与特定行为相关的全脑激活图。这些数据和模拟与神经信息学工具的发展高度相关。在接下来的几年中，研究人员将进一步超越特定领域的数据集，整合不同的数据集，引入疾病和药理学相关的方法和遗传学，这有助于新药的开发并且满足因脑疾病日益增加而导致的医疗和社会需求。

2）人类脑组织：第二个子项目提供神经科学概念、知识、数据集和工具，以更好地了解人类大脑的多层次和多尺度组织。将人脑功能和结构分离，并找到其主体间变异性和遗传因素代表性，这将有助于 HBP 的多模式人脑图谱的建构。与第一个子项目进行合作，研究人员可能使用小鼠基因、转录物、蛋白质和神经元形态等数据的转换版本来研究人类大脑与其他物种的差异，以填补我们对人类大脑结构组织知识的空白。研究还与理论相连接，在系统和认知水平上提供自上而下建模的数据。考虑到人类大脑的庞大和复杂，这项研究需要应用大数据的分析。

3）系统和认知神经科学：三个子项目建立了研究行为和认知过程与大脑状态之间关系的实验、方法和模拟。例如通过计算模型和机器人系统测试情景记忆如何在老年和痴呆中衰退的；探索不同的多尺度现象是如何发生的波缩放实验和模拟；对小鼠和人类的意识机制进行实验和计算探索。

4）理论神经科学：第四个子项目旨在依靠前三个子项目的数据发展从细胞层次到网络层次的大脑模型。例如，计划使用群体模型达到小鼠的全脑模型。将构建其他大型的模型，包括大脑的不同信号模型、具有树突的简化模型、不同脑区的通用（单隔室）模型以及突触可塑性和记忆的算法模型。这些将能够探究学习、记忆、注意和目标导向的行为的机制，并确定功能从结构中开始出现的方式。除此之外，该项目还将研究大脑功能的基本方面，例如自发活动、运动控制、感觉运动协调和空间导航的起源。

（2）进一步的子项目和合作设计项目：为了支持这四个子项目的活动，以及更广泛领域的研究，HBP 具有新的欧洲科学研究基础设施，最初包含 6 个研究平台：神经信息学、脑模拟、高性能分析和超级计算、医学信息学、神经形态计算和神经生物学，通过“协作”（COLLAB）接口连接。这些平台的灵感来源于神经科学研究者的共同设计。

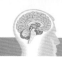

2.1.4　项目现状及展望

欧盟人脑计划分为三个重要阶段，分别是 2013 年 10 月至 2016 年 3 月的“快速启动”阶段，2016 年 4 月至 2018 年 8 月的“运作阶段”，以及最后 3 年的“稳定阶段”。在已经结束的快速启动期内，人脑计划如期完成了 6 个信息与通信技术研究平台的搭建工作，使各国科学家能够对大脑研究数据进行共享、编译和模拟。此外，参与计划的欧洲科学家还在这一

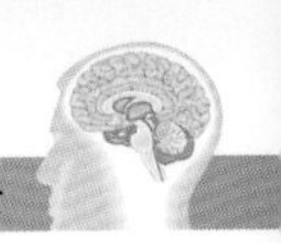

阶段取得了多项成果，包括鼠脑感官知觉和运动指令皮层微电路的数字化；在法国巴黎成立欧洲理论神经科学研究所；建成基于网络的人脑计划合作实验室；神经形态计算系统研究取得新进展等。

人脑计划启动以来，其管理模式一度遭到众多欧洲脑研究学者的强烈抵制，这些科学家在公开信中威胁，将拒绝参与二期运作阶段的合作项目。经过多次协商，欧盟人脑计划的管理机构进行了大幅改革，新引入"利益相关方委员会""科学与基础委员会""理事会"等三个管理机构，以化解此前的信任危机，重塑各界对计划的信心，从管理体系方面为计划进入运作阶段做好准备。

在未来发展中，欧洲脑科学家希望在2024年计划最终阶段，设计出能够模拟人脑运作原理的超级计算机。如能取得进展，欧盟将在未来有能力决定计算机技术的发展方向，从而在信息技术和相关领域赢得强大的竞争优势。此外，欧盟人脑计划通过整合数据和模拟，有望加速对人脑结构和功能的全面理解，有助于更好的研究大脑疾病和创新治疗方案，提高欧洲制药产业在全球脑部疾病新药领域的优势。

2.2 欧洲退行性疾病计划

2.2.1 项目意义

欧洲的老年人群正在迅速增加，目前有16%的人群超过65岁，并且这个比例将会在2030年增加到25%。神经退行性疾病日益损害人们的健康，特别是目前无法治愈的阿尔茨海默病和帕金森病，并且其发病与老化有着强烈的关联。在这些老年人中，有超过七百万人患有阿尔茨海默病和相关的痴呆，并且这个数量预期每20年会增加1倍。在欧洲，每年照顾这些病人的花费高达1300亿欧元，已经成为欧洲社会主要的医疗和社会挑战。在这些疾病中，阿尔茨海默病管理的花费十分高昂。因为它的发病不易察觉，病人不断丧失生活能力和承受长时间的病程，在平均2~10年的病程中，给社会和照顾者带来沉重的负担。目前医学界已经有了大量关于血管疾病的研究，并且已经得到了显著的成果。但是对神经退行性疾病研究的资助却非常有限，现在对这些疾病的治疗手段和药物的开发都极为不足。

2.2.2 项目目标

欧洲退行性疾病计划（Joint Programme Neurodegenerative Disease，JPND）主要的目标是发现神经退行性疾病的发病原因、发展治疗手段、找到照顾这些病人的合适方式并最终可以找到治疗疾病和早期诊断的方法。JPND关注的神经退行性疾病有：阿尔茨海默病和其他类型痴呆、帕金森病、朊病毒病、运动神经元病、亨廷顿症、脊髓小脑性共济失调和脊髓肌肉萎缩。

JPND的目标是联合各国的研究者、已有的研究证据和各国的资助机构，通过分享研究工具、研究技术和各国研究者的各种资源，更有效地解决老年人群中神经退行性疾病的关键问题、发现疾病原因、发展治疗手段并找到照顾神经退行性患者的合适方法。JPND首要的目标是协调各国的研究，鼓励各国发展研究神经退行性疾病的策略，与其他组织合作更全面地开发JPND的前景。

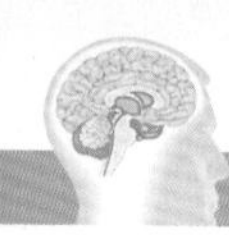

2.2.3　项目研究内容

现在神经退行性疾病的起因、风险因素、恢复因素和致病因素都不是非常清楚。JPND项目拟优先解决的科研问题包括神经退行性疾病高风险的遗传、表观遗传、环境和社会因素，并识别出风险人群。确定风险因素对疾病影响的程度，并查明这些因素是否可以延迟和预防疾病。其具体内容包括用目前的外显子组和全基因组测序技术研究神经退行性疾病可能的遗传变异；绘制健康人和神经退行性疾病患者大脑的转录组、蛋白组和表观基因组区域性和时间变化的图谱，从而对表型变异做出解释，并查明神经退行性疾病的性别作用，以及不同发病年龄的原因和影响。此项目将并建立一个以欧洲人群为基础的纵向研究样本，将临床和生活方式相关联的表型与神经退行性疾病关联的行为和生物上的测量相结合。这项研究可以使用已有的研究队列，包括中年或较早识别有风险因素的人群，进行预防研究。

此项目还将致力于疾病机制和模型的探索，例如发展新的与神经退行性疾病相关的动物模型，并用来解释疾病进展，并发症和老化中的影响因素。研究遗传背景，代际和其他因素对表型的影响；基于细胞的疾病模型，用新的方法建立疾病特异的细胞系，比现有方法更准确地模拟疾病。使用胚胎技术、诱导干细胞技术和分化转移技术等，达到明确疾病的诊断标准，发现退行性疾病的有效治疗、预防与干预方法，发展健康照顾和社会照顾的目标。

2.3　英国生物银行

2.3.1　项目概述

英国生物银行是一项计划用时30年完成的大科学研究，是英国迄今规模最大的健康研究项目之一。该项目1999年由英国医学研究理事会（Medical Research Council，MRC）以及英国维尔康信托基金会（Wellcome Trust）共同提出。项目在2006—2010年之间招募40~69岁的受试者共计500 000人，大规模收集其生物学指标（包含血样、尿液、唾液等）和个人信息（生活方式、药物使用等），跟踪记录他们的健康资料。该项目的目标是提高对一些严重威胁人类健康的疾病包括癌症、心脏病、脑卒中、糖尿病、关节炎、骨质疏松、眼病、抑郁及痴呆的预防、诊断及治疗。

2.3.2　项目目标

多年来，科学家们已经知道人们发展不同疾病的风险是由于不同因素的复杂相互作用，如：生活方式和环境、个人的易感性（基因）和偶然性（运气）。尽管已经意识到这个问题，不同环境下不同因素对不同疾病风险的综合影响尚不清楚。迄今为止，人群通常被少数病例所代表，对潜在危险因素不完全或不充分的测量，对混杂因素不完全或不充分的测量，和（或）用回顾性病例对照设计，其中疾病本身可能影响风险因素水平（即“反向因果关系”）。因此，为定量评估各种慢性疾病的主要原因，项目拟在一定范围内建立基于大量血样的前瞻性流行病学研究，并对疾病的发病率和死亡率进行长期和详细的随访。

英国生物银行选择年龄在40~69岁之间的受试者是因为他们处在未来几十年内很可能

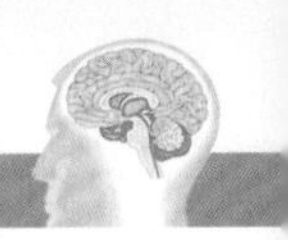

发展出各种各样的重要疾病（包括癌症、心脏病、卒中、糖尿病、痴呆）的危险之中。因此，该项目将通过常规医疗和其他与健康相关的记录对参与者进行长时间的随访以识别比较大量的个体。由于英国生物银行涉及广泛的基线问卷和健康检查，以及储存的血液和尿液样本，他们可以进行许多不同类型的检测（如遗传、蛋白质组学、代谢组学、生化和血液学）。这是一个使用独特、丰富的资源来研究为什么某些人发展特殊疾病的项目。这将有助于研究人员更好地了解疾病的原因，并找到新的方法来预防和治疗许多不同的疾病。

2.3.3　项目实施方案

（1）志愿者招募：项目拟在英国全族群中老年人招募年龄范围在 40~69 岁的 500 000 人。主要通过两个阶段的预实验和正式招募达成。

1）样本抽取方式：

第一阶段预实验（2005 年 1 月 ~3 月）：第一阶段预实验在六个区域联盟中分别进行，共招募了 300 名受试者，旨在对采集的参数进行调整，评估访视的时长以及收集被试者的反馈；

第二阶段预实验（2006 年 3 月 ~2006 年 6 月）：该项目在 2005 年 1 月 ~2006 年 3 月间在位于曼彻斯特南部的奥特林厄姆招募 4000 名受试者进行第二阶段预实验，以检测招募者的应答率，评估流程的操作性，测试样本的采集及保存流程，完成正式招募前的准备工作；

正式招募（2007 年 4 月 ~2010 年 6 月）：在 2006—2010 年间，项目通过电子邮件向医保部门登记在案的所有 40~69 岁人群中，距离任意一家评估中心 10 英里范围内的人发送邀请，共募集到 503 325 名志愿者（应答率为 5.47%）。

2）具体选取流程如图 4–3。

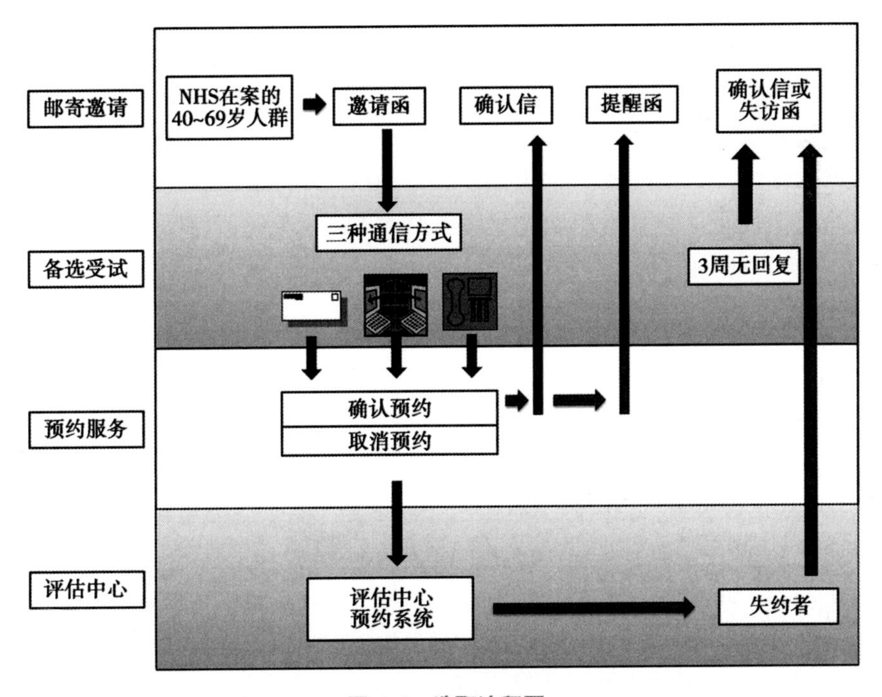

图 4–3　选取流程图

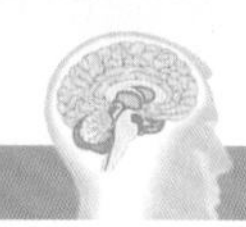

（2）采集指标：方案采用纵向追踪设计，拟对500 000名年龄40~69岁的被试进行为期30年的追踪调查。期间对被试的生化指标、身体功能及社会人口学指标、认知功能等进行采集，样本集中保存及管理，数据开放供研究者使用。其生化指标主要收集了被试的血样和尿样。血样部分收集了被试的血浆、血清、红细胞、外周血淋巴细胞四类，尿液部分主要进行尿常规及肠道微生物组的检测。该项目还收集了一系列与疾病及健康状况相关性及可靠度极高的指标，其中包含了：血压、心率、体重、身高、腰围、臀围、生物阻抗、握力、呼吸功能测试、骨密度。社会人口学指标及认知功能共分为以下几个方面：社会人口学指标及职业、生活方式、既往史、心理健康情况、认知功能、家族史、用药史和一般情况。该项目拟从500 000名受试者中募集100 000名志愿者进行影像学指标的检测，其中包含了：脑部磁共振、心脏及躯干磁共振、颈动脉超声和骨密度检测。

（3）随访概述：英国生物样本库资源的价值不仅体现在拥有庞大的基线数据及标本，同时还在于通过受试者的医疗记录对受试者的身体状况进行详细的追踪随访。其中随访途径包含：死亡及癌症的上报系统、医院的医疗记录、基础医疗记录、受试者的主动上报（通过邮件及门诊随访）等。受试者在参与计划之初就被提醒有权在任何时间退出项目，无需提供理由及缴纳费用。自此，他们无法再次加入实验，并且他们的数据将不再被研究者所使用。

（4）数据处理及使用：英国生物银行将确保所有采集的标本都在指定的中心进行分析，除非有充足的理由否则任何实验室都无权对标本进行检测，这样可以保证数据的质控、样本利用率的最大化以及数据的及时发布。生物样本库中的数据共分为三类，即：被保护的数据（包含数据库中最重要的一部分数据，例如受试者的健康信息，医疗记录，这些数据的使用权将受到严格的控制）、被管理的数据（出于伦理及科研要求的考虑，为保障用户的权益，使用这些数据需要严格管理）、被开放的数据（生物库中可供自由使用的研究数据及其他资源）。

被保护的数据将仅供那些通过了伦理及科学验证的试验，并必须得到伦理委员会、政府理事会及参与者的同意。可使用被保护数据的研究，将按照营利及非营利目的被收取一定的费用。为鼓励研究者对数据进行研究分析，英国生物样本库支持所有进行有益的试验的研究者提出申请，包括：学术类、慈善类、公共卫生及商业组织。研究者仅需在网上就相关领域的数据提出申请，数据库将自动将数据进行传送，强大的安保系统将保证被试者的信息及样品不被泄露。而研究者需要将自己的研究进行上传，以确保其他研究者可在此基础上进行进一步研究。

2.3.4　项目评价

该项目因其较大的范围和独特的潜力而受到普遍赞誉。一个科学评论小组得出结论：“英国生物银行是有潜力的，因为在其他地方目前不足以支持如此大范围的研究”。医学研究理事会的首席执行官Colin Blakemore预言它将“为科学家提供非凡的信息”和“留给后代的一种独特的资源”。

然而，也存在一些质疑。英国基因监察机构，一个声称促进遗传信息规范使用的团体声称，该方案的复杂性可能导致“基因和疾病之间的虚假联系”，并表示担心患者的遗传信息可能用于商业目的。招募参与者的方法在项目之初也引起过争议，英国生物银行组织者根据NHS提供的姓名、地址和出生日期向参加者发送邀请函。虽然符合英国数据保护法，但

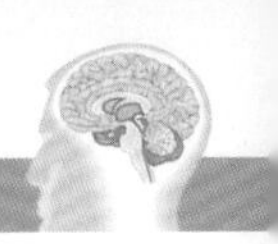

一些人反对 NHS 未经同意将这些数据传递给第三方,同时也担心在这样一个大型项目中的数据安全。

2.4　欧洲老年痴呆计划

2.4.1　德国

德国目前还没有一项关于痴呆的全国计划,但关于痴呆的议题已被提交由多部门(卫生部、工会等)讨论,德国的阿尔茨海默病协会也在为全国计划的开展做出努力。此处主要介绍两个州的痴呆计划。

(1)巴伐利亚州的痴呆计划:巴伐利亚州的痴呆计划公布于 2013 年,由巴伐利亚州政府支持,包含五项主要目标:引起社会对痴呆的广泛关注、保障痴呆患者在疾病不同阶段的尊严与自我决策能力、提高痴呆患者及其照料者的生活条件与质量、提高痴呆患者及其照料者参与社会活动的机会和提供适当程度满足个人需求的支持与帮助。而这五项主要目标具体体现在包括公共教育和公共关系,早期预防与及早诊断,培训与教育,家庭照护和减轻非正规照料者的负担,医院和老年康复中心的住院治疗,养老院的住院治疗,临终关怀,网络与城市格局,基础卫生服务研究,法律支持这十个领域。

(2)萨尔州的痴呆计划:萨尔州继巴伐利亚州之后成为第二个开展痴呆计划的州,其主题包括关注痴呆症,支持痴呆患者及其照料者,增加照料途径,加强对痴呆的研究。其痴呆计划的建立被视为推行德国国家痴呆计划的第一步,预示着德国计划的有力开展。

2.4.2　丹麦

(1)国家行动计划启动:2010 年,一项投资四百万欧元为期四年的痴呆行动计划在丹麦正式启动。这项"国家痴呆行动计划(National Handlingsplan for Demensindsatsen)"共制定了十四条建议,前三条都围绕在全国各地区痴呆的及早诊断和诊断质量上。另外,此计划还建议全国各地区遵循统一的痴呆诊断指南(由丹麦卫生部制定)。同时,加强医院、全科诊所和当地政府之间的交流也是计划关注的重点,其目的在于避免痴呆患者诊疗地点迁移导致的信息丢失。但由于经费紧张,此项措施未被有效开展。

此外,还有八条建议关注了痴呆患者的照护以及他们的照料者。现有关于提高痴呆患者生活质量的各项措施多来源于政府拨款的临时项目,因此这些举措无法得到长期维持。国家计划同时建议建立一种可以分享痴呆照护经验的途径。计划制定的十四条建议中还有一条关注了痴呆患者照料人员的教育问题。计划建议开展在职培训培养合格人才,此项举措由当地政府及相关部门负责。最后一条建议是关于开展全国宣传活动,宣传痴呆的防治及照护相关知识。

综上,国家痴呆计划与其他欧洲痴呆计划相同关注于:及早诊断,痴呆病人的权益,完整的"照护链",减少非专业照护者,平衡对辅助系统的看法,消除偏见。

(2)新国家计划的启动:2016 年 9 月 26 日,新的丹麦痴呆行动计划正式启动。此计划将持续到 2020 年,共投入六千三百万欧元。计划的主要目标包括将丹麦建设为痴呆友好型国家,以确保痴呆患者及其照料者能过上安全、有尊严的生活;开展以病患为中心的治疗与护理系统,以个人价值和需求为基础,关注痴呆的早期防治;为痴呆患者的家属及照料

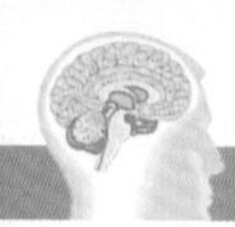

者提供帮助并鼓励他们积极参与。其中，最主要的目标是让每个与之相关的人的日常生活能够有所不同，其中特别强调了建设更多照护设施，加强痴呆的诊断，减少抗精神病药物的使用。

2.4.3 意大利

意大利首个国家痴呆计划在2014年10月正式通过。此计划由卫生部、地方政府、国家卫生所和三个主要的国家照护联盟合作，直接由当地政府执行并接受国家的监督。此计划有四个主要的目标，是通过公共卫生和社会途径提高政策执行力，建立加强基于多种途径的服务网络，实施高适宜度、高质量的照护政策，大力提高痴呆患者及其家人的生活质量，反对偏见。

3 亚洲的脑健康计划

3.1 日本老化研究项目

3.1.1 项目概述

久山町研究（Hisayama Study）是日本老化研究最有代表性的一项。它起始于1961年，是针对日本久山町地区社区的追踪研究。其最初目的是描述社区的健康状况以及疾病情况。久山町相比日本其他地区，其男女比例和人口年龄结构与日本全国平均水平一致，但在抵制工业化、保护传统农业和维持人口数量上的成效是独一无二的。研究之初，日本民众对日本医疗行业的信心普遍不足。10年前，CT扫描被常规性地用于诊断脑血管疾病。因此，对脑血管疾病的精确诊断的研究是一项很重要的工作。

3.1.2 项目实施方案

研究纳入40岁以上的被试数据9800余例，尸检1800余例。研究调查的内容包括认知功能测查、痴呆及其亚型（血管性痴呆和阿尔茨海默病等）、MCI、日常生活能力（ADLs）、人口统计学（教育、年龄和性别等）、生活方式（体育活动、抽烟和喝酒等）、心血管危险因素（血糖、血压、心电图以及胆固醇等）等。

追踪研究采用日常监控系统、定期健康检查、信件或者电话访谈。从1961年起，每隔1至2年就会进行全社区的健康状况和神经病调查。从1985年起，每隔6或7年就会进行全面的认知障碍测查。

3.1.3 项目成果

项目的研究内容主要针对老年人群的脑部疾病及其相关影响因素的探查，其成果举例如下：

（1）体育活动与患痴呆的关系：研究调查803名65岁以上的无痴呆社区人群，追踪17年之后，发现有体育活动组相比无体育活动，有更低的痴呆可能。在控制了其他因素之后，体育活动和痴呆之间仍然有很显著的相关。这启示我们长期的运动对痴呆风险降低有很大的好处。

（2）糖尿病与痴呆的关系：研究调查 1017 名 60 岁以上的社区老年人，并追踪了 15 年的 75g 口服葡萄糖耐受测验。在控制年龄和性别的影响后，结果发现相比于正常葡萄糖耐受者，糖尿病患者和阿尔茨海默病以及血管性痴呆有着更高的相关。除此之外，2 小时血糖水平（而非空腹血糖水平）对患全因痴呆、阿尔茨海默病以及血管性痴呆有着更高的风险。研究发现了糖尿病对各类痴呆患病率的风险影响，为今后的痴呆治疗以及干预提供了一定的指导意义。

（3）日本老年人群的痴呆的发生率和风险因素：与西方国家不同的是，日本的血管性痴呆比阿尔茨海默病的发病率更高。本研究针对 65 岁以上的老年人进行了调查，结果发现男性血管性痴呆的患病率下降，而阿尔茨海默病在 7 年时间内没有变化（1985—1992），血管性痴呆的减少可能得益于对高血压干预管理。控制年龄后，结果发现痴呆的总发病率大概为 2%，男性更容易出现血管性痴呆，而女性更容易出现阿尔茨海默病。研究还发现血管性痴呆的风险因子有年龄、高血压、先前的卒中和酒精摄入，而阿尔茨海默病的风险因子只有年龄。虽然研究没有发现血管因素与阿尔茨海默病之间的关系，而前人研究却发现了这一可能，这需要未来研究更多地去探究。

4　澳大利亚的脑健康研究

4.1　悉尼老化研究项目

4.1.1　项目概述

悉尼记忆与老化研究（the Sydney Memory and Ageing Study，Sydney MAS）于 2005 年开始研究轻度认知功能障碍（MCI）和相关综合征的临床特征和患病率。此项目是澳大利亚最大的纵向研究之一，学者们已经用此研究数据发表 110 多篇论文，并且在国际上与其他国家有很多的合作。

4.1.2　项目实施方案

在作为基线的 2005—2007 年中，从 8914 个人的选民名册上通过随机选择方式选取悉尼两个地区的 1037 名 70~90 岁的非痴呆个体。截至 2016，其中 250 名老年已经去世，另外有 224 人由于身体等原因无法继续学习，而项目仍然有 563 名有价值的数据以及有他们 479 名家属的参与。

2005—2007 年，1037 名参与者接受详细的神经心理学评估和一些其他调查，943 人接受了抽血，其中 544 名接受 MRI 结构扫描，500 人还参加了代谢和炎症标记物的降低和平衡研究。其中有 970 人参加了 2006—2008 年的电话采访，采访内容主要包括健康、记忆、生活方式的调查，还有简短的记忆训练和医疗健康检查。随后的 10 年间，对这些老年人进行了 5 次的追踪回访（表 4–4）。

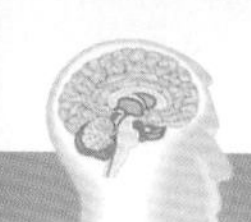

表 4-4 Sydney MAS 数据收集情况

轮次	时间	项目及人数	检查项目及人数
第一轮	2005 年 9 月—2007 年 12 月	基线测评 n=1037	血检 n=943 MRI n=544 跌倒研究 n=500
	2006 年 10 月—2008 年 12 月	第一年电话采访 n=970	
第二轮	2007 年 10 月—2009 年 12 月	第二年测评 n=889	血检 n=722 MRI n=425 跌倒研究 n=531
	2008 年 10 月—2010 年 12 月	第三年电话采访 n=839	
第三轮	2009 年 10 月—2011 年 12 月	第四年测评 n=792	跌倒研究 n=722
	2010 年 10 月—2012 年 12 月	第五年电话采访 n=751	
第四轮	2011 年 10 月—2014 年 3 月	第六年测评 n=708	血检 n=533 MRI n=265 跌倒研究 n=312
	2012 年 10 月—2014 年 12 月	第七年电话采访 n=642	
第五轮	2013 年 10 月—2016 年 3 月	第八年测评 n=570	
	2014 年 11 月—至今	第九年电话采访 n=364（持续增加）	
第六轮	2016 年 3 月—至今	第十年测评 n=72（持续增加）	

神经心理测验包括国家成人阅读测验、简易精神状态量表、逻辑记忆测验、听觉词语学习测验、数字符号编码测验、语义流畅性测验、本顿视觉保持测验、受控词汇联想测验、连线测验和波士顿命名测验等。一般心理量表包括拜耳活动日常生活量表（B-ADL）、工具性日常活动量表（IADL）和老年抑郁量表测查等。神经指标收集包括白质结构、灰质结构、脑部功能激活等。其他生理指标包括系统性炎症、载脂蛋白、代谢水平、血清维生素 D 水平、神经递质、APOE 基因型等。

4.1.3 项目成果

该项目从各个方面（运动、神经、脑、日常生活、基因遗传等）考察了老年人痴呆，特别是痴呆前期，轻度认知障碍阶段的特点和风险因素，发现了一些学术上有价值的研究结果，并为老年人现实生活中降低痴呆患病提供了一定的指导[8]。除此之外，研究还关注了老年人脑结构变化与其运动功能之间的关系，也发现了一些有意义的结果，提出了一些现实的建议。在此，选取其部分研究结果做简单介绍，如下：

（1）反应速度下降可以预测痴呆：研究招募了 861 名 70~90 岁的老年人来完成一个电脑上的反应时任务，该任务要求当一个特定颜色出现的时候老人能够尽快去触摸屏幕。研究发现 4 分钟的简单反应时任务在预测其随后四年间日常功能的损伤情况，可以比拟需要 2 个小时来进行测查的神经心理学测验。同时，更慢的反应速度和错误反应能够显著预测痴呆。研究结果提示学界，这可能将是一个简单、高效的认知损伤和痴呆的筛选工具。此

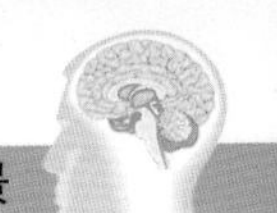

外,这一任务还可以对文盲或者有语言障碍的被试进行痴呆的测量筛选。

（2）健康的生活方式可以降低痴呆风险：项目组认为大脑变化导致的痴呆可能早在20年前就开始了,而人们可以通过简单的生活方式的改变降低患上痴呆的风险。对痴呆有显著影响的生活习惯主要有以下5个方面：①心脏：痴呆的患病概率随着心血管疾病的发生而上升,例如高血压和糖尿病等,因此保护好心脏很重要;②体育锻炼：体育运动可以使我们的血液更好地流向大脑,并刺激细胞生长和增加它们之间的联系,同时运动也会降低认知能力下降和患痴呆的风险;③尝试新鲜事物：用新鲜活动来促使大脑建立新的联结,经常挑战自己,不断学习新鲜事物,有助于大脑重新焕发活力;④健康的习惯：一个健康和均衡的习惯有利于大脑的健康和功能完整;⑤享受社交活动：大部分人都是社会人,希望能够有他人的陪伴,这对我们的大脑有很重要的作用。

（3）大脑损伤影响老年人运动功能：研究系统综述白质损伤与老年人平衡、步伐、机动性和跌倒的关系,通过对Medline数据库中共31份研究报告分析发现,无论是纵向还是横向的研究,更大的白质损伤体积与更差的平衡、更慢的步伐和更低机动性有关。研究综述发现,额叶和侧脑室旁区域与这些行为降低有关,白质损伤在老年人中很平常,是它导致了老年人运动功能的降低。而对于跌倒这一行为来说,只有非常严重的白质损伤才有相关。

（4）轻度认知障碍（MCI）患者相关脑区的萎缩提示未来可能的治疗方向：前人研究发现阿尔茨海默病和轻度认知障碍患者中基底前脑区域和海马区域的灰质体积都有所减少,研究测量了遗忘型轻度认知障碍和非遗忘型轻度认知障碍两个MCI亚型的灰质萎缩情况,结果与前人研究一致的是,在两个MCI亚型都能发现海马和基底前脑区域的灰质萎缩。然而回归模型发现,只有海马萎缩能够显著预测MCI。对于此结果,研究项目组认为有两个可能原因：①之前发现到的基底前脑萎缩是一个虚假结果,这是由于基底前脑与海马相关显著,进而导致与MCI相关显著;②另外一个可能是,基底前脑萎缩是MCI的原因,而海马灰质萎缩可以中介基底前脑萎缩对MCI的影响。此研究发现与前人研究中没有注意到的点,为灰质萎缩和MCI相关的原因提供的可能的两个思路,为后续探究MCI脑基础提供的指导方向。

5　脑健康神经影像开放数据库

脑健康研究中最重要的是神经影像数据的获得,但神经影像的采集,需要借助专业的影像仪器,在专业的实施场所,由专业的人员进行操作,这常常成为限制脑研究规模的一大因素,也导致脑研究往往需要高昂的资金支持。但同时,大样本的神经影像数据对获得高信度和高效度的脑健康研究结果尤为重要。这成为了当下脑研究向前推进的一大阻碍。值得庆幸的是,除了上面介绍的脑健康计划,目前还有越来越多的开放脑影像数据库支持着脑健康的研究。这些国际上知名的大型开放数据库,大多在庞大的资金支持下建立,使得它们具有影像数据志愿者人数众多、影像模态种类多样和影像采样质量可靠等特点（表4-5）。

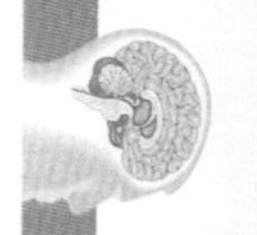

表 4-5 国际知名开放数据库情况表

数据库名称	数据库全称	研究主题	数据类型	数据量	数据库连接
痴呆及老化研究开放数据库					
ADNI	Alzheimer's Disease Neuroimaging Initiative	痴呆；老化；纵向研究	T_1, T_2, DTI, ASL, rs-fMRI	2615	http://adni.loni.usc.edu
Age-ility		老化	T_1, dMRI, rs-fMRI, EEG	131	http://www.nitrc.org/projects/age-ility/
AIBL	Australian Imaging, Biomarkers and Lifestyle	痴呆；老化；纵向研究	T_1, PD, T_2, DWI, FLAIR, SWI	1100	http://www.aibl.csiro.au
NACC	National Alzheimer's Coordinating Center	痴呆；老化；纵向研究	T_1, T_2, DTI, FLAIR		https://www.alz.washington.edu
OASIS cross-sectiona	Open Access Series of Imaging Studies	痴呆；老化；数据可靠性研究	T_1	416	http://www.oasis-brains.org
OASIS longitudinal	Open Access Series of Imaging Studies	痴呆；老化；纵向研究	T_1	150	http://www.oasis-brains.org
MIRIAD	Minimal Interval Resonance Imaging in Alzheimer's Disease	痴呆；纵向研究	T_1	69	https://www.ucl.ac.uk/drc/research/methods/miriad-scan-database
终身发展研究开放数据库					
BRAINS	Brain Images of Normal Subjects	终身发展			http://www.brainsimagebank.ac.uk
CamCAN	Cambridge Centre for Ageing and Neuroscience	终身发展；行为研究	T_1, T_2, DTI, rs-fMRI, task fMRI	653	https://camcan-archive.mrc-cbu.cam.ac.uk/dataaccess/
COBRE	Center for Biomedical Research Excellence	终身发展；精神分裂研究	T_1, rs-fMRI	147	http://cobre.mrn.org

续表

数据库名称	数据库全称	研究主题	数据类型	数据量	数据库连接
DLBS	Dallas Lifespan Brain Study	终身发展；行为研究	T_1, PET	315	http://fcon_1000.projects.nitrc.org/indi/retro/dlbs.html
IXI	Information eXtraction from Images	终身发展研究	T_1, T_2, PD, MRA, DTI	581	http://brain-development.org/ixi-dataset/
SALD	Southwest University Adult Lifespan Dataset	终身发展研究	T_1, rs-fMRI, task fMRI	494	http://fcon_1000.projects.nitrc.org/indi/retro/sald.html
NKIRS	Nathan Kline Institute-Rockland Sample	终身发展；发育；行为研究	T_1, DTI, rs-fMRI	683	http://fcon_1000.projects.nitrc.org/indi/enhanced/
其他研究主题开放数据库					
ABIDE	Autism Brain Imaging Data Exchange	自闭症；发育研究	T_1, rs-fMRI	1112	http://fcon_1000.projects.nitrc.org/indi/abide/
ADHD-200		多动症；发育研究	T_1, rs-fMRI	973	http://fcon_1000.projects.nitrc.org/indi/adhd200/
CMI-HBN	Child Mind Institute Healthy Brain Network	发育研究（5-12）	T_1, T_2, DKI, rs-fMRI, EEG	664	http://fcon_1000.projects.nitrc.org/indi/cmi_healthy_brain_network/
CoRR	Consortium for Reliability and Reproducibility	青年人；数据可靠性研究	T_1, rs-fMRI, some DTI	1629	http://fcon_1000.projects.nitrc.org/indi/CoRR/html/
fBIRN	Function Biomedical Informatics Research Network	精神分裂；数据可靠性研究			http://www.birncommunity.org

续表

数据库名称	数据库全称	研究主题	数据类型	数据量	数据库连接
GSP	Brain Genome Superstruct Project	青年人;数据可靠性研究;行为研究	T_1, rs-fMRI	1570	http://neuroinformatics.harvard.edu/gsp/
HCP	Human Connectome Project	青年人;行为研究	T_1, T_2, rs-fMRI, task fMRI, Q-Ball	1200	http://humanconnectome.org
	Kirby 21	数据可靠性研究	T_1, T_1, DTI, FLAIR, ASL, VASO, rs-fMRI	21	http://www.nitrc.org/projects/multimodal
MPI-LMBB	MPI-Leipzig Mind-Brain-Body	行为研究	T_1, T_2, DWI, rs-fRMI	320	https://openfmri.org/dataset/ds000221/
NCANDA	National Consortium on Alcohol and Neurodevelopment in Adolescence	青少年;酒精;发育;纵向研究	T_1, DTI, rs-fMRI	800	http://ncanda.org
OpenNeuro	Pediatric Imaging, Neurocognition, and Genetics	各个方向	各种模态	2600	https://www.openneuro.org
PING		发育;行为研究	T_1, T_2, DTI, and rs-fMRI	1493	http://pingstudy.ucsd.edu
PNC	Philadelphia Neurodevelopmental Cohort	发育研究	T_1, DTI, ASL, task fMRI	1445	https://www.ncbi.nlm.nih.gov/projects/gap/cgi-bin/study.cgi?study_id=phs000607.v2.p2
PTBP	Pediatric Template of Brain Perfusion	大脑模板建设	T_1, dMRI, rs-fMRI, ASL	210	https://figshare.com/articles/PTBP_Nifti/1190933
SchizConnect		精神分裂研究	T_1, T_2, DTI, rs-fMRI, task fMRI	1392	http://schizconnect.org

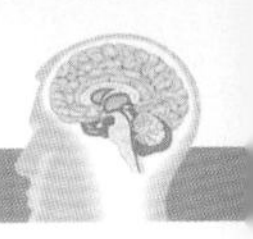

IXI（Information eXtraction from Images）和OASIS（Open Access Series of Imaging Studies）是两个被大众利用的较为广泛的早期开放的结构影像数据库。IXI数据库中有581名20~86岁的健康志愿者的T_1、T_2、STI、PD和MRA影像数据。而OASIS由横向数据和纵向数据两个部分构成，横向部分有416名18~96岁参与者的T_1影像数据，其中有100名志愿者是被诊断为AD的临床患者；纵向部分则包含了来自150名60~96岁志愿者的T_1影像数据，每个人都含有至少两次的纵向追踪数据，其中64名志愿者在基线时即被诊断为具有痴呆的临床病人。这两个数据库，极大促进了研究者对于成年人脑健康发展的研究，得出了许多有意义的结果。ADNI（Alzheimer's Disease Neuroimaging Initiative），也是广为人知的脑健康研究开放数据库，在前文中已有较为详细的介绍，它以AD研究为主题，连续推出了ADNI1、ADNIGO、ADNI2等三个不同研究阶段，目前又在积极开展ADNI3的筹备。FCP（1000 Functional Connectomes Project）项目统领多个子项目，被试来自于儿童、青年和老年等人生发展的各个阶段，研究主题包括脑疾病和脑发育等各个重要方向，该平台涵盖了美国33个州及国际其他研究机构所提供的磁共振数据，以功能磁共振为主要影像类型，致力于向科研工作者免费提供神经影像数据，用于各个研究者对数据和方法的探索。SchizConnect则是一个以精神分裂为主题的开放数据平台，该平台包含有1392名以精神分裂为主要特征的被试，影像数据包含灰质和白质的结构态，静息和任务的功能态等各个模态，在精神分裂神经基础的研究方面，为该领域的研究者提供了一个广阔的平台，促进了脑疾病的深入探索，从非痴呆的其他脑疾病角度，有力地支持了脑健康发展。

值得一提的是，除了积极参与国外各数据开放平台，中国国内也有高价值的影像数据开放平台。中国科学研究院心理所就建设了名为3C-Brain Project的数据分享平台，其中包含以提高脑研究的信度和效度为目标的CoRR（Consortium for Reliability and Reproducibility）部分，以综合的研究方法探索大脑功能为目标的CCS（Connectome Computation System）部分，以中国人大脑的纵向研究数据为对象、研究中国人大脑纵向发展为目标的CCNP（Chinese Color Nest Project）部分。在平台的支持下，中国的人脑研究得到进一步的发展，许多重要结果发表于国际重要期刊。这些开放的脑影像平台，无疑也会为中国脑健康研究的顺利开展提供必要的力量。

6　世界老年脑健康的知名研究机构

随着世界老龄化进程的加速，老年痴呆及认知障碍对国家、社会的影响也日益凸显出来，为了能够更好地迎接老龄化社会的到来以及为老龄人群建立一个更好的社会医疗环境，国际社会和世界各国都展开了针对老化的研究。在这些研究中，国际合作组织、国家部门以及大学研究机构等扮演着积极引领并推动研究进展的角色（表4-6）。

表4-6　国际组织与国家级研究机构

机构	目标	研究内容
美国国立老化研究所	领导老龄化研究、培训、健康信息传播，以及有关衰老和老年群体等项目	1. 老化和健康差异的研究 2. 影像结果以及生物标记相对有效性的研究 3. 全球老龄化的研究

续表

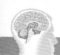

机构	目标	研究内容
美国老年病学会	促进老化研究的生物医学和社会科学发展；增强学科之间的沟通；传播老化研究成果；促进老年医学教育项目	1. 通过扩大老年化研究的数量和增加其基金资源促进多学科和跨学科研究衰老的行为 2. 组织培养老年化的研究人员、从业人员、决策和舆论制造商 3. 促进、支持和倡导老年教育，高等教育和教育和培训
阿尔茨海默欧洲联合团体	提醒人们关注所有类型痴呆疾病，发展欧洲阿尔茨海默病治疗水平	1. 加强欧洲各研究机构间的信息交流 2. 促进对 AD 患者的医疗、看护的项目发展 3. 牵头年度会议，促进组织成员对当前最新研究成果的了解
英国老年学会	通过深化研究，促进对老化和老年相关疾病的认识，并通过研究理论制定可行方案，改善老年人的生活质量	1. 开展“提高老化研究关注度”五年工作计划 2. 融合社会学、人类学、医学、健康学、公共政策学等学科，从不同角度对老化和老年疾病进行研究
澳大利亚健康老化和长寿国际研究中心	支持世界健康卫生领域、老化领域等多领域中的多学科顶尖人才的交流互动，促进全球健康老龄化以及长寿事业的发展	1. 健康老化和长寿的生理机制和影响因素 2. 老化及其相关疾病 3. 老龄人群医护及支持

6.1　国际组织与国家级研究机构

世界卫生组织（World Health Organization，WHO）早在第一次世界人口大会召开时就展开了针对全球老龄化问题的研究项目，包括“精神卫生差距行动规划（简称 mhGAP）”“精神卫生图谱项目”“WHO-AIMS 计划”等；而且通过对其成员国内的调查研究，成功建设了健康卫生数据系统，并且在此基础上在中国、加纳、印度、墨西哥、俄罗斯联邦以及南非等国家或区域展开了 SAGE（Study on global Ageing and adult health）研究计划，在芬兰、波兰以及西班牙等欧洲国家开展了 COURAGE（The Collaborative Research on Ageing in Europe）研究计划。基于各项数据分析的基础，WHO 第一次发布了“全球疾病负担（GBD）”报告后，在 2009 年与国际阿尔茨海默病协会（ADI）合作，发布了“痴呆：一个公共问题”报告，将对全球化的痴呆患病问题提到了一个更高的地位。

阿尔茨海默欧洲联合团体（Alzheimer Europe，AE）是一个为欧洲各个痴呆研究机构创建合作研究平台的非政府组织，它以提醒人们关注各种类型痴呆疾病为重要目标，以提高欧洲阿尔茨海默病治疗水平为重要宗旨。AE 囊括来自 31 个欧洲国家的 36 个阿尔茨海默研究团体，其中约 10 个成员组织每年会举行 4 次会议，讨论当前欧洲阿尔茨海默研究进展。它们的主要工作任务，包括加强欧洲各 AD 研究机构间的信息交流；刺激发展对 AD 患者的医疗、看护项目发展、翻译各种 AD 相关书籍、文献，增强 AD 科普工作；牵头年度会议，促进组织成员对当前最新研究成果的了解。AE 下属各 AD 协会进行着各种痴呆相关的最前沿研究。该组织希望能够在 2014 年让痴呆在欧洲获得更多的关注，得到更高的优先级别；用

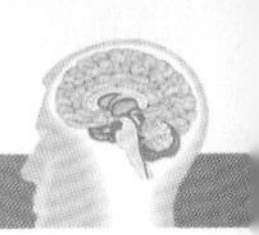

实际研究结论支持痴呆相关的政策措施；进一步规范自身行动于伦理标准内；通过纳入更多的AD研究组织，进一步扩大队伍，以更好地为欧洲AD研究贡献力量。上述的研究组织经费主要由欧盟资助、企业赞助、个人捐助以及协会成员费用等构成。该组织与国际阿尔茨海默协会（Alzheimer's Disease International）、欧洲阿尔茨海默协会（European Alzheimer's Disease Consortium）、欧洲临终关怀组织（European Association for Palliative Care）等均有合作，在国际上尤其是欧洲范围内有较高的影响力。

美国国立卫生研究院（US National Institutes on Health，NIH）是美国国立医学研究机构，主要支持那些与健康卫生相关的、或者研究结果能够转化为有益于健康卫生事业的研究。对于老龄人群，NIH于1974年设立了"美国国立老化研究所（US National Institutes on Ageing，NIA）"，NIA旨在领导老龄化研究、培训、健康信息传播，以及有关衰老和老年群体等项目，后来国会又修改了立法，指定NIA作为联邦政府进行阿尔茨海默病研究的主要机构，其目标在于发现可能有助于健康老龄化的因素，以及理解和解决与老龄化相关的疾病和残疾。为了实现这些目标，NIA的研究项目涵盖了广泛的领域，从随年龄增长带来的基本细胞变化研究，到年龄相关的生物医学、社会及行为方面的探究，其中也包括AD。应美国总统奥巴马的"脑科学研究计划"呼吁，NIH建立了"大脑研究所（the Brain Initiative）"，让研究者们能在这一平台上描绘出大脑的动态图谱，展示个体大脑中神经元以及复杂神经回路在时空上的互动过程。在NIH/NIA的支持下，正在进行以及已经完成的项目或者计划包括"老化和健康差异的研究""影像结果以及生物标记相对有效性的研究""全球老龄化的研究"等。据不完全估计，每年NIA所获得的资金资助能够占到NIH所获得总资助的10%以上，在2012财年，NIA所获得资助预算分别高达11.021亿美元。

澳大利亚健康老化和长寿国际研究中心（International Research Centre for Healthy Ageing and Longevity，IRCHAL）是受到澳大利亚政府管理的非营利性健康卫生促进组织，主要工作在于通过支持世界健康卫生领域、老化领域等多领域中的多学科顶尖人才的交流互动，促进全球健康老龄化以及长寿事业的发展。IRCHAL的研究领域涵盖"健康老化和长寿的生理机制和影响因素""老化及其相关疾病""老龄人群医护及支持"等多个层次。其合作机构包括世界卫生组织等国际组织，澳大利亚国家老化研究所（NARI）、澳大利亚老化研究中心（CAS）等国内研究中心机构，以及美国老化研究联合会、美国老龄化协会等国际老化相关研究机构或中心。面对世界的老龄化浪潮，在WHO以及澳大利亚政府的联合支持下，IRCHAL已经成功举办了三届"健康老龄化和长寿"国际研讨会。目前，在已经进行了八年多的多学科合作研究的基础上，IRCHAL旨在发展为全球"健康老龄化和长寿研究领域"的权威以及引领组织。

6.2 认知老化与老年疾病研究机构

美国杜克大学医学院下属老年行为健康部（Duke University School of Medicine-Geriatric Behavioral Health Division）主要针对老年人精神疾病的诊断和治疗。其主要进行相应的老年精神疾病研究，包括针对情绪紊乱和痴呆的新药临床试验，探究精神疗法在老年抑郁中的角色，通过神经影像发现情绪和认知障碍，宗教信仰在精神健康，情绪紊乱的药物和认知结果。该部门现在正在进行的项目包括"老年情绪与认知神经科学研究""精神、宗教及健康中心""老年流行病学研究"及"老年双极项目研究"等。其研究资金大多来自杜克大学医

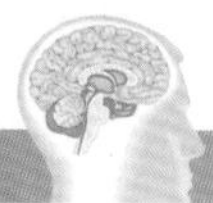
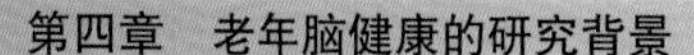

学院，其他还包括 NIH 在相关项目上的资助。该部门在研究中主要与 Bryan 阿尔茨海默病研究中心、杜克老化中心、弗吉尼亚州杜伦大学医院老年心理健康中心等机构或者研究中心进行合作。

犹他州立大学流行病学研究中心（Utah State University–The Center for Epidemiologic Studies）旨在在社区和老年人口基础上，对疾病的发生、起因及防护，进行多学科的综合研究。具体而言，其研究内容包括“对阿尔茨海默病病因和保护的领先的前瞻性研究”“发展资源和方法，进行人口学基础上，在疾病相关基因、生理代谢、环境因素及个体行为间进行交互研究”以及“将研究成果转化为民众能够享受的成果”。目前该中心共有主要研究人员 11 人以及犹他州立大学的在校学生。正在进行中或者已经完成的项目包括“Cache 记忆、健康及老化研究”“Utah 营养和骨健康研究”等。

澳大利亚国立老化研究所（the National Ageing Research Institute，NARI）最早由墨尔本大学和皇家山医院于 1975 年联合设立，在经过数十年的发展后，该机构定位为澳大利亚国内老化研究及老龄群体健康条件改善研究的卓越研究中心。此外，作为一个非营利性组织，该机构在通过竞争性资助、慈善捐助以及合作性资金获得的研究经费的基础上，NARI 在痴呆、锻炼、健康老龄化、公众疾病预防等多个研究领域中展开了一系列临床研究，同时还进行包括音乐认知疗法等心理 – 社会研究。目前该研究机构共有研究人员六十余人（其中研究员 20 余人），正在进行包括“认知衰退的最新可能疗法”“骨关节炎病程的血液检测方法”“女性健康老龄化计划”等多个研究项目（表 4–7）。

表 4–7　认知老化与老年疾病研究机构

机构	目标	研究内容	技术手段	资金
斯坦福老化研究中心	研究老化过程中的记忆损伤，探索 AD 的复杂特征，以及正常老化中的各项指标的变化轨迹	1. 建立交互式语音认知评估系统 2. 胆固醇缓慢代谢减慢 AD 发展进程 3. 维生素、2- 丙基戊酸钠等在 AD 治疗中的作用 4. 正常老化中的纵向记忆研究 5. 开发记忆训练方案	1. 新药研发 2. 评估和康复系统开发	研究资金主要来源于国家老化研究中心及美国退伍军人事务部
美国杜克大学老年行为健康研究部	主要针对痴呆等老年退行性和精神疾病的诊断和治疗	1. 开展社区老年人的 AD 患病风险因素的纵向追踪调查 2. 针对老年精神疾病研究的新药开发 3. 探究精神疗法在老年抑郁中的角色 4. 通过神经影像技术，发现情绪和认知障碍，宗教信仰在精神健康，情绪紊乱的药物和认知结果	1. 纵向社区追踪调查 2. 老年疾病的治疗方案开发 3. 新药研发的临床试验 4. 神经影像学技术	

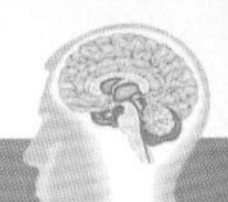
 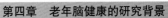

续表

机构	目标	研究内容	技术手段	资金
犹他州立大学"流行病学研究中心"	旨在在社区和老年人口的基础上,对疾病的发生、起因及防护,进行多学科的综合研究	1. AD的病因和保护因素的前瞻性研究 2. 在大样本人群中,综合研究基因、生理代谢、环境因素等对疾病的综合作用 3. 记忆、健康和老化的研究 4. 犹他州骨骼健康和营养学研究 5. 犹他州儿童和家庭健康	1. 流行病学调查 2. 动物实验 3. 综合性数据分析	
普利斯顿大学老化研究实验室	通过开发新型的技术,提高其测量和评估老化特征的准确性,最终达到了解人类老化生理学过程的目的	1. 开发新型的工具和技术来衡量随着年龄的增长而变化的老化特征 2. 定量评估化学治疗及基因转变在老化进程中的作用	1. 实现了一个功能齐全的成像机器人原型进行高通量成像分析 2. 新的额外的高通量表型的测量和图像分析的方法 3. 设计微流控设备测试蠕虫的记忆和神经活动进行测量	
欧盟痴呆前期AD检测规范和诊断标准研究所	发展非痴呆AD患者的筛选标准和临床标准	1. 确立AD的预警指标 2. 收集欧盟的大样本的老年人口数据,确定疾病相关的指标	1. 纵向追踪调查 2. 影像学分析 3. 基因分型	部分资金源自欧洲委员会的"生命科学、基因学及健康的生物学技术"项目支持
阿姆斯特丹老化纵向研究	深入了解老年人群的生理、情绪、认知和社会功能等特征,以及这些特征随年龄变化的发展轨迹	1. 老年人生活的决定因素 2. 老年人生活方式对其身体和认知能力等的影响	1. 纵向追踪调查 2. 大样本的数据分析	资金主要源自教育、文化事务、科技部和卫生、福利、体育部
德国哥德堡大学Epilife中心	旨在探索高龄人群的老化过程及其相应的影响因素	1. 研究70岁及以上老年人的认知及疾病发展情况 2. 研究不同年龄阶段的老年人的认知衰退情况和影响因素	1. 生物标记 2. 基因遗传学 3. 数据管理和统计 4. 传输和通信	

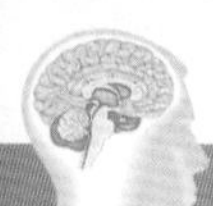
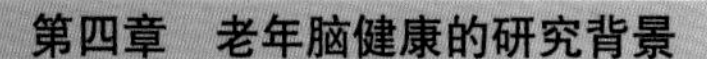

续表

机构	目标	研究内容	技术手段	资金
荷兰马斯特里赫特老化研究	探究人类记忆和其他认知功能退化的原因	1. 记忆和其他认知功能随年龄的变化情况 2. 加速老化的人群特征 3. 正常老化中的认知衰退原因 4. 病理老化的决定性因素	1. 纵向追踪调查 2. 生化分析	
澳大利亚国立老化研究所	研究成为澳大利亚老化和改善老年人生活质量和健康的中心	1. 开展健康老化测试 2. 开发认知老化测试工具 3. 老年人心理健康研究 4. 老年痴呆发病及影响因素分析	1. 纵向追踪调查 2. 测评工具开发	资金主要来源政府及相关基金,少量基础设施来自国家卫生部

6.3 临床医疗及康复机构

美国约翰-霍普金斯大学老化与健康中心(The Johns Hopkins Center on Aging and Health)设立于1998年,以促进那些为解决老龄人群健康问题和健康护理问题寻求方案的学科之间的交流为己任,试图建立一个前沿多学科交流中心,提供最优化的健康方案,并为老化相关研究及研究结果的转化产出提供必须的专业指导和设备需求。其研究核心是通过基于大样本人群和临床试验的研究,寻求疾病病因,考察疾病对老龄人群的影响,确定疾病高危人群的特征,制定筛查和预防的方法等,因此其研究项目囊括从老化的生理机制到有关健康的社会政策制定等多个方面。目前该机构共有研究人员50余人(其中19名教授),开展的研究项目包括"健康老化的生物学基础""生物统计""健康服务研究""听力丧失和老化""Baltimore Experience Corps研究""女性健康和老化"系列研究、"脑健康研究"以及"心血管健康研究"等。

Monash老化研究中心(Monash Ageing Research Centre,MONARC)于1999年成立,是依托于Monash大学的研究机构。其研究宗旨在于通过高水平的临床研究,将研究成果迅速转化应用到提高老化相关疾病(及某些神经疾病)患者医护水平和质量方面。MONARC具有三个部门,"老年医学研究部(AUGM)""老年精神健康研究部(AMHRU)"以及"行动障碍和步法训练临床研究中心(CRCMD&G)",分别开展将医学、神经科学和行为科学各个研究领域的最新研究成果转化为临床实践运用的工作,同时CRCMD&G部门还积极开展有助于帮助老龄人群改善认知状况的方法的研究。MONARC目前各个部门各约有10位讲师以上研究人员(共计有研究人员30余人),主持了包括"对老龄人群的行动辅助""睡眠呼吸暂停研究""敬老院地西泮类药物减少使用""轻度认知障碍患者的锻炼疗法"在内的等数十项研究项目(表4-8)。

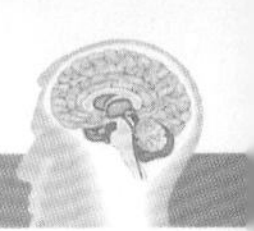

表 4-8 临床医疗与康复机构

机构	目标	研究内容	技术手段	人员	资金
美国约翰-霍普金斯大学老化与健康中心	致力于认知老化领域的转化研究，积极开展延长老年人健康寿命的研究，力图将科学研究转化为健康促进模式，以此为老年人带来实际的利益	1. 基于大样本人群和临床试验的研究，寻求疾病病因 2. 开展提升老年人健康水平的转化研究 3. 针对老年疾病病因，开展治疗和预防措施	1. 纵向追踪调查 2. 大样本数据统计	研究人员19名，工作人员7名	OAIC Requests for Proposals、Training Opportunities 等基金会
约瑟夫·凯瑟琳·布莱恩阿尔茨海默病研究中心	不断发展针对 AD 的诊断、护理、治疗方法，将基因等一系列基础科学发现转化为实际的治疗及预防方法	1. 向记忆障碍患者提供家庭护理、社区服务及教育计划 2. 发现发展 AD 及相关痴呆的基础医疗	医学、神经科学和行为科学等相关技术	中心主任及教授、研究员等共39人	1. NIA 基金 2. 家庭和支持者的捐款 3. AD 症协会 4. 与制药公司的合作
Monash 老化研究中心	通过高水平的临床研究，将研究成果迅速转化应用到提高老化相关疾病患者医护水平和质量方面	1. 老年医学研究 2. 行动障碍和步法训练临床研究 3. 改善老年人认知状况的训练方法开发	医学、神经科学和行为科学等相关技术	研究人员70名	NHMRC Program Grant、NHMRC/ARC Strategic Award 等基金会

6.4 综合性研究机构

美国杜克大学老化和人类发展研究中心（The Center for the Study of Aging and Human Development）设立于 1955 年，共有 126 家下属机构，每年得到超过两千万的针对老化研究的资助。目前该机构的研究内容主要包括年龄相关的功能下降、基因、老化相关蛋白质和代谢生物标记、锻炼、骨质疏松、AD、癌症和老化、老化的病毒性疾病、老年抑郁以及宗教和健康的关系等。目前该中心有多学科研究人员共计 124 名，开展了涉及多学科交叉研究、生物研究、临床研究、社会行为研究及计算统计等多个领域的众多研究计划。

牛津大学人口老化研究中心（The Oxford Institute of Population ageing）成立于 1998 年，是英国第一个关于老化人口的流行病学和经济学的人口研究中心。该机构的研究者遍布非洲、拉丁美洲、亚洲和欧洲。下属两个分支研究中心：移民和人口老龄化中心；人口老龄化政策挑战研究中心。关注六个主要研究领域：老化带来的人口学变化、人口学变化和经济学关系、人口学变化和社会学关系、人口生物学和健康、人口学变化和创新、人口学变化和环境等。他们承担了很多国际国内大型项目，比如全球老化调查和未来退休研究，该项目已于 2008 年完成，调查了来自亚洲、美洲、欧洲和非洲 25 个国家总共 44 000 名年龄在 40~80 岁

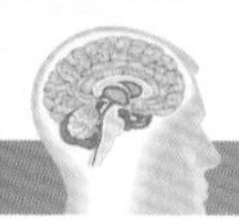

的中老年人。调查对比了他们晚年生活中的态度、期望以及行为等问题。这种大范围、多学科的结合研究是该中心的一大突出优势。

澳大利亚新南威尔士大学健康脑老化中心（UNSW centre for health brain ageing）定位国际前沿的多学科研究中心，研究层次包括分子生物、细胞工程、神经网络影像、行为社会学研究以及社会政策研究等多个层次。研究中心以寻求年龄脑疾病的早期预防和治疗的证据并提高疾病患者的医疗护理水平为研究任务。目前该研究中心共有工作人员 70 余人（包括教授、研究员、助理研究员等），开展了包括“悉尼百岁老人研究”“悉尼记忆和老化研究”“基因对老年人加工速度和一般认知能力的影响”“赛诺芬药物研究”“PIB-PET 双生子研究”等在内的十九项研究。该机构得到来自“NHMRC Program Grant”“NHMRC/ARC Strategic Award”“ARC Discovery Project”“Australian Rotary Health Research Fund”及“UNSW”等多个基金会或基金项目的资助（表 4-9）。

表 4-9 综合性研究机构

机构	目标	研究内容	技术手段	人员	资金
杜克大学老化和人类发展研究中心	深入分析老化相关的分子生物机制；加强心血管、癌症等老年疾病研究；加大在延长老年人寿命、增强晚年家庭关系等	1. 年龄相关的功能减退 2. 基因、老化蛋白质和代谢标志物 3. 老年抑郁、看护者压力、宗教和健康 4. 老年人经济状况调查	1. 老年评估和治疗诊所 2. 家庭支持计划 3. 杜克大学的美国老年人资源和服务 4. 临终关怀服务	研究人员 131 名	每年超过 2000 万美元的针对老化的研究经费
牛津大学人口老化研究中心	研究了解老化带来的人口结构变化所造成的社会学、经济学、环境学等方面的影响	1. 老化带来的人口学变化 2. 人口生物学和健康 3. 人口学变化和社会、经济关系 4. 人口学变化的环境因素等	流行病学、社会学、医学、经济学和环境学等	非洲、拉丁美洲、亚洲和欧洲的合作者	
澳大利亚新南威尔士大学健康脑老化中心	寻找脑疾病的早期特征，并为疾病预警、干预、治疗提供依据；在老化相关的健康和疾病中进行综合研究，并参与知识传播和转化研究	1. 确定大脑中正常和非正常老化的神经通路 2. 区分非正常脑老化的风险及其保护因素 3. 确认脑部病变的生物标志物 4. 对新药物和治疗手段进行试验和验证 5. 为老年痴呆的护理人员提供指导和教育 6. 运用最新的研究证据建立评估和护理模型	1. 分子生物技术 2. 细胞工程技术 3. 神经网络影像 4. 社会行为调查 5. 社会政策研究	研究人员 70 名	NHMRC Program Grant、NHMRC/ARC Strategic Award 等多个基金会或基金项目

（戴向唯 曾惟伊 兰 州 杜 超 卢 朋 陶伍海 李 馨）

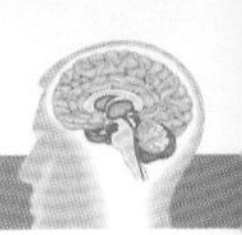

第二节　国内老年脑健康研究的发展

1999年后，我国进入老龄化社会，预计2033年，老年人口比例将达到25.4%，到2050年，这一比例可能上升到1/3。由于我国是在还未富裕的情况下，就已经进入到了老龄化社会，人口老龄化的推进速度已经远远超前于我国经济发展水平，超前于我国养老医疗等社会负担能力，因此老龄化给我国带来的影响尤为深远。

各国应对人口老龄化带来的经济问题时，所采用的方法可分为两类。一是预防老年脑病的发生，降低治疗成本。由于我国人口基数大、对脑病认识较少、预防医学体系不完整等原因，老年性痴呆患者的人数已达到近1000万，是世界上患病人数最多的国家，同时患者的增长速度是发达国家的3倍。面对如此严峻的形势，老年性痴呆却没有能够完全治愈的方法，仅能通过药物缓解病程。但是已有研究表明，及早地发现老年人的认知衰退并予以及时的治疗有助于降低老年性痴呆的发病率，最终达到降低医疗成本的目的。二是提高退休年龄，老年人继续参加工作。在西方的工业化国家中，人们的退休时间延后，而且大部分国家采用了弹性退休的方式，工作和退休之间的差别并不明显，60~70岁人群中可以继续为经济做贡献的比例增加。同时，我国针对是否延迟退休等问题进行了反复的讨论。因此，认知老化程度成为了评估老年人是否能够参加工作的关键。由此可见，无论是哪一方面，老年人的脑认知能力评估、筛查、预警都成为我国应对老年人问题的关键。

面对以上问题，对我国老年人认知发展、大脑健康的研究变得尤为重要：了解老年人的生理心理现状，有利于评估最佳的退休年龄；了解成人后期智力的发展规律，可以为相关政策的制定提供科学的依据；了解老年各项认知能力指标的影响因素，能够因实际情况的差异而制定出更完善的政策；了解老年痴呆的病程发展，能为我国老年疾病的治疗、老年健康的提升、更充足的老年人力资源利用打下坚实的基础。在日益严峻的老龄化背景下，基于社区对老年群体展开大规模脑健康调查研究，建立社区痴呆及认知障碍综合防控体系，不仅对改善社区老年人的脑健康水平、降低社区老年人脑损伤疾病发病率、减少老年脑疾病医疗资金的投入有着长远的意义，也有利于老龄资源的再社会化，为社区医疗服务工作在全国的推广起到借鉴作用和示范作用。目前在我国，北京、上海和台湾开展了与老年脑健康或认知老化相关的项目。

1　北京老年脑健康计划

1.1　项目背景与意义

聚焦于痴呆早期防控的主题，以认知老化与脑老化为切入点，以早期筛查诊断、老化风险保护因素调控等为核心目标，2008年由北京师范大学认知神经科学与学习国家重点实验室张占军教授发起“北京老年脑健康促进计划”（Beijing Aging Brain Rejuvenation Initiative，BABRI）社区临床队列研究，计划在20年内建设覆盖10 000名社区老年样本、积累5000例多模态神经影像数据的本土化认知老化与AD患者数据库。首都医科大学天坛医院、北京

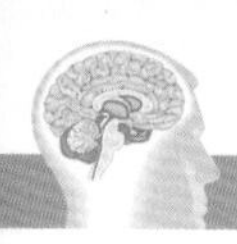

中医药大学临床医院、北京医院、中日友好医院，以及中国人民解放军总医院等多家科研临床单位相继加入该计划。该计划启动伊始，王永炎院士提出要以“过程系统、大尺度、细粒化”思路为指导核心：①认知老化及 AD 的发病都是一个渐进且连续的过程，因此 BABRI 数据库入组人群以稳定的社区中老年人群为主，以便能够长期的追踪随访；②数据库应涵盖认知行为、情绪、脑影像、生理生化、中医证候、遗传、体质、社会交往、生活方式等多个维度的信息；③坚持测查维度、研究手段与时俱进的工作策略，不断纳入新方法、新技术、新手段，在注重课题整体设计和研究思路的同时，加强“细粒化”的科学问题导向，能够在数据库建设的漫长过程中，不断产出新成果。此外，遵从“治疗在医院，早期发现和预防在社区”的工作方案，从“治已病”向“治未病”转变，做好实验室－社区－医院的有效衔接。

1.2　项目目标

BABRI 计划是一个大型的、长期性的研究，主要是采集认知行为、生理生化、情绪、遗传、体质、社会交往、生活方式、证候、脑影像等多个维度的数据资料，通过对一系列生理心理社会指标的不断追踪，运用多种统计分析方法和数学模型，对正常老化和病理老化的各种轨迹进行刻画：①围绕人类高级认知功能的老化衰退规律及其脑机制这一个关键科学问题，深入研究人类老化进程中不同高级认知能力的衰退模式与关键期、人脑结构和功能的退化规律；②基于脑健康多维度数据库，建立中国本土化的老年认知衰退常模及评定工具，完善认知障碍的临床诊断方法，提高早期筛查的准确性与灵敏度；③寻找认知障碍进展的不同时期敏感性和特异性水平高的指标，为 AD 早期预警提供可靠的神经影像学标记。一方面构建基于社区的老年脑健康管理体系，掌握社区老年人群中痴呆及其早期阶段的流行病学特征，探索正常老化与病理老化在认知功能上的特点与风险保护因素；另一方面，通过对上述样本群体的纵向追踪，在较短研究周期内描绘认知功能和大脑指标的变化曲线，描绘中国老年人的认知老化与脑老化规律，寻找 AD 病理发展中的关键时期以及认知与脑指标，为 AD 早期患者的识别和干预提供本土化的指标与参照标准。

1.3　项目实施方案

BABRI 计划主要关注正常老年人群以及 AD 早期患者的认知老化与脑老化过程，并着重考察这些指标在疾病早期筛查干预中的临床应用价值，因而要求入组样本具备基本生活能力，能够独立完成数据采集过程。为此，BABRI 项目组对入组样本设定如下标准：①具有 6 年及以上受教育经历，矫正听力视力正常；②未被临床诊断为 AD、帕金森症等神经退行性疾病；③未患有可能导致认知功能损伤的神经系统疾病，如严重的脑血管病、脑外伤、颅内肿瘤等；④未患有已知影响认知功能的精神疾病，包括严重的抑郁、躁狂、精神分裂症等；⑤无酒精成瘾、药物滥用史。

此外，为保证入组样本在多模态大脑磁共振扫描过程中的人身安全与数据质量，样本还需满足以下标准：①体内无任何金属植入物（如金属假体、支架、心脏起搏器等）；②未患有幽闭恐惧症、梅尼埃病等不适合进行扫描的疾病。

为了实现认知老化与认知障碍过程的全面评估，进行人口学信息、行为、认知、情绪、脑

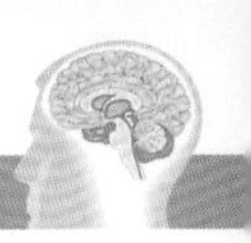

影像、生化、遗传等多维度的数据采集与评估工作。其中，人口学信息包含年龄、性别、社会经济地位等人口统计学，以及家族遗传疾病情况、常见疾病史等功能病史资料；行为测查包含闲暇活动、饮食、生活作息等生活方式信息。认知测查涵盖了总体认知能力、记忆能力、言语能力、视空间能力、加工速度、执行功能六大领域的神经心理学测评，具体包括简易精神状态量表、蒙特利尔认知评估、听觉词语学习测验、RO 复杂图形测验、数字广度测验、分类词语流畅性测验、波士顿命名测验、画钟测验、符号数字转换测验、连线测验和 Stroop 色词测验。情绪情感测查主要针对抑郁和孤独感的测评，具体包括老年抑郁量表和孤独感量表。脑部磁共振扫描包括 T_1 加权结构像、静息态功能像和弥散张量成像三种模态的影像学数据。生化与遗传学检查主要包含 AD 高危基因筛查，如载脂蛋白 E（apolipoprotein E，APOE），神经元分拣蛋白相关受体（neuronal sortilin-related receptor，SORL1），磷脂酰肌醇结合网格蛋白组装蛋白（phosphatidylinositol binding clathrin assembly protein，PICALM）等，以及血常规、糖化血红蛋白、血糖、血脂四项、同型半胱氨酸与提取外泌体内淀粉样蛋白-β 和 tau 蛋白等。

1.4　BABRI 数据库建设进展

BABRI 计划于 2008 年 9 月起正式在北京市海淀区、东城区与朝阳区的多家社区展开。截至 2017 年 12 月，BABRI 数据库共入组样本 7645 人，回访样本 2095 人次。与此同时，已进行大脑磁共振扫描 2301 人次，在生化指标采集方面，共采集老年外周血液样本 2583 例，并且这批样本具有至少一次认知行为数据。入组样本数据采集与评估完成后，BABRI 项目组及合作医院共完成七千余份认知评估报告、近千份磁共振成像诊断报告及血液生化检测报告的发放，从防治大脑相关疾病与常见老年慢病、保持正常认知功能等角度为其提供指导建议。

自 2008 年项目启动至 2017 年 12 月，BABRI 计划在北京城区内共启动 18 家社区基地，同时与青岛、包头、兰州、西宁等地的三甲医院确立合作关系，于 2017 年起参照 BABRI 计划北京地区的实验设计与实施方案，正式推动全国范围内的认知老化与脑老化多中心研究工作。

AD 发病过程隐匿且漫长，而 MCI 阶段反映了 AD 病理积累引发轻微认知损伤的长期过程，且 MCI 患者痴呆转化率是正常老年人群的五至六倍。但是，由于我国当前对痴呆的认识与重视不足，其早期 MCI 阶段的临床流行病学信息更严重缺乏，疾病早期患者及高危人群往往停留在家庭、社区中，因而难以得到及时的诊断与干预。

为此，BABRI 项目组在北京城区多个社区基地，通过全面的认知功能测量评估，发布了社区老年人群的 MCI 患病率。同时，中老年期的高血压、糖尿病、脑血管疾病等风险因素会加速记忆、执行等多项认知能力的衰退。医学上虽没有延缓 AD 发展的有效药物和手段，但是项目组的研究表明早年的教育程度、丰富的脑力和社交类闲暇活动、健康的饮食方式都有可能延缓认知障碍的发生。认知衰退常模是评定认知功能正常还是损伤的重要参考标准，本研究建立了中国北京本土化的老年认知衰退模型，揭示汉族老年人群认知老化的关键期的同时标定了认知功能障碍监测、实施认知干预的重要时间窗（图 4-4）。

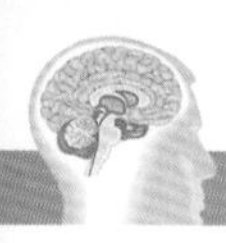

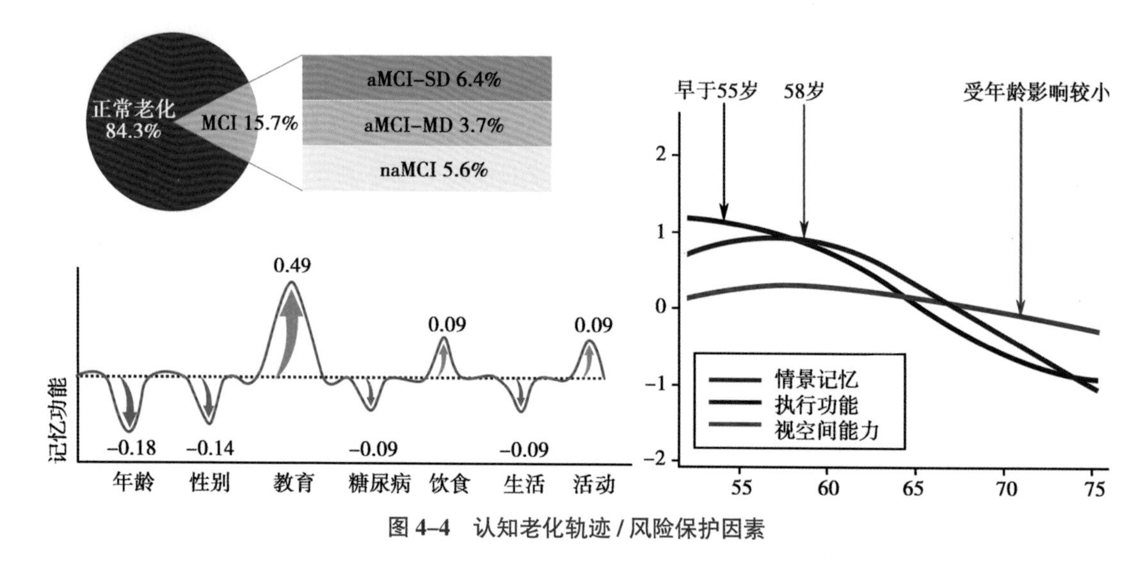

图 4-4　认知老化轨迹 / 风险保护因素

AD 被认为是典型的大脑网络失连接疾病，其早期 MCI 阶段是否存在脑功能与结构的连接异常一直缺乏较有力的实验证据，因此限制了 AD 的早期识别与干预。2 型糖尿病、高血压、脑血管疾病是 MCI 重要的风险因素，但不同疾病认知损伤的脑神经机制一直不明。通过研究，揭示了疾病本身及其高危因素的脑神经影像表现特征，为后续研究奠定了基础。

2　上海老年脑健康计划

在上海市政府关于“进一步提升健康期望寿命，建设健康上海”的号召下，由裴钢院士领导，以关注脑健康，促进脑医学研究为目标的上海东方脑医学基金会成立。上海老年脑健康计划是该基金会成立后资助的首个研究项目，计划在上海进行一个为期 30 年，共纳入 10 万人的社区老年脑健康队列研究，探索阿尔茨海默病等脑疾病的关键危险因素，促进阿尔茨海默病等一系列脑疾病的研究。该项目于 2016 年 6 月正式启动。

老年脑健康队列集结上海多家三级医院，包括上海精神卫生中心、华山医院、东方医院、同济医院、第十人民医院等医院的神经科医生将组成庞大的志愿者团队参与此项研究，样本和数据将以临床试验最高标准保存于上海医药临床研究中心。

上海老年脑健康队列项目是一项前瞻性、以观察为主的队列研究，其研究对象为 55 岁以上的社区老人。本项目具体研究内容包括：了解上海社区 55 岁以上老人的阿尔茨海默病与轻度认知功能障碍的患病率、发病率、病死率，以及人群分布特征；采集体液（血液和尿液），进行血常规、血生化和尿常规的检查，获得受试者的生物学信息；通过问卷调查、量表评估和后期随访，研究社会环境、生活习惯、家庭情况和生活态度等因素对老人认知功能障碍的影响；探明老年人认知功能障碍的特点，归纳影响老年人认知功能危害和有益因素。

项目通过大数据分析可以获得阿尔茨海默病患病风险因素，结合认知评估，更早发现疾病，为患者争取到宝贵的治疗时机，帮助老年人建立科学合理的慢病干预方法及自我管理方案，减轻亲属及社会的负担。项目计划建立社区老年队列临床资料及生物样本库，为新药的临床试验提供潜在的受试群体，加快药物开发进程；还为其他老年慢性疾病的病因、发展过程和干预手段的探索打下基础。通过在线认知评估及训练模块、可穿戴设备、个人移动监测

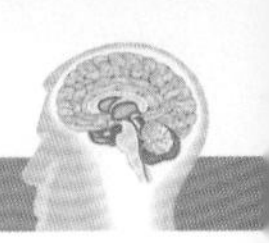

系统等的研发，推动相关产品的产业化，并与将来的脑科学与类脑人工智能协同合作，成为国家自主创新体系中的亮点。通过与社区、街道密切合作，与社区街道卫生服务中心家庭医生积极协作，帮助建立社区认知障碍患者的综合管理体系，与中医中药治未病、分级诊治、家庭医生的推广等国家及地方的其他医疗计划有效对接、合作协同。为各级政府制定疾病防治策略提供重要参考。

3　台湾老化研究

3.1　项目目标

台湾老人健康之社会因素与生物指标研究（Social Environment and Biomarkers of Aging Study，SEBAS）在 2000 年和 2006 年收集了台湾老年人的健康和幸福感的相关数据。台湾经历了人口、社会和经济的快速变化，成为了一个有大量 65 岁以上的人口的高度城市化和工业化的社会。SEBAS 探究了生活挑战与心理和身体健康之间的关系，社会环境对老年人健康和幸福的影响，以及健康和压力的生物学标记。

3.2　纳入人群

两轮数据收集分别在 2000 年 7 月—2000 年 12 月以及 2006 年 8 月—2007 年 1 月完成，其中 2000 年份的被试全部来自台湾的 54 岁以上的老年人（共 1023 份有效数据），而 2006 年份的被试加入了一些 53~60 岁的年轻队列数据（共 1284 份有效数据）。

3.3　项目实施方式

该项目收集了身体、心理和社会福利的自我报告结果，以及基于医学检查和实验室分析的大量临床数据。对健康结果的检查包括慢性病、功能状态、心理健康和认知功能。关于生活挑战的问题集中在感知到的压力、经济困难、安全和保险以及一场大地震后的结果。生物学标记用来识别心血管风险因素、代谢过程的测量、免疫系统的活动、低脑下垂体肾上腺轴和交感神经系统活动。人口统计学和背景变量包括性别、年龄、教育程度、种族、职业和居住权。数据收集方式包括认知测验、面对面访谈、现场问卷、临床数据和医疗记录等。其中 2000 年份共收集 690 种变量数据，2006 年收集到 1009 种变量数据。

3.4　项目成果

项目主要探究生物标记和健康改变的前因、相关和后果。主要研究论文以及成果有以下：

3.4.1　项目发现台湾老年人的压力水平并未影响健康

“适应负荷框架”是指重复经历或者感知压力情境会因其多重生理系统的失调，最终导

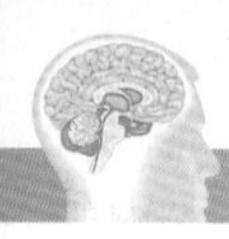

致健康问题。然而,SEBAS的系列研究发现压力和生理性失调之间只有微弱的相关,即没有发现足够的证据能够验证适应负荷框架。而对照研究发现,俄罗斯的人群在压力感知和生理性失调之间有更强的联系,这一结果也是在俄罗斯那些有着较强压力的人中发现,这也许说明只有当压力达到一定水平时,才会与生理指标有关系。

3.4.2 研究发现社会环境、生物标记物和健康之间有着复杂的关系

SEBAS的研究分析发现社会环境(包括社会地位)与社会网络、社会支持和社会参与一样,在各种途径上与健康相关。研究发现即使是台湾这样的大家庭制社会,家族社交对认知功能和生理性失调的作用是很小的,而社会关系与炎症指标之间的相关很弱或者不显著。另有分析发现,在控制了社会经济地位之后,感知到高的社会地位与更好的健康相关。SEBAS数据还发现生物标记物可以调节社会经济地位和健康之间的关系,与前人研究的结果并不一致,未来需要更多的研究去探究。

4 国内老年脑健康的知名研究机构

为了应对社会老龄化带来的健康问题、社会问题,国家加大了对老年问题研究的投入。2013年一份对中国老化研究进展的综述中指出,61.89%的老化研究是由科研资金资助的,而且随着时间的推移,受到国家、省部级资助的研究越来越多。由基金支持的力度、范围和形式可以从侧面证明,认知老化的研究受到了国家相关部门和机构的充分重视。全国各地关于老年研究机构也相继成立,从各个方面积极探索我国人口老化现状和规律。

4.1 国家级老年学研究机构

在老龄化的困境中,我国政府组织了许多关注老年研究和老年发展的研究机构,它们在中国老年学发展中也起着引领与指导的推动作用。

中国老年学学会成立于1986年,是由从事老年学研究的专家、学者和从事老龄工作的单位及个人组成的社团组织,它下属有中国老年学老年医学委员会、中医研究委员会、中国老年学老年心理专业委员会等近二十个和老年研究、老年医学、老年经济相关的分支机构。学会主要统筹全国老年工作落实、促进老年学术交流和提供老年应用研究中的社会服务,同时承担社会科学、临床医学和老龄产业等科学研究。近些年来,学会开始关注老年人的生活条件,开展长寿之乡、老年宜居城市评选等活动,利用这些活动分析晚年生活的适宜条件,为老年社区建设提供一定的参考。

中国老龄科学研究中心是1989年3月经批准成立的国家级多学科老龄问题综合研究机构,是中国老龄人口与有关老龄问题信息收集、研究和传播的全额拨款的事业单位。研究的方向和主要任务是:调查研究人口老龄化问题,提出适合中国经济发展水平和传统文化的解决老龄问题战略对策,为政府和有关部门制定老龄政策提供依据;协调和开展社会老年学、老年心理学、老年社会学、老年医学、老年生物学等基础理论的研究;协助国家制定老年科学研究的中长期规划;培训老龄科学研究和实际工作人员。近期,研究中心的关注重点在养老事业建设方面,通过对养老保险、"虚拟养老院"、中国养老三大指数等内容开展调

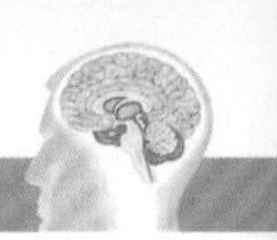

研，对中国现期所处老龄化社会存在的问题进行剖析，为我国养老事业的建设提供了理论基础。

国际老年痴呆协会中国委员会成立于2003年9月，是我国研究老年痴呆的临床和基础及社会工作者、老年痴呆患者及家属自愿组成的全国性的协调组织，是老年痴呆国际组织的成员之一。该委员会的任务是吸引和组织研究中国老年痴呆的科技工作者、社会工作者、老年痴呆的照料者以及患者参加有关老年痴呆的国际交流论坛及相应的国内外交流，开展防治老年痴呆疾病的科普教育，提供综合性医疗咨询服务，为病人、为家属、为社会服务，促进我国老年痴呆研究、防治、医疗与科学普及水平的不断提高。委员会近几年积极响应国家号召，多以"健脑护脑""关爱老年生活"等预防痴呆的角度为关注重点，以提早预防和提早干预为手段推进老年痴呆研究的发展。

4.2　认知老化与脑病防治的基础研究机构

面对我国特殊的老龄化困境和薄弱的老年医疗体系，认知老化与脑病防治研究是我国卫生事业健康发展的必然需要。在各大科研院所和高等学校已经陆续设立研究机构，开展相应的基础研究，以推进我国在该领域的建设和发展。

中国科学院心理研究所老年心理研究中心致力于探索老年心理健康维护与促进的机制，寻找早期识别心理障碍的指标与途径，从生物－社会－环境各个层面回答提升人口素质与身心健康水平的基础科学问题。他们主要利用行为实验、事件相关电位、静息功能成像等技术，研究认知老化及其脑神经机制；老年期痴呆和抑郁的早期识别与干预；认知老化的跨文化比较；我国老年心理健康模型及其相关因素。中心承接了较多国家自然科学基金与老化、轻度认知损伤相关的项目，在该领域有一定的影响力。

北京师范大学心理学院的彭华茂和王大华等也对老年心理做了长期的研究。她们主要关注成人认知发展、认知老化、以及老年亲密关系等问题，文章以研究各项基本认知能力在老化中的发展、老年人依恋及情感等为主。

中国科学院神经科学研究所对老化以及老化过程中疾病的神经机制较为关注。他们主要利用电生理学、形态学、遗传学、分子生物学、生物化学和行为学等技术手段，以及果蝇和小鼠模式动物，研究神经退行性疾病的细胞与分子机制。

正如前文所说，各师范类院校（尤其是师范类院校心理系）和各大医院（神经科和核医科）也是老化和老年相关疾病基础研究的主要贡献者。他们分散于全国各地的高校和医院，以课题组、医院科室，有时甚至是单独个人在进行老化及老年相关疾病研究。他们的研究内容、研究技术、研究深度不尽相同，各个研究人员间的相互交流较为有限，老年问题研究中交叉学科的应用还不太充分。目前国内有组织的成体系老化及老年相关疾病研究机构还相对较少，像国外那样全国范围内的大型纵向综合调查数据还较为缺乏，多模态多维度的理论模型体系还没有建立。

4.3　老年社会学研究机构

由于我国国情复杂、老龄化问题特殊和认知老化研究起步较晚等原因，我国还有一些著

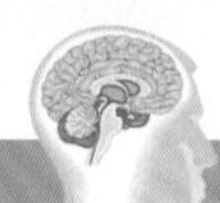
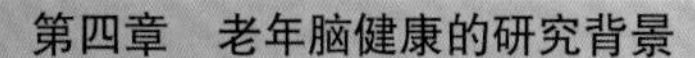

名的研究机构从社会学角度对老年人生存现状、文化和社会保障等方面进行调查研究，为认知老化研究提供更宏观的社会背景资料。

中国人民大学人口与发展研究中心下属由姚远、杜鹏等人领导的老龄研究室，是中国对老年社会学研究较有影响力的团体。该发展中心主编了《人口研究》杂志，主要报告人口与发展研究中心的系列成果，其中也包括老龄研究室以下三方面的研究内容：社会老年学，特别是家庭老年学和文化老年学；人口老龄化与老龄问题、人口与发展；社会老年学、老年社会保障。

清华大学社会学系下属的老年学中心，也围绕老年问题做了一系列的社会学研究。他们已完成的工作包括：①北京市老年生活状况和养老模式的调查；②中国养老保障政策回顾；③老年长期居住环境设计与服务规范和标准的国际比较研究；④北京养老产业的发展及其社会意义的研究等。他们当前的研究力量则主要集中于以下三个方面：①北京养老机构发展趋势和规划研究；②老年健康和社会服务管理标准化问题研究；③老年痴呆症相关的基因及相关代谢通路。

北京大学人口学研究所下属的老年学研究所也在相同方向进行着积极的探索。研究所内为学生开设了社会老年学、老龄经济学、老龄健康学等课程。他们已经对全国老年女性，以及北京市城乡的老年人口进行了一系列的追踪调查研究（表 4-10）。

表 4-10　国内认知老化相关研究机构

机构	目标	研究内容	技术手段
北京师范大学老年脑健康研究中心	从事人类高级认知功能的老化衰退规律及其脑机制研究，围绕人类高级认知功能的老化衰退规律及其脑机制这一关键科学问题，深入研究人类老化进程中不同高级认知能力的衰退模式与关键期、人脑结构功能网络的退化规律、遗传变异对脑与认知衰老的调控机制，以及认知康复训练和中医药在防治老化中的脑保护作用	1. 中国老年人群脑老化与认知老化数据库的建立与完善 2. 认知老化及认知功能障碍的脑神经机制研究 3. 轻度认知障碍的风险因素与保护因素 4. 轻度认知功能障碍患者的早期评估及预测 5. 认知训练与中医药干预治疗效果的评估技术	1. 行为学实验 2. 磁共振影像 3. PET 扫描 4. 临床队列设计
北京师范大学发展心理研究所老年心理方向	深入了解成年人心理衰老过程，开展跨文化比较研究，促进中国和世界发展心理学的发展，提高老年人生活质量和他们适应晚年生活的能力，为增进中国民族心理素质，促进中国现代建设和社会进步与发展而努力	1. 成人认知发展 2. 情绪与认知老化 3. 老年期的亲密关系与心理健康	

续表

机构	目标	研究内容	技术手段
中科院心理研究所老年研究中心	以中国老年人口的认知老化、心理健康、宗教心理学为研究重点；从生物－社会－环境各个层面解决提升人口素质与身心健康水平的基础科学问题	1. 结合老年人群临床常见躯体疾病，探究老年人群正常与病理性认知损伤的鉴别特点及神经心理机制 2. 关注老年人常见心理问题，探究影响心理疾病发生的因素 3. 探索重大创伤事件后影响个体心理健康的作用机制，及创伤事件对个体认知功能的影响 4. 认知年老化的跨文化研究 5. 我国老年心理健康模型及其相关因素研究 6. 探索宗教性对其心理健康状况的影响	1. 行为学实验 2. 事件相关电位 3. 磁共振影像 4. 纵向追踪调研创伤后心理健康状况与影响因素
厦门大学科学神经研究所福建省神经退行性疾病及衰老研究重点实验室	通过建立“开放、交叉、联合、竞争”的运行机制，开展产、学、研多方位交叉的高水平、围绕神经退行性疾病和衰老研究	1. 神经退行性疾病的细胞与分子机制研究 2. 神经退行性疾病的动物模型建立 3. 神经退行性疾病的早期诊断研究 4. 神经退行性疾病的治疗药物开发	1. 分子生物学实验 2. 早期疾病诊断的试剂盒 3. 现代制药手段
中科院神经科学研究所	探究神经退行性疾病，包括阿尔茨海默病，帕金森病，肌萎缩侧索硬化症和亨廷顿舞蹈症等背后的分子机制，从而帮助形成新的治疗方法	1. 神经退行性疾病相关蛋白的功能 2. 蛋白翻译后修饰与神经退行性疾病	综合了多种实验模型（包括细胞模型，小鼠模型和果蝇模型）和实验技术
江苏省神经退行性疾病重点实验室	帕金森病和阿尔茨海默病等神经退行性疾病的基础研究	1. 膜通道与帕金森病的相关性研究 2. 神经退行性的分子生物学机制研究 3. 针对神经退行性的神经保护剂的研究	药理学、分子生物学和基因组学的知识与技术
中国人民大学人口与发展研究中心	形成综合性的人口学研究平台；努力成为政府在人口学方面决策与实践的智囊团和思想库	1. 社会老年学，特别是家庭老年学和文化老年学 2. 人口老龄化与老龄问题、人口与发展 3. 社会老年学、老年社会保障	先进的软件及计算机硬件

续表

机构	目标	研究内容	技术手段
清华大学老年学中心	为跨学科的老年基础研究提供充分的理论建设环境；开设各类适应老年社会需要的教育专业；培养各类老年学人才；成为老年社会政策的思想库，为政府制定老年政策提供科学的依据和建议	1. 北京市老年生活状况和养老模式的调查 2. 老年长期居住环境设计与服务规范和标准的国际比较研究 3. 北京养老机构发展趋势和规划研究 4. 老年健康和社会服务管理标准化问题研究 5. 老年痴呆症相关的基因及代谢通路	
北京大学老年学研究所	建设成为现代化的人口交叉和系统研究平台；为政府提供政策依据和科学信息，为社会提供咨询和应用服务	1. 人口科学专题研究 2. 人口健康与卫生经济专题研究 3. 高级应用统计分析方法 4. 人口与经济问题专题研究 5. 老龄与社会问题专题研究	
中国老龄科学研究中心	中国老龄人口与有关老龄问题信息收集、研究和传播	1. 调查研究人口老龄化问题，提出适合中国经济发展水平和传统文化的解决老龄问题战略对策 2. 协调和开展社会老年学、老年心理学、老年社会学、老年医学、老年生物学等基础理论的研究 3. 协助国家制定老年科学研究的中长期规划 4. 培训老龄科学研究和实际工作人员 5. 编辑出版老龄问题研究刊物和书籍	1. 社会科学 2. 信息科学 3. 生物科学 4. 医疗科学

（杨财水　杜　超　卢　朋　陶伍海　李　馨）

参考文献

[1] 齐志刚，李坤成，& 王军.（2014）. 为更早识别阿尔茨海默病：阿尔茨海默病神经影像学计划简介. 中国现代神经疾病杂志，14（4），277–280.

第五章

老年脑健康的研究领域及方法

第一节　老年脑健康的研究领域

1　脑健康学科布局与联合

如何提升老年人群的脑健康水平成为世界各国研究者们关注的焦点，欧美各国相继展开国家级的脑健康或老年性痴呆计划，例如美国国家AD计划（National Plan to Address Alzheimer's Disease）、加拿大纵向老龄计划（Canadian Longitudinal Study on Aging）等，在我国，"十三五"规划纲要已经把与脑健康相关的脑科学和类脑研究列入国家重大科技项目，"中国脑科学计划"也即将全面展开。重视老年人脑健康，是解决我国老龄化问题的突破点和关键内容。

脑健康研究涉及整合医学、认知神经科学、生物学、中药学等多个学科，其重心在维持和保护脑健康状态。中国老年人群的脑健康水平不容乐观，因此加快发展符合我国基本国情的脑健康服务领域建设，根据老年人群脑疾病谱的变化特点和新的脑健康需求，系统开展早期预防和治疗高血压、糖尿病、痴呆等影响大脑健康疾病的研究，系统开展促进康复、延缓衰老及提高老年人脑健康水平的研究，提高老年脑健康管理水平、健康养老服务设施，是我国健康服务的重要组成部分，也是我国实现健康老龄化的重要途径和特色优势。

在脑科学研究力度、广度和深度日趋增强的背景下，我国脑健康领域的研究虽然在起步阶段，但在整体布局上也重视多学科多专业的交叉融合渗透，加强了对复杂性脑病的诊断、治疗和预防，注重生存质量，并坚持继承与创新并重，大力推进中医药特色和优势在脑健康防治领域的充分发挥，提出我国脑和脑病研究的新思路和途径。

1.1　脑健康领域研究的学科布局

科学发展的历史表明，科学上的重大突破、新的增长点至新学科的产生常常是由不同学科的彼此交叉、相互渗透而产生的。学科交叉、融合已成为当代科学发展主要特点之一，当代重大的科学问题往往很难归为单一的学科，多数是交叉性的，解决这样的问题需要多学科协同、交叉来体现出科学的总体水平。当今社会经济发展过程中，不断出现的各类综合性问题，如果仅凭单一学科的基础研究将很难解决，研究者为了实现对复杂问题的整合性研究，就不得不采用多学科联合攻关的战略措施。因而，要想在科研上有所突破，那么就必须有意

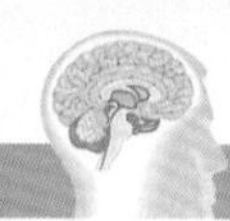
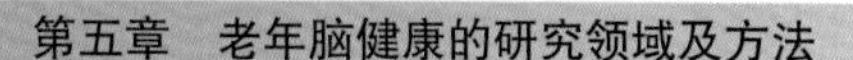

识地创造多学科交流的条件、搭建起跨学科的平台。事实上，目前国际上比较有前景的新兴研究和重大成果大多具有跨学科性质。

跨学科研究几乎成为了当前科研发展的主流之一，具体到医学领域，充分推进医药跨学科研究，它们通过多学科交叉汇聚，使得具有不同知识背景的科研人员从不同层次、结构、过程、功能等角度展开研究和联合攻关，使得认识自然的过程相互联系、相互融汇，从而系统化、整体化推动研究进程。越来越多的创造性贡献和重要的突破性进展就是在这些跨学科、跨领域的交叉协作时产生的。而大脑作为人类一切高级功能的基础，脑健康维护与促进相关领域的重大科学问题研究，更应重视多学科联合的布局：①与优先资助领域结合起来：优先资助领域是科学发展的新机会、国家重大需求和学科间发展协调等因素的反映，这些领域与学科交叉有着内在联系和相互促进关系。②对学科交叉研究的支持与人才培养和教育相结合。促进学科交叉研究的关键是培养具有多学科知识、素质与合作精神的人才，而培养这样的人才需要紧紧地与研究活动结合一起，采取新的教育手段和机制。③研究中心及平台建立。研究中心可以汇聚不同学科的研究人员、教师和学生，并可以与世界组织建立灵活的合作关系，是支持学科交叉的一种有效的方式。

1.2　学科联合

学科联合是要求多个有内在联系的学科共同发展，脑健康领域研究的学科联合包含了两层含义。一方面，根据国际医药学科发展的前沿和国内社会经济发展的需求，把各类平行学科联系起来，形成更为有机联系的整体；另一方面，重视不同学科之间的交叉，大胆突破以往的学科限制，积极探索新的交叉学科建设，注重中医药学科和西医西药学科的结合、医药学科和社会科学的结合等。

1.2.1　基础学科联合

随着人们的健康观念和生活方式发生转变，现有的疾病防治模式和手段已不能适应日益增长的社会需求。多学科交叉相互渗透，创建新理论新技术新方法认识生命和疾病现象已成热点。

脑健康研究涵盖的神经退行性疾病等大多数都是多因素复杂疾病，对于病因发病机制的理解以及疾病诊断治疗亦需要多学科的理论支持。例如从神经生物学和神经病学角度进行理论研究，建立稳定的动物模型，多模型共同研究，对于神经退行性疾病的发病机制理解以及药物靶点的筛选起到支持作用；从药理学角度主要进行传统药物开发，将传统中药应用于神经退行性疾病的治疗；离子通道的研究对于明确药物靶点非常重要；放射性药物的基础研究主要用于标记探针追踪疾病的发生过程，从而达到早期诊断的目的；神经影像学算法与技术的突破用于脑成像的分析，从而提前诊断的时间窗。因此，脑健康领域取得突破性研究成果，必须加强基础生物科学、基因组学、蛋白质组学、神经学、认知神经科学、中医学、社会科学等基础学科联合。通过各个学科嵌入式整合研究，多角度有效推动影响脑健康疾病研究的发展。

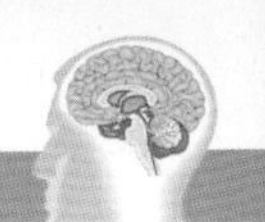

1.2.2　基础学科和临床学科联合

近10年来国际生物医学领域试图在基础研究与临床医疗之间建立更为直接的联系——双向转化通道(two-side way),从而推动基础研究成果的快速临床转化和反馈。转化医学(translational medicine)作为当前医药学界的新理念被提出,倡导学科间交叉整合、学组间交流协作,并引领更多医学研究聚焦临床疾病防治,向“以患者为中心”的方向发展。转化医学的核心一方面是从实验台到病床边(from bench to bedside),把基础科学家获得的知识和成果,快速转化到临床应用领域(包括医疗、预防、护理等),为疾病的诊断和治疗提供更先进的理念、手段、工具和方法,提高临床疾病的预防和诊治水平;另一方面,临床研究者在转化成果的应用中及时反馈,再进一步转入相应的基础领域进行深入研究(from bedside to bench),使缺陷和不足得以及时修正,从而也促进了基础研究的发展。这一全新理念进入中国后,立即得到了包括政府、学术界和临床医生的高度重视。同时,临床医学家在对疾病的观察和实践中发现和提出的新问题,可以进一步激发基础学科研究的新思路,更有针对性地解决临床问题。由此可见,转化医学是循环式的科学体系和理念,在从事基础科学发现的研究者和了解患者需求的临床医生之间建立起有效的枢纽。

老年性痴呆成为威胁人们晚年健康的一大隐患。世界人口平均寿命的逐年增加,全球人口趋于老龄化,老年痴呆症的发病率也逐年上升,全球每7秒钟增加一例老年痴呆者。专家们预言,21世纪危害人类健康的第一杀手将是老年性痴呆。多年以来,治疗老年痴呆药物的研发已引起世界各国医药界的高度重视。美国、日本以及欧洲一些国家十分重视老年性痴呆的基础性研究,仅美国就有29个专业研究中心,2005年其研究经费达11.6亿美元,欧洲此项的经费投入也达1亿欧元。2005年此类药物市场为40多亿美元,2010年将达到57.4亿美元。但直到目前为止,在对治疗AD的药物的研发中,却存在着同其他疾病一样的困难:虽然人们已经发展出了一些相关的治疗方法,如神经递质替代疗法、激素替代疗法、神经营养因子支持疗法、代谢增强剂、抗感染治疗、钙通道阻滞剂、基因治疗,但实验室研究与临床实践难以对接,一些药物在二期、三期临床试验中遭遇下马。我国的卫生资源有限,老龄化人口增速较快,促进基础学科和临床学科之间的有效转化,并积极探索中医药在脑健康疾病防控应用中的最优模式是脑健康领域研究的重要环节。

1.2.3　前沿学科和基础学科联合

脑老化及脑疾病是非常复杂的过程,尤其是老化过程中的认知衰退是由多种发病机制共同作用导致的。由于潜在机制截然不同,个人认知能力的表现是多种发病机制综合和相互作用的结果。在正常老化和病理老化之间转换的影响因素和病理机制(正常老化——认知障碍——老年痴呆)及大脑与周围环境和社会文化背景的交互作用影响下,脑健康状态呈现出复杂“动态”的过程。脑老化的这些重要的特点对目前脑老化的研究模式提出重要挑战:不论是医学和生物学,还是当前的前沿学科认知和神经科学的研究模式,都难以独立解决脑老化的发病机制问题。

近年来,随着认知神经科学的迅速发展,其在脑老化的研究方面表现出众多优势:①通过认知功能的测查,做到对老年痴呆的早期预防;②通过认知功能的测查,有效区分正常老化、轻度认知障碍和老年痴呆;③利用脑成像技术,直接检测到与疾病相关的特定大脑区域

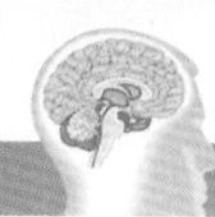
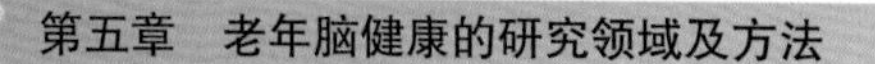

的解剖结构和功能变化以及它们之间的连接协同网络与衰老之间的关系，建立神经学模型，提高诊断的灵敏性和有效性；④将基因、静息状态功能磁共振以及认知测查相结合的方式，从多层面、多角度去研究基因－脑－行为的关系，更好地揭示痴呆等脑疾病病理生理机制以及实现痴呆早期诊断。

然而，同医学和生物学的研究模式一样，认知和神经科学的研究也存在其学科特点所带来的一些局限，且利用神经影像技术防治老年痴呆等神经退行性疾病的临床实践在我国尚处于起步阶段，相关基础研究有待加强。

因此，脑健康领域的研究要求我们运用整合理论借助前沿学科的先进技术和基础学科联合从不同层面——从基因到行为到脑，整合医学、心理学、神经影像学、生物学、社会学多学科来研究认知老化的发病机制及预防、康复模式问题；并在组织管理方面，大学、医院和社区要紧密结合在一起，以最大限度的做到成果及时、有效的转化，最大限度的提高患者生活质量，增加社会效益。在实施途径中以一个项目为纽带，把几家单位联合起来，开展嵌入式的整合研究。这样的组织框架应该能够促进学科之间的互相了解，促进人员互动和交流，最终能够从多水平、毕生的角度认识大脑，关注脑老化，最终促进老年痴呆问题的解决。

专栏 5-1

新医药学科群就是秉承了上述医药研发和人才培养的理念，在北京市教委的鼎力资助下，以北京师范大学为项目的首席单位，联合首都医科大学、北京中医药大学等高校进行共建。通过挖掘各相关学科（如医学、生物学、化学、心理学、地理学）的优势、特点，以项目研究为纽带，立足北京市医药学科的现状，以中药资源、现代中药创制、老年脑退行性疾病及脑老化、认知障碍等社会重大问题和学术前沿问题为研究对象，通过多家单位的协作和联合攻关，希望在北京形成脑退行性病变的多学科交叉研发平台，特别是老年痴呆病机制以及治疗药物的研究，直接产生社会效益和经济效益，间接带动北京市相关医药产业的发展；强调应用研究，坚持产学研相结合，以需促研，形成紧密围绕老年人健康需求的研究脉络，研究重点前移，强调脑老化和认知障碍的早期干预，研究重点下移，强调实验室研究成果不断转化，为医院临床服务并深入社区，最终为老龄资源的再社会化提供科学数据和理论支持。新医药学科群建设的一个重要指导思想就是：形成北京市高校群特有的多学科交叉融合的学术研究模式，为高素质、综合性跨世纪人才培养提供平台；在平台建设的基础上，摸索出一套多学科融合的人才培养体系，尝试建立新兴学科，健全人才培养机制。在这一点上，新医药学科群项目恰好顺应了脑老化研究对“多学科交叉、大学－医院－社区联合、多家单位整合”的研究模式的需求，为学科整合提供了契机。

2　老年脑健康研究的核心问题

2.1　脑老化评估与认知功能障碍早期预警

“人口老龄化”问题，在21世纪是世界上每一个国家都将面临的巨大挑战。老年痴呆病（Alzheimer Disease，AD）是老龄化问题中最严重的部分之一，已成为老年人突出的健康

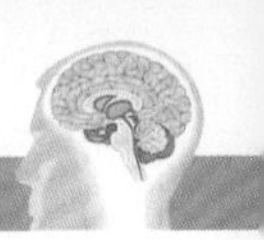

问题，严重危害中老年人身心健康，它所导致的死亡率仅次于心血管疾病和癌症，但是给患者及其家属所带来的痛苦和负担要远高于上述两种疾病，成为现代化社会、经济、医学、家庭亟待解决的问题之一。

在对痴呆的治疗近期无法取得突破性进展的情况下，应及早干预痴呆早期的轻度认知障碍，已成为业内共识。轻度认知功能障碍代表老年性痴呆的极早期阶段，对其进行深入研究，有希望提供最佳治疗时间窗，预防或推迟老年性痴呆的发生。因此，对于轻度认知障碍的研究愈来愈受到重视。

西方发达国家非常重视对这类疾病的深入研究，每年均有巨资投入相关的基础研究、应用基础研究和临床诊断与治疗，可以说 AD 的预防不仅是一个重大的医学问题，也是一个严峻的社会问题。在美国、欧洲、日本等发达国家和地区提出国家"脑科学"科技发展的宏伟蓝图中，都把"保护脑"，即延缓衰老和治疗神经性和精神性疾病，作为其脑科学计划的最终目标之一。

随着老龄化问题的日益突出，以及对老化问题的普遍重视，世界各国从事老年学学术和实践研究的人数迅速增长，许多国家都有以老年学命名的专门学术研究团体和机构，并建立老年学标准与指南。而医学和生物学对脑老化的研究主要聚焦在：①老化是一个怎样的生理过程，在脑结构和功能上有哪些特殊规律；②哪些因素影响脑的老化过程，是如何影响和控制的；③脑在老化过程中，"老年脑"出现哪些病理变化，是怎样变化的；④研究干预和延缓脑老化的策略与措施。

值得提出的是痴呆、脑老化作为一种多因异质型疾病，多环节、多靶点的药物协同治疗可能是未来药物治疗和研发的方向。近年来应用中医药进行痴呆防治的基础和临床方面的研究也越来越多，从传统和现代医学入手探索，从中医药宝库中挖掘，中药尤其是从复方中开发疗效好，副作用小，且能长期服用的药物日益受到重视。

2.2 老年痴呆病的机制及药物防治

伴随着全球人口的老龄化，神经退行性疾病的发生呈加重趋势。其发病原因是神经元进行性变性死亡，导致人体中枢神经系统等受损，主要影响患者的认知功能和运动功能，致残、致死率极高，未来几十年里老龄人口会大大增加，罹患神经退行性疾病的人数也会随之增加；由此对病人、看护者及社会带来的情感、身体和经济的负担，越来越成为政府部门、医疗机构和生物制药行业关注的重大问题。因此，对神经退行性疾病的机制及药物防治研究尤为重要。

阿尔茨海默病是发病率居首位的神经退行性疾病，又称老年痴呆病，其特征性病理学改变为大脑皮质神经细胞内神经原纤维缠结、细胞外大量老年斑形成、大脑皮质细胞减少以及累及皮质动脉和小动脉的血管淀粉样变性。另一典型代表是帕金森病（Parkinson disease，PD），它起因于脑内多巴胺能神经元的退变，它已严重成为继阿尔茨海默病之后的威胁老年人晚年生活质量的第二大进行性退行性神经功能障碍性疾病。PD 病人主要表现为静止性震颤、僵直、运动徐缓以及姿势障碍。迄今为止，PD 的病因仍不清楚，目前的研究倾向于与年龄老化、遗传易感性和环境毒素的接触等综合因素有关。

最近十年来，运用遗传学、分子生物学等多学科的技术手段，以及果蝇、线虫、小鼠等模

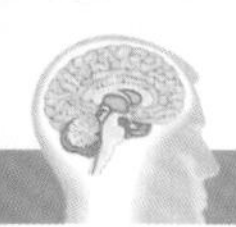

式动物，研究神经退行性疾病的细胞与分子机制已经成为神经科学的热点。但是，由于缺乏有效的方法和手段，对神经退行性疾病的研究一直无法取得突破性进展。早在二十多年前，欧美国家的制药公司就开始开发退行性疾病治疗药物，使用过化学和生物的方法，也成功地寻找到一些有辅助治疗效果的药物，但至今没有能够开发出治疗性药物。因为退行性疾病的深层病因未明，尽管经过广泛的筛选找到了少数靶点，但是这些靶点本身不是非常理想。

近年来虽然我国在神经科学领域取得了较快发展，但无论是基础研究还是药物筛选，我国在神经退行性疾病领域的研究与国际上还存在较大的距离。从建立稳定的动物模型入手，结合蛋白质组学，揭示疾病的本质，全面探讨其病理机制，进而建立诊断标准，发现药物治疗靶点，才能为神经退行性疾病的防治提供新的思路。

2.2.1　研究进展

阿尔茨海默病于 1907 年首次被德国医生报道，是一种原发性神经退行性疾病。当前研究对于 AD 的病因和发病机制众说纷纭，无统一认识，同时造成临床上对 AD 的治疗没有突破性进展。目前 AD 的临床治疗，仍是一个待攻破的世界性难题。

（1）药物治疗：在美国已有五种药物被批准用于 AD 的治疗，可分为两类。①胆碱酯酶抑制剂：他克林（tacrine）、多奈哌齐（donepezil）、利凡斯的明（rivastigmine）和加兰他敏（galantamin）。胆碱酯酶抑制剂通过抑制乙酰胆碱（acetylcholine，Ach）的降解，恢复体内 Ach 水平，可显著改善患者的临床症状；他克林由于其肝毒性，已很少用于临床。②N- 甲基 -D- 天冬氨酸（NMDA）受体拮抗剂：美金刚（memantine）。NMDA 受体激活后引起的兴奋性毒性是 AD 的重要发病机制之一；美金刚是 NMDA 受体的非竞争性拮抗剂，可通过抑制 NMDA 受体介导的兴奋性毒性阻止 AD 的发展。

（2）中医治疗：中医从整体出发，辨证论治，结合辨病，注意标本兼治，近期疗效显著。近年中药单体及有效部位治疗老年性痴呆的研究进展很快，发现了一些很有前途的活性成分，包括生物碱类、皂苷类、黄酮类和多糖类等。此外，免疫疗法，神经干细胞移植治疗研究都取得一定进展。

2.2.2　研究中遇到的问题

AD 的病因和发病机制都非常复杂，遗传和环境因素在其中都发挥了重要作用。为了更明确的理解神经退行性疾病的发病机制和探索缓解症状的更好的疗法，动物模型的应用非常重要，但不同模型所说明的问题不同，单一模型的使用无法完全复制出病理、生化及神经行为学等方面的全部特征变化。因此，对动物模型的研究以及多种模型反复验证不仅对发病机制的深入探讨做出巨大贡献，而且对于发现新的药物干预手段意义非凡。

神经退行性疾病是多因素复杂疾病，其发生发展过程涉及多系统、多环节结构和功能的异常，针对单一靶点的防治措施难以取得满意疗效，多靶点综合干预是提高疾病防治水平的重要策略。因此，寻找、研究并确立一组或几组脑内病理改变及认知功能障碍密切相关的、且具有相互补充与协同关系的“组合靶标”，将为创新药物的研究提供新的筛选靶标，并将大大提高防治药物的研究与开发水平。国际 AD 学会医学与科学关系部副主席威廉·蒂斯的观点也证明这一点，他说“AD 是一种复杂疾病，其预防与治疗策略也会是复杂的。除继续深入研究针对淀粉样蛋白的治疗外，还要寻找其他有前景的药物靶点。希望通过多条途

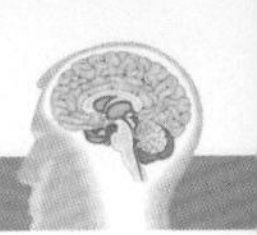

径攻克此顽疾。”

神经退行性疾病的早期诊断和预防性治疗也不容忽视。神经退行性疾病的治疗近期无法取得突破性进展，因此应在疾病的早期及时干预，这已成为业内共识。对早期诊断的手段进行深入研究，有希望提供最佳治疗时间窗，预防或推迟疾病的发生。

当前中药疗效评价方法探索的相关研究，也一直在尝试突破和完善。如从分子、细胞水平利用和借鉴西医的实验动物模型，以病的某几个或几组指标来评价单味或组方的药效。从总体上看，这种经典的药理学评价研究思路和方法，是阐明药物作用机制的主要手段，同时也是药效学评价的重要方法，对充分认识中药的化学成分，发现中药或天然药物的活性成分，推动中药药效评价方法建立起到了不可或缺的作用。

然而中医药是以临床为基础的医学科学体系，其疗效来源于临床，目前开展的实验室的复方中药药效评价大都是动物实验研究，缺乏临床上令人信服的科学数据来展示中药的独特疗效。此外，中、西药物的作用模式有很大不同。西药的化学实体为单一化合物，有特定的作用靶点，具有较为专一的作用方式，对抗是其主要的作用机制。而中药无论是单味还是复方，均含有多种成分，这些化学成分的作用并非简单的叠加，而是相互影响、弥补，通过多个作用途径、靶点和机制发挥综合作用。除了对抗作用外，调整机体内外环境也是中药的主要作用机制。尤其对于 MCI、AD 这类多因性疾病，如何对中药的药效进行整体客观评价是研究工作中的关键问题之一。

神经影像技术及认知神经科学的发展，为治疗 MCI 等中药的发现及临床药效评价带来了巨大机遇。不同模态的神经影像技术，对脑结构形态测量、脑功能区刻画、脑纤维连接追踪、脑区网络交通架构已能做到定性和定量分析。尤其是基于血氧水平依赖的功能磁共振成像凭借其独特的优势（无放射性、无损伤性、较高的时间和空间分辨率），不再仅仅是临床普通意义的脑结构像的扫描工具，而是可以结合行为变化激活的功能脑区，广泛应用到神经外科手术、神经药物评价等多个方面必不可少的手段，其在与脑相关的各种病理、药理研究与应用等方面愈来愈受到重视，但尽管在国外这一技术已经应用多年，在国内的药物评价方面应用仍然是几近空白。中医药疗效科学评价体系的建立，应该尽快抓住这一契机，予以深入研究。磁共振揭示的是行为相关的脑内事件，这与中医药整体性的特点相符；磁共振揭示的是行为相关的脑区活动，是功能性的，反映的并非仅一个物质性的实体，而且这些功能之间是可以互为联系的，与中医药功能性调节不谋而合；无论中药作用的途径是单靶点、单途径，还是多靶点、多途径，其作用功能总会通过与之相关的功能任务反映到激活脑区，这个作用终端能够观察到药物在大脑高级认知活动中的表现，并且可通过脑的主成分分析、功能连接分析、判别分析建立起药物作用的模型，并结合行为学测评结果，最终为阐释中医药药效机制提供更为客观、可视、翔实的科学数据。而这也是脑健康研究领域核心研究问题之一，希望能立足于传统中药，采取更为科学严谨方法去评价中药复方在该领域疾病治疗的干预效果，并对其近期疗效和远期疗效以及作用机制进行深入研究。

2.3　社区慢性病与认知功能损害

社区慢性病已经成为威胁人类健康的“头号杀手”。在诸多慢性病当中，心脑血管疾病有高发病率、高致残率和高死亡率特点，是威胁人类健康三大主要疾病之一，全球每年约

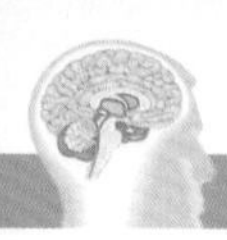

有1500万人患脑血管疾病中，我国每年新增脑血管患者250万人，死亡超过100万患者。脑血管药在全球范围内是第一大类药，近20年来，国际脑血管病新药研究有1026种，有114种进入临床实验，投入的研究费用约1500亿美元，只有tPA 1种成功上市，而且tPA有严格的时间窗，静脉溶栓3~4小时，动脉溶栓6小时以内，在美国那样领先全球的医疗环境下，仅有约1%的病人能在规定时间窗内到达医院，接受治疗。

脑梗死（急性缺血性脑卒中）是最常见的脑血管病。在发达国家，80%脑卒中为缺血性脑卒中。根据“中国心脑血管病流行病学协作研究组”公布的数据，我国缺血性脑卒中患者占脑卒中所有患者的62.4%，且其发病率以每年10%的速度逐年递增。在我国，由于目前公众对急性脑卒中的先兆体征和危险因素认识不足、现有急性脑卒中救治防控体系尚不完善及未能延伸至基层医疗单位，绝大多数急性脑卒中患者无法在推荐的治疗“时间窗”内接受规范的溶栓治疗，导致我国急性脑卒中患者的溶栓率低。在我国仅有21.5%的急性缺血性脑卒中患者在发病后3小时内被送至医院就诊，而这其中仅有1.6%的患者能够接受溶栓治疗。因此，大部分急性缺血性脑卒中患者仍接收常规西药对症治疗，疗效欠佳。研究表明，急性脑卒中是多种危险因素长期综合作用的结果，其中年龄增加、性别、高血压、心脏病、糖尿病、高脂血症、肥胖、高盐及低钾摄入、吸烟及饮酒等是急性脑卒中的主要危险因素，针对这些危险因素进行健康教育、健康促进及积极正规治疗，均可有效降低急性脑卒中的发病率和死亡率。

此外，脑梗死可引起各种神经功能障碍，患者不仅会出现偏瘫和各种神经定位症状和体征，而且还会导致记忆障碍、失语、失认、失用、视觉空间障碍等认知功能障碍，甚至发生血管性痴呆，对脑卒中患者的日常生活、活动能力及预后有重要影响。急性脑卒中对神经系统造成的损害可导致病人出现偏瘫、偏盲、失语等，其对认知的损害也是巨大的。

随着医疗技术的进步，脑卒中幸存者的比例越来越大，然而，随着脑卒中病人的幸存率增加，病人却通常未完全康复。越来越多的患者生活在持久的神经功能缺损中，尽管很多脑卒中病人身体康复，但超过一半的脑卒中患者都严重残疾或伴随认知损伤。研究发现脑卒中后，病人通常表现出多种认知损伤，如注意力损伤、工作记忆下降、执行功能缺陷、智力下降等。很多研究也发现了脑卒中和痴呆发生间的密切联系，如Pendlebury等的一项元分析中指出了多次脑卒中和脑卒中后痴呆的强烈相关，在考虑进研究方法和病例混合后，报道的痴呆发病率是一致的：10%的病人在第一次脑卒中前就有痴呆，10%的病人在第一次脑卒中后很快发展为痴呆，超过1/3的病人在再发脑卒中后罹患痴呆。脑卒中后的认知损伤如感知觉速度、语义及情景记忆损伤是脑卒中患者最常见和决定性的预后因素。一般认为有效控制高血压和各种类型脑动脉硬化、糖尿病和高脂血症等可干预危险因素是预防脑卒中和卒中后认知功能障碍的关键。目前，对于急性脑卒中的治疗，临床上大多关注溶栓、抗血小板治疗等，大多关注运动功能和患者生活质量的改善，忽视了其认知损害对患者及家人的影响。传统中医药在这一领域可能会发挥一定的优势。目前，上市中成药由于质量稳定已成为临床治疗急性脑卒中的主要手段，常用的中成药主要包括醒脑静注射液、脉络宁注射液、血栓心脉宁片、脑脉利颗粒、通心络胶囊、丹红注射液及补阳还五汤等，均对急性缺血性脑卒中患者的神经功能及日常生活活动能力有一定改善作用，脑保护机制主要与增加脑血流量、降低血小板聚集、增加纤溶活性、改善微循环、改善血管内皮细胞功能、抑制炎症反应有关，以保护缺血半暗带尚具有活力的神经元。因此，从传统中医药挖掘有效方剂、筛选有

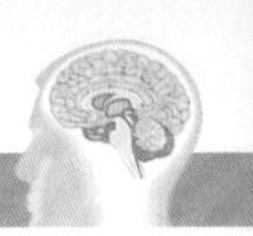

效组分、探索有效成分，开发脑血管病治疗新药和新技术，在脑血管病领域率先实现突破，达到国际领先水平，服务脑健康事业具有重要的意义。

2.4　脑疾病的认知康复训练

近年来，认知训练被广泛应用于防治和延缓老年人的认知功能衰退。目前关于老年人认知功能训练的研究通过比较训练的有效性、训练效果的迁移和保持，大部分实验都发现了积极的即时训练效果，且有部分研究探索了认知功能提升的大脑神经可塑性基础。

认知能力是指人脑加工、储存、提取信息的能力，是保证人们成功完成活动的重要心理条件。大量研究表明，随着年龄增长成年人的认知能力逐渐出现衰退，如反应迟缓、记忆力衰退、抗干扰能力减弱等。认知能力的老化直接影响到老年人的日常生活，部分老年人的认知功能下降甚至可能会进一步发展为轻度认知障碍（mild cognitive impairment，MCI）、阿尔茨海默病（Alzheimer disease，AD）。越来越多的研究表明，认知训练能够缓解认知衰退的趋势。认知训练要求被试完成一定时间的认知任务以提高个体某种认知能力。已有研究发现，认知训练能够提升老年人的认知能力。早期的研究大多试图提升老年人加工速度，或使用再认、回想等记忆任务和记忆策略以提高老年人的记忆能力。近几年来，随着研究发现认知训练能够有效迁移到流体智力上，针对老年人开展的认知控制训练，如工作记忆更新、注意转换、双任务切换等的研究日益增多。有研究发现认知训练能提升未训练认知任务的成绩，甚至对老年人的日常生活能力产生长久的积极影响。

目前的研究涉及的训练领域包括：

2.4.1　加工速度

加工速度与认知老化关系密切（Lindenberger，Mayr & Kliegl，1993）。一般认为加工速度包括感觉运动速度、知觉速度和认知速度三个层次，在实验研究中一般通过测量个体的感觉运动速度和知觉速度来反映其加工速度。

早期关于老年人认知功能衰退的理论认为，成人的认知操作速度随年龄增长而减慢是流体认知功能发生老化的主要原因。在此基础上，研究者进行了相应的关于老年人加工速度的干预训练，一般使用视觉搜索（visual search）、动态目标追踪（target tracking speed）、视/听差异刺激辨别（discrimination）等训练范式，即训练老年人的视听觉加工速度和相应的感知觉灵敏度。

2.4.2　记忆

记忆是在头脑中积累和保存个体经验的心理过程，即人脑对外界输入信息的编码、储存、提取过程，与其他心理活动密切相关，是个体认知功能的重要组成部分。而在老年人出现老化和下降的认知功能中，记忆的衰退最为明显，甚至对于部分罹患老年痴呆的老年人来说，记忆力的损伤程度和衰退速度都更为严重。基于此，老年人的记忆训练研究在认知训练研究中占有重要地位。当前记忆训练主要是练习如何使用各种具体的记忆策略，旨在提升认知资源的使用技巧，包括视觉材料的延迟再认（verbal delayed-response）、地图作业训练或位置法（visualize mental landmarks or loci）、复述训练（memory task of rehearse）等。

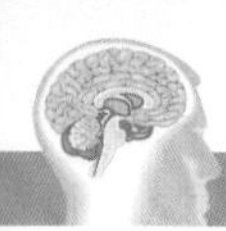

2.4.3　认知控制

认知控制（cognitive control）是指个体在完成复杂的认知任务时，对各种基本认知过程进行协调和控制的过程，包含工作记忆的提取协调、对自动化提取的抑制、提取策略的不断更新、注意控制和选择等多个子成分（Duncan & Owen，2000）。认知控制衰退假说是认知老化的主要理论之一，它认为认知控制的衰退是引起认知老化的主要原因。近年来，随着认知控制及相关理论的提出，对工作记忆、任务切换等各种认知控制的训练干预逐渐成为一个新的研究热点。已有研究表明，老年人的认知控制及其相关脑区（主要为前额叶）存在可塑性，通过一定的认知训练可以缓解老年人认知控制的衰退，并引发相应的大脑结构和功能改变。部分研究也发现认知控制训练可以对其他认知能力产生一定的迁移效应。

2.4.4　身体锻炼

根据锻炼时的心率标准，身体锻炼可以分为有氧锻炼（aerobic exercise）和无氧锻炼（anaerobic exercise）两类。前者指人体在氧气充分供应的情况下，动用身体的主要肌群进行有规律的长时间运动，心率基本保持在 150 次 / 分，所耗能量主要来自细胞内的有氧代谢，如跳舞、慢跑、骑自行车等；后者指人体在“缺氧”状态下的高速剧烈运动，耗用能量来自身体糖分的无氧酵解，如短跑冲刺、投掷、肌力训练等。长期以来对老年人的体能锻炼的研究多以快走、慢跑、健身操等有氧运动为主（锻炼负荷一般为最大心率的 50%~65%，即适宜心率为 110 次 / 分）。尽管身体锻炼本身不是认知训练，但已有研究认为，有规律地参加锻炼，不仅能促进身体健康，高运动能力，而且有利于减缓老年人认知功能的衰退，甚至引发与训练相关的神经可塑性变化，如通过促进与认知功能相关脑区的激活及功能网络的联结、增加大脑特定区域血流量、维持老年人大脑灰质和白质完整性等，对延缓认知老化和改善老年人的行为表现有着积极影响。此外，研究者也提出了其他可能的机制，如身体锻炼通过提升身体资源（如改善饮食和睡眠，减少慢性疾病），改善心理资源（如减缓抑郁、焦虑及慢性压力；提高自我效能）等途径对老年人的认知功能产生积极影响。在研究身体锻炼对认知老化的缓解作用时也应考虑到这些机制可能存在的影响，考察其是否是训练效果的中介或调节变量。

2.4.5　综合认知训练

老年人随年龄增长往往出现多种认知能力的衰退，一些研究采用综合认知训练以改善老年人的认知能力，即训练任务同时包含对加工速度、认知控制、记忆等两个或两个以上认知能力的训练，或同时进行身体锻炼。相比于单一的认知能力训练，多种认知领域相结合的训练方式更贴近于日常生活中需要同时调用多种认知能力的实际情境，且对老年人认知能力的整体协调性和功能全面性要求较高，有利于有效减缓与老化相关的认知功能衰退，并为训练效果对日常生活能力的迁移奠定了良好基础。

老年大脑与学习记忆功能具有“可塑性”，即老年脑仍然具有自我修复、代偿与再生能力。老年脑这种代偿能力，对于老年脑有其特殊的生物学作用与意义。老年脑细胞的继续发展和自我代偿能力的存在，成为老年脑继续学习提高的生物学基础。而老年脑的可塑性使得与老化相关的多种认知损害进行科学的认知康复训练具有了积极的临床意义。在未来

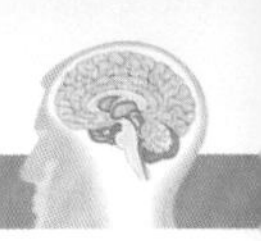

对老年人进行认知干预的研究中，应注重从相关理论出发，认知训练与神经测量手段相结合，设计更多贴近老年人实际生活问题的训练任务及评估手段。与此同时，通过不断对健康老年人认知干预手段的完善、加强干预的有效性和适用性，也有望对一些病理性老化如轻度认知障碍和老年痴呆患者的干预和治疗产生积极的借鉴作用。

2.5　促进成功老化

在过去一个世纪中，随着医疗水平及对疾病的研究水平的不断提高，人类的生命长度不断增长，在1990年，人类的平均寿命已超过七十岁。人类期望寿命的增长是20世纪最重要的成就之一。随着人类期望寿命的成倍增长，人类对寿命的要求由原来的延长生命长度逐渐过渡到提升生命质量，推迟身体功能受限期。传统老年医学领域对老年人的研究多集中在病态老人上，将其与正常老人对照从而研究病理变化及治疗方法。这些研究忽略了正常老人中存在的异质性。事实上，正常老人间随增龄而出现的躯体及认知功能改变的程度及速度区别很大。Rowe和Kahn将正常老人进一步划分为成功老龄（successful aging）和常态老龄（usual aging）。与常态老人及病态老人相比，成功老人不仅未受到阿尔茨海默病、帕金森病等神经退行性疾病的干扰，而且与增龄相关的良性记忆减退和体能下降也很少。成功老化者保持思维清晰，身体健康，心情愉悦，积极参与社会生活，是生物－心理－社会三方面健康的老人，符合1989年联合国世界卫生组织对健康的新定义，即“健康不仅是没有疾病，而且包括躯体健康、心理健康、社会适应良好和道德健康”。成功老化的遗传背景，生活习惯，行为方式的研究，对脑保护有着重要意义，其研究结果也可为认知障碍等增龄相关疾病的预后提供科学依据，找出更多致病因素。对一般老年的干预研究有望找到减缓老龄化所致的负面影响因子，提高成功老化比例及老年人生活质量。对成功老化的研究将研究重点从提高人口寿命转移到提高人口健康期上，从对病态老人转移到正常老化者上，目前已引起许多老年学研究者的重视。

成功老化的存在证明老年人的生理及认知功能并非随增龄出现普遍下降，相当一部分老人的日常生活能力保持良好，并未出现与年龄相关的减退。特别是在认知功能领域，随着年龄的增加，老人完成认知任务的速度与成绩都呈差异增大趋势。认知功能的毕生发展过程中始终包括发展和衰退两个复杂而相互关联的动力学过程，并有较大的变性性和可塑性。干预研究表明很多老年人拥有大量的潜能储备，可通过训练激发出来。Newson等认为，对健康老人的液体智力（注意力，知觉，记忆力）等进行训练都可以提高相关认知任务的能力。对老人记忆策略的干预也有助于提高其记忆力等认知功能，对老年记忆方式的研究显示，成功老龄者更多使用综合记忆及工具性记忆，而较少使用强迫性记忆。多方面记忆训练比单方面记忆训练更能提高老人在日常生活中的工作记忆，较年轻的老人及认知可塑性较大的老人从记忆训练中受益更多。这些研究表明对普通老年的认知功能方面进行早期干预，可以有效提高成功老化比例，提高老年人口整体功能水平，进一步提高老年人生活质量。

成功老化概念的提出，具有十分重要的意义。从脑老化的角度看，痴呆的诊疗是治疗脑老化；对MCI的干预，是脑老化的早期发现和早期干预；成功老化，则属于脑老化的预防和健康促进。从临床医学到预防医学再到健康促进，应该是医学发展的必然和进步。

目前我国对老年病学的研究多集中病理研究，特别是在认知方面，多关注阿尔茨海默

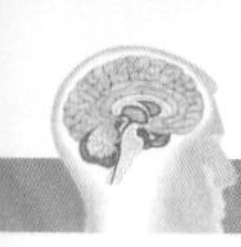

病、帕金森病等神经退行性疾病的研究，偏重于研究致病影响因子，而忽视对保护因子的研究。神经退行性疾病一旦确认后几乎没有痊愈的机会，给病人及其家属造成了严重的经济及心理负担，也给社会生产造成了很大影响。对成功老化的研究有望找到对常态老人的干预方式，对提高老年人整体素质和生活质量有着巨大帮助。国内目前对成功老化关注严重不足，缺乏专业性的研究机构，国际上也存在着评价指标不统一，研究结果普适性较差的问题，对成功老化的研究多停留在横向研究上，缺乏长时期纵向追踪研究。

截至 2016 年底，我国 65 岁及以上人口占人口总量的比重已达到 10.8%，超过世界平均水平，加之计划生育政策已施行了近三十年，生育率造成我国老龄人口抚养比增大，加重了劳动力的养老负担，使政府用于老龄人口的财政支出增加，财政负担加重，对储蓄、消费、投资都带来影响。解决老龄化一个有效方案是适当延长老龄人口离退休年龄，对成功老化的研究，有助于区分老化速度较慢的老年人口，延长这部分人的退休年龄，使其继续工作，对个人、家庭及社会都有着重大意义，值得我们进一步研究和思考。

国家卫健委已经将老年人群列为重点人群，将老年期痴呆列为重点疾病，目标是提高人群对相关知识的知晓率，提高患病人群的治疗率。需要组织跨专业跨学科的团队协作，在临床医学领域至少涉及老年医学、神经病学、精神医学和全科医科，在相关领域涉及神经科学等基础学科，在服务领域还需要民政等政府部门的相互配合。然而，人口老化已是必然的发展趋势，希望长寿、活得有质量是人们的共同愿望，因此分析影响成功老化的因素和存在的问题，提出促进成功老化的对策建议对积极应对老龄化有重要的意义。

3　老年脑健康研究的关键技术平台

3.1　老年社区的脑健康监测与干预关键技术平台

社区健康监测和干预是在社区对个体或群体的健康状况以及影响健康的危险因素进行全面监测、评估和干预，实现以促进健康为目标的全人群、全过程和全方位的医学服务，属于一种前瞻性的卫生服务模式，能够大大增加医疗服务效益。

在全球性的“老龄化社会”的严峻挑战下，作为发展中国家，中国面临着特殊而紧迫的“老龄化”问题。老年人群是罹患各种慢病（如脑卒中、高血压、糖尿病、高血脂等）及神经退行性疾病的高危人群，这类慢病发病率高、死亡率高、病程长、预后差，在社区居民中知晓率低，且这些疾病在疾病进展过程中都会直接或间接影响脑认知功能，在疾病发展后期就医，严重影响了老年人的生活质量并对社会和家庭带来巨大的经济负担。目前这种应急性保健模式不仅会导致卫生费用的不断增加，而且更广泛人群的健康状况并未得到普遍的改善。因此重视老年人健康，尤其是脑健康，是加强老年人脑健康监测与干预关键技术研究，有效利用医疗资源，提高老年人的健康水平，是解决我国老龄化问题的突破点和关键。

而针对老年这一特殊群体，脑健康促进与认知障碍相关的慢性脑病防控是个长期复杂的过程，必须用整体医学的模式去思考，不仅要考虑社区老年群体老化过程中的遗传、心理和社会环境因素的影响，而且必须认识到老年老化过程中的社区慢病对大脑的影响及其自

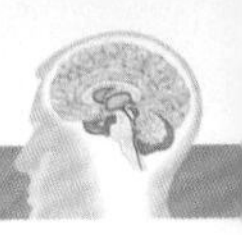

我修复、代偿与再生能力。因此应用中医“未病先防，既病防变”的思想，发挥中医药优势，在社区建立具有中医特色的老年社区的脑健康监测与干预模式及其应用策略是改善老年脑健康水平、应对慢病风险的重要环节和有效方式。

社区健康监测及其早期干预模式在国外已日臻成熟，但当前在我国，基于社区老年人健康监测，特别是社区脑健康监测方法及干预技术等领域研究都相对滞后，目前迫切需要解决几个关键性问题：①建立流行病学调查基础上的中医特色的老年社区脑健康监测和体检方案；②培养相应脑健康监测及管理人员，对社区医生进行专业化培训，在社区开展规范化脑健康监测和脑健康体检工作；③建立社区老年认知障碍及社区慢病的早期识别系统；④开展中医社区脑健康适宜干预技术及应用策略研究；⑤构建中医特色的老年社区脑健康监测网络，建立社区慢病防控体系。

老年脑健康研究中心在实践中逐渐摸索出以下实施途径：①结合中医临床、医学心理学及其他学科基础，制定用于调查老年人脑健康的影响因素、基础疾病、认知功能以及中医证候特点、分布规律的评测量表与方法，形成一套完整脑健康监测工具。目前社区慢病如高血压、糖尿病、卒中、高血脂等在临床已有明确的诊断标准，而老年痴呆、认知障碍疾病等威胁老年人健康的高发疾病的认知功能的早期诊断仍缺乏有效的评测手段。因此利用经典的神经心理学测验，制定评估社区老年人群认知功能的有效监测工具是重点部分，测验主要包含认知健康的筛查，测验涉及视知觉、注意、记忆、语言和执行功能等全面的认知功能。②在试点社区卫生站建立脑健康监测及体检中心，利用已形成的全套脑健康体检工具，对受检者进行脑健康体检，了解受检者脑健康状况、早期发现脑疾病线索和脑健康隐患。③建立社区居民脑健康档案，并系统的分析老年人的人口学背景、教育程度、工作状况、生活方式和既往病史等因素对脑健康的影响。重点研究社区慢病例如常见的高血压、糖尿病、卒中、高血脂等长年困扰老年人的慢性病对脑认知功能的影响。并在罹患脑疾病的高危老年人群中利用多模态磁共振成像技术获取影像学证据，揭示罹患不同疾病的老年人大脑结构和功能改变及其内在规律，利用判别分析建立分类预测模型，筛选高区分度、高敏感度影像学指标，用于疾病的早期诊断与干预。④基于中医药对脑病研究在病因病机、治疗和实验方面已取得的进展，并在长期的临床实践中积累的丰富经验，项目从中医整体观念和辨证施治理念出发，选取临床经验方剂，结合先进的神经影像学评价技术进行中医药在脑健康防治中的小样本探索研究，为拓展传统中医药疗效评价的新途径，为中药复方药效评价的方法学提供重要的参考。此外，脑健康及脑病属于中医学的“呆病”“癫症”“善忘”等范畴。项目利用多模态磁共振成像从大脑整体水平阐释认知障碍、痴呆等疾病不同中医证候实质、进行中医辨证的客观化研究，探索脑影像指标对认知障碍、痴呆等疾病中医证型的分类作用，为中医药辨证施治提供客观辨证依据。⑤大力发挥中医调节的特色和优势，发挥中医非药物特色手段对不同疾病或同一疾病不同阶段、不同个体的个体化预防干预的优势。如将具有中医特色的中药、针灸推拿、药膳食疗、情志疗法、太极拳等脑健康的保护因素与社区老年健康预防有效而又个性化地结合在一起，提高老年人群生活质量、降低疾病发病率。⑥积极建设社区全科医师、社区医师等，建立以家庭为依托，以满足多元化需求的社区式老年中医护理服务模式。定期为老年人进行健康体检，定期举办各种疾病预防知识的讲座，义务向居民宣传促进脑健康、预防脑疾病的科普知识。⑦基于老年人易患疾病的流行现状、特点及其影响因素，构建社区老年监测网络，并且形成数字化的管理平台，掌握疾病流行规律和趋势，使老年健康状

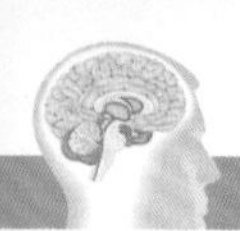

态的监测及干预更加系统化、网络化和科学化。

3.2　认知神经科学与医学基础研究技术平台

脑健康促进及认知障碍防治是国家发展的必然需要。有效的干预或控制脑疾病不仅可以大大改善我国国民的健康状况和生活质量，而且可以降低大笔医疗支出。在我国，尽管“脑科学”的科技发展规划提出多年，在针对脑健康与认知障碍防治的研究方面还急需具有实力的权威性研究技术平台，利用综合性的平台可进一步达到凝练科学问题、适应社会发展、产出标志成果、优化资源配置的多重效益。

北京师范大学认知神经科学与学习国家重点实验室成立于2005年3月，是我国认知神经科学领域仅有的两个国家重点实验室之一。实验室整合了北京师范大学心理学、生命科学、信息科学、系统科学、教育学等相关学科领域的优势力量。在科技部、国家985工程和211工程的支持下，实验室建成了融“分子生物技术”“基因技术”“神经生理技术”“磁共振成像技术”“光学成像技术”和“认知行为测量技术”等研究手段于一体的大型综合交叉研究平台，为开展“脑－行为－基因－分子”多层次、跨学科的整合性研究提供了基础。实验室拥有国内一流的认知神经科学领域的研究团队。

在科研平台的配置方面，已具备的实验条件有3T磁共振系统为核心的脑成像实验平台；多通道神经信号记录系统为核心的神经电生理实验室；ETG4000为核心的近红外光学成像系统；DMDX和E-prime心理学实验软件系统为核心的行为实验室。拥有规范的组织形态学实验室、动物行为学实验室以及符合国家要求的SPF（specific pathogen free）级动物房，拥有实时荧光定量PCR仪、基因分型仪和基因芯片分析仪等大型试验仪器。形成了从影像学、行为学、分子药理学和蛋白质组学相结合的综合技术平台。

在信息平台的建设方面，与西门子成立了磁共振数据采集与数据分析联合实验室，目前是国际上在磁共振数据采集和分析方面最具权威的脑磁共振数据中心之一，在磁共振数据分析及网络构建方面都有着非常强的理论和技术保障。对目前广泛使用的处理各种脑相关数据的系列算法做了深入的研究，如：配准、标准化、分割、多元统计校验和独立成分分析等。在对外交流与合作方面，实验室已经与美国著名的Banner Alzheimers Institute合作成立了老年痴呆研究中心，双方已经开始互派学者进行国际交流，在痴呆脑库建设、影像学应用于老年痴呆的早期识别方面开始广泛的合作；实验室还与北京天坛医院、宣武医院、北京中医药大学东方医院合作建有临床实验基地。在老年性痴呆的神经建模方面，实验室开展了老年痴呆的脑结构网络及功能网络研究，建立了相关的网络模型，探索了老年痴呆的脑网络属性。在此基础上，实验室开发了具有自主知识产权的“脑信息处理的软件平台”，该平台集成了实验室老年痴呆研究组多年来的研究成果，主要用于各种脑数据（MRI、fMRI和ERP）分析、脑疾病的医学辅助诊断。

在研究队伍和科研项目方面，认知神经科学与学习国家重点实验室拥有多名从事老化及AD相关研究的心理学、认知科学及神经影像学领域的专家，形成了老中青三个年龄层次组成的科研队伍。此外，还聘请了一批优秀的、与实验室有长期合作关系的国外研究者作为兼职与客座教授，从事相关领域的合作研究。认知神经科学与学习国家重点实验室长期从事认知心理学、发展心理学、认知神经科学等方面的研究，在认知测查、认知训练、毕生发展、

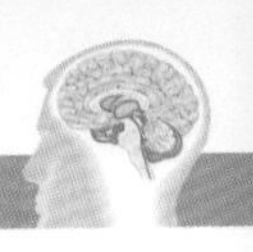

脑发育、脑老化、认知障碍等问题的研究方面积累了丰富的经验，承担了“儿童脑高级功能开发与素质教育若干问题研究”国家攀登计划项目、“中国儿童青少年心理发育特征调查”科技部基础性工作专项、“儿童青少年学习与认知障碍的神经机制及调控因素：基因和环境的交互作用”973 预研课题、“相似测验之间的链接：认知诊断的途径”和“基于体元的形态测量学（VBM）在中国儿童和青少年脑发育研究中的应用”及“识别脑区连接网络的研究及在老年痴呆病中的应用”国家自然科学基金项目等相关项目。

当然，科技的发展是不断变化和飞速进步的，为了促进实验室更快更好的发展，配备适应性强的机制体制，不断更新信息处理和科研的平台，以及进一步汇聚国内外高水平和产学研应用转化人才，最后才能更好地促进科研成果向实际应用的转化。

（张俊英　兰 州）

第二节　老年脑健康研究的方法

1　流行病调查研究

1.1　老年脑健康相关的流行病学设计方案

在我国，一方面随着社会的发展，人们的健康水平得以逐步提高；另一方面由于人口基数大、人口增长绝对值高以及逐渐进入老龄化的现状，使得我国人口的健康状况，包括死亡、疾病及残疾模式也在发生变化。在这样的背景下，一些慢性病和意外伤害所致的卫生问题日益严重，慢性非传染性疾病已成为严重危害人类健康的首要疾病和国家的重要公共卫生问题。而慢性疾病的患者多为中老年人群，治疗效果差、易反复、治愈率低，因而慢性病治疗的费用增长速度很快，对于个人、家庭和社会的负担也不断增加。因此，慢性疾病的预防对于减少发病以及减轻疾病负担有着极为重要的意义。流行病学是研究疾病分布规律及影响因素，借以探讨病因，阐明流行规律，制订预防、控制和消灭疾病的对策和措施的科学，是预防医学的一个重要学科。基于老年人的流行病学研究则有助于了解老年人中健康相关状态和事件的分布及其影响因素，能够帮助制定防制疾病及促进健康的策略和措施，具有十分重要的意义。

流行病学研究方法分为观察法和实验法两大类，其中观察法又分为描述性研究和分析性研究两种。描述性研究是指通过调查，了解疾病和健康状况在时间、空间和人群间的分布情况，为研究和控制疾病提供线索，为制定卫生政策提供参考。分析性研究是指通过观察和询问，对可能的疾病相关因素进行检验。实验法是指将研究对象分为实验组和对照组后，在实验组实施干预措施，在对照组中不采取措施或者应用安慰剂，通过一段时间的随访后，观察各组实验结果的差异，以此评估该干预措施的效果。在下文中，我们将对老年脑健康相关的常用的流行病学设计方案进行简要的介绍。

1.1.1　随机对照试验

随机对照试验（randomized controlled trial，RCT）是采用分配的方法，将符合条件的研究

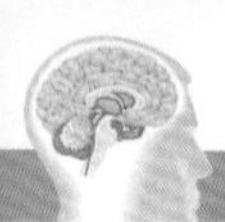
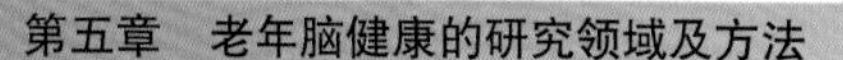

对象分别分配到试验组或是对照组，然后接受相应的试验措施，在一致的条件下或环境里，同步地进行研究和观察试验效应，并用客观的效应指标，对试验结果进行测量和评价的实验设计。随机对照设计用于临床医学研究已经有60多年的历史，现已被公认为临床治疗性试验的金标准方法。

该方法主要用于临床性或预防性研究，借以探讨某一种新药或新的治疗措施与传统的治疗或安慰剂比较，是否可以提高疾病治疗和预防的效果，为正确的治疗决策提供科学依据。如：在老年人群中，做心血管疾病的一级预防，可以选择一定的老年人群体，设计一类改善饮食成分及生活规律的措施，与日常自由生活和饮食比较作随机对照预防性试验，以期用干预生活习惯和饮食成分的措施，达到一级预防心血管病的目的。在特定的条件下，随机对照试验也可以用于病因学因果效应研究。但是存在一定的前提，只有当想要研究的可能致病因素，对人体尚无确切的危险性证据，但又不能排除与疾病的发生有关时才能进行研究。如果从实验中证明了某一因素对人体有害的话，就不能允许用该因素做人体致病效应的随机对照试验。此外，随机对照试验还可以用于药物不良反应的证实和非临床试验的系统工程如教学方法效果的评价。

1.1.2　交叉试验

交叉试验（cross-over design）是对两组被观察对象使用两种不同的处理措施，然后将处理措施相互交换，使每例观察对象都能接受到相同的处理措施，最后将结果进行对照比较的设计方法。在临床治疗性试验中，经常选用两组病例，采用两种不同的处理措施，这种方法属于患者间的比较。但是，在某些情况下，为了更确切地进行药物疗效的比较，而又不增加样本数量，可以给同一患者分别使用两种或两种以上的药物，让患者做自身比较，这就是交叉试验的基本出发点。这种设计要使同一被试接受两种措施或两种药物治疗，最后将结果进行比较。由于每个被试或先或后都接受了试验组和对照组的处理和治疗，因而被试没有必要分层，至于被试谁先进入试验组或对照组，可由研究者安排（非随机），亦可采用随机的方法对被试入组的先后顺序进行安排，后者可称为随机交叉试验。这种设计分为两个处理阶段，两个阶段之间有一个洗脱期（wash-out period），使第一阶段的药物效应完全消失，然后再进行第二阶段的处理，否则第一阶段的药物效应必然会对第二阶段的初期效应发生影响，另一方面也可避免患者的心理效应。洗脱期的长短是依据不同的处理措施而定，需要结合使用药物的半衰期。因为该试验是在同一个体内进行两种药物的效果比较，所以容易保持一致性，消除个体差异，而且病例数量相对较少。可是因为观察期间较长，常有拖延的倾向，导致被试依从性下降，或者个体的偶发事件，产生干扰的概率增高，甚至失访等情况均可发生。

该方案适用于慢性疾病的治疗效果的观察，特别适合症状或体征在病程中出现反复的慢性病，如溃疡病、支气管哮喘以及抗血压药物的筛选等。临床上主要用于对症治疗药物效果的研究，也可用于预防药物的效果观察。但是一些发病急、病程短的疾病，想要在同一病例使用两种治疗方案的对比是不可能的，因此在这种情况基本上是没有办法进行交叉实验研究。此外，该研究方法中要求患者自身比较，这样也可以消除个体差异的影响，使得对于药物效果的观察评价更为精确。

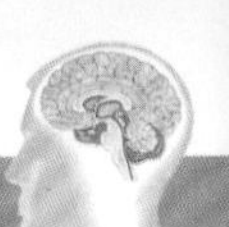

1.1.3　队列研究

队列研究（cohort study）是经典的前瞻性研究，研究者对暴露因素不能控制，分组是自然形成，并有统计对照，是在群体研究中常用的研究方法。队列研究是从因到果的研究，目的是验证某种暴露因素对某种疾病的发病率或死亡率的影响，被观察的人群按其自身是否暴露于可能的致病因素和危险因素，自然形成暴露组 – 非暴露组。研究者对观察人群的暴露因素，既不能随机分配，也不能加以控制，随访一段时期或数年后，分别确定两个群体中发生目标疾病的病例数或某种不良反应的因素，并对其差别进行比较。

在群体中研究某种可能的致病因素或某项措施对固定人群的影响，均可使用队列研究，这种研究常用于病因研究、治疗性研究、预防性研究或预后研究。在病因研究中，被观察的固定人群是否暴露于可能的致病因素，是研究者不能控制的，这点在队列研究中十分重要，例如，某群体成员是否吸烟、是否接触有害物质、是否在噪声环境工作等，都是被观察人群事先自愿地或不能自己决定而接受的研究因素。因此研究者在进行研究时，必须尽量使暴露组与非暴露组之间基本条件相似，如年龄、性别或其他已知影响疾病发生发展的有关因素等具有可比性。必须在两组中进行调查，排出已存在的目标疾病。例如，研究某种有害物质与癌症的关系，如果暴露组老年人较多，非暴露组年轻人较多，由于年龄较大发生癌症的机会较多，或者已经有了早期癌症，因而容易造成某种有害物质致癌率增高的错误结论。此外，对两组应同期随访或相距时间较为接近，以免因不同年代的社会因素或人群体质对结果发生影响；在随访过程中，两组采用统一的观察方法、检测方法和观察期限，并应使用统一的标准判断结果。对防治性研究，采用队列研究时，如接受手术根治的癌症患者，有的患者愿意继续进行放化疗，有的不愿意接受放化疗，那么可以自然地将这类患者列为两个队列，进行追踪观察，以评价方法疗的治疗效果，在这种治疗性队列研究中，仍然需要重视被观察群体之间的可比性，如性别、年龄、肿瘤的病理分期、生活水平等有关因素。对疾病预后的研究，如在研究肝炎与原发性肝癌的关系，可将人群中阳性与阴性者分为两队，进行长期随访，观察肝癌的发生率，但应先排除两组中已有肝癌的患者。

1.1.4　前 – 后对照研究

前 – 后对照研究（before–after study）是一种前瞻性研究，是将两种不同的处理措施或两种治疗方法在前、后两个阶段分别应用于被观察对象，然后对其结果进行比较，而不是同一措施的重复应用。选用该方案时，至少要有两种或两种以上的处理措施，但每种措施依次分别使用数日或数周后，将两种措施使用后的结果进行比较分析。执行两种措施之间，由于疾病性质主要性能各不相同，因此可以不间隔或为期数日的间隔，这完全依照药物的性能和患者的自身情况而定，不可能有统一的时间间隔。这是一种对两种不同处理措施进行比较的好方法，观察对象可以是同一个体（自身前 – 后对照研究），也可以是不同个体（不同个体前 – 后对照研究），前者是被试自身在前后两个阶段暴露于不同条件下，或接受不同处理措施的效果进行比较。在自身对照研究中，可以排除个体差异，对不同处理效果进行评价，能够取得具有说服力的结论，而且病例数量要求较少。但是，在不同个体的前后对照研究中，只能比较不同处理措施的效果，无法排除由于个体差异所造成的影响。

前 – 后对照研究多应用于治疗性研究，比较两种不同治疗方案的效果，其中还可对同一

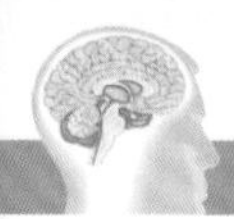

方案使用前后的差别进行比较。在前后对照研究中，通常有两个时间相等的治疗阶段，在前一个阶段内，可以使用一般治疗措施或安慰剂，但不能不作处理而只做临床观察；在后一阶段则应使用新的研究措施，治疗的时间应与前一阶段相同，等前后两个阶段的实验结束时，才算完成了治疗性试验的全过程。

1.1.5　病例 – 对照研究

病例 – 对照研究（case–control study）是一种回顾性具有对照的调查研究方法，是分析性研究中常用的一种设计方案。调查是在患有某种疾病的病例组和不患有该病的对照组，或在具有某项特征的病例与不具有某项特征的病例中进行，调查过去或最近有无暴露于某种因素的历史，而该因素被疑为和该病的发生有联系；或调查是否存在某种因素，而该因素疑为与疾病某项特征有联系。然后比较两组的暴露情况或具有某种因素的情况，验证某因素与疾病是否确实存在联系、联系的性质和强度、是否存在统计学显著性的差异，以确定暴露因素与疾病之间的因果关系，同时还要考虑偏移的影响。病例 – 对照研究为病因学研究、防治研究和预后研究提供重要信息，然而确切的论证病因学因果关系，尚需进一步的前瞻性研究。病例 – 对照研究的应用十分广泛，常常用于对疾病致病因素或危险因素的调查，药物有害作用的研究和探讨影响疾病预后的因素等。

1.1.6　横断面调查设计

横断面调查设计（cross–sectional survey）是在某个时间点，或较短的时间内，调查和收集一个特定群体中疾病和健康状况及其与一些因素的相关关系，可以得到疾病的患病率，所以又称为现况研究或患病率调查。依据调查所需的时间不同，分为时点患病率和时期患病率。横断面调查可以将疾病或健康情况以地区、时间、人群的断面分布情况展现出来，又可以取得分布特征与哪些因素存在相关关系的信息。由于疾病或健康状况与相关因素是在同一次调查中得到的，不存在先后时间顺序，除非一些持续性不变的变量，如家族史、性别、血型外，不能完全表明因果关系。尽管如此，横断面调查可以为病因不明的疾病研究提供线索，有助于建立病因假设。该方法是一种疾病防治研究设计的常用方法，也是流行病学调查研究的基础方法。

横断面调查可以了解疾病在特定时间内，在某个地区和人群中的分布，提供疾病防治的依据。可以用于掌握各种慢病、地方病的地区分布和对人群危害的程度，例如自新中国成立以来，我国开展了高血压、糖尿病、精神疾病等全国性现状的调查研究。调查中，可同时了解某种因素与疾病或健康状况之间的联系，提供病因线索，建立病因假设。通过调查可以得到某种疾病或缺陷在人群中的患病程度和健康水平，以便及早的发现患者。此外，也可以在对于某一疾病防治或干预措施实施前后各进行横断面调查，根据患病率、感染率、生理和生化指标的变动情况，评价该措施的防治效果。

除上文中提到的研究设计方案外，流行病学相关的设计方案还有很多，如临床干预方案设计和叙述性研究等，这里就不一一列举。为了保证科学研究的高质量和高水平，除了正确地选题和立题的科学基础外，如何抉择与课题性质相适应的设计方案，是保证成功的最重要的关键因素。读者在进行相关研究时，应结合自己的科学研究实践，恰当地选择设计方案。

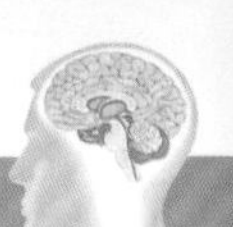

1.2　老年脑健康相关的统计方法选择

使用适应正确的统计方法，是统计结论真实可靠的重要保证，也是完成一项研究必不可少的一个部分。统计方法的选择并非是孤立的，而是依据研究的目的、数据类型、研究设计、样本大小、数据结构等因素而定。统计分析主要包括两个方面：①描述统计。对于数值变量资料，常用统计描述指标有均数、中位数、几何均数以及标准差标准误等。对于分类变量，主要有构成比、相对比、相对危险度等。描述统计指标、图、表的选择取决于数据的性质及研究目等。②推断统计。目的是用样本信息推断总体特征，包括参数估计和假设检验。

1.2.1　研究目的及数据类型

研究目的不同，相应的统计分析方法不同。研究目的主要包括以下几个方面。①估计：包括参数的点估计与区间估计，常见参数有总体平均数、总体率、总体标准化率、总体相对危险度等。②比较：一般采用假设检验方法，如 t 检验、u 检验可用于差别检验。③筛选主要影响因素：可选用的方法有逐步回归分析、判别分析、逻辑回归等。④相关分析：包括直线相关、曲线相关、等级相关、复相关、典型相关以及行列有序分类数据的相关分析等。⑤建立临床医学参考范围：临床医学参考值的建立有单指标法和多指标法。⑥矫正与控制混杂因素：可选用协方差分析、M-H 分层分析等。⑦因果关系分析：可选用路径分析等。⑧预测、预报分析：可选用回归分析等。

统计方法的选择应同时结合数据类型，数据类型不同，选用的方法不同。此外，还要注意数据类型间是否可以相互转化。①两样本平均数比较的数据：可选用 t' 检验，t 检验，u 检验。②多个样本平均数间比较的数据：可以用方差分析，同时，平均数间的两两比较，进一步选用 q 检验或最小显著差法。③若为多个试验组平均数与一个对照组平均数比较的数据：可选择方差分析及 Dumnett t 检验。④两个或多个样本率间比较的数据：可供选择的方法比较多，包括卡方检验、二项分布、泊松分布、确切概率法等。⑤有序分类数据：分析需要借非参数统计方法。⑥多因素、多指标的数据：可选用多元分析，如对于多组多指标数据变量资料，考虑使用多元方差分析或调整检验水准方差分析。⑦遗传研究数据：遗传数理统计方法，如哈迪温伯格平衡、两样本基因型比较、两样的基因频率比较等。

1.2.2　设计类型及样本大小

不同的设计方案对应着不同的统计方法。①对行列有序列量表的相关分析：选用一般卡方检验及相关分析。②配对设计的数值变量数据：则应该选用配对 t 检验、符号秩和检验和方差分析。③配对设计的无序分类资料：如果目的是为了推断两个方法检验结果有无关系或者是否不同，则采用卡方检验，如果进一步推断两种方法检验结果有无一致性，用 Kappa 值分析。

很多统计方法的应用条件也与样本大小有关。①数据变量数据：如小样本（一般 $n<50$）的两样本平均数比较用 t 检验，而小样本但若总体标准差已知，用 u 检验；又如如果确定该指标一些参考范围时要求大样本，样本量一般在 100 以上；而对于建立多指标医学参考值范围，要求大样本满足两个条件：一般样本例数大于 100（$n>100$），样本的例数至少为指标个数

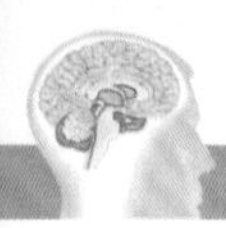

的 20 倍，最低不少于指标个数的 10~20 倍；再如多元分析要求样本量为观察指标数的 5 到 10 倍。②对于无序分类数据：若配对数据样本量大于等于 40 时，用卡方检验；而当两样本率比较时，只要样本量小于 40 或任意一个理论数小于 1，则需要采用确切概率法。

1.2.3 数据结构及特定条件

在进行多因素资料分析时，还应考虑其数据结构。①若因变量与自变量明确，可以用回归分析；如果因变量为数值变量时，可选用多元线性回归分析；当因变量为两项或多项分类变量时，可选用逻辑回归。②不分因变量与自变量时，可供选择的方法较多，需进一步结合分析目的。若以减少指标为目的，但又尽可能不损失或少损失信息以全面分析数据时，可选用主成分分析、因子分析；若类别清楚，可选用判别分析；当类别不清楚时，可选用聚类分析。③当变量间有因果关系时，可选用路径分析。④随访数据中若无终检数据，研究两水平、多水平的因变量与其影响因子关系时，可选用回归分析。⑤多个分类变量的统计分析可选用对数线性模型分析主效应、交互效应，从而揭示分类变量间潜在复杂的关系。一些统计方法有其特定条件。当选择统计方法时，还应考虑到统计方法本身对于数据的要求，如是否要求数据符合正态分布或近似正态分布、样本之间是否相互独立的等。

在选用统计方法时，应该从数据各方面的特征出发，从设计类型、数据类型、样本大小方面考虑，综合判断提出适宜的方法。值得注意的是，一些统计方法的应用条件往往不止一个，所以在选择使用时要多方面考虑。读者可根据研究目的，在本领域以往研究常用的研究设计和统计方法基础上设计自己的研究。

2 神经心理科学的研究范式

2.1 常用的神经心理评估量表

随着人口老龄化的进程逐渐加深，老年人群认知障碍的患者不断增多，其主要表现为认知功能的损害，最终会影响患者的日常生活能力。如何客观评价认知能力的改变以及如何区分正常老化和病理性老化，是研究者所共同关注的。目前，系统、科学的神经心理评估量表是量化认知功能、辅助定位诊断的最佳方式。神经心理评估量表成本低、耗时少，可用于帮助制定治疗计划、评价治疗效果及预测疾病进展，已成为神经内外科、精神科、老年科和康复运动医学科等相关科室临床实践和研究中的重要工具。在下文中，我们将给读者介绍一些常用的神经心理学评估量表。这些神经心理评估量表种类繁多，且其评估过程专业性强，在实测前，评估者需要经过一定的训练。

2.1.1 总体认知能力评估

这种量表通过对受测者记忆力、计算力、理解与行为能力的综合评价，评估被试的总体认知能力，判断其是否患有认知障碍或痴呆。该领域常用的量表有简易智能精神状态量表和蒙特利尔认知评估量表。

（1）简易智能精神状态量表：简易智能精神状态量表（mini-mental state examination，

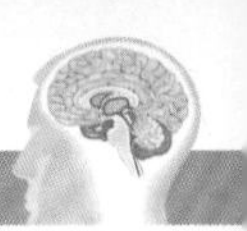

MMSE）是1975年由Folstein编制的[1]，我国采用Folstein的中文修订版。该量表是目前运用最广泛的认知筛查量表。MMSE的优点在于操作简便，整个检查耗时5~10分钟，没有特定的时间限制，但不应超过30分钟。该量表特别适用于老年人，可作为大样本流行病学调查的筛查工具。它在评估中、重度认知损伤时假阳性极低。另外，MMSE的低分及其下降速度可以作为痴呆预后的预测因素，5年随访研究表明正常衰老时MMSE得分减少约0.25分/年，病理衰老时得分减少4分/年。MMSE的缺点是易受教育程度的影响，文化程度较高的老年人可能有假阴性，文化程度低的可能有假阳性。MMSE涉及的认知功能包括：定向能力（10分）、即刻回忆（3分）、注意力和计算能力（5分）、延迟回忆（3分）、语言功能（8分）（命名、复述、阅读、书写、理解）、视空间知觉（1分）。

（2）蒙特利尔认知评估量表：蒙特利尔认知评估量表（Montreal cognitive assessment，MoCA）是由加拿大学者Nasreddine等2004年编制的用于快速筛查轻度认知障碍的评定工具[2]，较传统的认知筛查量表——简易智能精神状态量表涵盖的认知领域更为全面，灵敏度高。目前国内常用的是由解放军总医院的王炜和解恒革翻译修订的北京版。该量表主要包括八个认知领域，主要为：①短时记忆与延迟回忆：对五个词语进行两次学习记忆、五分钟后进行回忆（5分）；②视空间能力：包括画钟测试（3分）和复制三维立方体（1分）；③执行功能：连线测试（1分）、语言流畅性（1分）和两个词语相似性抽象概括（2分）；④注意力、计算力和工作记忆：包括目标数字的识别（1分）、一百连续减七（3分）和数字顺背与倒背（2分）；⑤语言：动物命名（3分）、复述句子（2分）；⑥定向：包括时间和地点定向（6分）。分值总计30分，完成所需时间为十分钟左右。研究者在实测时应注意文化程度所引起的偏倚。

2.1.2　记忆能力评估

记忆是人脑对经验过事物的识记、保持、再现或再认，它是进行思维、想象等高级心理活动的基础。在老化过程中，老年人常常抱怨记忆的下降，严重的记忆下降甚至会影响到日常生活质量。记忆按照通道来源的不同可以分为听觉记忆和视觉记忆；按时间间隔来划分，可以分为，感觉记忆、短时记忆和长时记忆；根据意识是否参与，可以分为外显记忆和内隐记忆。记忆不是单一的过程，记忆是有机协调组合在一起的一组系统，每一部分记忆都有各自不同的功能，有不同的大脑组织支持[3]。该领域常用的量表有听觉词语学习测验、Rey-Osterrieth复杂图形等。

（1）听觉词语学习测验：听觉词语学习测验（auditory verbal learning test，AVLT）是由上海华山医院参考加利福尼亚词语学习测验的设计原理，编制成的中文的听觉词语记忆测验。所选择的12个词语均为具体名词，均由2个汉字组成，无同音字、无同形汉字、无假词，词语难度全部在小学课本范围内。这12个词语可分为3类，每类4个。再认词语选择了同类词语6个，同类兼音似词语6个。AVLT是以一组可归类的词语为材料的学习和记忆能力测验，主要反映近事记忆和学习新事物能力。即刻回忆反映瞬时记忆，延迟回忆反映学习后短时记忆的保持能力。它也可以反映被试的记忆技巧，包括语义串联、主观组织、近因和首因效应等。该测验于2001年首次在社区健康老年人和阿尔茨海默病患者中进行试用，结果表明它适合于汉语语言和文化背景的特点，并能有效地识别阿尔茨海默病。AVLT识别记忆损伤非常敏感，通过AVLT可以检测头部外伤、癫痫、帕金森病、脑卒中、精神分裂症、轻度认知

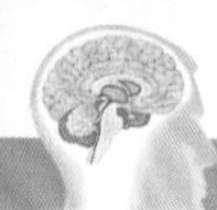
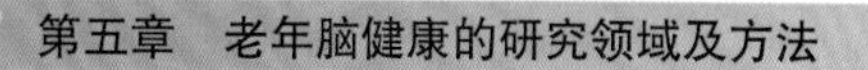

损害和阿尔茨海默病等不同疾病,可以发现特征性的记忆和学习损害的剖面图,从而有效区别不同疾病所致认知功能减退。

（2）Rey-Osterrieth 复杂图形:复杂图形测验（complex figure test,CFT）由 Rey 于 1941 年首创,Osterrieth 于 1944 年进行修订,Taylor 于 1959 年制定评分标准的测验。CFT 为纯几何图形,无需汉化修订。CFT 是最常用的评估视觉空间结构能力和视觉记忆能力的测验方法,常常应用于不同年龄和多种疾病导致的认知障碍患者的记忆研究。测验一般分为模仿和回忆两部分,模仿时要求被试复制复杂图形,在被试完成后间隔一定时间,要求被试根据记忆重新画出该复杂图形。CFT 结构模仿测验不能识别轻度认知障碍,即便用于识别轻度阿尔茨海默病,其敏感性亦不理想。但 CFT 延迟记忆测验对于识别轻度认知障碍有一定的作用,对于协助阿尔茨海默病诊断有较好的敏感性。

2.1.3　注意力评估

注意是指人的心理活动对一定对象的指向和集中。注意力就是把自己的感知和思维等心理活动,指向和集中于某一项事物的能力。人类大脑的容量是有限的,有效的信息处理必须对信息进行选择。而注意就是对信息进行选择的一个过程。根据注意的功能可以将其分为选择注意、集中注意和分配注意。我们日常生活中离不开注意的参与,例如在嘈杂环境中和人对话、开车、在打电话的时候做饭等。在老化过程中注意力也会随着年龄下降,在很多注意相关的任务中老年人的表现都低于年轻人[4]。该领域常用的量表有数字符号转换测验和数字广度测验等。

（1）数字符号转换测验:数字符号转换测验（symbol digit substitution modalities test,SDMT）是 Aaron Smith 1973 年发表,1982 年修订的。测试中包含 9 对数字符号,要求被试在规定时限内,依据规定的数字符号关系,在数字下部填入相应的符号。该测验主要测量注意力、简单感觉运动的持久力、建立新联系的能力和速度。该测验容易执行,快速,可靠性高,不大受文化背景的影响。缺点是不能很好地测量智力的一般因素。SDMT 是神经心理学中最敏感的措施,有大量的研究支持它识别认知障碍、功能改变、疾病进程和不同临床患者群残疾状况的能力,例如 SDMT 可以作为轻度认知障碍向阿尔茨海默病转化过程中检测指标。

（2）数字广度测验:数字广度测验（digit span test,DST）是在施测者读出一系列数字后,检测被试以正确顺序顺背,倒背该条目的能力。DST 是韦氏测验的一部分,是唯一一个既出现在韦氏智力测验,又出现在韦氏记忆测验中的分测验,能够反映注意功能和记忆能力。在老年痴呆的诊断中有较高的参考价值。在神经心理学测验中,数字广度测验常用于测试持续注意和短时记忆。

2.1.4　执行功能评估

执行功能指有机体对思想和行动进行有意识控制的心理过程,它包括制定目标、策划过程、完成目标导向的计划和有效操作等成分。执行功能是一种高级认知能力,它关注的是一个人在“怎样”做事情。在日常生活中,良好的执行功能能够帮助个体计划、安排、处理日常生活中的问题。随着年龄的增长,执行功能也会随之下降[5]。而且,由于执行功能也会受到抑制能力、加工速度和工作记忆的影响,老化对于这些能力的负面影响也会体现到执行功能上。此外,人们常常将执行功能与大脑前额叶皮层联系起来,执行功能依赖于前额叶皮层和

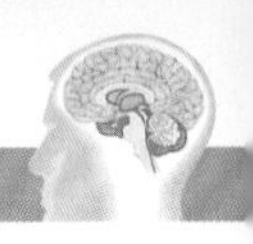

边缘系统等其他皮质区域的协作。而在老化过程中,前额叶作为新皮质也是容易受损的区域,其区域内部和与其他区域的连接也会受到年龄的影响,这也在一定程度上解释了执行功能的老化。执行功能受损后,个体不再具有完好的自我照顾或正常社交能力。该领域常用的量表有,连线测验和 Stroop 色词测验等。

(1)连线测验:传统的连线测验(trail making test,TMT)最初是由 Partington 在 1938 年开发的,是 Halstead-Reitan 成套神经心理测验中的一个分测验。TMT 是常见的执行功能测验,反映的是快速视觉搜索、视觉空间排序和认知定势转移。TMT 的操作与提示语言均有详细规定,简要描述是:TMT-A 部分,把从 1 到 25 的数字按照顺序连起来。TMT-B 的原版本是要求数字和字母交替排列,25 个圆圈包括有 13 个数字和 12 个字母,交替按顺序连线。中文修订版是将数字包含在正方形和圆形两种图形中,要求被试按顺序连接数字,同时两种图形要交替地排列。

(2)Stroop 色词测验:Stroop 色词测验(Stroop color-word test,CWT)是 1935 年 Stroop 首先使用的,他发现当色词的颜色与该色词所表示的意义不一致时,被试的反应时比命名非颜色词或字符串颜色反应时长,这种同一刺激的颜色信息和词义信息发生相互干扰的现象就叫 Stroop 效应。Stroop 色词测验一般分为 3 个部分,第一部分要求被试命名表示颜色的汉字(如红绿蓝黄等);第二部分要求被试命名颜色色块;第三部分的材料是用不同颜色印刷的表示颜色的汉字,要求被试命名其颜色而忽视汉字字义。研究者记录其反应时和正确率。Stroop 效应可以用于评估精神分裂症、帕金森病、亨廷顿病、轻度认知障碍与痴呆等。

2.1.5　语言能力评估

语言交流在人类社交中起核心作用,人们进行沟通的主要表达方式。语言障碍是大脑高级功能障碍的一个敏感指标。该领域常用的量表有词语流畅性测验和波士顿命名测验等。

(1)词语流畅性测验:词语流畅性测验(verbal fluency test,VFT),亦称受控词语联想测验(controlled word association test,COWA),最初由 Thurstone 等人在 1962 年首先提出用于神经心理评估的。该测验要求列举可能多的某一范畴的例子,以正确总数计分。常用列举范畴有:动物、蔬菜、水果等。在临床实践和科研活动中使用非常普遍,它既可以单独使用,也可以与其他测验组合成一套测验,常在痴呆、脑外伤、变性疾病及精神分裂症等疾病中作为神经心理学的评定工具。

词语流畅性测验分为种类流畅性测验和语音流畅性测验。种类流畅性是所有流畅性测验中应用最为广泛的。种类流畅性任务对语义知识网络的层次结构要求比较高,而语音流畅性任务相对而言对执行功能要求更高。大量早期研究证实,相对于健康老人,阿尔茨海默病患者的言语流畅性有显著损伤,并且语音流畅性的损伤更为严重。词语流畅性测验非常简单明了,测验耗时仅一分钟。这是一种非常简便、不依赖设备的认知功能检查方法。受被试的文化背景和受教育程度影响较大。对阿尔茨海默病和正常老人的区分很敏感。

(2)波士顿命名测验:Boston 命名测验(Boston naming test,BNT)由 Kaplan、Goodglass 和 Weintraub 于 1978 年编制,1983 年发表时包括 60 幅线条图,1986 年被分为难度相等的 2 个版本,各有 30 幅图片,作为治疗前后随访比较图片命名测验属于命名任务,可以作为语义记忆障碍的检测标准。阿尔茨海默病或者轻度认知障碍患者在回忆正确的词汇标签时有很大困难，经常出现停顿，并且存在很多累赘的语言。轻度认知障碍患者在命名测验中成绩相对于正常老年人有显著的下降，而命名障碍是痴呆患者的常见症状。BNT在神经心理测量中通过视觉对证命名对词汇检索能力和失语症的测量很敏感。BNT有很高的再测信度和同时效度，并且在痴呆的鉴别中表现出很好的适用性。因为在临床和研究中都有时间限制，对测量工具的效率有了更高要求，缩减后的30幅图片的版本在实践中更有用。此外，对于教育水平、智力水平低或者有严重认知障碍的患者来说较长的测验也会给他们带来挫败感与疲劳。命名能力能很好地反映语言记忆能力，BNT具体可检测以下功能：命名能力、语义记忆、执行功能、言语表达能力、词汇检索能力、言语提取机制。

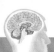

2.1.6　视觉空间能力

视觉空间知觉能力是指能准确掌握及表现视觉空间的能力。空间知觉包括形状知觉、大小知觉、距离知觉、立体知觉和方位知觉等。视觉空间知觉能力损伤往往会出现写字左右颠倒、间架结构处理混乱、对数量关系不易理解，推理能力退化等缺陷。该领域常用的量表有画钟测验等。

画钟测验（clock drawing test，CDT）于20世纪初即作为视觉空间能力的检查在临床应用。目前最常用的是自发画钟，通常要求被试在白纸上，画出1:50或3:40的钟面。由于视觉空间能力损伤是痴呆的常见表现之一，所以，画钟测试在痴呆的评定中得到了很广泛的应用。如美国阿尔茨海默病联合登记协作组织指定的标准化阿尔茨海默病诊断用神经心理测验、七分钟神经认知筛查量表和蒙特利尔认知评估量表（MoCA）均包含CDT。而近年研究表明，画钟测验不仅可以评定失用，对认知功能的一般状况也能进行较好的评估。画钟测验对环境要求少，受文化程度、种族、社会经济状况等因素的影响小，它对语言的依赖性相对较小，只要能够听懂简单的提示语，都能画出相似的钟，因此适宜在不同种族、不同语言的人群中应用。但在低文化人群中单独作为痴呆筛查的工具时，画钟测验的准确性较低。

2.1.7　情绪和情感评估

情绪和情感是人对事物的态度的体验，是人的需要得到满足与否的反映。老化过程中不仅伴随着身体和认知的改变，情绪上的变化也不容忽视。常用的评估老年人的情绪量表有老年抑郁量表和孤独感量表等。

（1）老年抑郁量表：1982年Brink等人创制老年抑郁量表（geriatric depression scale，GDS）作为专用老年人的抑郁筛查表。GDS有两个主要优点：一是量表中不包含睡眠障碍、食欲下降等躯体性症状，这些躯体性症状在非抑郁症老年人中也很常见。对老年抑郁症的诊断特异性不高；二是量表采用“是/否”的定式回答方式较其他分级量表更易于老年人理解，便于施测。

（2）UCLA孤独量表：孤独感是近30年来心理学家广泛关注的研究领域。关于孤独的测量目前在西方已经建立许多量表，Russell是孤独感一维结构的最早倡导者，他认为孤独的核心感觉在性质上是没有差异的，所有孤独的人以同样的方式理解和体验孤独。据此理论，Russell于1978年编制了UCLA孤独感量表，共20个条目，包括10个正向措辞和10个负向措辞的句子组成，用来评价由于对社会交往的渴望与实际水平的差距而产生的孤

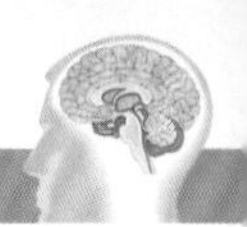

独感，并于1980年进行了修订。我国王登峰教授1995年对UCLA孤独量表的第二版进行了修订。

2.2 神经心理科学的实验范式

在神经心理学的研究中，除了采用成套的神经心理学量表来评估被试的认知情况外，研究者也会设计一些实验来考察被试的认知状态。其中一些比较经典的实验，被有相同或类似目的的后来人多次沿用，就形成了一种实验范式[6]。实验范式在具体的实验中可以作为模板，并根据自己的要求进行修改。在下文中，我们将会为读者介绍一些常用的神经心理学实验范式。

2.2.1 记忆范式

正如上文所述，记忆有不同的分类。记忆按照通道来源的不同可以分为听觉记忆和视觉记忆；按时间间隔来划分，可以分为感觉记忆、短时记忆和长时记忆；根据意识是否参与，可以分为外显记忆和内隐记忆。测量记忆常用的实验范式有是/否再认范式、N-BACK实验范式、知觉辨认范式等。

（1）是/否再认范式：是/否再认范式是测量记忆的一种非常经典的方法，通常用于对于长时记忆保持量的直接测量。它是记忆与学习研究中经典的方法——再认法的一种。是/否再认是指把已学过的项目与未学过的项目随机混合起来，逐个呈现给被试，要求被试判断项目是否学习过。是/否再认范式程序分为学习和测试两阶段进行。学习阶段，呈献一系列项目（如词语）让被试识记。测试阶段，向被试呈现学过的材料，并在其中混杂一些新的未学习过的材料（新项目和旧项目的数目可以相等也可以不等），让被试根据他们是否学习过来作出判断，并作出“是”或“否”的反应。如果被试认为某一项目曾经呈现过，就回答“是”，否则就回答“否”。被试对旧项目回答“是”，即认为再认正确，回答“否”，为错误；对新项目回答“否”即为正确，回答“是”则为错误。采用这种程序进行实验室，传统实验常用保持量作为再认指标P，其计算方法如下：P=正确再认旧项目的百分数-错误再认新项目的百分数。

（2）N-BACK实验范式：N-BACK实验范式是工作记忆领域常用的实验范式。工作记忆（working memory，WM）是由英国心理学家Baddeley等人于1974年提出的一个记忆模型，具体是指对信息进行暂时保持与操作的系统[7]。这是一个容量有限的系统，用来暂时保持和存储信息，是知觉、长时记忆和动作之间的接口，是思维过程的一个基础支撑结构。40多年来的研究表明，工作记忆不仅在表象、言语、学习、推理、思维、问题解决和决策等高级认知活动中起着重要作用，还在认知心理学、神经科学和发展心理学等领域中也有很大影响。工作记忆在众多的研究领域中得到了广泛的应用。

N-BACK任务要求被试者将刚刚出现过的刺激与前面第n个刺激相比较，通过控制当前刺激与目标刺激间隔的刺激个数来操纵负荷。当n=1时，要求被试者比较当前刺激和与它相邻的前一个刺激；当n=2时，则比较当前刺激和与它前面隔一个位置上的刺激；当n=3时，要求比较的是当前刺激和它前面隔两个位置上的刺激，依此类推获得不同程度的任务难度。任务类型包括字母匹配任务、位置匹配任务和图形匹配任务三类。在位置匹配任务中，

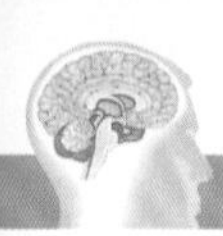

要求被试者判断两个刺激呈现的位置是否相同，而不管两者是否为同一个字母或图形；在字母或图形匹配任务中，则要求被试者判断两个刺激是否为同一字母或图形，而不管他们的呈现位置如何。

（3）知觉辨认范式：知觉辨认范式是内隐记忆领域常用的范式。内隐记忆是记忆的一种形式，早在17世纪就有学者对内隐记忆现象进行了观察和描述。内隐记忆是指被试在操作某任务时，不经有意识地回忆，而存贮在大脑中的信息却会在操作中自动地起作用的现象。这就反映出了先前所学内容的存在和作用。其特征是被试对信息的提取是无意识的。研究结果证实，内隐记忆在老化阶段对认知老化可能有保护作用[8]。

知觉辨认最早由雅各比在1983使用，他采用再认和知觉辨认两种方法进行了实验，再认为直接测量，而知觉辨认为间接测量，他发现直接测量方法和间接测量方法所得到的实验结果是正好相反的，并就此提出了知觉辨认这种对内隐记忆的测量方式。

知觉辨认是在实验中，被试首先学习一系列单字，然后要求在速示条件下（如30ms）对学过的单字以及另外一些未学过的单字进行辨认。通常的结果是，被试对学过单字的辨认显著高于未学过的。通过知觉辨认方法，可以探讨在无意识回想条件下是否可以形成新异联系。在测试阶段，汉字以被试辨认正确率不同的时间呈现，呈现时间越短，被试越没有足够的时间回想所学习的汉字材料，以减少有意识回想的可能性。通过考察对不同呈现时间的反应差异，来探讨有意识回忆和无意识回忆的趋势不同，从而探究个体的内隐记忆机制。

2.2.2 注意范式

注意是神经心理学领域的重要问题，与人类意识有关的许多认知过程（决策、记忆、情绪等）相关。测量注意常用的实验范式有整体－局部范式、负启动范式等。

（1）整体－局部范式：整体－局部范式适用于研究整体与部分在知觉中的作用，被应用于许多知觉研究中。该范式是呈现字母或数字等图形，该字母或数字是由更小的字母或数字构成，即大图形（整体）由一组小图形（局部）构成，大图形可以与小图形一致（如为同一个字母和数字），也可以不一致，那么整体和局部一致性成为该范式的一个变量。实验要求被试报告整体图形或局部图形，也就是让被试注意整体或局部，被试注意指向成为该范式的另一个变量。实验结果发现，当要求被试报告局部图形式，如果整体图形与局部图形不一致，则被试反应慢于整体局部一致的情况，而要求被试报告整体图形式，整体和局部一致性对反应没有明显影响。

（2）负启动范式：负启动范式是注意研究中一种常用方法，通常用于涉及抑制无关输入的加工过程研究。所谓负启动，即当一个探测刺激与先前的启动刺激的一个忽略干扰项相同或有关系时，对探测刺激的反应变慢或准确度下降。在负启动范式中，每次试验向被试呈现两个刺激，其中一个需要被试注意并且做出反应。通常的结果是，当前次试验中不被注意的项目在下一个试验中变成需要被注意的项目时，被试的反应是变慢。负启动范式是常常用来评估对一个刺激有意忽略的情况下，注意能够多大程度上自动分配到该刺激上，并影响此后的加工。

2.2.3 执行功能范式

执行功能是一种高级的认知能力，包含计划、组织、监测、控制、抑制功能等。该领域常

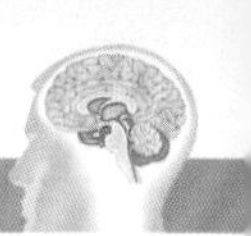

用的范式有 Stroop 范式、双任务范式、Go/NoGo 范式等。

（1）Stroop 范式：正如上文所说，Stroop 实验范式是执行功能领域常用的范式。该范式既可以以量表的方式呈现，也可以以实验设计的方式呈现。从广泛意义来说，Stroop 范式就是一个刺激的两个不同维度发生相互干扰的现象。Stroop 效应自发现以来，一直为认知研究所青睐，其研究的范式日趋成熟，可以分为经典的 Stroop 范式（Stroop 色词任务）、昼夜 Stroop 范式、图－词干扰范式、双语 Stroop 范式、情绪 Stroop 范式等[9]。

昼夜 Stroop 范式是 Cerstadt、Hong 和 Diamond 提出的适用于 3.5 岁至 7 岁的学前儿童的任务[10]。实验组要求被试在看见太阳的图形时说“夜晚”，看见月亮的图形时说“白天”；控制组要求被试看见一个抽象的图形时说“白天”，看见另一个抽象图形时说“夜晚”。目前这个实验范式大多被应用于研究儿童的执行功能，作为测量执行功能的一个重要指标。

图－词干扰范式是向被试呈现图与干扰词，二者同时呈现，或者先呈现图后呈现干扰词，要求被试命名干扰词。例如向被试呈现圆形中的汉字“方”、正方形中“圆”字等，任务是要求被试忽略图形，命名图形里面的汉字。图－词干扰范式是研究 Stroop 效应的重要途径和方法。

双语 Stroop 范式指利用两种语言的色词，要求被试用母语和第二语言分别对两种语言的色词进行颜色命名，目的是根据语言间（命名语言和色词使用两种语言）和语言内（命名语言和色词使用同一种语言）的不同干扰效果推论出双语者的心理词典表征结构。

情绪 Stroop 效应主要是指刺激中的情绪信息对非情绪信息的影响。用表示情绪信息的图（表情图）或情绪词作为启动刺激，颜色块作为目标刺激，要求被试对色块进行颜色命名。例如用不同颜色呈现的中性、负性和正向的词语，比较被试命名这些词语颜色时间的差异。

目前 Stroop 效应研究的内容与范式已渗透到很多领域，Stroop 效应脑机制的研究受到很多研究者的青睐。该实验范式的优点在于刺激条件简单，不同的范式变形可以对儿童、老人、双语者以及低教育者进行测验，方便易行。

（2）双任务范式：双任务范式是由 Treisman 等人基于特征整合理论提出的，用于研究在完成双任务时，资源的分配方式[11]。其实验逻辑在于，如果两个任务同时使用某一个成分，那么两个任务的成绩都不会很理想。如果两个任务同时使用不同成分，那么两个任务的成绩应该同分别完成两个任务一样好。自双任务实验范式提出以来也经过了长足的发展，早期的研究者关注个体的注意条件对于任务的影响，后来研究者逐渐发现任务所采用的刺激特征也会影响的任务成绩。早期的科学家常常采用数字或图形作为刺激材料，内部结构较为简单，后期有研究者采用“汉字”结构作为刺激材料进行双任务研究。下面将简单介绍一例采用汉字和数字作为实验材料的双任务范式。

在实验过程中，要求被试注视屏幕两侧呈现的“+”字注视点；然后呈现刺激：视野中央会同时并排出现两个汉字，两个数字并排出现在视野两端，汉字和数字水平高度一致；刺激消失后，要求被试输入之前两个数字之和；被试输入后，呈现一个目标字，要求被试判断该字是否为两个刺激字中的一个，并进行相应的按键反应。研究者可以通过更改刺激字和目标字的类型来设置不同的条件，如可以分为①刺激字和目标字声母相同［如：包（bao）把（ba）——北（bei）］；②刺激字与目标字韵母相同［如：歌（ge）勒（le）——特（te）］；③刺激字声母韵母组合成目标字［如：公（gong）带（dai）——改（gai）］等。或者通过设置中间任务难度来形成不同条件，如不需要进行任何计算简单识别数字和个位数的加法运算等。

（3）Go/NoGo 范式：Go/NoGo 范式经常用来考察被试的反应抑制能力水平，在 Go/NoGo 任务中，会给被试呈现两种不同的视觉刺激（比如字母 X 和 Y），要求被试在看到某种刺激时（比如 X）就按键，而在看到另一种刺激的时候（Y）不按键。在标准刺激的出现的频率大于靶刺激出现的频率时，被试对于标准刺激的正确率会比靶刺激的正确率高，也就是说，在高频率的标准刺激的大环境下，被试更倾向于把靶刺激当做标准刺激来做出反应。在反应时方面，标准刺激中被试的反应时比较短，而在靶刺激中被试的反应时比较长，这也可以理解为被试有一种对标准刺激进行反应的反应冲动。

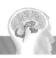

（范佳玲　李 玮　张俊英）

第三节　认知神经科学研究的脑成像技术

1　认知神经科学研究技术的发展

1.1　磁共振成像技术的发展

1.1.1　弥散张量成像

弥散是指分子的随机不规则运动，是人体重要的生理活动，是体内物质运转方式之一，又称布朗运动。弥散包括各向同性弥散和各向异性弥散两种方式。在人脑组织中，脑脊液及大脑灰质中水分子的弥散近似各向同性弥散，而脑白质中水分子的弥散则是具有一定方向性的弥散。在磁共振成像中，组织的对比度不仅与每个像素内的 T_1、T_2 弛豫时间和质子密度有关，还与受检组织每个像素内水分子的弥散有关。HaHn 于 1956 年首次提出水分子弥散时对磁共振信号的影响。弥散过程可以用弥散敏感梯度磁场来测量，在施加梯度磁场时水分子的随机运动可获得随机位移，导致重聚失相位，自旋回波信号衰减。1965 年，Stejskal 和 Tanner 设计出梯度磁场自旋回波技术，在自旋回波序列 180° 脉冲前后各施加一个弥散敏感梯度磁场，以检测水分子的弥散情况。衡量弥散大小的数值称为弥散系数，用 D 表示，即一个水分子单位时间内自由随机弥散运动的平均范围，单位是 mm^2/s。在人体生理环境中 D 值受多种因素影响，所以常用表观弥散系数（apparent diffusion coefficient，ADC）来衡量水分子在人体组织环境中的弥散运动，即把影响水分子运动的所有因素（随机和非随机）都叠加成一个观察值，反映弥散敏感梯度方向上的水分子位移强度。

表观弥散系数 ADC 只代表弥散梯度磁场施加方向上水分子的弥散特点，而不能完全、正确地评价不同组织各向异性的特点。Higano 等在进行测定卒中和脑肿瘤病人内囊和放射冠的弥散各向异性特点的研究时，发现单从一个或三个方向施加弥散梯度磁场不能正确评价具有不对称组织结构的各向异性特点。于是，人们提出了弥散张量（diffusion tensor）的概念。“张量（tensor）”一词来源于物理学和工程学领域，它是利用一组 3D 矢量来描述固体

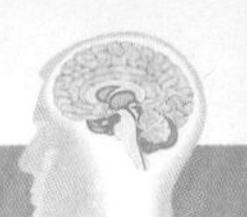

物质内的张力。1994 年，Basser 等首次将弥散张量成（diffusion tensor imaging，DTI）引入到 MRI 领域。之后在短短几十年间，DTI 技术便迅速发展并应用于多个领域。目前，DTI 主要应用于脑部，尤其是脑白质各方向的白质纤维和白质纤维束的观察、追踪和评估，并且扩展到人体其他领域。

1.1.2　功能磁共振成像

功能磁共振成像（functional magnetic resonance imaging，fMRI）是 20 世纪 90 年代脑研究领域中发展最迅速的一种非侵入性活体脑功能检测技术。1936 年，Pauling 指出氧合血红蛋白与脱氧血红蛋白的磁化率有所不同；1982 年，Thulborn 论证了脱氧血红蛋白的磁共振信号衰减速度比合氧血红蛋白快；1986 年，Fox 发现，神经活动伴随区域性脑血流、血体积、血氧和代谢等发生变化；1990 年，Ogawa 报告了血氧的 T_2 效应。大脑皮层微血管中的血氧变化时，会引起局部磁场均匀性变化，从而引起磁共振信号强度变化，称为血氧水平依赖。Turner 通过动物实验模型，用平面回波成像技术观察置于富氮缺氧环境中的动物脑血管供氧变化，验证了血氧依赖（blood oxygen level dependent，BOLD）效应。华裔物理学家 Kwong 等研究者也发现，人在保持吸气或呼气时会发生类似变化。以上这些研究奠定了 fMRI 的生物物理基础。之后，Belliveau 等人用血体积变化得到人脑活动的功能磁共振像，奠定了用血流动力学变化来无创性观察脑神经活动的基础。该方法主要通过测量脑内各处血流含氧量的变化来反映人脑的神经活动，有相对较高的时间分辨率和空间分辨率。

由于 fMRI 的无创、无放射性，高敏感性，易操作和可重复性等优点，功能磁共振成像已成为目前最常用的一种活体脑功能检测技术。该技术将脑神经活动与高分辨率磁共振成像有机结合，为临床磁共振诊断从单一形态学研究到形态与功能相结合的系统研究开辟了一种崭新的研究方式。通过磁共振信号反映脑血氧饱和度及血流量的变化，间接反映神经元的能量消耗，在一定程度上反映神经元的活动情况。fMRI 是目前最为有效、应用最普遍的脑功能成像技术。它的出现进一步拓宽了认知神经科学的研究领域。

1.1.3　磁共振波谱成像技术

磁共振波谱成像（magnetic resonance spectroscopic imaging，MRSI）是一种新型的高科技影像学方法，20 世纪 80 年代初才应用于临床的医学影像诊断。MRSI 技术具有无电离辐射性，无骨性伪影，能够多方向、多参数成像，高软组织分辨能力，以及无需使用对比剂即可显示血管结构等独特的优点。

MRSI 是在 MRI 技术的基础上发展起来的，比 MRI 的功能更强，能在分子水平反映生物体内病变的信息，明显提高了 MRI 技术的诊断特异性，也增强了对危险性疾病的早期诊断和疗效的监控。MRSI 技术是生物医学研究进入分子水平的重要工具之一，是分子医学、基因疗法等医学前沿的首选检测技术。它可以洞察组织器官的能量代谢状况，对人体的组织代谢，生化环境及化合物进行无创定量分析，是一种很有潜力的活体生化分析方法。

1.2　磁敏感加权成像技术的发展

磁敏感加权成像（susceptibility weighted imaging，SWI）是检测神经组织不同时刻的磁

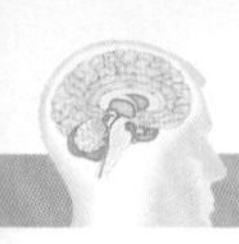

敏感性差异，进而成像的磁共振新技术。1997 年，由 E. Mack Haacke 等研究者发明，并于 2002 年申请专利，最初称作“高分辨率血氧水平依赖静脉成像”。该技术早期主要用于脑内小静脉的显示，近年来经过高场磁共振仪的应用及相关技术的不断改进，其临床应用范围得到了极大的扩展。

SWI 采用的是长回波，在 3 个方向施加流动补偿梯度，达到完全流动补偿，具有高分辨率和高信噪比的特点。SWI 技术可检测神经元内铁离子沉积、神经元周围血流情况。此外，SWI 还可用于显示脑组织内静脉和微出血点中的去氧血红蛋白和周围脑组织之间在磁敏感性上的差异。SWI 能够比常规梯度回波序列更敏感地显示出血，甚至是微小出血，在诊断脑外伤、脑肿瘤、脑血管畸形、脑血管病及某些神经变性病等方面具有较高的价值及应用前景。

1.3　正电子发射断层扫描技术的发展

正电子发射断层扫描技术（positron emission tomography，PET）是 20 世纪 70 年代中期发展起来的核医学成像技术。它可获得正电子标记药物在人体中的三维密度分布，以及这种分布随时间变化的信息，真正实现了功能成像。PET 的历史可追溯到 20 世纪 30 年代。1932 年，Carl Anderson 在研究宇宙射线所拍的云层照片中发现了 β+ 核素的回旋加速器。1973 年 Godfrey Hounsfield 基于 Alan Cormark 理论，发明了 X 线计算断层扫描术（X-ray computed tomography，CT），这是现代临床医学史上的重要里程碑事件。利用 CT 技术，人们首次真正地做到“洞见五脏症结”。计算机断层成像技术与核素成像技术结合，70 年代产生了正电子断层成像。一个功能性脑成像的新时代开始了。尽管 PET 的时间分辨率明显不如脑电技术，但空间分辨率较脑电技术有了实质性的改进。因此，PET 的出现成为神经科学技术发展方面的一件大事。美国心理学家 P. T. Fox 和 M. I. Posner 等人很快采用该技术研究了人的语言加工过程的脑机制。

1.4　脑磁图技术的发展

脑磁图（magnetoencephalography，MEG）是一种无创伤性测定脑电活动的方法，测定神经元兴奋时产生的电流所伴随的磁场变化。当神经冲动由神经元轴突传至突触时，含有特殊递质的小泡释放入突触间隙，递质与突触后膜的受体结合，导致突触后膜上某些离子通道开放，膜电位发生变化，产生突触后电位。MEG 测量的磁场主要来源于大脑皮层锥体细胞树突产生的突触后电位。

生物磁场的首次记录是在 1963 年，Baule 和 Mefee 用装有 200 万匝手绕线圈的设备记录了心脏产生的磁信号，1968 年 Cohen 在麻省理工学院磁屏蔽室内使用诱导线圈和信号叠加技术测量了脑的 α 节律产生的磁场。1969 年 Zimeeruman 和其同事发明了超导量子干涉装置，极大地提高了生物磁场测量的灵敏度。随着计算机技术及医学影像技术的发展，目前，脑磁图设备能够同时记录上百个通道，可精确测量大脑产生的微弱电磁信号，并配有专用软件和刺激装置。还可与 MRI 一起构成 MEG-MRI 系统，对测得的信号进行分析和记录，与 MRI 进行影像融合对信号发生源进行精确定位。

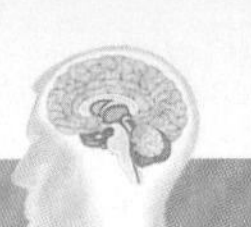

1.5　脑电图与事件相关电位的发展

最早报道脑电图（electroencephalogram，EEG）的是英国人 Richard Caton，他于 1875 年在英国医学会发表了有关 EEG 和诱发电位（evoked potential，EP）的论文。可惜 Caton 的发现并不为人所重视。直到半个世纪后的 1929 年，才首先在正常人身上记录到 EEG，并发现 EEG 对心理活动很敏感。20 世纪 50 年代末随着计算机在生物学中的应用，促进了事件相关电位（event-related potentials，ERP）的问世。其中，以 1964 年英国心理学家 Walter 发现的关联负反应（contingent negative variation，CNV）和美国心理学家 Sutton 于 1965 年发现的 p300 成分为标志。

EEG 以及 ERP 技术测量的是伴随心理活动的脑电信号，时间分辨率很高，但空间分辨率较低，还不能充分满足直接观察人脑处于不同心理活动状态的脑成像的要求。因此，在涉及多个皮层的高级认知活动研究中，EEG 或 ERP 方法有一定局限性，最好能与 PET 或 MRI 等高空间分辨率的功能性成像手段相结合。

1.6　光学成像技术的发展

在脑功能成像的几种方法中，光学成像方法在时间和空间分辨率已达到约 5μm 的物方像元和每秒 25 帧以上的视频速度。光学成像技术大致可分为两大类。一类需要注射染料，可以测量动作电位、离子浓度和 NADH 依赖的局部能量代谢等；另一类测量局部氧代谢和血流改变引起的内源性信号。由于内源性信号的光学成像（intrinsic optical imaging）创伤性较小，因此更适合于研究认知活动的神经机制。

目前较成熟的内源性光学成像技术有两种类型。一种采用可见光作为光源，可直接观察脑组织表面的血流动力学变化，并借此推测神经元活动。该技术的时间和空间分辨率较高，能够在功能水平研究神经元对刺激的反应，已在动物视觉系统研究中取得重要进展。其缺点是可见光穿透性较差，一般只能在开颅条件下才能应用，在认知科学研究中具有一定的局限。另外，该技术只能观察到浅表脑组织的活动，也在一定程度上限制了它在认知神经科学中的应用。另一种内源性光学成像技术以近红外作为光源，由于近红外穿透性较好，无需开颅就可观察脑组织活动，因此可直接用于人脑的研究。这种技术被称为近红外谱分析技术（near infrared spectroscopy，NIRS）。NIRS 已开始用于语言和记忆等高级功能的研究。相对于可见光作为光源的成像技术，NIRS 的缺点是时间和空间分辨率不够理想，且不能记录深部的核团，因而在认知神经科学中的应用还不够普遍。但与 PET 和 fMRI 相比，其造价非常低廉，技术支撑背景优越，在认知科学研究中的作用可能会越来越大。

综上所述，随着科学技术的进步，研究不同层次水平的神经系统结构和功能的新技术也在不断涌现，并在认知神经科学研究中得到应用。当然，这里所介绍的脑认知神经科学研究技术并没有涵盖全部，更多的方法和更多的融合技术需要研究者在实践中去探索。但需要注意的是，不同技术间的融合并不是简单的技术堆砌，而是需要克服很多技术难题和一些新的科学问题的。

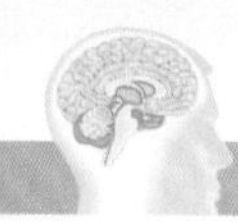

2 认知神经科学研究技术在脑健康领域研究中的应用

2.1 磁共振成像技术在脑健康防治领域的应用进展

20 世纪 90 年代初，在传统 MRI 的基础上功能磁共振成像技术开始出现。fMRI 的出现标志着临床磁共振诊断从单一形态学研究，到形态与功能相结合的系统研究。基于血氧水平依赖的 fMRI，可间接地反映脑组织神经元的活动，是神经元活动引起的脑血流，血容积及血氧水平等综合的复杂效应。血氧水平依赖性 fMRI（BOLD-fMRI）可分为静息态和任务态。静息态 fMRI 指的是受试者闭眼、放松、静止不动，并避免任何有结构的思维活动的状态，它相对任务驱动 fMRI 检查有特定的优势，可减少外来干扰因素的影响，无需执行特定功能任务，可消除组间任务表现力和努力程度性的差异。这使得静息态 fMRI 得以从整合角度研究全脑各功能区之间的相关性，尤其适用于因功能损害而无法执行复杂任务的临床研究。

人脑在静息状态下存在着大量自发的神经元活动，表现了脑内低频振荡范围（0.01~0.08Hz）内的血氧依赖水平信号。这种低频振荡在脑功能网络内的不同脑区之间呈高度的同步性（时间一致性），即静息状态下的两个或多个时域相关的脑区间具有一定的功能连接。为了探究相关疾病对认知损伤的影响作用，Chen 等[12]通过静息态功能数据分析发现相比正常人，糖尿病患者的默认网络的静息态功能连接受到损伤。Li 等[13]发现相比正常人，高血压患者的左额顶网络的静息态连接异常。此外，由于任务态 fMRI 结合了解剖、影像和功能三要素，能在体外无创地看到人脑动态工作的实况，直接准确显示药物作用脑区的确切位置和脑功能快速变化的过程。Zhang 等[14]为了探究苁蓉益智胶囊对遗忘型轻度认知障碍患者的治疗作用，对患者进行 3 个月的药物治疗随访，发现相比基线时间，服用苁蓉益智胶囊的患者组，在 3 个月以后的 N-BACK 的工作记忆任务过程中患者后扣带、额下回及角回的脑激活增强，而安慰剂组和控制组没有明显的改善。

人脑是自然界中最复杂的系统之一，在这个系统中，多个神经元、神经元集群或者多个脑区相互连接成庞杂的结构网络及功能网络，并通过相互作用完成脑的各种功能。现代脑成像技术和复杂网络理论的发展为人脑连接组学的研究提供了必要的工具和分析方法。通过结构磁共振成像、弥散张量成像及 fMRI 等成像技术构建大脑结构连接网络并建立大脑功能连接网络，然后结合基于图论的复杂网络分析方法，揭示其拓扑原理，有助于理解大脑内部的工作机制、病理机制及药物疗效的作用机制。为了探究痴呆高危险基因 *APOEe4* 的携带情况对正常认知老年人的脑影响，Chen 等[15]通过脑网络分析发现相比非携带者，携带者的白质网络全局效率显著降低，功能网络的全局效率也有下降趋势。脑功能连接分析不仅有助于揭示神经退行性疾病的病机，揭示疾病的网络特征，还有助于药物作用特征及脑网络机制的阐释，尤其适合于化学成分较为复杂的中药体系的体内作用机制研究。

2.2 磁共振波谱成像技术在脑健康防治领域的应用进展

MRSI 是在 MRI 形态诊断基础上，从代谢方面对病变进一步研究，是一种无创性检测活体组织器官能量代谢、生化改变和特定化合物定量分析的技术。利用的是原子磁共振频率

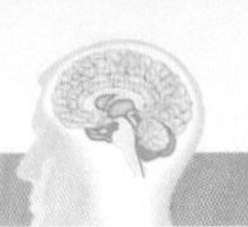

的微小差异，由化学位移和 J- 耦合裂分的波形及频率成分按其规律排列组合而成，无创性地检测体内各种化合物的含量变化，从而提供相关的代谢信息。与根据信号的空间位置得到的解剖图像不同，MRSI 可获得各个频率的峰图。MRSI 可以检测的原子有：氢、磷、钠、碳、氟等。因氢在人体中含量丰富并具有磁化率，所以 H-MRSI 应用最广泛。在 H-MRSI 中，若 TE 为 288ms，得到的波谱中的共振峰对应的脑部代谢物主要包括：乙酰脂、肌酸、胆碱、乳酸盐等。出现某些病变的情况下，相关代谢物的浓度会发生改变，因此，MRSI 具有很高的诊断价值。

在临床研究中，MRSI 目前已用于诊断脑肿瘤、脑卒中、癫痫、痴呆和帕金森病等疾病。根据乙酰脂、肌酸、胆碱的浓度变化，可以明显区分肿瘤和正常组织。并且，根据乙酰脂 / 胆碱比值和胆碱 / 肌酸比值可以对肿瘤进行分级，同时判断肿瘤术后是否复发、残存等。还可以用网格重叠的方式将脑部的代谢物图和 MRI 图像融合起来，显示不同位置的胆碱和乙酰脂的彩色图谱，就可以同时观察解剖信息和代谢产物信息，从而有效区分放射治疗引起的坏死和肿瘤的复发。痴呆在 MRSI 中也会有病理表现。在阿尔茨海默病疾病进展过程中，阿尔茨海默病患者顶叶灰质中的乙酰脂 / 肌醇水平，比额叶灰质要低；最初表现为肌醇 / 肌酸增高，晚期为乙酰脂 / 肌酸减低。这与阿尔茨海默病的神经纤维病理学的局域性分布一致。H-MRSI 作为疾病病理进程的指标，为疾病进行早期预防和干预提供了支持。

2.3　磁敏感加权成像在脑健康防治领域的应用进展

和磁共振的其他技术相比，磁敏感加权成像（SWI）最大的优势在于清晰显示颅内静脉结构及铁沉积，因此多用于中枢神经系统血管病变及变性疾病的诊断和研究。SWI 是一个新的、反映组织间的磁敏感性差异对比的序列，它对非血红素铁（如铁蛋白等）的显示比现有序列清晰，对顺磁性的铁质及钙相当敏感。非血红素铁是组织中另外一种高磁敏感性的物质，常以铁蛋白的形式存在，表现为反磁性。虽然钙化的磁敏感效应比铁弱，但是通常也呈反磁性，可以引起局部组织的磁敏感性改变。既往 CT 是评估脑内矿物质沉积的首选影像学检查方法，但由于铁和钙都有不同程度的磁敏感效应，所以 SWI 比 CT 更敏感。另外，含脱氧血红蛋白的静脉血引起的磁场不均匀性，导致 T_2* 时间缩短及血管与周围组织的相位差加大两种效应，可以使脱氧血红蛋白成为一种内源性对比剂，进而使静脉显影；还可以使体素内静脉与周围组织的信号差达到最大，从而减少部分溶剂效应的影响，清晰显示细小静脉。

SWI 在中枢神经系统相关疾病中的应用很广泛，如血管病变、血管畸形、外伤以及神经变性疾病和肿瘤等方面。研究发现，脑内铁沉积随着年龄增长而增加，尤其基底节区，且在中枢神经系统多种变性疾病中存在异常铁沉积显像，如帕金森病、亨廷顿病、多发性硬化、肌萎缩侧索硬化、阿尔茨海默病等。基因和分子生物学研究发现，至少在某一些神经变性疾病中，脑内铁代谢的失调是神经元死亡的初始因素。铁诱导的氧化应激是神经元死亡的最常见途径。如果铁沉积是脑组织损伤的原因，那么 SWI 便可以作为疾病早期的诊断标记，并因铁的靶向治疗而有可能成为检测药物疗效的方法之一。如果铁沉积只是一个继发结果或是疾病发展中的一个伴随征象，那么铁沉积将可能成为疾病严重程度的一个标志物。有研究报道，阿尔茨海默病患者的双侧海马、双侧基底节、双侧丘脑、及右侧小脑齿状核内的相位值明显降低，铁含量明显增加；并且随着相位值增加，患者的认知表现也增加。虽然，SWI图像带来了大量以往未关注或未被认识的信息，但是解读这些图像信息还需要积累经验。但从目前趋势看，SWI在血管病变、外伤、神经变性及肿瘤等病变诊断中的价值将越来越受关注。

2.4　脑磁图技术在脑健康防治领域的应用进展

MEG记录技术能够在对人体无创的条件下，准确地描记电磁波产生的部位，因此被广泛的应用于神经内外科疾病的诊断和治疗。如癫痫灶定位、脑功能损伤测定、脑梗死功能缺损程度测定，以及痴呆的早期诊断等。

难治性癫痫病人最有效的治疗方法是局部切除癫痫灶，而成功的切除癫痫灶需要对其准确定位。MEG技术改善了颅内电极定位带来的创伤性和取样错误弊端，无创性对癫痫灶准确定位。研究者通过动物实验模型发现，MEG可以定位面积小于3mm×3mm的癫痫灶。使用122通道脑磁图对9例癫痫患者进行术前癫痫灶定位，所有患者均显示了癫痫发作期间的MEG棘波、尖波及慢波。脑梗死患者往往伴随有运动、感觉或语言障碍，可通过脑诱发磁场，波幅和潜伏期变化，进而估算出功能受损程度。Chen等[16]用MEG测量5只大鼠大脑中动脉阻塞1~2h后引起的脑磁场变化，结果发现大脑中动脉阻塞一开始及整个缺血时期，鼠脑磁波描记信号偏移。并由此推断，MEG可以对研究局灶性脑缺血去极化和扩散性抑制提供一种新的无创性检测方法。脑震荡等脑功能性损伤患者的CT和MRI影像常常为阴性结果，难以获得客观的诊断依据，而MEG可以在损伤区探查到异常低频波。MEG还可以对阿尔茨海默病进行早期诊断，使疾病在早期阶段得到及时治疗，延缓症状。Berendse等使用61通道的MEG分析阿尔茨海默病患者的早期脑皮质活动。阿尔茨海默病病人在额中央区的绝对低频磁频率明显且广泛增高，而枕颞区的高频值明显下降。随着科学技术的发展，MEG技术在脑功能及神经系统疾病的诊断与治疗上的应用将会更加深入。

2.5　正电子断层扫描技术在脑健康防治领域的应用进展

PET利用示踪剂（一些生理需要的化合物或代谢底物如葡萄糖、脂肪酸、氨基酸、受体的配体及水等）标记上微量短寿命的放射性核素（如^{18}F，^{11}C，AV45等），采用静脉注射等方式注入人体后，通过探测这些示踪剂/探针在体内的聚集，来反映生命代谢活动的情况，从而达到诊断的目的。随着PET技术的发展和成熟，该技术在肿瘤病变、神经系统疾病、癫痫、精神疾患、脑血管疾病和痴呆等多个领域疾病的检查和诊断应用越来越广泛。其中，在对人类尤其是对老年群体的脑健康影响巨大的阿尔茨海默病等疾病的诊断上，起着越来越重要的作用。

近年来，大量的研究推动了PET技术在阿尔茨海默病诊断和病情评估中的应用，PET已经成为阿尔茨海默病早期诊断的重要辅助手段。现已研发了针对阿尔茨海默病各病理环节不同靶点的PET显像剂，包括糖代谢类、Aβ结合类、神经递质及受体类、tau蛋白结合类、

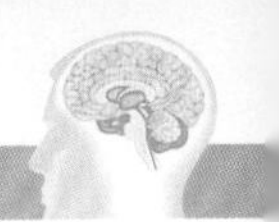

小胶质细胞活化的神经炎症类等显像剂。其中。糖代谢类显像剂 ^{18}F-FDG（^{18}F-2-fluora-deoxy-D-glucose，^{18}F 标记的脱氧葡萄糖）和 Aβ 显像剂对阿尔茨海默病诊断和病情评估方面的作用已经得到充分的论证并取得了大量的循证医学证据，对临床有现实的指导意义。其他种类的 PET 显像剂目前还处于科研阶段。

^{18}F-FDG PET 开展较早、技术较成熟，已被广泛应用于临床。大量阿尔茨海默病患者的 ^{18}F-FDG PET 研究显示阿尔茨海默病患者葡萄糖代谢降低的区域主要涉及颞顶区、颞叶内侧、后扣带回、楔前叶皮质，随着病情进展，额叶也逐渐受累[17,18]。而正常老年人随年龄增长，FDG 低代谢出现在额叶至外侧裂区域、前扣带回，而不累及颞顶叶、后扣带回及海马区。说明阿尔茨海默病患者 FDG 代谢的改变与年龄增长无关。HerIlok[19]对 396 例阿尔茨海默病患者的研究显示，FDG PET 对轻、中度阿尔茨海默病患者诊断的灵敏度及特异度均达 93%。

另一方面，^{18}F-FDG PET 对评价阿尔茨海默病临床诊断中的病情严重程度起着重要作用，还可以用来评估阿尔茨海默病相关药物治疗的效果。Ishii 等[20]将 68 例阿尔茨海默病患者分为轻、中、重度 3 组，FDG PET 检查发现重度患者组所有皮质区代谢均降低：中度组顶颞叶、额叶代谢降低；轻度组仅有顶叶代谢降低。另外在 2014 年阿尔茨海默病的 IWG-2 科研指南中，^{18}F-FDG PET 被划归为评价阿尔茨海默病病情轻重的生物学标记物[21]。^{18}F-FDG PET 对于识别轻度认知功能障碍（mild cognitive impairment，MCI）及预测 MCI 的转归也有一定的价值。有研究报道[17]，FDG PET 能从 MCI 患者中识别将进展为阿尔茨海默病的患者，鉴别的灵敏度、特异度可高达 80%。

FDG PET 虽然可以通过反映相关脑区低代谢程度对阿尔茨海默病的诊断有一定的意义，但实质上反映的并不是阿尔茨海默病的特异性的病理改变。淀粉样蛋白示踪 PET 则可以反映脑内 Aβ 的异常沉积从而使生前确诊阿尔茨海默病成为可能。目前淀粉样蛋白 PET 作为不同阶段阿尔茨海默病诊断的重要生物学标记物，涵盖临床前期、前驱期和阿尔茨海默病痴呆的所有阶段。

针对 Aβ 聚集物检测的示踪剂有多种，其中最具代表性的是匹兹堡化合物 B。^{11}C 标记的匹兹堡化合物 B 能与 β 样淀粉蛋白斑块结合，特异性极高，已在国外广泛应用于临床。2004 年 Klunk 等人[22]首次将匹兹堡化合物 B 应用在人体临床研究，16 例轻度 AD 患者和 9 例健康对照组进行匹兹堡化合物 B PET 扫描，结果显示在公认的 Aβ 沉积区域匹兹堡化合物 B 的含量升高。Devanand 等[23]研究显示楔前叶匹兹堡化合物 B 的结合力对阿尔茨海默病诊断的灵敏度及特异度均为 94.4%。

匹兹堡化合物 B 最为重要的价值是，可以在轻度认知障碍阶段甚至更早的临床前期阶段就可以识别患者，实现阿尔茨海默病的早期诊断，也使阿尔茨海默病的早期干预成为可能。回顾近年来多项轻度认知损伤患者的淀粉样蛋白 PET 研究，结果显示其中的 59% 淀粉样蛋白阳性，这类人群后经随访证实大部分转化为阿尔茨海默病，表明匹兹堡化合物 B PET 阳性的轻度认知障碍患者更容易向阿尔茨海默病转化[24]。并且，匹兹堡化合物 B 对于鉴别阿尔茨海默病和其他痴呆也具有重大意义。不过，匹兹堡化合物 B PET 虽然对于早期诊断阿尔茨海默病意义重大，但却不适合用来判定病情的严重程度，这一点正好和 FDG PET 形成互补。

当然，目前 PET 技术在临床应用也面临一些问题，如检查费用昂贵，技术设备要求较高；是否淀粉样蛋白显像剂显示出有异常沉积的健康人都会在将来进展为阿尔茨海默病，还

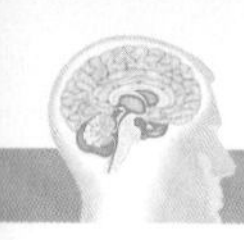

需要进行大规模长期随访观察；定量分析及统计软件应用复杂，亟待规范化和标准化。

2.6　事件相关脑电位技术在脑健康防治领域的应用进展

数年来大部分神经及精神疾病的临床诊断主要依据临床症状、体征，对各种疾病相关的脑认知功能评估缺乏可靠、可重复性的客观指标。随着ERP技术的出现，利用ERP技术对各种疾病引起的认知功能改变进行评估，已经成为一种新的手段。ERP通过捕捉毫秒级的信息，反映大脑联合皮质活动，是一种无损伤性脑认知成像技术。其电位变化是与人类身体或心理活动有时间相关的脑电活动。近几年，ERP广泛用于对神经及精神疾病的认知功能评估，为疾病早期临床诊断提供可靠的客观指标，有着非常重要的临床实用意义。

ERP中应用最广泛的成分是P300，它起源于信号在神经电生理测量方面技术的进步及信息理论在心理及精神方面的研究。P300的诱发方式包括由声音刺激时在头皮上产生的听觉刺激通路诱发电位活动及枕叶皮层对视觉刺激产生的电位活动。第一次关于P300的报道是在1965年发现ERP成分P300，被称为"观察脑功能的窗口"，反映认知功能状况，与脑认知功能密切相关[25]。P300潜伏期与信息处理阶段注意力是否集中有相关性。P300波幅反映受到刺激后脑功能被激活的程度，与受试者对靶刺激的选择有关。近年来，P300在神经科疾病的认知功能评估中得到广泛应用，特别是在痴呆、帕金森病、癫痫、脑卒中、抑郁症、精神分裂症等神经和精神相关疾病中的临床应用。

早在1990年，Wright就已经证明P300对于早期识别痴呆患者有帮助，且阿尔茨海默病患者存在注意力缺陷，注意力缺陷进一步加重会损害其他的认知过程。薛寿儒等[26]发现存在认知功能障碍的P300潜伏期延长，提示发生痴呆的风险较大。由于大脑皮层的视觉相关部位容易受到阿尔茨海默病的微小病理改变的影响，近年来，Levada等[27]对皮层下血管痴呆的P300参数进行研究，对听觉P300的潜伏期及波幅进行评估，结果显示各组间潜伏期差异均有统计学意义，P300潜伏期与血管性痴呆的认知功能障碍的进展有相关性，特别是注意、工作记忆能力。P300对于早期识别、诊断痴呆有非常重要的意义。

ERP对于各种疾病相关的认知功能评估提供了一种可靠且具有可重复性的客观指标，特别是对神经疾病及精神疾病相关的认知功能损害早期诊断、识别具有重要的临床意义。但是，由于选取的研究对象、疾病诊断标准及流行病学方法论不同，部分研究也存在一些争议。

2.7　内源性光学成像技术在脑健康防治的应用进展

利用高时空分辨率的成像方法，研究脑皮层功能构筑及其动态变化过程是揭示特定脑皮层区信号处理机制的关键之一。基于脑皮层活动的内源性光学成像技术是研究脑皮层大范围内的功能构筑过程的主要光学功能成像方法。内源信号光学成像具有20~100μm的空间分辨率和毫秒级别的时间分辨率。在哺乳动物视觉、听觉、躯体感觉和嗅觉皮层的功能构筑，及神经元活动的血流动力学相应方面取得了非常重要的进展。

内源性光学成像技术主要应用于分离神经结构、脑片和裸露的脑皮层，研究神经元活动的神经－血管耦合和血流动力学响应、神经活动的光学响应和电活动之间的关系、不同脑皮层区功能和信息处理机制，以及与临床相关的病理学。皮层扩散抑制过程与偏头痛、脑缺血、脑损伤等疾病密切相关,内源信号光学成像技术可利用皮层扩散性抑制的时空特征动态监测脑缺血的发展过程。Chen 等[29]利用大鼠局灶性脑缺血模型,发现自发皮层扩散性抑制光信号的空间区域差异分别对应于缺血皮层的不同异质成分;随着自发皮层扩散性抑制的产生,其发生源点也在不断迁移,有向中央区域移动的趋势。近来,一些社会认知神经科学的研究者基于功能性近红外光学成像技术进行多人交互技术研究。Jiang 等[30]在三人无领导讨论小组的对话过程中,研究领导角色出现的外在行为指标和神经活动,结果发现左侧颞顶联合脑区,在领导与跟随者上的脑间活动同步性高于追随者相互之间的同步性,行为上领导与跟随者比追随者间沟通的频率更高,这种同步性与沟通上的技巧和能力呈正相关,并且在任务完成一半前就可以预测领导的出现。并且,基于内源性信号成像技术的功能连接方法,有研究者发现 Aβ 沉积与老年 APP/PS1 转基因小鼠多个大脑区域双侧功能连接显著减少相关。每个脑区 Aβ 沉积量与局部年龄相关的双侧功能连接性的下降程度有关。正常衰老与双侧功能连接性降低有关,特别是在后额皮层。

现代光学成像技术正在神经元、神经元网络、特定脑皮层功能构筑以及系统与行为等不同层次开展神经系统信息处理机制的研究中发挥作用。发展高时空分辨率、多参数和低成本的光学脑成像技术仍然是一个很有发展潜力的前沿课题,提高成像的穿透深度是亟待解决的问题之一。现有的光学脑成像技术是经典实验手段(如 fMRI、ERP)的重要补充,与传统的神经解剖学及神经生理学技术结合有助于推动对脑功能的研究。光学脑成像技术与多种脑功能检测技术的交叉结合、采用不同技术手段所获结果的交叉印证必将为脑机制研究提供更加翔实的实验数据,推进认知神经科学的探索。而认知神经科学,作为建立在现在认知心理学和现代神经科学基础上的认知科学与神经科学相结合的产物,它具有高度的跨学科性和学科交叉性。在认知神经科学研究中,从实验设计、任务操作到数据处理,都面临多方面的挑战,它要求来自不同领域,特别是实验与认知心理学、神经生理学、神经解剖学、计算机、统计学以及物理学等领域研究者的通力合作。

(高淑丹 张俊英)

参考文献

[1] Folstein M. F., S. E. Folstein, P. R. Mchugh. “Mini-mental state” A practical method for grading the cognitive state of patients for the clinician. J Psychint Res, 1975, 12(3): p. 189-198.

[2] Nasreddine Z. S. The Montreal Cognitive Assessment, MoCA: a brief screening tool for mild cognitive impairment. Journal of the American Geriatrics Society, 2005. 53(4): 695-699.

[3] Nyberg L. Memory aging and brain maintenance. Trends Cogn Sci, 2012. 16(5): 292-305.

[4] Salthouse T. A. Aging of attention: Does the ability to divide decline? Memory & Cognition, 1995. 23(1): 59.

[5] Wecker N. S. Age effects on executive ability. Neuropsychology, 2000. 14(3): 409-414.

[6] 周仁来. 心理学经典实验案例. 北京: 北京师范大学出版社. 2011.

[7] Baddeley A. Working memory. Science, 1992. 255(5044): 556-559.

[8] 杨治良. 内隐记忆研究的回顾与展望. 心理学探新, 2006. 26(4): 3-8.

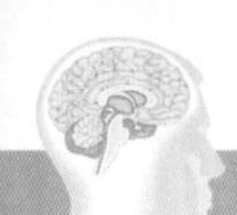

[9] 陈俊. Stroop效应研究的新进展—理论、范式及影响因素. 心理科学, 2007. 30(2): 415-418.

[10] Gerstadt C. L., Y. J. Hong, A. Diamond. The relationship between cognition and action: Performance of children 3 1/2-7 years old on a Stroop-like day-night test. Cognition, 1994. 53(2): 129.

[11] Treisman, A. M, G. Gelade. A feature integration theory of attention. Cog. Psychol. Cognitive Psychology, 1980. 12(1): 97.

[12] Chen, Y. Selectively Disrupted Functional Connectivity Networks in Type 2 Diabetes Mellitus. Front Aging Neurosci, 2015. 7: 233.

[13] Li, X. Disrupted Frontoparietal Network Mediates White Matter Structure Dysfunction Associated with Cognitive Decline in Hypertension Patients. J Neurosci, 2015. 35(27): 10015-10024.

[14] Zhang, Z. Baicalin administration is effective in positive regulation of twenty-four ischemia/reperfusion-related proteins identified by a proteomic study. Neurochemistry International, 2009. 54(8): 488-496.

[15] Chen, Y. Precuneus degeneration in nondemented elderly individuals with APOE ε4: Evidence from structural and functional MRI analyses. Human Brain Mapping, 2017, 38(1): 271.

[16] Chen, Q. Magnetoencephalography of focal cerebral ischemia in rats. Stroke, 1992. 23(9): 1299-1303.

[17] Caroli, A. Summary metrics to assess Alzheimer disease-related hypometabolic pattern with ^{18}F-FDG PET: head-to-head comparison. Journal of Nuclear Medicine Official Publication Society of Nuclear Medicine, 2012, 53(4): 592-600.

[18] 陶霖. PET显像技术在阿尔茨海默病诊断中的应用. 中国临床医学影像杂志, 2016. 27(5): 367-369.

[19] Herholz, K. Discrimination between Alzheimer dementia and controls by automated analysis of multicenter FDG PET. Neuroimage, 2002. 17(1): 302.

[20] Ishii, K. Reduction of cerebellar glucose metabolism in advanced Alzheimer's disease. Journal of Nuclear Medicine, 1997. 38(6): 925-928.

[21] Dubois, B. Advancing research diagnostic criteria for Alzheimer's disease: the IWG-2 criteria. Lancet Neurology, 2014. 13(6): 614.

[22] Klunk, W. E. Imaging brain amyloid in Alzheimer's disease with Pittsburgh Compound-B. Annals of Neurology, 2004. 55(3): 306.

[23] Devanand, D. P. Pittsburgh compound B(11C-PIB) and fluorodeoxyglucose(18 F-FDG) PET in patients with Alzheimer disease, mild cognitive impairment, and healthy controls. Alzheimers & Dementia, 2010. 23(3): 185.

[24] Forsberg, A. PET imaging of amyloid deposition in patients with mild cognitive impairment. Neurobiology of Aging, 2008. 29(10): 1456-1465.

[25] 中国防治认知功能障碍专家共识专家组. 中国防治认知功能障碍专家共识. 中华老年

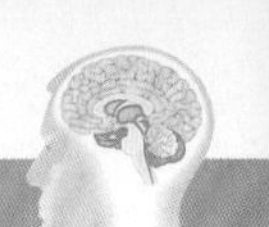

医学杂志，2006. 45(7): 485-487.

[26] 薛寿儒. 痴呆的事件相关电位P300诊断价值. 临床神经病学杂志，1994(3): 185-186.

[27] Levada, O. A. P300 potential parameters at the stages of formation of the subcortical vascular dementia in elderly. Likarska Sprava, 2014(1-2): 60-66.

[28] Kemp, A. H. Impact of depression heterogeneity on attention: an auditory oddball event related potential study. Journal of Affective Disorders, 2010. 123(3): 202-207.

[29] Chen, S. In vivo optical imaging of cortical spreading depression in rat. Progress in Biochemistry & Biophysics, 2003. 5254(4): 605-611.

[30] Jiang, J. Neural synchronization during face-to-face communication. J Neurosci, 2012. 32(45): 16064-16069.

第六章

老年脑健康研究概述

第一节　正常老化与脑保护

1　正常脑老化的特点

1.1　认知衰退规律

认知功能是人脑认识和反映客观事物的心理功能，包括感知觉、注意、学习记忆、思维、语言等各种能力。它对于人的日常生活、学习和工作极为重要。在老化中，大多数个体都会经历特定的认知功能衰退，比如加工速度、执行功能和记忆等能力的下降，但言语功能、常识等通常都保持得较好。同时，这些认知能力在老化过程中变化的速率有一定的差异。在下文中，我们将对正常老化过程中认知能力的变化做一个简要的概述。

1.1.1　流体智力和晶体智力

流体智力和晶体智力是用来描述在整个生命历程中认知模式的变化。流体智力是指问题解决能力和对于不熟悉事物的推理能力，独立于个体以往的知识经验。执行功能、加工速度和记忆往往被认为属于流体智力领域。许多流体智力，尤其是加工速度，在三十岁左右达到高峰，然后开始下降。与流体智力不同，晶体智力是指通过学习不断熟悉掌握的技能和知识。语言和常识是典型的晶体智力。晶体智力在老化过程中会保持稳定或有所增长。由于晶体智力涉及个体以往的知识经验，老年人在需要晶体智力参与的任务中往往表现的比年轻人更出色。

1.1.2　加工速度

加工速度是指执行认知活动和运动反应的速度。这是一种典型的流体智力能力，在三十岁以后开始下降，并且这种下降延续至整个生命历程。老年人多种认知能力的下降被认为与加工速度的变化相关。

1.1.3　注意

注意是指心理活动对于一定对象的选择和集中。在一些复杂的注意任务中，如选择注意和分配注意，研究者往往能观察到显著的年龄效应，老年人的表现比年轻人差。选择注意是指在环境中关注特定信息而忽略其他无关信息的能力。这种能力对于日常生活十分重要，在

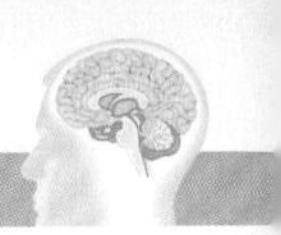

嘈杂环境中和人对话、开车等都需要选择注意的参与。分配注意是指关注多个同时进行的任务的能力，例如在打电话的时候做饭。老年人在涉及工作记忆的任务中表现也不如年轻人，在这些任务中往往需要个体在记忆中暂时存储信息并进行操作，因而需要注意的参与。

1.1.4　记忆

老年人常常抱怨自己的记忆下降。在一些记忆和学习测试中，老年人的表现也常常差于年轻人。这种年龄相关的记忆下降可能与加工速度下降、抑制无关刺激能力减弱或是对于一些有助于提高学习和记忆的策略运用下降有关。记忆分为有意记忆和无意记忆。语义记忆和情景记忆属于有意记忆。语义记忆是对各种有组织的知识的记忆，例如字词以及概念的记忆；情景记忆是对于特定时间地点发生事件的记忆，也是在老化过程中研究最多的一种记忆形式。尽管这两种记忆均随年龄而变化，但它们的下降时间不同，情景记忆在50~60岁之间开始衰退，语义记忆的下降要更晚一些。无意记忆是个体意识之外的一种记忆形式。一个简单的关于无意记忆的例子是哼唱一段熟悉的旋律。与有意记忆不同，无意记忆在整个生命过程中保持不变。记忆也可以分解成不同阶段，编码、存储以及记忆检索，这些阶段均随年龄下降。

1.1.5　语言

语言既包含流体智力的成分，也包含晶体智力的成分。总体来说，语言能力在老化过程中保持稳定。词汇不仅不会因为年龄增长而下降，甚至有所提高。与总体趋势不同的是，对物体的命名在70岁之前保持不变，但随后的几年开始下降；言语流畅性，也呈现随年龄下降的趋势。

1.1.6　执行功能

执行功能是一种高级认知能力，包含自我监控、计划、组织、思维灵活以及问题解决等。一般而言，概念形成，抽象和思维灵活随年龄下降，尤其是在个体70岁之后，而归纳推理能力在45岁左右就开始下降。并且，老化的负面影响也体现在抑制能力和加工速度减退，这些都会导致执行功能的下降。

总体来说，在50~60岁期间老年人的大部分认知能力开始退化，而注意和加工速度是从30岁起呈现稳定的下降趋势，语言能力则会在更晚期的时候才开始下降。但是，不同研究对于认知能力衰退的起始年龄段有不同的结论。一方面是由于方法学上的差异，一般认为横断面研究所得的衰退起始年龄段要早于纵向研究的结论。有横断研究发现人类的工作记忆、情景记忆和认知加工速度等在很早就表现出了下降的趋势，认知下降呈现“早发”状态，而语义记忆则稳中有升，到高龄才有所下降（图6–1）[1]。与之相对应的是，纵向研究认为人类记忆能力的下降是老年期以后才出现的，呈现“晚发”状态，中年期相对稳定。造成这种差异的原因，主要是被试教育水平和练习效应在不同研究中控制程度的不同。例如，在控制了教育水平和练习因素后，两类研究的结论相似（图6–2）[2]。因此，认知发展研究领域鼓励横断研究和纵向研究相结合，控制相应的人口学变量，这样才能更好地探索认知老化的科学规律。另一方面的原因是，近些年来认知心理学对各个认知能力的理论建构的不断完善和发展，很多复杂的认知功能不再是单一的认知结构，可以分离为若干相对独立的加工过程，不同的加工过程可能有着各自独特的老化轨迹，正如上文提到的执行功能，它的不同成分的下降轨迹就有所差异。

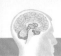

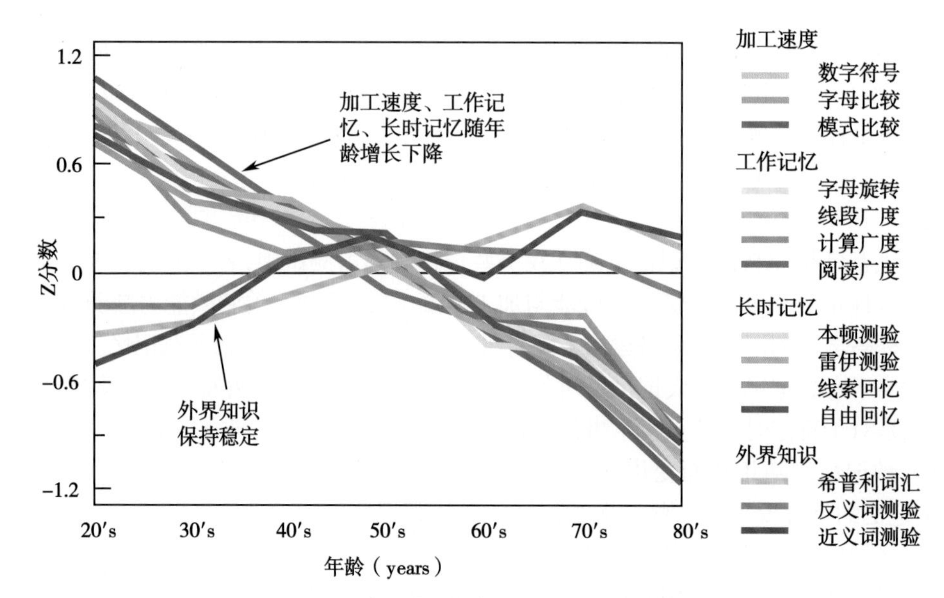

图 6-1　认知能力随年龄增长的变化趋势

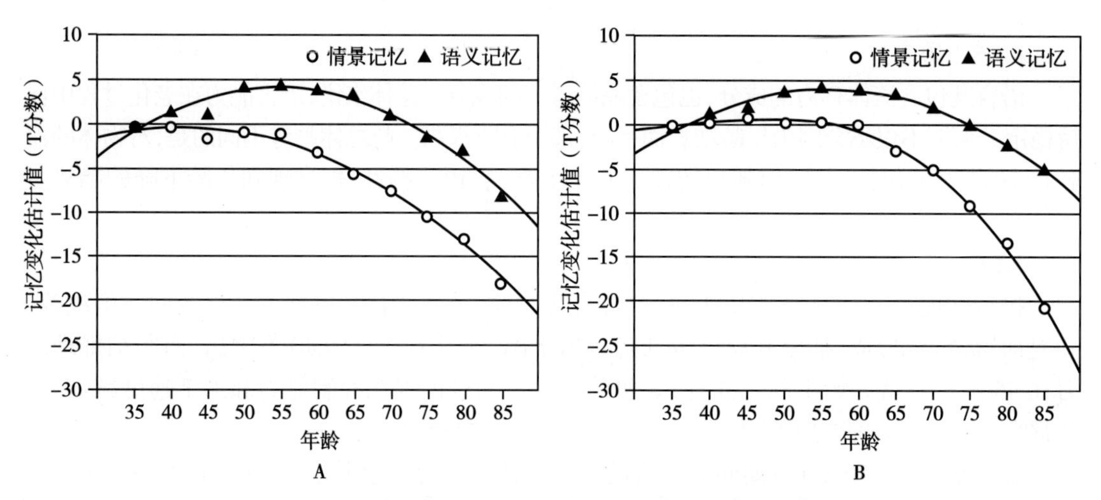

图 6-2　控制教育与练习效应后的记忆随年龄增长的趋势

A. 横断研究结果；B. 纵向研究结果。控制教育与练习效应后，横断研究与纵向研究所得情景记忆和语义记忆随年龄增长的趋势类似

总体而言，随年龄增长而产生的认知衰退模式并不一致，呈现一种复杂的、多维的现象。或许可以归因于认知老化过程本来就是由多种机制导致的，而非单一机制的简单变异。因此，目前的认知老化研究领域更鼓励发现与老年人的认知衰退密切相关的脑老化情况，并且尝试纳入之前被忽略的基因、认知障碍疾病等因素，这样才能更好地理解老年人认知表现更好或者更差的内在机制。

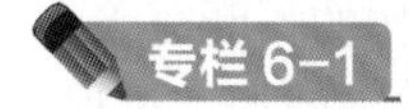

专栏 6-1　北京老年人认知功能发展轨迹

随着现在社会老年人平均寿命的增加和神经退行性疾病发病率的升高，对于正常老化认知轨迹的研究十分重要。基于 BABRI 数据库，李鹤等人在 2014 年描绘了正常老年人多

种认知功能随年龄变化的轨迹(图 6-3)。他们采用神经心理学测试评估了年龄 52~88 岁的北京社区正常老年人的多项认知功能,包含言语记忆、视空间能力和加工速度等。研究发现,几乎所有认知功能在正常老人中均呈现下降趋势。词语记忆在 58 岁起开始下降,加工速度和执行功能在 50 岁早期就开始下降,视空间和言语能力在 66 岁后开始下降。研究同样发现了老年人认知能力的三个保护因素——教育、业余活动和饮食均衡;而年龄、糖尿病和高血压等慢病则是认知能力的危险因素。

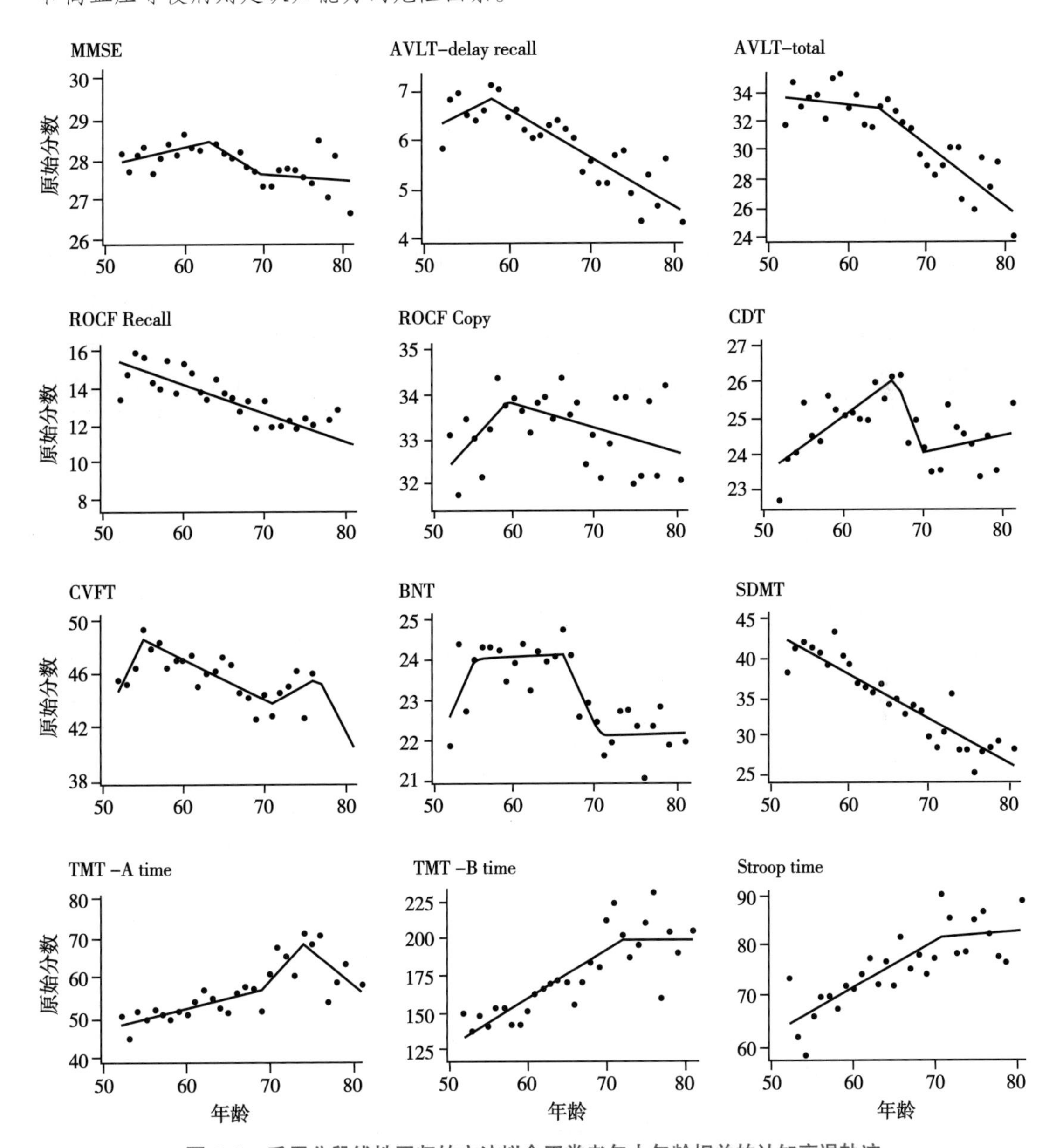

图 6-3　采用分段线性回归的方法拟合正常老年人年龄相关的认知衰退轨迹

点表示各年龄神经心理学测试的平均成绩,实线表示神经心理学表现随年龄的局部线性变化,阴影部分表示 95% 置信区间;MMSE,简易精神状态量表;AVLT,听觉词语测试;ROCF,Rey-Osterrieth 复杂图形;CDT,画钟测试;CVFT,分类词语流畅性测试;BNT,波士顿命名测试;SDMT,数字符号转换测试;TMT,连线测试

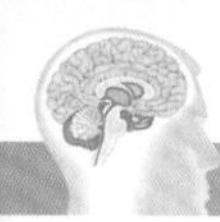

1.2 脑老化规律

随着年龄的增长，老年人会出现记忆、执行功能、语言等认知能力的衰退及职业技能下降、行动笨拙、头晕等各种感知觉障碍。而大脑作为一切人类高级功能的基础，从脑老化的角度来研究老年人认知行为的变化有助于我们了解认知老化的更深层次的机制，对阿尔茨海默病、帕金森病等神经退行性疾病的预测和追踪有着重要意义。脑老化被认为是人体年龄增长过程中，神经细胞缓慢发生退行性改变的结果，表现为脑体积减少、神经功能减退、不能有效维持机体的内环境恒定以及对外环境的适应能力降低。

1.2.1 脑灰质与年龄的关系

大脑皮层的灰质结构中聚集着大量神经元，而神经元之间存在大量化学突触或电突触作为通信途径，形成极其复杂的神经回路，实现多种多样的信息加工处理。随着年龄的增长，大脑的灰质体积呈现不断下降的趋势，这种下降趋势在20左右就已经开始。当个体处于30~50岁时，人们的全脑萎缩率在每年0.2%左右，而当70~80岁时，全脑萎缩率增加至0.3%~0.5%。而几乎所有的大脑皮层都能发现显著的萎缩趋势，但脑区之间的变化不尽相同。

除了整体灰质体积的下降，大脑不同区域的灰质也在老化过程中出现萎缩。起初，额叶被认为是受到年龄影响最大的区域，由此衍生了认知老化的额叶理论，该假说认为老化影响了额叶功能，进而影响我们的认知能力。然而随着时间的推移，人们逐渐发现其他脑区也存在明显变化。实际上，在老化过程中，大部分脑区的年变化率约在0.5%左右，其中额叶和颞叶非常突出，这两个区域的相对变化率最高，而内侧顶叶区域（楔前叶及相邻的压后皮质/后扣带皮层）同样出现了巨大改变。值得注意的是，在不同的年龄阶段，不同脑区的萎缩率也有所差异。例如，在60岁之前，背侧额顶联合区的下降速度较快；在30岁之后左侧颞叶后部的下降速度较快。而且各脑区的下降趋势也不相同，视觉区、听觉区和边缘皮质呈现一种线性的下降趋势，但是在额叶、顶叶等新皮质区域则呈现出了非线性的下降趋势，这或许表明了不同脑区的发育发展的时机有很大差异（图6-4）[3]。一种流行的观点认为，最晚发育成熟的皮层区域最易受到年龄的影响，这一观点也被认为是“后进先出”或“逆生理论”假设。这些较晚发育成熟的区域相对更早成熟的区域往往具有更为复杂的皮层结构，这些复杂的大脑结构可能支持着诸如执行功能等高级认知功能，因而需要更长的发育时间，表现出更为复杂的发育轨迹，也更容易受到正常老化中消极因素的影响。总体而言，在老化过程中大脑灰质体积总体呈现下降趋势，并且不同区域萎缩速率有所差异。

1.2.2 脑白质与年龄的关系

除灰质外，白质也是大脑结构的重要组成部分。白质主要由神经纤维构成，可以间接反映脑内髓鞘和轴突的活动情况，控制着神经元共享的讯号，协调脑区之间的正常运作。随着年龄增长，大脑中的白质纤维一般都很难保证其完整性，从而导致认知功能的下降。早期人们也发现脑内重要的白质纤维束容易受到年龄的影响。随着DTI技术的发展，研究者采用基于纤维束示踪的空间统计方法（tract-based spatial statistics，TBSS）和纤维追踪（fiber

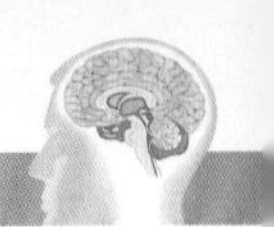

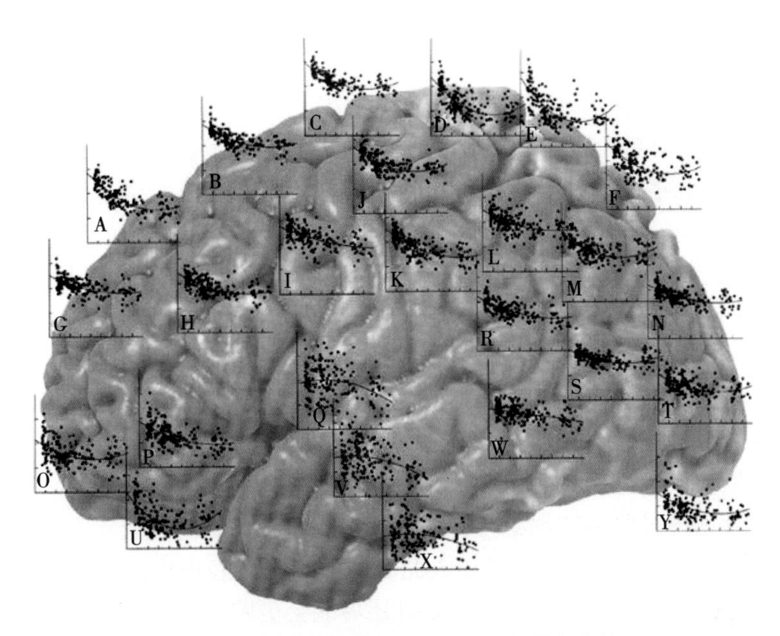

图 6-4　各脑区的灰质体积随年龄增长的变化情况

视觉区、听觉区和边缘皮质呈现一种线性的下降趋势，但是在额叶、顶叶等新皮质区域则呈现出了非线性的下降趋势，这或许表明了不同脑区的发育发展的时机有很大差异

tracking of white matter pathways)，对全脑的白质纤维随年龄的变化进行分析，结果发现老年人纤维束损伤呈现一种前部-后部梯度和上部-下部梯度现象。相比于年轻人，老年人在各个纤维束中都存在一定的损伤，而这种具有年龄差异的白质损伤呈现出一种由后部向前部越来越严重的趋势。这种前后差异的结果主要反映在贯穿额叶和顶叶的白质纤维束中(例如扣带束和上钩束)；而在贯穿颞叶的纤维束中则未发现这种现象。与位于幕下的白质纤维(如脑桥与小脑的纤维束)相比，幕上的白质纤维(如额钳、边缘系统、纹状体区域、上纵束)呈现更明显的随年龄变化趋势，在老化过程中损伤程度更大，表明了脑白质老化中存在一种上部-下部梯度现象。此外，随着年龄的增加，脑白质网络的连接效率降低而且连接成本增加，这是由于老化会导致白质的连接性变弱；同时随年龄的增长前部脑区连接效率降低，而中后部的连接效率受年龄的影响较小，与白质损伤的前部-后部梯度现象相似。

脑白质的老化也会影响老年人认知能力的表现，特别是执行功能、加工速度和注意等。额叶、顶叶和颞叶区域白质完整性与年龄的关系密切，但是在枕叶就没有发现这种相关性。有趣的是，因年老导致白质损伤与执行功能、注意转换的成绩下降有关，特别是连接前额叶和顶叶的白质纤维在完成这些认知任务时，发挥了重要的作用。该研究结果不仅表明了年龄会引起白质的变化，更说明了这种随年龄增加的白质变化与认知老化有着密切的关系。白质完整性可以中介年龄对于认知衰退的影响，但值得注意的是，这种中介作用仅在年龄相关的执行能力、注意、加工速度中体现，而无法改变年龄与语言能力等其他认知能力的关系。此外正如上文所述，年龄不止影响白质纤维束的完整性，也会引起白质网络属性的变化，这种变化也与认知相关。与年龄相关的脑白质网络的连接效率的降低也与加工速度、视空间能力和执行功能等认知能力的损伤有着密切联系。

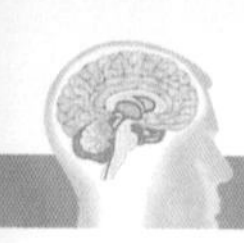

1.2.3　脑激活变化与年龄的关系

随着年龄的增长，大脑出现了一些结构性的损伤，如脑灰质体积变小，白质完整性降低，它的功能同样受到了影响。功能磁共振的研究证实，任务态的脑激活情况也存在年龄差异。在一些研究中发现老年人的脑激活与年轻人相当或低于年轻人。引起较大争议的是，在另一些研究中，研究者发现了年龄相关的激活增加，老年人的某些脑区的活动高于年轻人，这种现象被称为“过激活”。

在完成一些认知任务时（如视觉加工、记忆任务等），老年人出现了年龄相关的激活增加现象。相对年轻人，老年人在任务相关的区域激活程度更高，并且年轻人的脑激活呈现偏侧化的趋势，而老年人的脑激活呈现双侧化的现象。这种过激活现象被认为是一种可以增强认知表现的代偿机制。这种代偿假说认为，老年人为了保持较为完好的认知成绩，调动了更多的神经资源。比如在完成抑制优势任务和面孔识别任务中，老年人的相关脑区出现过激活的现象，并且这种过激活的现象与更好的认知成绩有关。而当老年人的认知表现受损，脑区代偿可能仍然存在。因为如果老年人完成任务时无法表现出过激活的现象，那么他们的任务表现不但无法达到和年轻人一致，而且还可能会更差。总之，这种脑激活的代偿理论认为，老年人的过激活现象能够帮助其保持一定的认知水平，是一种补偿机制。当然，也有人认为这种过激活现象只是神经资源利用率降低的表现，而非代偿。有时老年人在无法完成特定认知任务时，与任务要求密切相关的脑区出现激活降低，但一些无关脑区的激活增加，这些额外脑区的高激活反而与任务失败相关。此时的过度激活与代偿能力无关，只是一种无法较好地利用神经资源的表现。

随着认知神经科学研究的不断深入，越来越多的研究者认为认知功能是依据不同脑区之间无数交互作用和影响来定义的，而不是一个单一的、模块化的观点。从这个角度来看，随着年龄增长所导致的认知能力下降并不能仅仅归因于一个具体脑区的失能，也应该考虑到不同脑区之间的失连接过程。在记忆任务中，老年人除了过激活现象外，同样出现了任务相关区域的连接变弱和易受干扰等。在一些执行控制任务中同样有类似的现象，年轻人和老年人在前额叶和顶叶区的激活是相似的，但是这些区域间的功能连接强度却存在年龄差异，年轻人的连接程度高于老年人，更有趣的是功能连接强度与任务表现呈正相关。随着年龄的增长，老年人在完成任务时相关区域之间的功能连接会发生变化，而且这种变化也会影响个体的认知表现。

综上所述，随着年龄的增长，老年人的认知能力不断变化，同时他们的脑结构和脑功能也发生着相应的改变，这种改变与认知表现密切相关。在下一部分，我们将为大家介绍脑老化的理论模型，这些理论之间没有优劣之分，都能在一定程度上解释老化过程中的各种现象。

专栏 6-2　BrainAGE 及其应用

随着年龄的增长，脑的结构和功能都发生了改变，而疾病会加速脑的老化进程。如何识别正常脑老化、病理性脑老化也成为研究者关注的问题。通过大脑不同特征参数建立的大脑老化的预测模型，能够帮助发现早期的病理结构改变，有助于早期的诊断。采用不同统计方法和参数，得到的预测模型也有所差异。我们仅选用其中一种模型给大家简要介绍（图 6-5）。

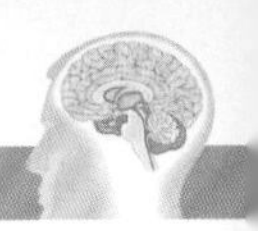

Franke 等人采用结构像建立脑年龄的预测模型，首先根据主成分分析对数据进行降维，然后根据相关向量机来训练数据集，进而得到个体的预测年龄。在 650 例年龄在 19~86 岁的健康被试和 394 名健康儿童和青少年人群体中，他们预测年龄和实际年龄之间的相关分别为 0.92 和 0.93，说明这种预测模型是有效的。为了得到一个比较有意义的相对偏差，Franke 等人计算预测年龄和实际年龄的差值，并将这个差值定义为 BrainAGE 分数。当 BrainAGE>0 时，表明大脑出现加速老化现象；当 BrainAGE=0 时，表明大脑处于健康老化状态；当 BrainAGE<0 时，表明大脑出现发育迟缓现象。

年龄会改变脑的结构和功能，糖尿病可能会加速这一老化过程。Frank 等人考察了 2 型糖尿病对脑老化的影响以及脑老化和危险因素之间的关系。研究结果显示糖尿病组预测年龄比实际年龄大（4.6±7.2）岁，而健康对照组其预测年龄近似等于实际年龄。此外，该研究还进行了纵向年龄预测，结果显示糖尿病组的平均 BrainAGE 每年增加 0.2 岁，而健康对照组的 BrainAGE 则基本保持不变。对于基线时间点内的所有对象，偏高的 BrainAGE 与高额的饮酒吸烟消费、肿瘤坏死因子 α 水平的增高、语言流利性评分较低以及严重的抑郁有关。在糖尿病组，偏高的 BrainAGE 与长期的糖尿病患病时间和增高的空腹血糖水平有关。总之，2 型糖尿病与大脑结构改变有关，这些改变反映了大脑出现加速老化现象。

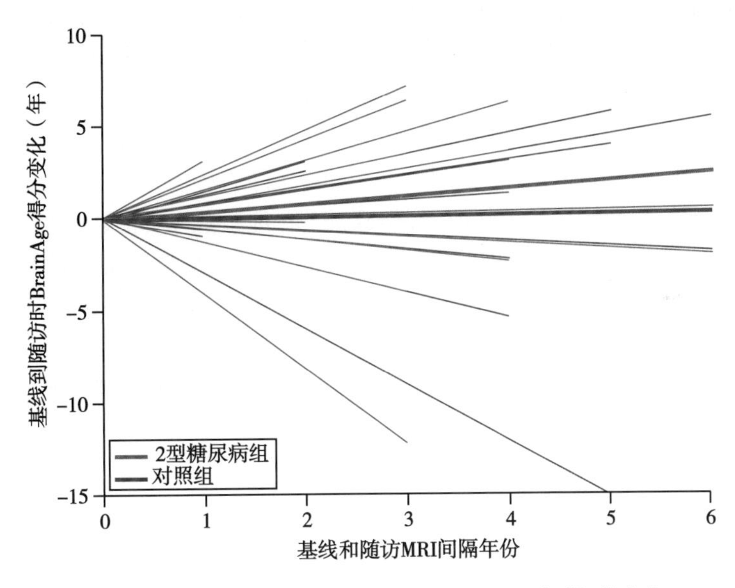

图 6-5　2 型糖尿病患者和健康人 BrainAGE 随时间的变化

2　脑老化的理论模型

2.1　认知老化理论

在上一部分中，我们已经了解到，随着年龄的增长，老年人的认知能力会出现不同程度的下降。有许多理论可以解释这一现象，比较成熟的是与加工资源相关的三种理论和执行

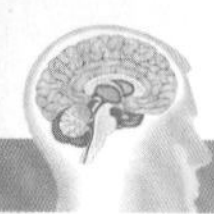
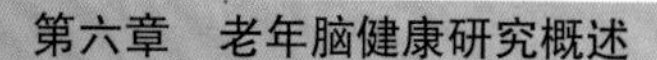

衰退假说。加工资源理论认为认知加工是否成功进行受数量有限的加工资源所限制，而加工资源直接受年龄的影响。因此，认知功能的衰退归因于老年人加工资源的减少。主要的加工资源理论有加工速度理论，抑制功能假说和工作记忆理论。

2.1.1　加工速度理论

加工速度理论由 Salthouse 等人在 1985 年提出，他们认为老年人的认知功能衰退主要原因是其加工速度的减慢。该理论认为加工速度减慢主要有两种机制：①早期加工的时间延长，导致后期加工的时间变短。②当后期加工完成时，早期加工的结果丢失或无法提取。这两种方式都能导致加工速度的减慢，而其引起的后果包括信息编码和组织的程度变低、对提取信息的时间延长，建立新旧信息关联的速度减慢等。一些研究结果支持这一理论，加工速度会随着年龄增长而降低。采用分层回归和结构方程模型分析发现，当控制加工速度后，年龄对于其他认知能力的影响降低，加工速度可以作为年龄和其他认知能力的中介因素。

2.1.2　抑制功能假说

抑制功能假说是由 Hasher 和 Zacks 在 1988 年提出的另一个重要的认知老化机制的理论。他们认为有效的加工不但需要激活与当前任务相关的信息，更重要的是要同时抑制与当前任务无关的信息，老年人认知功能的减退往往就是由于不能有效地抑制无关信息所致。这种抑制包括三种功能：①阻止部分无关的信息进入当前任务；②使得当前任务不相关的信息失活；③阻断那些优势但是不合适的反应，同时允许弱势但是合适的反应。当抑制控制失败后，无关信息就会进入当前任务加工，引起的“心理紊乱”损害认知加工。对阅读困难患者的研究支持这一假说，与年龄相关的工作记忆能力降低来自于抑制控制效能的降低，而非工作记忆容量的衰退。负启动研究表明，与年轻人相比，老年人的负启动效应较小，反映老年人的抑制能力降低。眼动研究也观察到老年人有意抑制眼球运动的能力显著降低。这一理论可以解释老年人在一些注意、工作记忆和执行功能相关的需要分心和抑制干扰能力的任务上表现较差。

2.1.3　工作记忆理论

工作记忆理论认为，工作记忆的下降是导致认知功能老化的一个主要原因。工作记忆是一种高级认知功能，对于学习、思维、语言理解等复杂认知任务起到非常重要的作用。工作记忆能够预测流体智力，这表明工作记忆可能是一般认知能力的基本因素。在老化过程中的工作记忆下降，也能影响其他认知能力。结构方程模型研究发现，控制工作记忆后，年龄对于其他认知能力变化的解释率显著降低。而同时控制工作记忆和加工速度，年龄对于其他认知能力变化的解释率几乎为 0。这表明，工作记忆和加工速度的下降可能导致其他年龄相关的认知能力下降。

2.1.4　执行衰退假说

执行功能是人类认知结构中最重要最复杂的组成部分，它负责对认知操作进行协调和控制，对认知活动的影响广泛。认知老化的执行衰退假说认为，相对于其他一般认知能力，

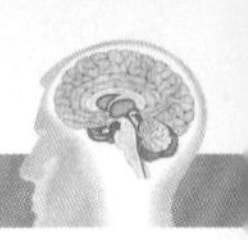

执行功能随年龄的衰退更快;执行功能老化是引起人们日常认知功能(记忆、推理、视觉空间能力)衰退的主要原因,例如有人认为工作记忆的老化主要是由中央执行功能的随年龄减退引起的。更重要的是,由于执行功能与大脑额叶皮质的关系密切,使我们意识到认知老化是大脑(特别是额叶)随年龄增长而发生改变的结果,因此该假说还为我们提供了一个关于认知老化的认知神经模型,而非单纯的认知模型。这有助于对人类病理性老化的认识,为病理性老化的早期发现提供有效的手段。

2.2 认知老化神经机制模型

在老化研究中,认知神经科学的一个目标是将衰老对于认知的影响和其对脑的作用联系起来。近年来,随着功能神经影像技术的发展,使得我们能够直接观察到完成特定任务时脑内的活动,进而发现年龄的作用。对于衰老的脑和年轻的脑在完成相同任务时的活动差异,研究者们提出不同的假说来解释。接下来,我们将对其中一些模型和假说进行简单的介绍,需要注意的是,这些模型和假说并非完全对立,同样的现象可以采用不同的假说加以解释。脑老化的两种模型分别是“PASA”和“HAROLD”。

2.2.1 PASA 模型

通过比较老年人和年轻人在完成认知任务时的脑活动差异,我们往往能发现以下两种现象,一是老年人双侧额叶区域的活动高于年轻人,也就是我们前面提到的“过激活”现象,另一种是相对于年轻人,老年人同时表现出额叶的激活增加和颞枕叶的激活减少。针对于第二种现象的一个理论就是老化中的前后转换理论(posterior-anterior shift in aging, PASA),该理论认为老化进程中大脑会出现一种前后的转换模式,即通过募集更多额叶区来弥补枕叶脑区感知觉加工的不足。PASA 现象首先是由 Grady 等人在 1994 年提出的,他们采用 PET 考察面孔和方位的知觉。结果发现,在两种情况下,老年人颞枕叶的活动都低于年轻人,但是前部区域包括前额叶的活动却高于年轻人。因此他们认为,老年人通过激活前部区域来补偿颞枕感觉区的损伤。自此之后,PET 和 fMRI 研究在许多认知领域中都发现了 PASA 现象,包括注意、视觉感知、视空间能力、工作记忆和情景记忆的编码和检索等。

PASA 实际上是一种代偿机制,在正常老化过程中后方感知觉皮层的活动性逐渐下降,而前额叶(尤其是背侧)代偿性的活动上升,来维持老年人的认知表现。尽管一些研究结果并未发现老年人额叶区域活动的增强,PASA 依然是一种神经影像学中普遍存在的老化现象。

2.2.2 HAROLD 模型

HAROLD 模型(Hemispheric Asymmetry Reduction in Older Adults),即老年人大脑两半球非对称性减弱模型是指年轻人在操作一些认知任务时,大脑激活呈现出明显的单侧化优势(即非对称性),而老年人在完成这些任务时的脑激活却出现明显的双侧化(即非对称性减弱)现象。对这种非对称性减弱的起源有两种不同的解释:一种是心理学的解释,认为这种非对称性减弱是认知结构或者认知过程的改变引起的;而另一种是神经学的解释,认

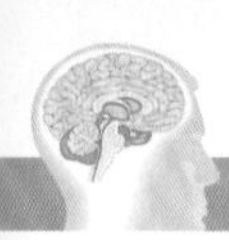

为这种改变是神经机制如神经功能、神经联结上的变化引起的。然而，现实中很难判断与年龄相关的脑区活动差异反映的是认知结构的变化还是神经结构的变化。HAROLD 模型也得到了影像学的支持。无论是在低级的认知加工如面孔匹配，还是在高级认知加工如情景记忆，语义记忆，工作记忆等，研究者都发现了 HAROLD 现象，年轻人在完成任务时只需要激活单侧的任务相关脑区如前额叶，但在老年人中双侧的前额叶在完成任务时都有激活。

对于 HARLOD 现象，有人提出采用补偿假说进行解释，即老年人大脑非对称性减弱是为了补偿老化带来的神经认知衰退。例如，在完成同样的记忆任务时，成绩好的老人更多地表现出脑激活的半球非对称性减弱，而成绩差的老人则没有表现出这种现象。这就支持了补偿说，即成绩好的那些老年人通过激活左侧大脑来补偿右侧大脑的衰退，而成绩差的老年人则是因为不能通过激活对侧区域来补偿认知衰退。

2.2.3　脑老化假说

对于老化过程中出现脑活动的改变，研究者尝试采用一些假说进行解释。接下来我们将介绍其中两个比较成熟的假说——代偿相关的神经回路利用假说和去分化假说。

（1）代偿相关的神经回路利用假说：代偿相关的神经回路利用假说（compensation-related utilisation of neural circuits hypothesis，CRUNCH）是一种典型的补偿假说。根据 CRUNCH 假说，认知加工效率不足导致老化大脑募集更多的神经资源以达到和年轻大脑同等的认知表现。这一理论认为，在低认知负荷下（即任务比较容易时），老年人会比年轻人激活更多的神经资源，而年轻人并不需要这些额外激活。在高认知负荷时，这种代偿机制就不再有效了，这便导致了老年人相同或者更低的大脑激活。在完成一些记忆任务时，年轻人只有在困难的任务中才会额外地激活双侧前额叶，但是无论是困难任务还是容易任务，老年人的这些区域都会激活，这表明大脑激活和任务难度的关系呈现 S 形曲线，无论年轻人还是老年人都会在高负荷水平任务中有更高激活。和年轻人相比，老年人的 S 形关系曲线更偏左，即当老年人在低负荷情况下已经达到曲线最高点时，年轻人还能够继续增加他们的大脑激活程度。根据这一假说，老年人在低任务难度的条件下，便开始对额叶区进行激活，以用于补偿对任务相关区域神经资源利用的低效率。

（2）去分化假说：脑老化的去分化假说认为老年人脑区分工特异性降低甚至消失，年龄相关的部分脑区过度激活仅仅是老化的副产品而没有任何功能，另外老年人中脑区功能活动模式有特异性降低的趋势，也提示神经完整性下降导致任务相关活动的分化减弱。和代偿假说一样，去分化也可以对一些大脑激活的年龄差异进行解释。

证实去分化的其中一个方法是通过对比老年人在完成不同任务时的大脑激活程度和激活区域是否相同。年轻人在外显学习时表现更多的海马激活，在内隐学习时表现更多的纹状体激活；而老年人在两种任务中在这些区域则表现出相同的激活。相应的，在知觉任务和工作记忆任务中，和年轻人相比，老年人在前额叶和顶叶区的激活更高，但是在负责视觉能力的枕叶区的激活降低，这表明老年人无论完成何种任务时，更依赖于额叶和顶叶的激活，与年轻人的激活模式不同。说明年轻人对刺激特征或任务要求具有独特的激活模式，而老年人的这种独特性则较少体现，与认知过程中的去分化假说相一致，说明大脑选择性反应的缺失也许是更一般的认知损害的标志。

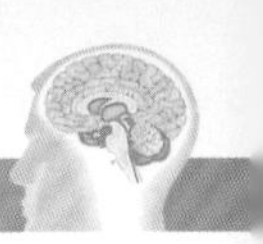

我们之前提到的老化中的两种模型“PASA”和“HAROLD”除了补偿说的解释，还可以采用去分化的角度加以解释。老化过程中产生的前后转换和半球非对称性减弱的现象，可能是由于关联不强的神经机制来执行认知功能，而不是之前高度专一的神经机制。虽然老年人为了较好地完成认知任务而激活了更多的脑区，然而老化使老年人的脑区分工特异性降低甚至消失，这些被过度激活的脑区（前部脑区和对侧脑区）似乎只是老化的副产品而并没有实际作用。

3　脑老化的影响因素

3.1　基因对脑老化的作用

人类的大部分行为取决于遗传和环境共同作用，认知老化也不例外。对于疾病背后遗传因素的寻找一直是试图了解神经病理过程的重要方面，而对于神经退行性疾病如阿尔茨海默病发展的遗传因素研究，也有助于我们了解正常或是“非病理”老化的模式。双生子实验是传统的遗传学研究方法之一。由于同卵双生子拥有全部相同的基因，而异卵双生子拥有一半相同的基因，通过比较同卵及异卵双生子在行为上的相似度，可以了解遗传和环境对该行为的作用。双生子研究显示，37% 到 78% 的年龄相关认知障碍与遗传有关。因此，基因对认知老化的影响不容忽视。

3.1.1　年龄对于基因表达的影响

虽然行为遗传学在老化研究中已经取得了一定进展，但行为这种遗传特性往往缺乏直接证据。分子遗传学研究为我们解决这个问题指明了方向，已有多个应用全基因组关联研究考察了衰老相关的基因表达变化。值得注意的是，在老化过程中，年龄对于基因表达的影响并非作用于全基因组，受年龄调控的基因是其中的一小部分，因而在老化过程中，仅仅是一些特定的生物路径发生改变。

大约 4% 的额叶皮层中的基因表达受年龄的调节。年龄相关的基因表达在中年开始显现，70 岁后变得更为明显。涉及调节记忆和学习的突触功能的基因表达随年龄增长显著下调，包括谷氨酸受体亚基，突触小泡蛋白和调节长时程增强作用的主要信号转导系统的相关基因。值得注意的是，突触钙信号系统似乎受年龄的影响较大，包括钙调蛋白 1 和 3，CAM 激酶Ⅱ′α 和Ⅳ，钙调神经磷酸酶 B′α 和多种蛋白激酶 C 的表达降低。年龄下调基因的其他重要类别包括参与囊泡介导的蛋白质转运和线粒体功能的基因。涉及应激反应的基因是主要的年龄上调基因，包括抗氧化防御，DNA 修复和免疫功能。在脑内几个不同皮质区域也显示出相似的表达谱。然而，一些区域如小脑和尾状核，表现出不同的模式。在小脑，这种年龄调节的基因表达少于其他皮层，特别是年龄下调的基因，但模式基本一致。在老年大鼠中也有类似的发现，其海马相关的涉及突触功能的基因受年龄下调影响，并与认知功能障碍相关。这些结果表明，高级认知功能相关的系统可能在脑老化过程中受损。年龄对于认知和脑的影响可以通过其对于基因表达的调节来实现。

3.1.2　特殊基因在老化中的作用

除了年龄对于基因表达的调节作用外，一些对于认知和脑起到特殊作用的基因也是研究者关注的重点。例如与学习记忆及 AD 相关的 *ApoE*，*PICALM*，*CLU*，*CR1*，*BIN1*，*ABCA7*，*MS4A6A*，*CD2AP* 及 *EPHA1* 等位基因。

与年龄相关的神经变性病中的重要基因得到人们更多的关注。其中对大脑衰老影响较大的两个基因是载脂蛋白 E（ApoE）和朊蛋白基因 *PRNP*。*ApoE* 基因具有三种亚型 ε2，ε3 和 ε4。*ε3* 是最常见的等位基因，*ε2* 最不常见。*ApoEε2* 对预防 AD 有保护作用，ε4 是晚发型 AD 的危险因素。许多百岁老人携带 *ApoEε2* 基因，表明其有助于成功脑老化。但关于 ApoE 如何发挥这种影响的机制尚不清晰。朊病毒蛋白是克雅氏病（Creutzfeldt-Jakob disease，CJD）中三级结构发生改变的蛋白质。该蛋白质的正常功能尚不清晰，但它可能起到保护神经元免受细胞应激影响的作用。它可能通过影响铜的吸收而发挥抗氧化作用。PRNP 的第 129 个位点影响其对 CJD 甚至是 AD 的敏感性。该位点是甲硫氨酸等位基因的纯合子的老年人的认知表现好于杂合子。克雅氏病是一种致命性的脑疾病，早期症状包括记忆衰退，行为改变，协调不良和视觉障碍，后期可能发展为痴呆，有无意识行为、失明、虚弱和晕厥现象。大约 90% 患者在诊断后的一年内死亡。

当然，还有许多基因会影响脑老化，如参与胰岛素信号传导，DNA 和蛋白质甲基化和乙酰化，DNA 修复和脂质代谢相关的基因，在这里就不一一列举，读者感兴趣的话可以对特定基因进行深入探索。

专栏 6-3

认知功能正常的老年 *APOE ε4* 基因携带者脑功能及结构损伤的特征

载脂蛋白 Eε4（*APOE ε4*）等位基因是目前最为公认的 AD 患病危险基因，该等位基因携带者不仅 AD 的患病率增加，发病年龄还会明显提前。但是，由于 *APOE ε4* 等位基因引发 AD 的病理过程非常复杂，因此其对大脑的损伤机制仍不明确。陈姚静等通过揭示处于疾病高危阶段的 *APOE ε4* 携带者大脑功能和结构网络特征[4]，为构建 AD 早期预警的脑影像学标记提供了参考。

在该项研究中，研究者对 *APOE ε4* 携带者和非携带者进行了 10 项认知功能评估以及生化指标检测、静息态功能磁共振成像扫描和弥散张量成像扫描。研究发现，尽管 *APOE ε4* 携带者与非携带者在各领域认知功能、各项血脂指标上差异不显著，但是 *APOE ε4* 携带者的白质网络连接效率出现了广泛下降，而功能网络效率下降主要集中在内侧颞叶区域。由此可见，*APOE ε4* 对于脑内灰质和白质损伤的模式和路径，可能存在着不同的病理机制。但无论是在功能网络还是白质结构网络中，*APOE ε4* 携带者旁海马区域的连接效率均有所降低，进而影响 *APOE ε4* 携带者的记忆功能和脂代谢功能（图 6-6）。

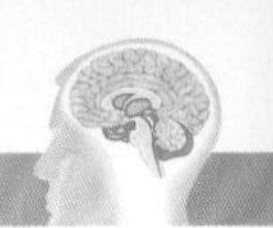

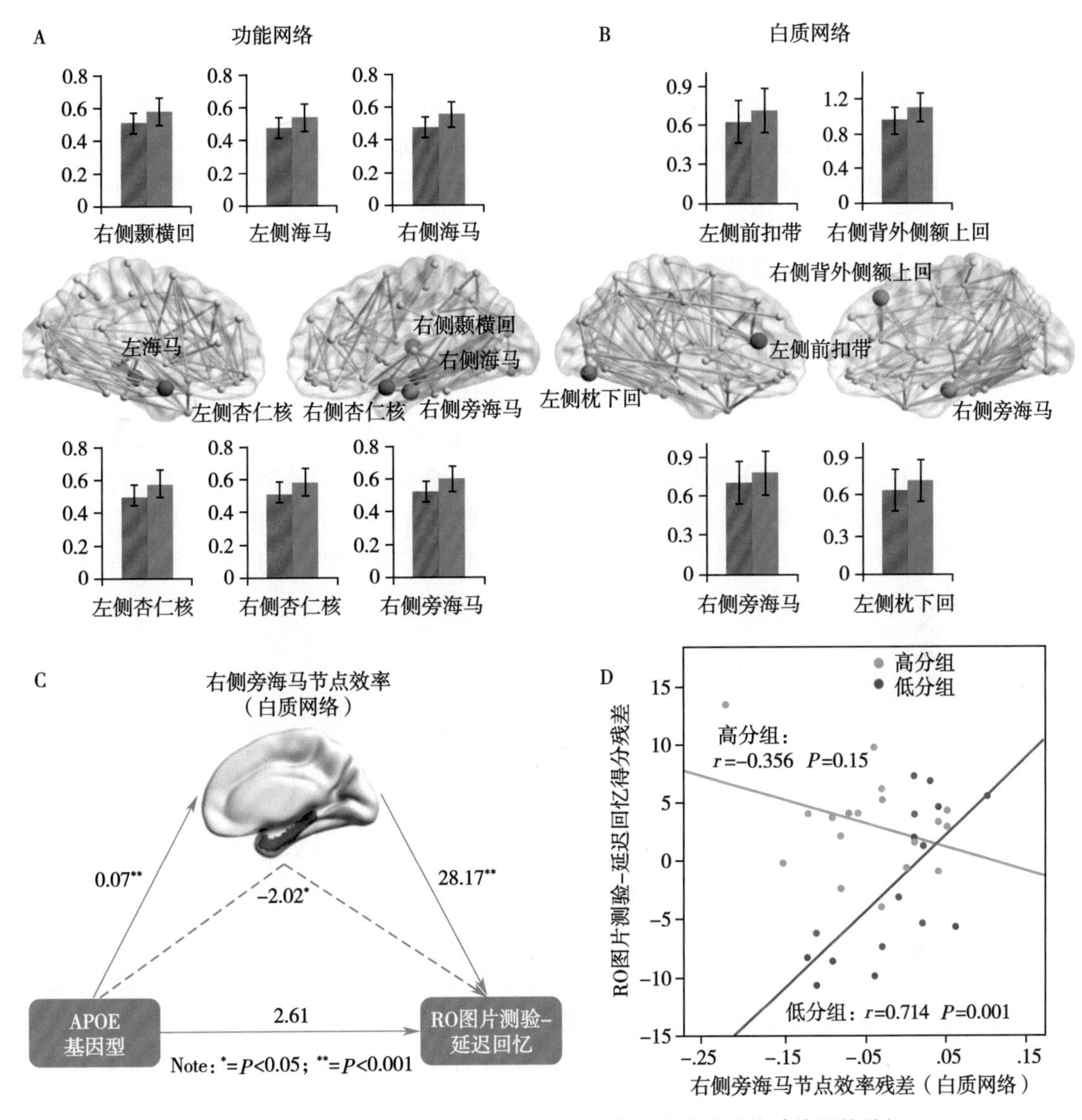

图 6-6　携带 APOE ε4 等位基因的认知正常老年人脑结构功能网络特征

A. 功能网络节点效率差异脑区；B. 白质网络节点效率差异脑区；C. APOE ε4 基因型通过功能和结构共同损伤区域右侧旁海马来介导记忆功能；D. 不同记忆功能表现的 ε4 患者，其记忆功能与右侧旁海马的效率关系不同

3.2　环境对脑老化的影响

3.2.1　教育

尽管脑作为我们一切心理和行为的基础，但其结构的变化与认知之间并非一一对应。脑结构变化与认知变化之间的关系受教育因素的影响。教育对于年龄或疾病引起的认知衰退的保护作用已经得到了证实。教育是减少发生痴呆风险的保护因素，即使在面对同样的 AD 病理负担的情况下，高教育者比低教育者具有更好的认知功能。此外，高教育者也往往

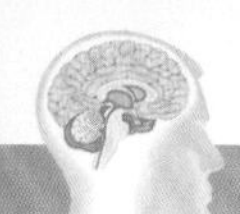

有更好的认知表现和更低的认知衰退速度。教育对于降低痴呆的风险可能通过与认知表现的高相关或是通过减缓认知衰退速率达到。

教育在认知老化中的作用可以通过储备假说来解释。教育被认为是储备的典型代表，其他因素如IQ、职业、社会和体育活动、复杂认知活动等都属于储备的范畴。该假说认为，具有高储备的大脑能够承受更多的老化或病理的影响，进而减少在症状上的表现，而个体之间的储备差异导致在面对同样老化或病理时的表现不同。储备分为两种：脑储备假说和认知储备假说。个体对于衰老或是病理的耐受性的差异可以通过解剖学上的差异来解释，例如脑体积的差异；或是通过利用脑网络效率的差异来解释。从结构的角度来看，在认知健康老年人脑指标和教育之间存在正相关。例如，高教育者颞枕区域的灰质体积和皮层厚度更大，眶额皮层厚度增加，以及连接后部区域的白质体积更大和双侧海马的白质完整性更好等。从功能的角度来看，在记忆任务中，与年轻人相比，具有较高教育水平的健康老年人出现脑网络的功能重组（补偿）；与低储备的老年人相比，高教育者的脑激活模式更加有效。

值得注意的是，教育对于脑和认知的影响并不能排除其他的储备因素。高教育往往与高的社会经济地位、较好的工作以及健康的生活方式联系在一起。而这些因素同样可能调节教育对于认知和脑的作用。

3.2.2　生活方式

生活方式，贯穿我们整个生命历程，良好的生活方式有助于减少或延缓年龄相关的认知下降。生活方式包含不同方面，饮食、睡眠、运动、社交休闲等都属于生活方式。在下文中，我们将对其中一些生活方式对于老化的影响进行简单介绍。

（1）运动：许多流行病学的研究已经证实运动和认知之间的关系，定期参与运动有助于维持认知健康和预防认知衰退。运动与认知健康关联的机制之一是减轻血管危险因素。运动可以帮助减少和控制许多血管危险因素，如高血压、高胆固醇血症、糖尿病、心脏病和肥胖症。此外，运动同样通过其他方式对于身体产生积极的影响，包括降低癌症风险，减少疼痛，降低跌倒风险和改善睡眠等。而以上的这些因素都会影响认知。除了通过促进身体健康外，运动还会影响大脑的结构，例如，有氧运动有助于增加海马体积改善记忆功能。运动对于认知的作用还可以通过改善焦虑和抑郁等情绪达成，而后者会对认知产生负面影响。

（2）睡眠：老化会导致睡眠周期的变化，老年人经常会出现睡眠障碍。尽管个体适应了长时间的睡眠缺失，持续的睡眠障碍依然对认知功能有累积的负面影响。睡眠会显著影响认知功能和日常生活。例如，在短期内，睡眠会对注意和工作记忆产生影响。长远来看，睡眠障碍可能增加患痴呆的风险。此外，严重睡眠呼吸障碍患者的注意力、执行功能和记忆都存在缺陷。最后，睡眠障碍对日常生活功能的影响不应该被忽视，因为过度嗜睡，烦躁和认知功能减退可能导致主观幸福感和生活质量下降。幸运的是，睡眠状况可以通过治疗提升，睡眠的改善有助于认知能力的提高。

（3）饮食和营养：饮食和营养对于维持认知健康也是十分重要的。首先，饮食和营养在维持脑血管健康，降低危及脑血管健康的风险因素中起重要作用。这些因素包括高血压、糖尿病、高脂血症和腹部肥胖，并且通常被统称为代谢综合征。而这些血管风险因素与认知下降相关。其次，某些特殊的营养物质，如ω-3脂肪酸、维生素D和抗氧化剂等，对于认知功

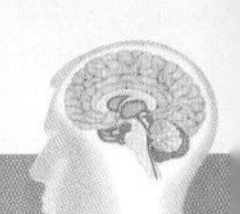

能有积极的作用。适量的营养物质摄取，将有助于脑功能健康。

（4）休闲活动：老年期的一个重大的事件是退休。大量的时间被释放出来，积极的参与休闲活动，不仅有助于改善老年人日常生活质量，也有助于促进认知功能。休闲活动包含多种方面，主要包括体力活动，社会活动和脑力活动。休闲活动的参与频率与健康老年人的认知表现呈正相关，并且能够降低认知衰退的风险。一些认知休闲活动能够降低患认知障碍和痴呆的风险。此外，休闲活动同样是认知储备的一部分。因此老年人适当参与休闲活动有助于保持认知能力。

（5）烟和酒精：众所周知，吸烟有害健康。除了增加肺癌的风险外，吸烟也是心血管疾病发病率升高、死亡率升高和加速脑萎缩率的独立预测因子。吸烟还可能导致脑萎缩加快，灌注下降和白质病变。吸烟会增加阿尔茨海默病的患病风险，并且与其他类型的痴呆风险增高相关。酒精对于认知和疾病的影响十分复杂。过量饮酒无疑是有害的，慢性酒精滥用会导致神经退行性疾病的发生。但特定类型和适量的酒精摄入与痴呆和认知下降的风险降低相关。葡萄酒中防紫外线的抗氧化性能助于防止与痴呆相关的氧化损伤，酒精还会增加高密度脂蛋白胆固醇和纤维蛋白溶解因子的水平，导致血小板聚集降低，从而降低脑卒中/缺血的风险。适量酒精的摄入也通过这些机制降低心血管危险，并可能增加胰岛素敏感性或降低炎症反应，进而减少痴呆发病和认知能力下降。值得注意的是，过量饮酒或酒精中毒对于记忆功能是有害的，也会引起跌倒和其他疾病，而目前对于酒精摄入量的“适量”也没有统一的标准。

3.2.3 心理健康

老化过程中不仅伴随着身体上的改变，情绪上的变化也不容忽视。抑郁和焦虑是较为广泛存在的老年情绪障碍。抑郁是一种复杂的情绪体验，带给人巨大的痛苦。抑郁除了导致自杀的风险增高，也与其他躯体症状如心血管疾病、焦虑障碍和痴呆等相关。抑郁是认知衰退的危险因素，但其背后的机制尚不清晰。抑郁症对认知功能的病理作用可能由高水平的糖皮质激素（皮质醇）引起。糖皮质激素的分泌在短期生物适应压力中起着核心作用。然而，长期的压力和长时间暴露于糖皮质激素分泌过高的环境，可能对脑特别是海马具有神经毒性作用，而海马在记忆功能中起关键作用，特别是在短期记忆向长期记忆转化和记忆编码时。因此，抑郁症状的严重程度和持续时间可能导致记忆功能受损。除了记忆外，抑郁还与执行功能、加工速度、视空间能力等认知功能的损害相关。抑郁同样对脑的结构和功能有影响，在老年人中抑郁与白质损伤、额叶－纹状体结构损伤、额叶激活异常和脑网络效率降低显著相关。焦虑同样是老年人常见的一种情绪，引起老年人焦虑的因素包括身体健康和认知变化，经济和社会地位的改变等。焦虑往往与抑郁共病，也是认知下降和痴呆的危险因素。

3.3 疾病对脑老化的加速作用

老化过程中，我们不可避免的受到疾病的侵蚀。尽管大脑是最受机体保护的器官，许多病理过程仍能损坏或干扰它的正常功能。接下来，我们将简要介绍对脑功能有影响的疾病，主要涉及脑血管意外和血管风险因素，退行性病变。

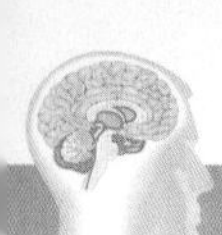

3.3.1 脑血管意外和血管风险因素

脑卒中是一组以脑部缺血及出血性损伤症状为主要临床表现的疾病。脑卒中的两个主要类型是出血性脑卒中和梗死。出血性脑卒中是由脑内出血所致,通常的病因是脑内血管畸形或高血压所致的血管变形,渗出的血液聚集在脑内,压迫周围脑组织并引起损伤。梗死性脑卒中是血管堵塞,血流被阻止,通常由血栓或栓子所致的局部缺血。脑卒中会产生永久性的脑损害,损伤部位和程度取决于受影响的血管位置和大小。脑卒中会引起认知、情绪识别和表达、记忆、语言等能力的损伤,增加罹患痴呆的风险。

脑血管健康的风险因素,如前文提到的代谢综合征,会增加脑卒中或心脏病发作的风险。这种代谢综合征的患病率随年龄增长而增加,在美国,60 岁以上的老年人的患病率是年轻成年人的 4~6 倍。具有血管危险因素史的患者通常表现出脑中白质完整性的变化,包括脑白质疏松和小血管缺血性疾病。血管危险因素也与认知下降有关。最经常涉及的领域是加工速度、工作记忆和执行功能。血管危险因素也大大增加了罹患痴呆症的风险。不仅增加患血管性痴呆的风险,血管健康与阿尔茨海默病之间也存在联系。事实上,血管风险因素越多,发生阿尔茨海默病的风险就越大。血管危险因素的存在也增加了轻度认知功能障碍向阿尔茨海默病的转化率。

3.3.2 退行性病变

帕金森病是常见的神经系统变性疾病,是由黑质纹状体系统(黑质多巴胺神经元发出轴突至基底节)的退行性病变所导致。主要症状是肌肉僵化,运动迟缓,静止震颤和姿态不稳。患者也会出现思维和行为问题。感觉、睡眠和情绪问题在帕金森病也十分普遍,约有 1/3 的患者出现抑郁和焦虑等情绪。疾病的晚期也会出现痴呆的症状。

痴呆是神经系统失常导致的,来源于脑器质性病变所致的智力退化。阿尔茨海默病是其中最常见的类型。常见的早期症状是难以记住近期事件(短期记忆丧失)。随着疾病的进展,症状可能包括语言问题、迷失方向(包括容易走失)、情绪波动、失去动力、无法自理和行为问题等。随着个体情况的退化,给社会和家庭造成巨大的负担。阿尔茨海默病能引起海马,新皮层尤其是额叶和颞叶相关区域,基底核团等区域的结构异常萎缩,其典型的病理性标志是神经斑和神经元纤维缠结。血管性痴呆是由大脑血液供应问题引起的痴呆,一般由一系列的轻微脑卒中一步步导致认知衰退所致。血管性痴呆会引起认知、运动、行为的损伤,并且一部分患者的情绪也会受到影响。与其他类型的痴呆相似,血管性痴呆患者也存在记忆损伤,并常常伴随语言、加工速度和抽象思维障碍。额颞叶痴呆是额颞叶变性的临床疾病,其典型特征是额叶和颞叶的主要神经元的进行性损失。常见的早期表现为社会和个人行为的重大变化、冷漠、情绪迟钝和语言能力损伤。路易体痴呆症是一种随着时间的推移而恶化的痴呆症,除了认知上的损伤(记忆、语言和视觉空间能力损伤),其症状还包括警觉性、视觉幻觉、运动缓慢、行走障碍和僵直等。其临床和病理表现上重叠于帕金森病与阿尔茨海默病,睡眠过度、运动和情绪变化如抑郁症等在路易体痴呆中也很常见。

这些疾病对脑部结构有直接影响,会导致神经系统的失调。很多不良影响都是不可逆的。在老化过程中,这些疾病的发生会加速脑部结构和功能的异常,影响个体的认知行为表

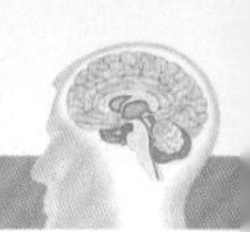

现。我们将在本章第二节对老年认知障碍进行详细描述。

4　正常老化的脑保护方式

老化的进程是不可避免的，但是有一些方式能够延缓老化进程的影响。尽管目前对于如何延缓老化没有定论，许多研究已然报道了一些有利于认知保持的方式。接下来我们将从认知训练、生活方式等方面进行简要的介绍。

4.1　认知训练

正常老化伴随着记忆、语言、平衡运动能力等的障碍，导致个体在日常生活中遇到困难。因此，老化研究的一个主要目标是寻找保持老年独立生活质量的方法。由于大脑具有可塑性，旨在培养认知能力的干预措施可能为维持或加强老年人的认知功能提供了一种手段。认知训练是否有效，及其效果是否能够迁移是研究者普遍关注的问题。按照训练类型和领域上的划分，认知训练可分为单领域训练和综合训练。

单领域的认知训练主要针对特定的认知领域进行训练，包括执行功能、注意、工作记忆、视知觉、加工速度等在老化中会受到影响的认知能力。训练能够提高正常老年人的记忆、推理、加工速度、双任务表现等。在正常老年人中，针对这些能力的训练不仅能够提高该能力本身，也能提高其他未训练的认知能力。例如，对于老年人进行注意力的训练，不仅能有效提高注意力，其工作记忆能力也得到一定提升。除了认知行为上的增强，认知训练还能够改善正常老年人的脑活动，并且在训练结束后的一段时间内，这种脑活动的改变依然存在。这代表老年人的神经依然具有可塑性，适当的认知训练能够起到促进效用。

综合训练并不单独针对某个领域，而是对多个认知领域以及饮食、运动等全方位的干预计划。这些综合训练也有不错的效果，它能够有效提高或保持存在认知下降风险的老年人的认知功能，减少日常生活能力的下降，减缓脑萎缩的速率等。认知训练除了有助于正常老年人，对于罹患阿尔茨海默病的患者也有不错的效果，患者能够通过训练得到认知功能的改善，学习、记忆、执行功能、日常生活能力、一般认知、情绪状态都能通过训练来提升。

总之，认知训练有助于正常老年人和阿尔茨海默病患者认知能力的保持和提高，训练的效应并非局限在特定的领域，还能够进行迁移，其他未训练的领域也能从中获益。认知训练结合饮食、运动等方面的综合干预，更有助于老年人生活质量的提高。

4.2　生活方式

正如上文所述，良好的生活方式有助于延缓认知下降。

运动不仅能够改善认知和情绪，还能降低血管风险因素的发生。尽管运动对身体、认知和情绪健康有许多好处，但大多数老年人没有获得足够的运动量。例如，在美国35%~44%的75岁以上的老年人没有休闲的体育运动。老年人常有的对于运动的顾虑包括健康问题相关的因素（如身体残疾，对于受伤的恐惧），环境障碍（如天气，运动场地），以及对于运动的误解。家人和朋友的支持和陪伴以及医生的建议有助于提高老年人对于运动的参与热情。在身体条件允许的情况下，适度的运动有利于维持老年人认知功能，减少认知障碍的风险。睡眠问题在老化中也是十分常见的，大约有50%的老年人报告有睡眠障碍的发生。睡眠障碍会增加患痴呆的风险，影响个体的生活质量。使用科学的方法调整睡眠可有助于保持大脑健康，老年人应试着每天晚上在同一时间去睡觉。睡觉的时候，关掉房间中的光源，养成良好的作息习惯，保持充足的睡眠。

饮食和营养对维持认知健康至关重要。高油、高糖、高盐的食品不止会引发高血压等血管风险因素，并且会影响个体的认知健康。健康的饮食也有助于维持健康的体重，减少肥胖及其相关疾病的发生。上文中提到的ω-3脂肪酸，维生素D和抗氧化剂三种最常被研究的营养物质。ω-3脂肪酸是一组不饱和脂肪酸，对身体许多功能很重要，鱼类和一些植物油富含大量的ω-3脂肪酸。维生素D是一种具有多种治疗功能的营养物质，它与骨骼健康之间的关系最为人们所熟知。维生素D可以从食物（例如，脂肪鱼和鱼油）和阳光照射获得，因此老年人应多参加户外活动，获得充足的阳光照射。有许多物质可以作为抗氧化剂，其中一些最常见的是维生素C、维生素E和β-胡萝卜素、水果、蔬菜和植物油中含有丰富的抗氧化剂。地中海饮食是一种健康的，简单、清淡以及富含营养的饮食习惯，包含大量的水果、蔬菜、豆类和碳水化合物，适量的鱼和橄榄油以及少量的红酒摄入。这种饮食习惯结合了ω-3脂肪酸、维生素D和抗氧化剂对于身体和认知的益处，并且与孤立的任何单个成分相比，这种饮食模式的益处更大。地中海饮食有利于减少心脏病、脑卒中和痴呆的风险。值得注意的是，健康的饮食习惯因人而异，个体在选用食品时应充分考虑自身的身体状况。

积极参与休闲活动也有利于改善认知，休闲活动分为认知、运动和社交活动。我们已经知道认知活动和运动对于认知保持上的积极作用，社交活动同样有利于延缓老化的效应。社交活动中朋友的支持有助于改善抑郁和焦虑等情绪问题，而后者是认知下降的风险因素，社交活动也能帮助预防阿尔茨海默病。随着年龄增长，人们可能会发现自己变得孤僻，特别是如果他们意识到记忆出现问题时。因此积极参加家庭活动、多与朋友相聚、参加俱乐部活动、培养业余爱好是预防认知下降和阿尔茨海默病的好方法。

专栏6-4　改变生活方式能降低痴呆风险

2015年，全球大约有4500万人患有痴呆症，治疗花费约8180亿美元，而且患病人数还在持续增长。据估计到2040年，仅在英格兰和威尔士，就会有120万痴呆症患者。这个数字比2016年增长了57%，主要由于人口寿命延长。在2017年阿尔茨海默病协会国际会议（Alzheimer's Association International Conference 2017，AAIC2017）上，*The Lancet* 国际痴呆症预防、干预和护理委员会（The Lancet Commission on Dementia Prevention，Intervention and Care）公布全球超过三分之一的痴呆症病例可通过调整高风险的生活方式进行预防。痴呆症并非随着衰老的到来而不可避免的，可采取适当的行动降低风险。*The Lancet* 委员会齐聚24名国际专家，共同推动在痴呆症风险因素、治疗和护理知识方面的进步。他们提出了一个新的痴呆症风险人生历程模式，展示了在人生不同阶段可能改变的风险因素。他们对若干痴呆症的风险因素进行了评估，发现约有35%（理论上）的痴呆症病例可能归因于九项可改变的风险因素，其中9%与中年失聪相关，8%是由于在初中时辍学，5%是由于晚年吸烟，

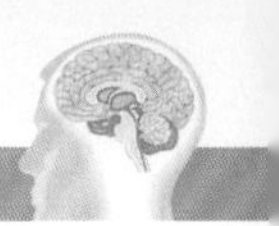

4%是由于晚年抑郁。晚年社交孤立、晚年糖尿病、中年血压升高、中年肥胖和晚年缺少锻炼也是导致痴呆症的原因。

这项研究强调了保持健康行为对降低痴呆症风险的重要性。但是,研究者们表明超过三分之一病例可以被避免是在最理想的情况下,因为这个数字基于一系列假设,比如每个因素是可以被完全调整的。但实际上9种风险因素并不是都可以轻易改变的,比如教育状况和社交孤立这种问题就很难解决。但是像降低血压和停止吸烟等因素是可以改变的。尽管如此,通过改善生活方式来降低痴呆的风险仍然是可行和有效的。

结语:研究正常老化与脑保护的意义

随着人口老龄化的发展,老龄问题日益突出。中国作为经济刚刚起步的发展中国家,也面临着老龄化社会的挑战。保持老年人完好的认知能力对解决老龄化问题具有巨大的现实意义。①认知功能是人脑认识和反映客观事物的心理功能,对于个体的日常生活能力有着重大的影响。研究正常老化和脑保护能够帮助理解老年人的日常生活能力的变化并予以指导,保障老年人的生活质量。②正常老化和脑保护的研究也是毕生发展研究的重要部分。发展是持续终生的,不存在一个对生命全程起重要影响的年龄阶段,每个阶段发生的变化对未来发展的路径有同等重要的影响。但是以往的认知发展研究中,仅关注了儿童和青少年时期的发展和发育,而忽略了老年时期的认知变化情况,对于正常老化的研究能够弥补认知心理学中毕生发展理论中的不足。③对于正常老化与脑保护的研究也能够帮助区分正常老化和病理老化,为疾病的诊断提供依据。

(范佳玲　李　鹤)

第二节　老年认知障碍与脑防治

1　老年期常见认知障碍概述

认知是大脑接收处理外界信息从而能动地认识世界的过程,认知功能涉及记忆、注意、语言、执行功能、推理能力、定向能力等多个方面。认知障碍指上述认知功能中的一项或多项功能受损,从而不同程度地影响患者的社会功能和生活质量,严重时甚至会导致患者死亡。随着老龄化趋势日渐严峻,老年期认知障碍得到越来越多的关注。2014版老龄蓝皮书指出,到21世纪中叶,我国老龄人口将超过四亿,约占总人口的30%,社会各界都面临着老龄化的巨大压力。老年期认知障碍不仅是患者的病痛和医疗上亟待攻克的难题,更是严峻的社会问题。引发老年认知障碍的原因有很多,包括各类神经退行性疾病、心脑血管疾病、营养代谢疾病、感染、外伤、肿瘤、药物滥用等。常见的老年期认知障碍主要有轻度认知障碍(mild cognitive impairment,MCI)和痴呆两类,学界且普遍认为前者是后者的前驱阶段。

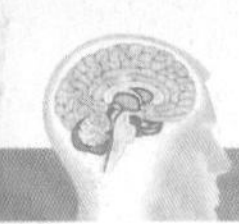

1.1 轻度认知障碍

MCI最初由纽约大学团队于19世纪80年代提出，用于描述与年龄不相匹配但尚未出现明显痴呆的认知功能损害。MCI是从认知正常到痴呆发病之间经历的一个中间过程，在这个阶段中患者表现有轻度认知损伤，但并不影响其日常生活能力，损伤情况尚未达到痴呆诊断标准。MCI一般在病理上表现出随时间推移的进展性，患者可能逐渐出现认知功能和日常生活能力的进一步下降，需依赖他人照料，并最终转化为痴呆患者。MCI患者较健康老年人发生痴呆的比例高10倍，美国ADAM（Alzheimer disease in the United States）社区队列研究显示，MCI人群中阿尔茨海默病年发病率为12.02%，远高于该人群中正常老年人患AD的年发病率2.29%。因此，针对MCI开展的预防和治疗对于延缓痴呆发病，对提升患者的生活质量至关重要。目前，我国MCI总发病率为20.8%，其中血管因素相关的MCI最多，占到42.0%，其次是AD相关的MCI，占到29.5%，MCI在农村地区、低教育水平及体力劳动者为主的老年人群中患病率较高。

1.2 痴呆

痴呆（dementia）是认知功能障碍的严重阶段，与MCI的区别是痴呆已经明显影响到了个体的社会功能和日常生活，患者的认知功能损害可能涉及记忆、学习、定向、理解、判断、计算、语言、视空间功能、分析和解决问题等能力，在病程某一阶段常伴有精神、行为和人格异常。国际阿尔茨海默病协会（Alzheimer Disease International，ADI）在2015年世界阿尔茨海默病报告（World Alzheimer Report）中指出截至2015年，全球痴呆患者共计4680万人，这个数字正以大约每20年翻一倍的速度增长，到2040年将超过8000万人，且发展中国家痴呆患者占比也将逐年增高。2015年全球用于痴呆的费用约8180亿元，相当于世界第18大经济体生产总值，且这个数字也在不断攀升。因此，以AD为首的痴呆已经成为影响全球公共健康和经济发展的重大问题。

阿尔茨海默病发现于1907年，以其发现者德国精神科Alois Alzheimer医生的名字命名，是老年期最常见的疾病之一，也是痴呆中发病率最高的类型，约占所有类型痴呆的50%~70%。患有AD的老人表现为各项认知能力的丧失，严重者将会失去生活自理能力，需要完全依赖照料者，AD患者的尸检结果或脑影像检查结果通常表现为严重的脑萎缩、淀粉样斑块沉积和神经原纤维缠结。中国境内AD患者已经达到近1000万，AD发病率约为6.25‰，是世界上AD患病人口最多、增长速度最快的地区，65岁以上老人AD发病率约为3.21%左右，其中高龄、女性、低教育、农村地区的AD患病率更高。

血管性痴呆（vascular dementia，VaD）的临床发病率仅次于AD，通常表现为多发大血管性梗死、单个重要部位梗死、多发腔隙性梗死和广泛脑室旁白质损害等。VaD的概念早在1985年由Loeb等人提出。到1993年，Hachinski和Bowlerl提出血管性认知障碍（vascular cognitive impairment，VCI）的概念，包含了血管性轻度认知障碍（vascular mild cognitive impairment，VaMCI）和VaD，泛指血管因素导致的从MCI到痴呆的一大类综合征，近来受到国内外学者的广泛关注。

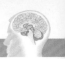

除 AD 和 VCI 外，老年期常见的痴呆类型还包括帕金森病痴呆（Parkinson disease with dementia，PDD）、路易体痴呆（dementia with Lewy Bodies，DLB）、额颞叶痴呆（frontotemporal dementia，FTD）等。PDD 和 DLB 临床共同表现为波动性认知障碍、反复发作的视幻觉和锥体外系症状，FTD 则是以进行性精神行为异常、执行功能障碍和语言损害为特征的临床常见痴呆症候群。

2　老年认知障碍的筛查和诊断

2.1　老年认知障碍的筛查方法

2.1.1　神经心理学评估

神经心理学评估包括认知评估、精神行为症状的评估和日常能力评估，通常作为对痴呆和 MCI 进行临床诊断和科学研究的基本筛查方法。神经心理学评估方法和工具详见第五章第二节，现结合相关专家共识，针对痴呆和 MCI 诊断过程中神经心理学评估的应用进行概述。

认知评估涉及的认知领域包括总体认知功能、注意力和执行功能、语言能力、视空间能力、社会认知能力等。常用神经心理学评估检测认知功能是否损害及其严重程度的方法有三种：即与常模比较，纵向随访比较及与估计的发病前认知水平比较。国内专家共识认为，认知评估是痴呆诊疗的重要环节，应尽可能对所有患者进行相应的认知评估。其中，针对痴呆的筛查应包括：简易精神状态量表（mini-mental state examination，MMSE）用于痴呆筛查，临床痴呆评定量表（clinical dementia rating scale，CDR）用于痴呆严重度的评定和随访，阿尔茨海默病评估量表认知部分（Alzheimer disease assessment scale-cog，ADAS-cog）用于 AD、血管性痴呆评估量表（vascular dementia assessment scale-cog，VaDAS-cog）用于 VaD 药物的疗效评价；除此以外，各项认知功能如记忆力、注意力和执行功能、语言、视空间能力、社会认知能力的评估应尽可能对所有患者施行。针对 MCI 的筛查应选用对 MCI 敏感的认知评估测试如蒙特利尔认知评估量表（Montreal cognitive assessment，MoCA）进行，并配合进行多个认知域的检测。

精神行为症状的评估包括情绪情感的评估、脱抑制行为的评估、活动过度类行为异常的评估以及精神病样症状的评估。专家共识认为应当将精神行为症状的评估应用于所有痴呆病人的筛查过程中，且在对 MCI 进行筛查时，若临床症状提示有精神行为症状，也应进行评估和诊断。常用的神经行为症状量表包括神经精神症状问卷（the neuropsychiatric inventory，NPI）和老年抑郁量表（the geriatric depression scale，GDS）等。

由认知障碍导致的日常能力减退是诊断痴呆的必需条件，复杂日常能力的减退亦有助于 MCI 的诊断，专家共识认为应当对所有患者进行日常能力的评定，且定期进行复查，常用日常生活能力量表（activity of daily living，ADL）进行评估。

2.1.2　体液检查

体液检查包括血液检查、尿液标记物检查、脑脊液标记物检查等。专家共识认为应把

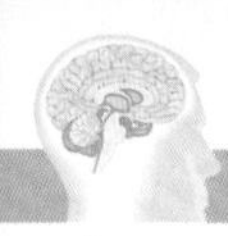

脑脊液检查作为痴呆患者的常规检查，对拟诊 AD 患者推荐进行 CSF T-tau、P-tau181 和 Aβ1-42 检查；对初次就诊的认知障碍患者进行血液学检查有助于揭示认知障碍的病因、发现伴随疾病，但因血液和尿液生化的标志物检查目前仍处于研究探索阶段，不作为痴呆与认知障碍临床诊断的常规检查。专家共识推荐对拟诊 MCI 患者进行血液学检查，对遗忘型 MCI 患者进行脑脊液 tau 蛋白和 Aβ1-42 的检查，以及早发现 AD 患者。

2.1.3　影像学和电生理检查

影像学检查包含头颅 CT（computed tomography）、头颅 MRI（magnetic resonance imaging）、PET（emission computed tomography）等，是辅助老年期认知障碍诊断及鉴别的重要手段。近来，不同痴呆类型的多种影像学相关标记物已得到确认（详见本章第四节）。MRI 一般作为痴呆诊断的常规检查，没有条件的医院可行 CT 检查，对于经临床和结构影像仍不能明确病因的 MCI 患者，可考虑行 PET 检查，以确定病因诊断。电生理检查包含脑电图（electroencephalogram，EEG）、事件相关电位（event-related potential，ERP）等。电生理检查对鉴别正常老化和痴呆或不同类型的痴呆具有一定的辅助诊断价值[5]。

2.1.4　基因检查

遗传因素在多种痴呆相关疾病中扮演重要角色，故在具有阳性家族史或散发性早发性痴呆患者中检测相关致病基因有重要意义。有明确痴呆家族史的个体应尽早进行基因检测以明确是否携带致病基因，有利于进行早期干预，且基因诊断务必要在专业的、有资质的检测机构进行，以确保检测的准确性。

2.2　老年认知障碍的诊断与分型

2.2.1　MCI 的诊断标准与分型

轻度认知障碍自 19 世纪 80 年代被提出以来，多个研究机构先后对其进行了定义，梅奥医学中心（Mayo clinic）的 Petersen 教授于 1999 年首次提出了 MCI 的量化临床诊断标准：记忆测验分数低于年龄和文化程度匹配的正常对照 1.5 个标准差，并且一般神经心理测验分数位于正常对照 0.5 个标准差之内。在此基础上形成 2003 年的 MCI 梅奥医学中心标准（revised mayo clinic criteria）和拓展后的国际工作小组标准（the international working group criteria）也是目前广泛应用的 MCI 诊断标准。早期 MCI 的定义侧重于对记忆功能受损的考察，2011 版美国国家衰老研究所和阿尔茨海默病诊疗指南（national institute on aging and the Alzheimer association，NIA-AA）则区分了由 AD 导致的 MCI 和其他疾病导致的 MCI，认为 AD 导致的 MCI 主要特征是记忆损伤，且没有心血管、创伤及其他原因导致的认知功能下降；另外，NIA-AA 提出相较于临床医疗所应用的简单易行的诊断标准，MCI 相关研究需纳入更详细的神经心理学检查和生物标记物探查。美国精神病学协会（American psychiatric association，APA）在 2013 年发布的精神疾病统计诊断手册第 5 版（diagnostic statistical manual-5，DSM-5）定义了全年龄段的认知障碍，并将各种原因引起的认知功能下降统称为轻度神经认知障碍（mild neurocognitive disorder，mild NCD）和重度神经认知障碍（major neurocognitive disorder，major NCD），其中 mild NCD 的概念基本等同于 MCI，但相比 MCI 包

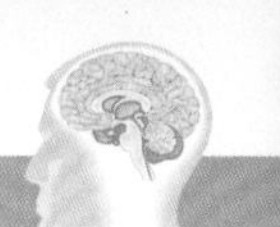

含了更多的非老年期认知障碍临床表型。

根据以上从不同角度定义的 MCI 诊断标准，贾建军教授领衔中华医学会老年医学分会老年神经病学组形成“中国老年人认知障碍诊治流程专家建议”[6]，认为 MCI 的诊断流程应包括：①根据病史和某些客观检查如神经心理评估筛查出 MCI 患者；②根据认知损害的特征区分 MCI 的临床亚型；③进一步寻找可能的病因。MCI 的诊断标准则主要参照国际工作小组标准，包括以下 4 点：①患者或知情者主观感觉有认知功能的下降；②客观检查存在有一个或多个认知功能受损；③日常生活能力基本保持独立和正常；④不符合痴呆的诊断标准。

对于 MCI 的临床分型，不同的诊疗指南给出了不同的分类方法。经修订后的 MCI 梅奥医学中心标准和国际工作小组标准主要区分了遗忘型 MCI（amnestic MCI）和非遗忘型 MCI（non-amnestic MCI），前者表示存在记忆损伤，后者表示存在其他领域损伤而非记忆损伤，另外，根据受损伤的认知领域多少，标准将上述两个 MCI 亚型进一步分为单一认知域损害（single domain）、多认知域损害（multiple domain）遗忘型 MCI 和单一认知域损害、多认知域损害非遗忘型 MCI 共四类，该分类方式在临床诊断和相关研究中得到了广泛应用。2011 版 NIA-AA 标准根据由 AD 导致 MCI 的可能性，将 MCI 分为核心临床标准的 MCI（MCI core clinical criteria）、高度可能性的 AD 所致 MCI（MCI due to AD：high likelihood）、中度可能性的 AD 所致 MCI（MCI due to AD：intermediate likelihood）以及不太可能由 AD 所致的 MCI（MCI：unlikely due to AD）共四类。2013 版 DSM-5 则根据可能的病因对 MCI 进行分类，包含有 AD 所致 MCI、脑血管病所致 MCI、额颞叶痴呆所致 MCI、路易体痴呆所致 MCI、创伤性脑损伤所致 MCI、HIV 感染所致 MCI、抑郁所致 MCI、药物应用所致 MCI、帕金森病所致 MCI、朊病毒病所致 MCI 等。此外，阿尔茨海默病神经影像倡议会（Alzheimer disease neuroimaging initiative，ADNI）于 2010 年根据记忆测验分数的相对高低将 MCI 进一步细分为早期 MCI（early MCI，EMCI）和晚期 MCI（late MCI，LMCI），并提出早于 MCI 的主观记忆障碍（subjective memory impairment，SMI）阶段，指的是有记忆损害主诉但客观检查表现正常的人群。

另外需注意的是，在对 MCI 进行诊断并区分了 MCI 的临床亚型后，不同的 MCI 临床亚型有着更详细的诊断标准，如脑血管病导致的血管性轻度认知障碍（vascular mild cognitive impairment，VaMCI）被认为是血管性痴呆（vascular dementia）的前驱阶段，因血管性痴呆是除 AD 外导致老年期痴呆的第二大病因，VaMCI 也得到了广泛的重视，众多诊疗指南和专家共识针对其诊断标准给出了详细的规定。

2.2.2 痴呆的诊断标准和分型

可造成痴呆的疾病种类繁多，痴呆临床表现各异，病程和恢复效果不尽相同。目前可以从痴呆病因、病变部位、病情轻重、疾病进展、疾病遗传性等多个角度对痴呆进行分型，其中最重要、最常用的方法是依据痴呆的病因进行分型。依据病因，可将痴呆分为以下亚型：①神经退行性疾病，占所有痴呆疾病的 50% 以上，以阿尔茨海默病（AD）、路易体痴呆（DLB）、额颞叶痴呆（FTD）为常见疾病，另外还包括帕金森病痴呆（PDD）、皮质基底节变性（corticobasal degeneration，CBD）、进行性核上性麻痹（progressive supranuclear palsy，PSP）、肌萎缩侧索硬化（amyotrophic lateral sclerosis，ALS）伴痴呆等；②血管性疾病：即血管性痴呆

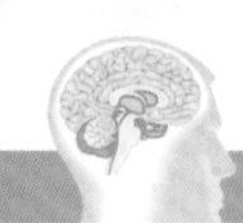

（VaD），以皮质下缺血性血管性痴呆（subcortical ischemic vascular dementia，SIVD）最为常见，另包含有多发梗死性痴呆（multi-infarct dementia，MID）、重要部位梗死性痴呆、脑出血后痴呆等；③炎症和感染：炎症包括多发性硬化（multiple sclerosis，MS）等，感染包括进行性多灶性白质脑病、脑膜炎和梅毒、HIV 相关痴呆；④其他神经精神疾患：包括由肿瘤、癫痫、脑积水等引发的严重认知功能损害；⑤系统疾病：严重的心脏病、肝肾功能衰竭、甲状腺或肾上腺功能改变、中毒和维生素缺乏等；⑥混合型痴呆：即存在两种及以上神经病理性损害，如 AD 合并血管性痴呆等，在临床上最为常见。

根据发病率情况和临床研究关注度，现主要依据贾建军教授领衔编写的《中国痴呆与认知障碍诊治指南（2015 版）》中提出的专家共识，概要介绍常见痴呆类型的诊断标准：

（1）阿尔茨海默病（AD）：AD 的第一个诊断标准 NINCDS-ADRDA 于 1984 年提出，随后世界卫生组织的《国际疾病分类》第十版（ICD-10）和美国精神病学会的《精神疾病诊断与统计手册》第四版（DSM-Ⅳ）对其进行了补充，此三种标准长期应用于 AD 的诊疗中。2005 年，来自多个国家的 AD 研究者形成了国际工作组（International Working Group，IWG），于 2007 年将 AD 诊断标准更新为 IWG-1 标准，其特点在于第一次将生物标记物纳入考察，并将 MCI 作为 AD 连续病程的一部分纳入诊断，2014 年，此标准再次进行修订，形成 IWG-2 标准。2011 年，美国国立老化研究院（National Institute of Aging，NIA）和阿尔茨海默病协会（Alzheimer Association，AA）将上述标准更新为 NIA-AA 诊断标准，其意义在于将 AD 诊断阶段大大迁移，将 AD 分成了 AD 临床前阶段、AD 源性 MCI 和 AD 痴呆阶段。专家共识推荐 AD 诊断标准为：临床 AD 诊断可依据 1984 年 NINCDS-ADRDA 或 2011 版 NIA-AA 提出的可能或很可能 AD 诊断标准进行诊断，在有条件地区应首先根据“很可能 AD”诊断标准进行诊断。应科研工作需要，或有条件进行外周标志物检测的地区，可依据 2011 版 NIA-AA 或 2014 版 IWG2 诊断标准进行 AD 诊断，应提高对不典型 AD 的诊断意识。

（2）血管性痴呆（VaD）：VaD 的诊断标准也在不断进行着更新，新近更新的标准包括：我国 2011 年发布的《血管性认知障碍诊治指南》、ASA/AHA 2011 年、及 Vas-Cog 2014 年发布的 VaD 或 VCD 诊治标准。我国专家共识推荐按照中国 2011 年血管性认知障碍的诊断标准及 2014 年 Vas-Cog 发布的诊断标准进行 VaD 诊断。

（3）帕金森病痴呆（PDD）：2007 年运动障碍协会（the movement disorder society，MDS）制定了 PDD 诊断标准，认为在执行力、注意力、视空间、记忆力这四个核心认知域中任意两项受损均可诊断为 PDD，2011 年，我国专家制定了 PDD 诊断指南。以上两个标准也是我国专家共识推荐的 PDD 诊断标准。

（4）路易体痴呆（DLB）：1996 年，国际路易体痴呆工作组制定了 DLB 统一诊断标准，这一标准于 2005 年修订并广泛应用，也是我国专家共识的推荐诊断标准。

（5）额颞叶变性（frontotemporal lobar degeneration，FTLD）：我国专家共识认为神经专科医师有必要对 FTLD 进行临床分型，包括行为变异性额颞叶痴呆（behavioral variant of frontotemporal dementia，bvFTD）、语义性痴呆和进行性非流利性失语症，有条件的医院可以进行 FTLD 神经病理学的分类，并进行相关基因变异检测。对 bvFTD 的诊断推荐使用 2011 年在国际 bvFTD 诊断联盟（FTDC）基础上修订的诊断标准，对进行性非流利性失语和语义性痴呆的诊断推荐使用 2011 年 Gorno-Tempini MT 等人制定的分类诊断标准。

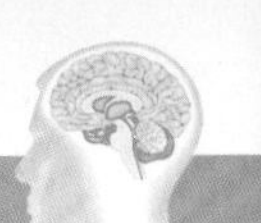

3　老年认知障碍的影响因素

3.1　老年期常见慢性病

老年期常见慢性病如心脑血管疾病、高血压、高脂血症、糖尿病等因与认知障碍的共病率高、关系密切而受到广泛关注，其中高血压、高脂血症、糖尿病也是心脑血管疾病的危险因素，对常见慢病进行控制对开展老年期认知障碍预防有重要意义。

3.1.1　心脑血管疾病

脑血管疾病本身是血管性认知障碍（VCI）的主要病因，控制脑血管病及其危险因素的发生是 VCI 预防的根本途径。另外，不同类型的脑血管病，如脑出血、脑梗死、脑小血管病等均会增加神经退行性痴呆如 AD 的患病风险，脑血管性病理改变与 AD 的共病在临床上很常见。心血管疾病与痴呆发病风险的增高相关，如心衰患者常伴随有多项认知功能的减退。

3.1.2　高血压

高血压会增加痴呆的患病风险已经得到了证实，进行有效的降压治疗能够降低痴呆患病率。进行有效的抗高血压治疗将降低患 VaD 的风险。中年期未经治疗的高血压将增加晚年痴呆发病的风险，加剧患者的脑萎缩、老年斑以及神经原纤维缠结的形成。

3.1.3　高脂血症

中年高胆固醇血症与认知功能下降有关，使用他汀类药物治疗可通过减少血管病的发生防止老年患者认知功能的下降。有关老年期高血脂病情或降脂治疗与认知障碍关系的研究结果缺乏一致性，有研究认为老年期外周血胆固醇水平增高可能会增大 AD 发病风险，也有研究显示老年期高胆固醇水平与低痴呆风险有关，另有研究显示可能血脂与患认知障碍的风险之间没有相关性。

3.1.4　糖尿病

2 型糖尿病会导致认知障碍发病风险显著增加，同样，这种相关性多体现在中年期血糖水平和认知障碍发病风险的关系上，老年期血糖水平对认知障碍的影响尚不明确。

专栏 6-5　**高血压造成老年认知损伤的脑机制研究**

高血压作为中国老年人群的高发疾病，其患病率已经接近 50%，它是导致脑卒中、冠心病等疾病的危险因素，威胁老年人的健康生活。越来越多的研究发现，高血压疾病还会引起老年人的认知损伤，甚至是提高老年性痴呆的发病率，但是其背后的神经机制却并不明确。基于 BABRI 数据库的研究发现老年高血压患者的执行能力和记忆能力要显著的低于非高

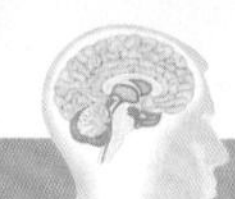
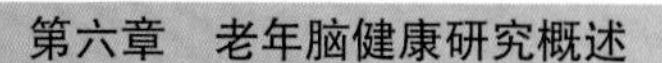

血压患者[7]。根据人脑连接组学的研究，研究者认为复杂的认知能力需要多个脑区的协同交流完成，如果脑功能网络出现失连接，则会导致认知能力的下降；脑白质纤维束被认为是脑网络连接的结构基础，同时由于脑缺血、血脑屏障受损等原因，脑白质也极容易受到高血压的损害。因此，应用DTI成像和静息态功能网络相结合的技术，可以对高血压的认知损伤的神经机制进行全面的阐述。对高血压患者的静息态脑网络研究发现高患者的左额顶网络的连接异常，特别是在左侧顶下回；同时DTI成像结果发现连接左侧额顶网络的左侧上纵束的白质完整性降低，而且脑功能网络和白质纤维束的异常与高血压患者的执行功能损伤显著相关。经过中介分析发现，左侧额顶网络的功能连接介导了上纵束对执行功能的作用，表明了高血压患者中的脑区间的功能失连接对认知损伤的影响，而且这种损伤具有一定的白质结构基础。

该研究首次从脑结构连接和功能网络的角度，探讨了高血压患者认知损伤的神经机制，强调了高血压患者的脑保护的重要性；首次利用中介分析模型，明确指出了高血压患者的白质结构、功能连接和认知表现三者间的关系。针对高血压的一系列研究提示了高血压对老年人认知功能的损害作用，也提醒高血压患者在关注血压正常的同时，还应该对脑保护的重视（图6-7）。

对照组>高血压组

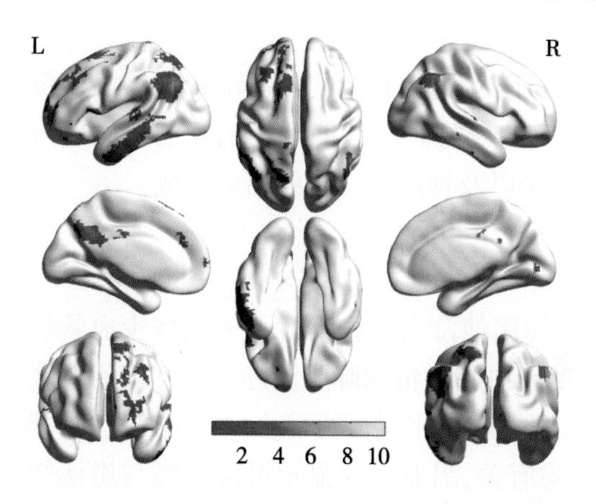

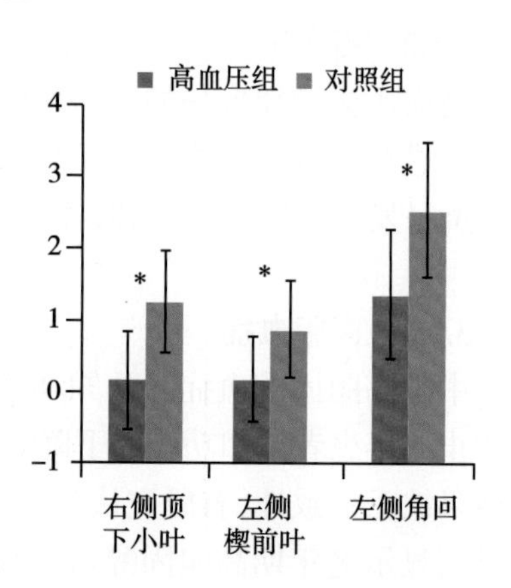

对照组<高血压组

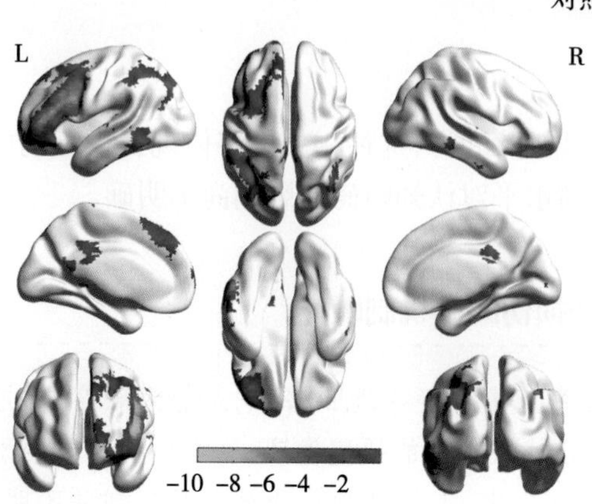

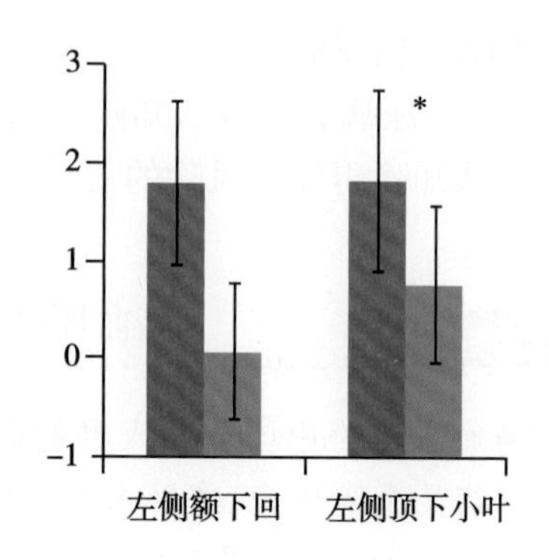

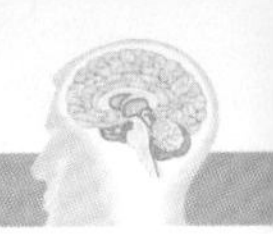

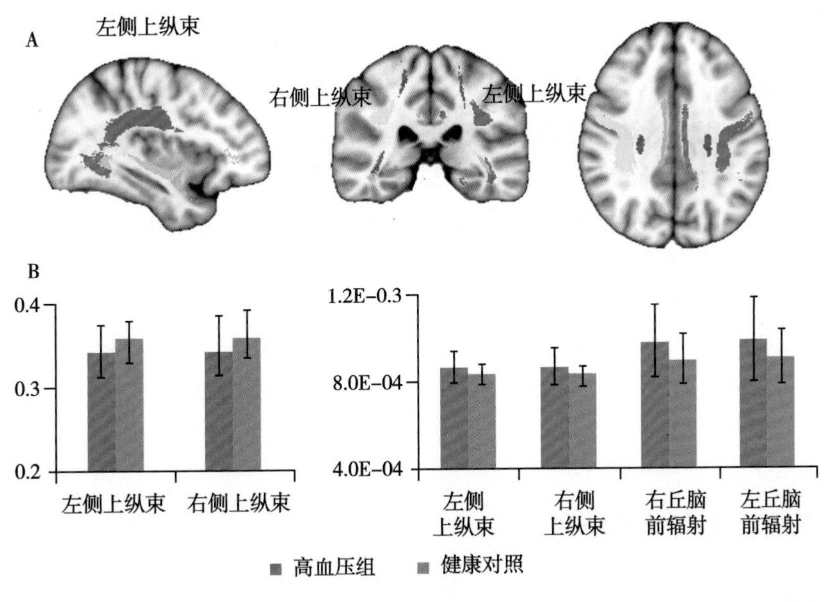

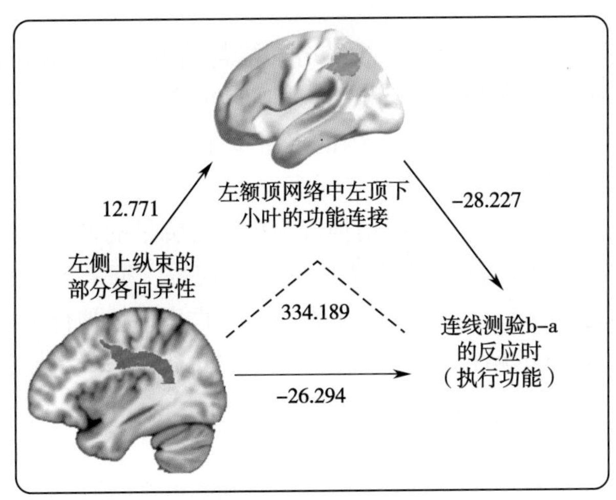

图 6-7　高血压患者认知损伤神经机制

3.2　遗传因素

3.2.1　致病基因

遗传因素在多种痴呆相关疾病中扮演重要角色，在具有阳性家族史或散发性早发性痴呆患者中检测相关致病基因有重要意义。其中，目前已知的 AD 致病基因有三个，分别是位于 21 号染色体的淀粉样蛋白前体蛋白基因（*amyloid precursor protein*，*APP*）、位于 14 号染色体的早老素 -1 基因（*presenilin 1*，*PS1*）和位于 1 号染色体的早老素 -2 基因（*presenilin 2*，*PS2*），携带有 *APP* 或 *PS1* 基因的人群都会进展为 AD，携带 *PS2* 基因的人群进展为 AD 的概率为 95%。已被证实的额颞叶痴呆致病基因有：位于 17 号染色体的微管相关蛋白 Tau 基因（*microtubule-*

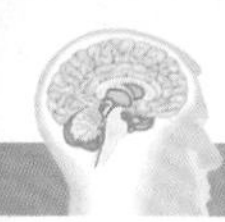

associated protein tau gene, *MAPT*)和前颗粒体蛋白基因(*progranulin gene*, *PGRN*)等。

3.2.2 风险基因

在多种痴呆的影响因素中，除了年龄外最确切的就是风险基因的影响。目前研究最为深入也得到了广泛认可的是AD的风险基因载脂蛋白E基因(*Apolipoprotein E*, *APOE*)，*APOE*有*e2*/*e3*/*e4*三个等位基因，其中*APOE e4*等位基因携带者AD的患病风险增加，平均发病年龄降低。研究显示携带一个*APOE e4*等位基因的人群，患AD的风险约为正常人的3.2倍，携带有两个*APOE e4*等位基因的人群，患AD的风险约为正常人的8~12倍。除了*APOE*基因，另一个广泛研究的AD风险基因是分拣蛋白相关受体1基因(*sortilin-related receptor1*, *SORL1*)。近来，全基因组相关分析研究逐渐发现多个基因对AD的影响。

3.3 精神状态和社交参与

3.3.1 精神状态

精神疾病如抑郁症、双向情感障碍、精神分裂症与其他慢性疾病相比，能够显著增加患者的痴呆发生风险，故在痴呆的临床诊断中，对拟诊痴呆患者也要进行精神行为方面的评估。罹患抑郁症将增加包括AD、VaD在内的多种痴呆患病风险。老年期焦虑和早期痴呆难以区分，焦虑症状本身也会导致认知功能损害，包括注意力和执行功能损害、记忆力损害、适应不良症状和自我认知障碍等。这些精神行为疾病与痴呆的发生发展可能存在某些共同的致病因素，如氧化应激、神经营养因子减少、炎症反应等。痴呆合并精神疾病将加速病程进展，严重影响患者日常生活，且会增加痴呆患者的死亡率。精神行为症状是MCI向AD转化的风险因素，即便是轻度的精神行为症状也会增加MCI向痴呆转化的风险。

3.3.2 社交参与

孤独群体相较于社会参与度高的人群患AD的风险更高，约是后者的两倍，且孤独群体的认知能力更差、下降更快。需要注意的是，内心的孤独感受才是增加痴呆患病风险的重要因素，而非社交上的孤立。老年期多进行社交活动是认知健康的保护因素，可以帮助降低痴呆风险。

3.4 日常生活习惯

3.4.1 吸烟和饮酒

吸烟能够增加痴呆的患病率，中年大量吸烟会导致患AD和VaD的风险增大，这一关系也受到其他风险因素的调节，如对于*APOE e4*的携带者来说，吸烟带来的风险要更大于非携带者。同样的，饮酒也是痴呆的风险因素，大量饮酒本身就会导致酒精性痴呆，而中年期的大量饮酒会导致AD的发病风险增加近三倍，这同样在携带*APOE e4*基因的患者中表现更为明显，但有趣的是，少量饮酒却是认知健康的保护性因素。

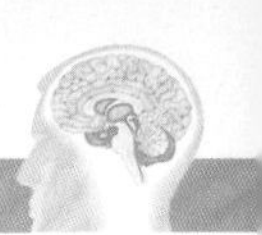

3.4.2　体力活动和脑力活动

中年期规律的体力活动可以降低痴呆的发病风险，高强度和中等强度的体力活动可以分别将认知功能减退的风险降低 38% 和 35%。且运动不论何时开始，在中年期还是老年期间的运动都有帮助认知保持的保护作用。高受教育水平是认知能力保持的重要保护因素，且教育即便在携带有 *APOE e4* 基因的群体中也起到了很好的保护作用。教育起到保护作用被归因为大脑认知储备的增加，于是人们推测脑力活动也能够通过增加认知储备来降低痴呆的发病风险，参加各种增加脑力活动的项目，如打牌、阅读、学习新知识等均可以减少痴呆的发病风险。

3.4.3　饮食和体重控制

营养均衡、搭配合理的饮食不仅有助于保持良好的体能，对保持认知能力、降低痴呆风险也是非常重要的。其中地中海饮食和多不饱和脂肪酸饮食对痴呆发病风险就有保护作用。另外，超重也是痴呆的风险因素之一，中老年人应注意合理膳食和保持适度的体力活动从而维持良好的体型。但也要注意不可矫枉过正，因为不仅肥胖，老年期体重过低也与更高的 AD 发病风险有关。

4　老年认知障碍的脑机制

4.1　老年认知障碍的病理改变

不同程度、不同类型的认知障碍其脑部损伤的病理改变存在异同。目前，老年期常见认知障碍如 AD、VCI、FTLD、LBD 等的确定诊断都需要通过病理手段实现。对认知障碍病理改变的研究包括定义脑部的神经细胞体内、突触内、各类胶质细胞体内以及细胞外的不同蛋白沉积，认识其分布范围及程度；认识相应的神经细胞、胶质细胞数量、形态变化；发现脑室系统及血管、脑膜、白质的相应改变，从而寻求对认知障碍的脑机制更精准的定义和对病理本身有更强针对性的治疗。

4.1.1　AD 和 AD 所致 MCI 的病理改变

AD 经典病理改变是 β 淀粉样物质（β-amyloid，Aβ）在神经细胞外沉积形成老年斑（senile plaque，SP），以及过度磷酸化的 tau 蛋白在神经细胞内沉积形成的神经原纤维缠结（neurofibrillary tangles，NFTs）。这两者在脑内的分布密度是 AD 诊断标准中的分级依据，其中 Aβ 老年斑的分级依据 Thal 分级方式，包含有五级：1 级，新皮层；2 级，1 级 + 边缘系统（内嗅皮层、海马结构、杏仁核、岛叶和扣带回）；3 级，2 级 + 纹状体、前额基底胆碱能核团、丘脑和下丘脑、白质；4 级，3 级 + 脑干（红核、黑质、延髓网状结构）；5 级，4 级 + 脑桥（网状结构、中缝核、蓝斑）和小脑分子层。神经原纤维缠结则依据 Braak 分期系统分为六期，①1 期，病变最初累及横嗅皮层区，内嗅皮层不受累或仅有轻微受累；②2 期，病变跨越到内嗅皮层区，尤其是其浅表细胞层，如海马 1/2 区；③3 期，病变延伸到新皮层的梭状回和舌

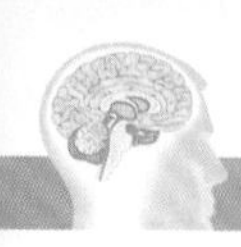

回，并逐渐进入颞叶新皮层；④4 期，疾病更广泛进展到新皮层相关区域，如颞叶中部脑回；⑤5 期，广泛延伸到颞叶最上部脑回并进入相联系的额叶、顶叶和枕叶新皮层。初级视皮层仅有散在神经斑；⑥6 期，病理改变累及次级和初级新皮层，在枕叶累及初级视皮层，新皮层大部分区域都严重受累。上述 β 淀粉样蛋白和 tau 蛋白的异常累积与神经元的损伤密切相关，最终导致内嗅皮质和海马体积缩小。

AD 所致 MCI 作为介于正常老化和 AD 的中间阶段，已经出现轻度的上述病理特征，MCI 患者脑内出现 Aβ 异常沉积，同时脑脊液中 Aβ42/Aβ45 的比例水平明显下降，被认为是 Aβ 在皮层或皮层下老年斑中异常沉积，导致弥散在脑脊液中的 Aβ 减少。将 AD 所致 MCI 与 AD 的病理改变进行对比，已经发现 MCI 患者其海马及其周围结构尤其内嗅皮质尚无大量神经元坏死，存在双侧海马萎缩但程度介于 AD 和正常老年人之间。

4.1.2　路易体病（包括帕金森病和 DLB）的病理改变

α 突触核蛋白是路易体病的标志性蛋白，路易体病人的皮层同时存在老年斑，这是路易体病的基本病理现象。病变脑可观察到黑质颜色变化、基底节区的萎缩，大脑半球的萎缩程度与正常老人相近。常用的鉴别诊断方法是 α- 突触核蛋白免疫组化方法，据路易小体出现的位置进行判断：①无，α- 突触核蛋白免疫组化无路易小体或相关改变；②脑干优势，路易小体出现于延髓、脑桥和中脑；③边缘叶型（过渡型），路易小体出现于扣带回或内嗅皮层，常常同时存在脑干受累；④新皮层型（弥漫型），路易小体出现于额叶、颞叶或顶叶，常常同时存在脑干和边缘叶受累，包括杏仁核；⑤杏仁核优势，路易小体出现于杏仁核，而上述区域没有。

4.1.3　额颞叶变性的病理改变

额颞叶变性病变脑可观察到额叶和（或）颞叶、对称或不对称的严重萎缩，双侧脑室不对称地扩大。额颞叶变性的病理改变最为复杂，涉及多种蛋白、多种细胞，新近的额颞叶变性诊断标准分类表示，神经元丢失和胶质细胞增生是额颞叶变性的基本病理特征，不同的蛋白包涵体决定其不同的类型。

4.2　老年认知障碍的生物标记物

有效的生物标记物可以帮助在痴呆早期进行诊断，从而进行及时的干预，因此长时间以来，认知障碍领域研究者们致力于探索灵敏度和特异度高、操作易行且价格低廉的认知障碍生物标记物，目前已经确认并应用于临床诊断和科学研究的生物标记物来源有体液标记物、影像学标记物等。

4.2.1　体液生物标记物

体液检测包括血液检测和脑脊液检测等，目前为止已经发现了一些有效的生物标记物，广泛应用于临床诊断和科学研究中。AD 作为痴呆最常见的类型，是体液生物标记物相关研究的核心。

（1）血液生物标记物：常见的 AD 血液标记物有：①血液中的糖原合成酶激酶 -3

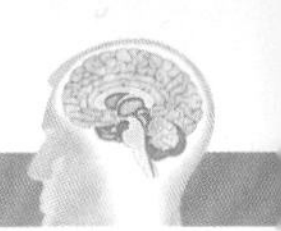

(glycogen synthase kinase-3, GSK-3)在AD的发病机制中起到重要的作用,早期AD患者的GSK-3水平明显升高;②AD和MCI的血小板淀粉样前体蛋白(amyloid precursor protein, APP)高分子量(120~130kD)与分子量(110kD)的比值减低,且低APP130∶110比率与AD的严重程度和进展有关;③家族性AD患者或初始阶段的散发性AD患者血浆中由APP裂解后产生的总β淀粉样蛋白(Aβ)水平或Aβ1-42水平升高,而随着病情的进展,当AD患者出现明显认知障碍时血浆Aβ1-42及Aβ42/Aβ40比值下降。另外,血液中P-T181-tau、P-S396-tau和Aβ1-42等也可以作为可靠的生物标记物对认知正常人群做出AD患病预测;④因AD患者脑内均会发生炎症反应,故认为血浆中的细胞因子、趋化因子和炎性生长因子增多,故血清中的C反应蛋白、抗胰凝乳蛋白酶、巨球蛋白、白介素等被认为是潜在的AD标记物;⑤脂质代谢被认为是AD血液生物标记物的重要来源,有研究者通过检测神经细胞膜的分解产物,获得对AD预测有高度特异性的脂质代谢物质,研究结果准确率达到了90%。另外,VCI患者也有脂质代谢、血液流变学异常的改变,且血液检查可以用于VCI高危因素如高血压、高血糖等的筛查。

(2)脑脊液生物标记物:脑脊液生物标记物也以AD预测为主,主要有两种:①脑脊液中淀粉样蛋白的相关生物标记物主要包括Aβ1-42和Aβ1-40,其中AD患者脑脊液中Aβ42的含量明显下降而Aβ40保持不变,故可用Aβ42∶Aβ40的比值来反映AD的病理变化;②脑脊液Tau蛋白的增多反映了AD患者大脑中轴索退行性变和神经纤维原缠结的改变,常用的Tau蛋白标记物有脑脊液总Tau蛋白(T-tau)和脑脊液磷酸化Tau蛋白(P-tau),对于AD患者来说,脑脊液中T-tau和P-tau都将显著升高。联合应用Aβ和tau蛋白标记物将提升对MCI到AD转化率的预测效果。

4.2.2 影像学生物标记物

被广泛应用到认知障碍诊断和研究中的影像学检查有CT(computed tomography)、MRI(magnetic resonance imaging)和功能显像技术,其中,MRI和PET研究得到了多个可应用的生物标记物。MRI包括结构磁共振(structural MRI findings, sMRI)、弥散加权成像(Diffusion-weighted imaging, DWI)和功能磁共振(functional MRI, fMRI);功能显像则包括单光子发射计算机体层显像技术(single-photon-emission computed tomography, SPECT)和正电子发射计算机体层显像技术(Positron emission tomography, PET)。借由以上影像学技术实现的相关研究发现了不同类型认知障碍的脑影像特点,其中稳定性、灵敏性和特异性俱佳的影像特点被作为生物标记物,起到很好的临床诊断辅助作用。

AD影像学生物标记物分为如下几种:①结构磁共振,67%以上轻度AD患者存在海马萎缩,其对轻中度AD诊断的敏感性及特异性为85%和88%,对海马子区体积的测量也有利于AD的预测。AD患者的主要萎缩部位分布在内侧颞叶、后扣带回、楔叶和额叶眶回等脑区。②弥散加权成像,以弥散张量成像(diffusion tensor imaging, DTI)最为常用,用于描述白质微结构的参数包括各向异性(fractional anisotropy, FA)和平均扩散率(mean diffusivity, MD),可用于鉴别MCI和健康对照组,发现MCI和AD患者的白质微结构改变。AD的白质病变已被发现主要是与记忆相关的长束白质如穹窿、钩束和扣带回改变。③功能磁共振,静息态功能磁共振研究发现内源性网络连接破坏是AD更早期病变的标志,研究较多的默认网络的病理性受损是较为典型的标志;任务相关的功能磁共振研究因存在难度和任

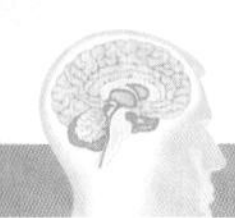

务类型之间的差异，虽然有很多有关AD患者在进行认知任务过程中相关脑区活动增强或减弱的发现，但目前难以作为AD诊断的生物标记物。④功能显像，SPECT和PET的应用为AD提供了脑部代谢和病理性沉积物探测的可能。常用的示踪剂有 ^{18}F-FDG、^{11}C-PIB、^{18}F-Florbetaben 和 ^{11}C-PBB3 等。FDG PET 是最常用于探测人体内葡萄糖代谢的示踪剂，研究发现AD患者的低代谢或是低灌注区域主要集中在扣带回后部和楔前叶，FDG对于鉴别正常人与AD的准确性较高。^{11}C-PIB、^{18}F-Florbetaben 是 Aβ 淀粉样物质显像的示踪剂，用于区分AD、MCI和健康对照组，它的敏感性和特异性较强。^{11}C-PBB3 是可用于活体的 Tau 蛋白示踪剂，可见随病情发展 Tau 的扩散情况。

血管性痴呆影像学生物标记物：磁共振可探知的血管性痴呆影像学改变包括脑血管病变及相关的脑萎缩，根据病因可分为出血性和缺血性两类，根据脑血管病变部位和供应血管可分为大血管及小血管病变两类。广泛脑室周围白质病变是指脑白质病变累及所有脑白质体积的25%以上，依据血管痴呆的NINDS-AIREN诊断标准，通过影像学特点诊断血管性痴呆的可靠性为40%~60%。

路易体痴呆影像学生物标记物：路易体痴呆皮质萎缩可能包含颞叶、顶叶、额叶和内侧岛叶，也有严格局限于额叶和顶叶萎缩的类型。与AD相比路易体痴呆磁共振结果的典型标志是相比同等病情AD，内侧颞叶相对保留，该指标的敏感性和特异性较高。相比于AD，路易体痴呆的萎缩更集中于中脑、下丘脑和 maynert 基底神经核而非海马和颞顶叶皮质。功能显像研究发现路易体痴呆患者表现为内侧枕叶明显的低灌注和低代谢，对比研究发现枕叶尤其是初级视觉皮质低代谢对于区分路易体痴呆和AD而言敏感性和特异性较高。

额颞叶痴呆影像学生物标记物：额颞叶痴呆MRI上表现为大脑非弥漫均匀萎缩，主要表现为额叶和前颞叶显著局限性萎缩，一般双侧对称。MRI T_2 加权像可显示受累的脑灰质和白质区高信号，有助于诊断额颞叶痴呆。

5　老年认知障碍的脑防治方案

5.1　老年认知障碍的预防和预警

老年认知障碍尤其是神经退行性疾病有着渐进的病程发展，尽早发现疾病的前驱阶段从而尽早治疗成为降低痴呆发病率、延缓病情恶化进程、提高老年人健康水平的重要方法。2011年，在美国国立老化研究所和阿尔茨海默病协会（NIA-AA）制定的AD新诊断标准中明确提出了AD临床前阶段（preclinical stages of AD）的概念，并将其与AD源性轻度认知功能障碍（mild cognitive impairment due to AD, MCI due to AD）合称为AD痴呆前阶段，推动了干预研究前移到该阶段进行。我国专家共识推荐进行AD痴呆前阶段的诊断，特别是MCI的诊断，推荐针对临床前AD开展早期诊断研究和早期干预研究，推荐在AD痴呆前阶段将饮食调整、体力锻炼和认知训练相结合来延缓认知功能下降。

认知障碍应遵循早发现、早干预、早治疗的原则，早期治疗获益要高于延迟治疗。开展完善的三级预防将有效降低因疾病带来的负担。三级预防包括：①识别及控制危险因素进行一级预防；②根据病因进行针对性治疗或对症治疗，进行二级预防；③在不能根治的情况

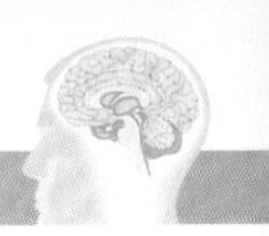

下，尽量延缓病情，进行三级预防。

老年认知障碍的预防工作应以一级预防为重，在社区卫生服务站等基层医疗单位开展预防工作以帮助老人尽早识别认知障碍的危险因素，了解自身患认知障碍的可能风险水平，给出明确易行的控制方案。老年认知障碍的预警工作应建立在一、二级预防的基础上，对疑似认知下降的老人做出早期预警，推荐其尽早进行诊断，并提供认知能力提升方案；对已诊断为处于痴呆前阶段的患者进行有针对性的干预方案推荐，应涉及认知训练、体力锻炼和生活习惯调整等诸多方面。另外，预防和预警工作对已被诊断为痴呆的患者也将起到以三级预防原则为指导的治疗辅助作用，帮助患者确定有助延缓病情恶化、维持认知能力的康复方案。

专栏 6-6　阿尔茨海默病的十个预警信号

阿尔茨海默病是老年期痴呆最常见的一种，因为属于神经退行性疾病，阿尔茨海默病起病并不突然，患者的各项认知功能表现为进行性减退，这些表现在疾病初始阶段常被误认为是正常的老化现象，很多人觉得“上了岁数就是这样”“老糊涂了”，从而延误了在疾病早期进行预防和干预的好时机。阿尔茨海默病协会（Alzheimer association）总结了阿尔茨海默病的 10 个早期预警信号（10 early signs and symptoms of Alzheimer）如下：

1. 影响到日常生活的记忆衰退　阿尔茨海默病的重要表现在于记忆衰退，尤其是忘记最近学习到的信息，具体表现为忘记重要的时间和事件、反复询问同一件事、需要借助更多的记忆辅助物如便利贴、电子提醒设备等。

2. 难以做出计划和处理问题　表现为在做计划和完成任务过程中的工作学习能力减退，比如难以完成家庭收支预算、管理财务等事务，并且在完成一项任务时需要的时间比往常更多了。

3. 难以完成熟悉的事务，包括在家里、工作中和休闲活动时　阿尔茨海默病患者将难以完成以前非常熟悉的事务，如忘记家的位置、不知如何处理熟悉的工作、忘记自己最喜欢的游戏的操作规则等。

4. 对时间、地点和人物日渐混淆　患者常无法确认日期、季节和时间，无法辨认刚刚发生的事情，有时候甚至会忘记他们在哪里或者他们是怎么来到当前位置的。

5. 难以理解空间关系　有些患者将存在一定视觉辨认困难，无法像以前一样阅读、辨认图像的颜色和对比度、判断距离等，因此将丧失开车等一些生活技能。

6. 在言语交流和写作方面存在困难　阿尔茨海默病患者可能会有在与人交谈时无法流畅地进行、找不到合适的词语来表达自己的意思等表现。

7. 经常把东西放在不恰当的地方　患者可能会将物品放在不恰当的位置，可能经常丢东西但不知道怎么才能把它找回来，因为丧失了寻找物品位置的能力，有时候他们会指控说别人偷走了他的东西，且随着病情的恶化这种情况将出现得更加频繁。

8. 判断能力下降　患上阿尔茨海默病可能会导致判断能力和决策能力下降，比如无法很好地管理钱财，很轻易地相信推销，甚至受骗；注意力也会下降，无法很好地关注自己当下的状态。

9. 表现为工作和社交退化的现象　患者可能会改变他们习以为常的日常习惯、社交活动、工作和运动计划等，同时因为这些改变可能出现社交困难。

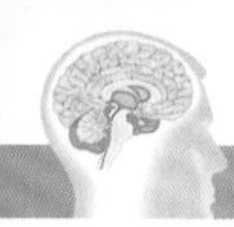

10. 情绪和性格变化　阿尔茨海默病患者可能会表现出情绪和性格异常，变得困惑、多疑、抑郁、易怒或焦虑，在日常生活中可能会随时表现出失落的情绪。

5.2　对老年认知障碍患者的干预和治疗

5.2.1　对轻度认知障碍的干预

轻度认知障碍是一组异质性人群，对其防治尚无统一方案，但都遵循三级预防原则。对轻度认知障碍的干预主要在于进行一级预防，即识别和控制相关的危险因素，如血管危险因素、脑卒中、代谢性疾病、系统性疾病和内分泌疾病等。尽管目前对控制危险因素防治认知障碍的作用原理尚不能确定，但积极防治危险因素的确能够降低认知障碍的发生、改善老人的健康状态。轻度认知障碍的二级预防关键在于对因治疗，如由系统性疾病引发，则应优先治疗系统性疾病，对存在预示发展成 AD、DLB 的患者可应用适量的该类痴呆所用药物进行治疗，但应由专业医生在了解患者病情基础上实行个性化方案。除此之外，患者可以应用身体锻炼、认知训练、社交活动等非药物治疗方式。

5.2.2　对各类痴呆的治疗

对痴呆患者开展的治疗包含由专业医生进行的药物干预和心理疏导、生活护理等辅助治疗。阿尔茨海默病用药主要是胆碱酯酶抑制剂（多奈哌齐、卡巴拉汀、加兰他敏等）和 N- 甲基 -D- 天门冬氨酸受体拮抗剂（美金刚），前者多用于治疗轻中度 AD，后者多用于治疗中重度 AD，两者可联合使用。胆碱酯酶抑制剂对轻、中度血管性痴呆也有一定的治疗效果，抗血小板凝聚、控制血压、血脂、血糖和卒中发生的药物可减少血管性痴呆的风险。胆碱酯酶抑制剂可部分改善路易体痴呆的症状，额颞叶痴呆的治疗则常用选择 5- 羟色胺再摄取抑制剂等。除药物治疗外，加强对痴呆患者的心理支持和行为指导、加强护理等都有助于提升治疗效果。

5.3　老年认知障碍的康复进程

目前致力于根除认知障碍的医药领域研究层出不穷，但尚未有成熟而彻底的解决方法问世；且属于神经退行性疾病的认知障碍如阿尔茨海默病等目前尚未发现有明确的可逆性康复方法。由于药物治疗的功效有限，对患有老年认知障碍的患者而言，可自主完成的康复措施显得尤为重要。在进行了专业的认知障碍评估和诊断后，应依据定时评估的原则、应用专业的评估方法进行对病情发展情况的动态跟踪，以便了解病情发展情况。

从认知障碍的影响因素出发，认知障碍患者可从以下方面降低患病风险、延缓疾病恶化，甚至可以逐渐恢复受损的认知能力：①控制慢性疾病，积极调控血压、血糖、血脂，积极治疗有症状的心脑血管疾病和精神疾病；②进行认知训练，在专业训练系统的辅助下有意识地、定时定量地训练各项认知能力如记忆力、注意力、感知觉、执行功能等；③参加体育锻炼和社交活动，丰富日常生活，提高身体素质，在休闲娱乐活动和人际交往中锻炼大脑灵活性、提升认知状态；④均衡饮食、调节睡眠：依据“地中海饮食”等科学饮食方法，养成良好的饮食习惯，保证对身体的营养供应，保持良好的睡眠，让脑得到充分的休息，从而拥有充沛的活力；⑤戒除不良生活习惯：戒除吸烟、过量饮酒、药物依赖等不良习惯，已有大量研究证明这些不良习惯与认知能力下降有关；⑥调节心理状态：伴有心理疾病的认知障碍患者应积极寻求精神行为治疗，改善心理状态，未伴有精神症状的患者也应及时宣泄和调节内心的焦虑、抑郁等不良情绪，保持阳光心态将更有助认知康复。

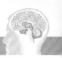

5.4　对老年认知障碍患者的照料

老年认知障碍患者，尤其是病情已经发展到痴呆阶段的患者普遍伴随失智、失能甚至失去生活自理能力的特点，需要亲人、医疗和康复机构对其进行日常生活照料。对痴呆患者的照料应秉持“延缓疾病进展速度、提高患者生存质量”的原则进行，并且注意在照料过程中对患者的病情严重程度进行定期评估，专家共识建议每6个月评估患者的痴呆严重程度，并按不同阶段，制定照料计划，实施分期照料。

对痴呆患者进行分级照料即对病情严重程度不同的患者、对同一患者病情发展的不同阶段进行有针对性的照料，使得照料方法和康复进程配合得当，更有助于延缓病情恶化、促进康复。专家共识建议对痴呆患者的分级照料应遵照以下要点进行：①轻度痴呆患者的照料：使用便条、日历等提示物帮助记忆，规律作息时间、每日按特定顺序安排日常生活；督促患者自己料理生活，鼓励患者参与社交，回忆往事，鼓励患者参加身体锻炼、提高身体素质；对伴有抑郁、焦虑等不良情绪的患者及时进行心理疏导。②中度痴呆患者的照料：应根据认知功能障碍的专业评估，如记忆、注意、语言、感知觉等单项测验结果积极进行有针对性的认知康复治疗；在日常生活中应开始注意患者的行踪，防止其出现走失、自伤等行为；若出现异常精神症状应先寻找是否有诱发因素、给予正确的引导；必要时要积极寻求医生帮助，另外，照料者应接受相关培训和指导，从而科学有效地提供照料。③重度痴呆患者的照料：重度痴呆患者日常生活自理能力明显下降，常见长期卧床、大小便失禁及其他并发症，精神状态方面也容易出现妄想、幻觉等异常，照料者应积极配合医生做好日常生活辅助工作，注意积极预防患者出现感染、压疮等现象，尽量提升患者的生存质量；照料者也应及时进行自我心理疏导、注意休息，必要时寻求相关机构的帮助。

结语：研究老年认知障碍的脑防治的意义

随着全球老龄化的不断加重，老年认知障碍不仅成为医疗领域亟待攻克的难题，也给整个社会带来了沉重的治疗、护理、赡养压力和经济负担，更给广大患者及其家庭带来无尽的痛苦。从脑防治的角度研究认知障碍，理清认知障碍的起因和发展轨迹，有助提出对各种认知障碍进行早期干预和治疗的方法，从而攻克认知障碍；从脑防治的角度研究认知障碍，普及“了解脑、保护脑”的相关知识，有助中老年朋友们提前了解认知和脑的重要性，提高在日常生活中维护脑健康的意识；从脑防治的角度研究认知障碍，深入了解认知能力的毕生发展轨迹，有助于提出保护脑、改善认知、提升生活质量的建设性意见，为人类的健康和幸福做出贡献。

（杨意如　卫东锋　李　鹤）

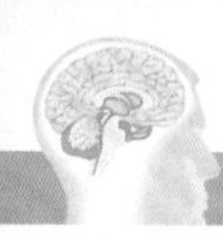

第三节　成功老化与脑可塑性

在本书前面几个章节中,我们已经充分讨论了老年脑健康研究的科学意义和社会价值,说明了在当今这样一个老龄化日益加重的环境中,老年脑健康研究能够为我们带来怎样的益处。在老年脑健康研究中,区分认知功能正常与否是常被提及的一个研究问题,因为只有将认知功能的异常和正常做合适的区分,才能有效地预防和干预老年认知障碍。若是在这当中区分得不恰当,就有可能会导致具有认知障碍高风险或者已经存在认知障碍的老年人得不到合适的预防和干预。

而从更积极的视角出发,科学家们提出了一个新的概念——“成功老化”。这一概念的提出是为了将正常老化和成功老化进行区分,这种区分既激发了老化研究新的活力,也为积极应对老龄化现象带来了更为广阔的愿景。新概念的提出不仅引发了大量的研究,也使得老化这个概念的意义变得更加积极:老化研究不仅仅是要研究和干预认知障碍,更是要让更多的老年人步入成功老化的轨道,激发老年人参与社会活动,提升自我潜能。

在这一节中,我们将首先对成功老化做一个简要的介绍。由于这个概念是一个较新的概念,直到目前还存在较多的争议,因此对这些争议做一个简单的介绍是有必要的。随后我们将根据在争议中被多数人认可的一些共识,探索成功老化的各个方面,包括成功老化者的心理、生理和社会特点以及脑机制、影响因素等。最后我们以一个更有积极意义的话题收尾:成功老化的脑可塑性。

1　成功老化的定义

1.1　成功老化的提出

老化的生物学定义为“细胞和组织中增加疾病和死亡风险的有害改变的不断累积”,临床上,老化本身并不是病理状态,而是一种正常现象。由于正常老年人的老化进程也存在着很大的异质性,把老化简单地分为有疾病的“病理老化”和没有疾病的“正常老化”是不妥当的。在正常老化人群中,既有反应迅速、思维敏捷、社交功能良好的人群,也有反应能力一般、生活功能刚好及格的人群。而在患有疾病的老年人当中,也可能有认知成绩正常甚至优秀的人群。研究者们逐渐认识到了在正常人群中区分出“成功老化”和“一般老化”的必要性。在这样的思考和探索中,“成功老化”这个概念就逐渐地浮现了出来。

成功老化最早由社会学和健康心理学领域的 Havighurst 提出,被定义为“达到对生活最大程度的满意度”。这种概念相当模糊和不确定,很难用于科学研究。后来 Row 和 Kahn 这两位科学家进一步研究成功老化的概念,把它和“一般老化”区分开来,认为成功老化须满足无疾病、身心功能良好、积极参与社会生活等条件,后来的很多关于成功老化的研究都是基于这一概念或在此基础上做出改进[8]。

具体来说,Row 和 Kahn 将成功老化定义为三个主要组成部分:没有疾病和残疾、良好

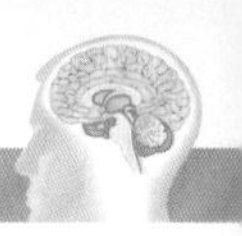

的认知能力和躯体功能（运动、饮食等），积极地参与生活。这三个方面不是相互独立的，而是相互关联的，没有疾病和残疾的老年人才更有可能正常地参与认知活动和运动，而良好的认知能力和运动能力则为积极参与生活奠定了基础。Row 和 Kahn 认为，同时满足这三个条件的即可被认为是成功老化。由此看来，成功老化不仅仅是没有疾病，更重要的是躯体的健康和认知功能的维持。这两者都是成功老化的重要组成部分，它们与积极参与生活这一要素相结合，就更充分体现了成功老化的概念。

1.2　成功老化的研究发展与争议

在 Row 和 Kahn 之后，包括他们自己在内的多位研究者，都在之前定义的基础上不断地改进成功老化的定义。根据 Baltes 等人的定义，成功老化需要具备八个必要成分：寿命、身体健康、心理健康、较高的认知效率、社会能力、生产能力、自主控制和生活满意度。也有的研究仅将身体活动功能作为衡量成功老化的指标，并发现收入、教育、种族、疾病（糖尿病、慢性阻塞性肺疾病、关节炎、听力问题）以及行为和心理社会因素（抑郁、社会关系、体育锻炼）都与成功老化密切相关。

除了采用客观标准来度量成功老化，也有研究者主张成功老化的主观维度，认为让老人自己评价他们的老化是否成功是一种更加合理的方式。我们常听说“主观幸福感”这个概念，也许让老年人自己对自己做出评价，会更适用于主观上的“成功老化”。但是，尽管大多数老人会认为自己是成功老化的，却很少有人达到客观的标准，也就是说，大多数认为自己成功老化的老年人在客观条件上并不能满足成功老化的标准。因此，让那些对自己生活十分满意的非成功老化者接受干预或者给予他们更多的支持是一件较为矛盾的事情，用一个客观的标准来区分他们似乎也并非恰当。但有研究者把客观标准和主观标准结合来度量成功老化。

随着对成功老化概念的研究日益增多，新的定义犹如泉涌。在一篇关于成功老化的元分析中，28 篇定量研究中有 29 种不同的定义，每篇中成功老化的成分、测量和分界点的标准都是不同的，而 2014 年的一篇综述则发现了成功老化的 105 种不同的定义[9]。由于缺乏统一的标准，研究者又常把成功老化的成分本身与相关因素混淆，使得我们难以真正界定成功老化。这种定义的分歧甚至使得有些学者认为成功老化这个概念是没有必要提出的，因为它不具有可操作化的特征，很多标准都是人为的界定。

1.3　两个方面的定义：生物医学模型和心理学模型

虽然有关成功老化定义的争议不断，但后来的学者的总结，给出了两种主要的定义方式：生物医学模型和心理学模型。生物医学模型将成功老化定义为在提升预期寿命的同时尽可能地将身体和心理的残疾和退化降到极低的水平。他们关注的重点是：没有疾病以及可能造成疾病的危险因素；身体健康，身体功能很好；认知功能很完善。从这个角度来看，Row 和 Kahn 提出的是很典型的生物医学模型，只不过积极参与社会生活这个因素多了一层心理学模型的意味。

如果说生物医学模型强调成功老化的关键是没有疾病以及身体和精神功能的维持，那

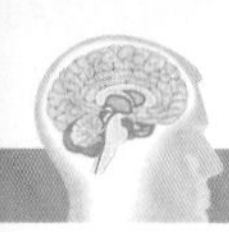

么社会心理学模型则更强调生活满意度、社会参与功能以及包括个人成长在内的心理资源。一种最普遍的看法是成功老化取决于一个人对过去和现在的生活的满意程度。这种生活满意程度也取决于一个人的热情、决心和毅力、幸福、追求目标和实现目标、自我概念、情绪和整体幸福感等。另外，持续参与社会生活的功能也是另一个常见的成功老化的因素。它主要包括高水平的社会角色功能、积极的互动或与他人的良好关系、社会整合以及社会互动。

在目前可以看到的大部分文献中，几乎都是从这两个角度入手去定义成功老化，虽然大家所使用的方法有所不同，但都具有一些共通的理论基础。根据 Cosco 等人的调查，在 105 篇文献中，90% 以上都采用了生物医学模型，50% 左右采用了心理学模型（一篇文献不仅仅只采用一个模型，所以百分比总和会超过 100%）。其他模型的比例则几乎可以忽略不计。

从上述的定义中我们不难发现，生物医学模型是典型的客观模型，而心理学模型则是主观模型。这两个模型相当于成功老化的一体两面，共同决定了这个概念应有的面貌，这也就难怪很多文献会同时采用两种方法来定义成功老化了。Row 和 Kahn 所提出的模型至今都有很广泛的应用，其原因也在于他们以观评定的生物医学模型为基础，还考虑到了心理的成分。下一节我们将从这两个方面入手考虑成功老化的特点。

2 成功老化的特点

2.1 成功老化的生理功能

按照 Row 和 Kahn 的观点来看，成功老化最基本的生理特点应当是没有疾病和身体残疾的困扰。但是在中国，大部分老年人多少都伴随着一些慢性疾病，“三高”的覆盖率在老年人群中几乎达到了 50%，完全排除这些慢性疾病是不太现实，因此，从生理功能角度定义成功老化，还需更进一步考虑本土化情况。

2.2 成功老化的心理功能

心理功能是个非常复杂的概念，我们所普遍认同的心理功能主要包括认知功能，例如感知觉、记忆、想象、思维、言语等。另外还有一些非认知能力，例如意志力、自我意识、自我控制等与认知能力的关系不太密切的功能。一般来说，研究者常常关注的是心理功能中的认知功能，而在成功老化的人群中这些功能的表现都要优于正常老化人群。BABRI 的一项研究发现成功老化的被试和正常老化的被试在认知方面是有显著差异的。

鲜有研究关心非认知能力，但非认知能力并非可有可无。拥有良好沟通能力的老人通常能跟子女相处得更加融洽，而拥有良好意志力的老人即使在退休之后也仍然能积极参与部分社会工作。

2.3 成功老化的社会功能

评估社会功能主要是从老人是否能参加社会活动和是否有良好的社交关系来考虑。社

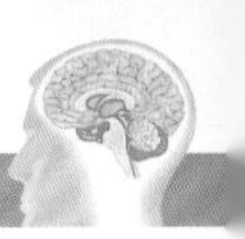

会活动包括一些集会、公益活动等，成功老化的人群通常来说更具开放性，也更乐意参与社会活动，因而也具有更好的社交关系。在社会学家杜尔海姆经典的自杀研究中，社交隔离和与其他人之间缺乏联系被认为是老年人发病和死亡的重要因素。基于人口学的大量前瞻性研究表明，在整个生命历程中，拥有较好的社会关系网络是长寿的重要决定因素，特别是在男性群体中。就社会支持而言，有两种支持性方式对维持健康尤为重要：社会情感支持（表达感情、尊重等）和工具支持（直接援助，如提供身体护理服务、做家务等）。另外，即使成功老化者本身拥有更好的社会适应能力，但如果缺乏社会成员的支持，他们依然可能在社会活动上有所退缩。成功老化不仅是个人的努力目标，也是全社会应当支持的目标。

3 成功老化的脑机制

脑健康是成功老化的重要因素，全面地理解脑老化，尤其是认知脑老化，是至关重要的。近年来磁共振技术的迅速发展为我们研究脑老化提供了很多便利，研究者们利用该技术得到了许多有价值的突破性成果。结构性磁共振呈现高分辨率的大脑 3D 结构，可以帮助我们发现脑结构的损伤和变化。静息态功能磁共振成像通过检测脑血流的变化测量脑的活动，静息状态下血氧水平依赖的信号（即脑活动的信号）波动反映了脑神经元的基础活动。接下来我们将从这几个方面对成功老化做一些具体的探讨。

3.1 成功老化的脑结构

目前我们已经知道随着人们年龄的上升，脑容量和皮层体积常常会有一些下降，并且同时伴随着认知功能的下降。但也存在一些脑结构保持相当完好的老年人，其认知功能也保存地相当完好。在一篇有关成功认知老化的脑结构联系的综述中，35 项研究中有 29 项发现至少对于一些脑区和一些认知领域来说，脑结构完整性和脑容量与老年期的认知表现呈正相关。也就是说，在老年人中，脑结构越完整，脑容量越大，认知表现就越好。

流体智力是人们加工信息和处理信息的一般能力，例如记忆能力、逻辑能力等，它们体现在各种生活情境中，一般在青年时期过后流体智力就开始下降。而晶体智力是一种随着年龄不断增长的能力，例如语言组织能力、管理能力，这种能力通常取决于经验的多少。研究发现，有着高流体智力的老年人其大脑皮层的厚度均要高于流体智力一般的老年人。而且高流体智力老年人的后扣带回和邻近区域的皮层厚度比年轻人还高，这种皮层主要负责人们的注意能力。有研究指出，皮层厚度的保持甚至在一定程度上的增厚，对于成功的认知老化是十分必要的。

与 50~65 岁老年人情景记忆水平相当的 80 岁以上成功老化的老年人，其大脑皮层要明显厚于同龄老年人，与 50~65 岁的健康对照组相比也没表现出萎缩，相反，他们左侧前扣带回皮层还要更厚。有一些研究发现成功认知老化老年人的前扣带回有着非常多的纺锤体神经元（一种人类和部分灵长类动物特有的神经元，对高级认知功能有重要的作用），这可能是他们保持良好功能的原因。

脑结构能否保存完好受到很多因素的影响，例如教育和疾病等。通常脑结构完好的老年人受到过良好的教育，经济水平也较高。我们将在后文中具体考虑这些因素，下面我们要

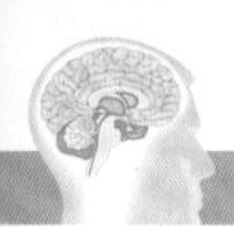

接触另一个与脑结构相对的概念：脑功能。如果说脑结构是计算机的硬件，那么脑功能就是计算机的软件。硬件较完好的老年人通常也具有较为良好的软件功能。脑功能的主要衡量指标是脑组织的血氧水平依赖信号，也就是我们所说的脑血流量、脑激活量。

3.2　成功老化的脑功能

许多使用葡萄糖代谢或脑血流量的功能成像研究都发现了随年龄增长的额叶活动的增加（与年轻受试者不同，老年人两个半球都有广泛的参与），这些额叶活动对应的是一些比较高的任务需求（例如要求老年人记忆多个数字，那么则需要更多的脑激活来实现这个任务）。在某些情况下，这些与年龄相关的神经活动的增加和更广泛的分布被解释为一种补偿效应，这种补偿效应主要是为了抵抗老化。在其他情况下，我们的大脑会为了弥补加工效率的降低而提升激活程度。为了理解神经活动随年龄变化的机制，科学家们根据任务性质或神经心理测验得分高低来为被试分组，然后研究这些组别之间的差异。

根据功能成像研究，与年轻受试者相比，在工作记忆或情景记忆任务中，相对较老的志愿者会表现出更多的脑激活，而且表现较好的老年被试比表现较差的老年被试的激活也更多。然而，这种模式并非适用于所有认知功能（比如说抑制控制）。另外，一些研究者发现，表现得非常好的成功老化者往往表现出与年轻成年人类似的脑活动方式。

人脑的工作原理并不是每个脑区相互独立地完成任务，而是以网络的形式协同完成任务。科学家们通过功能磁共振，发现大脑中存在很多相对独立但又相关的网络，其中研究最多的是默认网络，它涉及的区域主要包括内侧前额叶、后扣带 / 压后皮层、顶下小叶、外侧颞叶和海马区。它与许多高级认知功能有关，例如记忆、内省能力；甚至有人认为它是负责意识的核心脑区。研究表明，默认网络的功能连接（一种网络内部的信息沟通途径）随着正常老化而减少。成功老化者在网络连接水平上要好于一般老化者，一些针对默认网络和突显网络的功能连接研究就证实了成功老化的被试在这两个网络的很多关键节点的皮层厚度均要显著高于一般老化者，与年轻人几乎达到了一样的水平。

不论是用什么方式研究老年人的脑功能，我们总会发现成功老化的被试拥有更好的脑功能水平。人脑是人类心理的物质基础，成功老化的被试拥有更高的认知水平，自然在脑功能上要表现得更好。接下来我们要讨论的是成功老化的影响因素，这是成功老化当中最重要也最有社会价值的部分。

专栏 6-7　　BABRI 的成功老化研究

2016 年，BABRI 开展了针对成功老化的初步研究。该研究将北京社区的老年人分成了两个组别：成功老化组和正常老化组。那么，究竟是什么使得人们能够成功老化呢？“研究结果显示[10]，两组人的性别和年龄无显著的统计学差异，但成功认知老化组的受教育程度和各项认知能力要显著高于一般认知老化组，并且随着年龄的增长，成功认知老化组的认知测验表现下降得更为缓慢。”

“在闲暇活动方面，两组人存在较大差异，主要集中表现在脑力活动和社会活动方面，成功认知老化人群表现出更加频繁地参与脑力和社会活动的趋势。两组人在既往病史和饮食

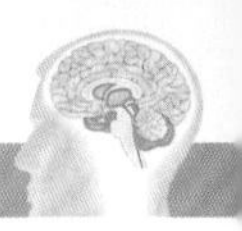

均衡方面没有显著的统计学差异，但在生活规律方面存在显著差异。"

上述内容是从 BABRI 的实证研究中引用的。可以看出，教育对于成功老化是一种非常有效的保护因素。而频繁地参与脑力活动和社会活动也对成功老化有所助益。

在脑机制方面，BABRI 的研究显示，成功老化的人群的大脑活动方式和健康老化的人群有很大的不同。一般来说，成功老化的人群大脑活动效率更高，他们能更有效地利用脑资源（图 6-8）。

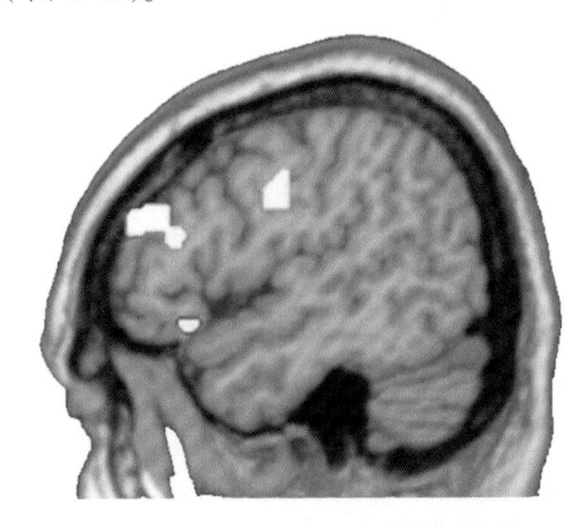

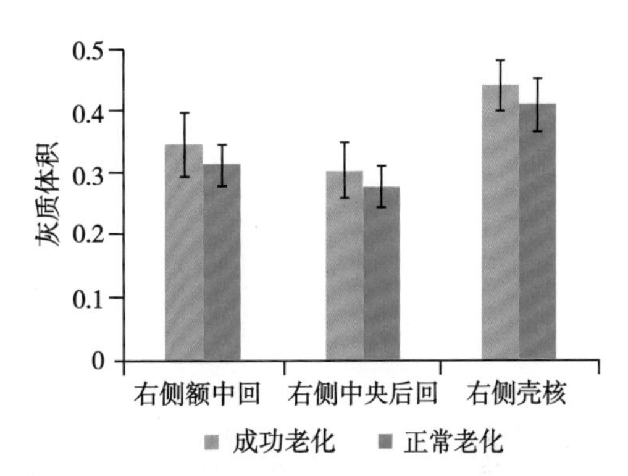

图 6-8　成功老化组右侧额中回、右侧中央后回以及右侧壳核的灰质体积均显著高于正常老化组

4　成功老化的影响因素

4.1　既往病史

在中国，高血压、高血糖、高血脂等慢性病在老年人群中患病率高，且逐年上升，严重危害老年人的大脑健康。图 6-9 表明，中国 60 岁以上的老年人高血压患病率已经达到 50% 以上[11]。

许多纵向队列研究表明，具有较多心血管危险因素的个体其成功老化的可能性将降低。例如，一项名为"檀香山亚洲老龄化研究"发现，在中年时期测量的以下因素与成功老化有关：高握力，避免高血糖、高甘油三酯、高血压、吸烟、过度饮酒、超重，获得更高的教育。在另一项名为"骨质疏松性骨折研究"中，被试在基线时平均年龄为 72 岁，随访时为 85 岁。研究表明，那些保持认知功能良好的人更有可能远离糖尿病、高血压、吸烟和限制性的社交网络，并且适量饮酒。

另外几项大型前瞻性队列研究提供了强大的流行病学证据，证明中年时期未经治疗的高血压可增加中年以后罹患痴呆的风险。此外，使用抗高血压药物可以在一定程度上降低痴呆风险，特别是在 75 岁受试者中，他们良好的用药习惯会促使每年减少 8% 的痴呆风险。中年期肥胖是发展潜在的 AD 或血管性痴呆的强有力的预测因子，并且与糖尿病和其他心血管并发症无关。总的来说，中年心血管危险因素（例如吸烟、高血压、高胆固醇、糖尿病）的数量越多，晚期罹患痴呆的风险就越高，成功老化的可能性也就越低。

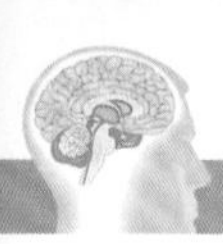

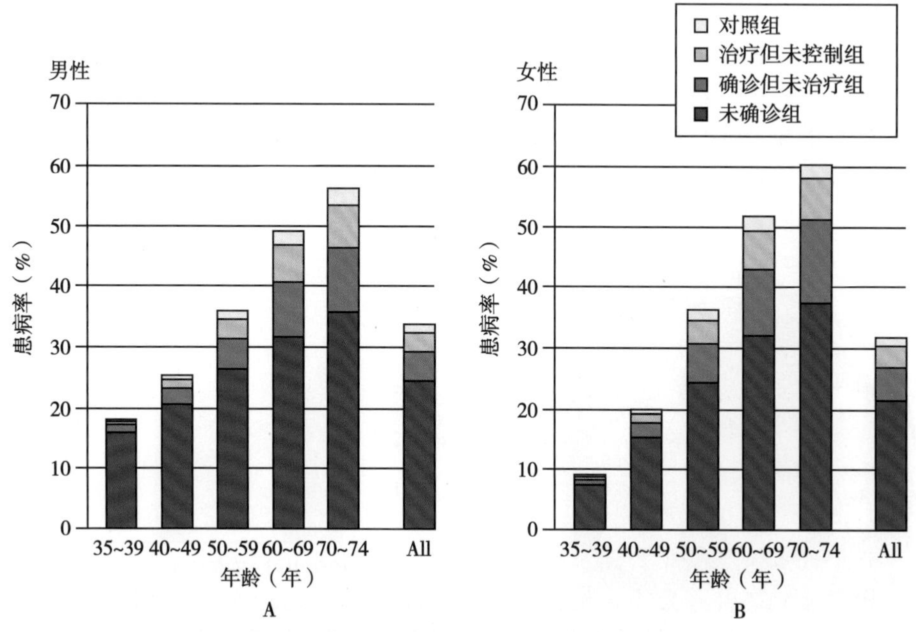

图 6-9　中国 60 岁以上老年人高血压患病率

4.2　教育和职业

高水平的教育不论是对成功老化中的认知能力还是对情绪能力的保护作用都十分显著，这种保护作用被一些科学家认为是因为高水平的教育提高了人们的认知储备（将会在以后的章节展开）。从某种程度上，认知储备是智力能力（IQ）的反映，因此具有很强的遗传倾向。有证据表明，教育、职业经验和持续参与智力刺激活动都有助于提高认知储备。在阿尔茨海默病中，受教育程度更高的病人在病前拥有更高的智力水平，并且在一定程度上降低了患病的风险。一项尸检研究表明，接受更多教育的人需要具备更多的病理症状（例如神经炎斑块），才能达到与低教育程度的人同水平的认知障碍。此外，教育还调控了 AD 病理对认知功能的影响程度（受教育水平越高，病理对认知的影响越少）。因此，教育可能不仅仅是简单地提升大脑抵抗脑损伤的阈值，而且还可以通过代偿机制（例如大脑网络的功能重组或利用大脑的替代网络）来减轻脑损伤给我们带来的伤害。认知储备的有益作用不仅适用于神经退行性疾病。例如，在最近的一项研究中，病人在遭遇穿透性头部损伤后，其认知衰退的程度与脑损伤前的智力水平具有相关性，损伤前的智力水平是预测损伤后各阶段的恢复和衰退水平的最可靠的因子，换言之，损伤前的智力水平能很好地预测损伤后恢复得如何。

在过去十年中，功能成像的相关研究越来越多地支持认知储备的概念。对相同严重程度的痴呆患者的调查显示，具有更高受教育程度的患者倾向于显示出更严重的脑血流量减少和更多的淀粉样蛋白沉积，而那些受教育程度较低的患者则相对来说不那么严重。在同等条件下，要让受教育程度更高的患者达到痴呆的水平，需要更大程度的脑损伤。这些发现说明了教育能产生更多的认知储备，而这些认知储备正是能抵抗脑损伤带来的认知损伤的资源。其他关于职业经验的研究，以及参与智力活动的多少对认知储备的影响的研究，也和受教育水平对认知损伤的研究有类似的结果。

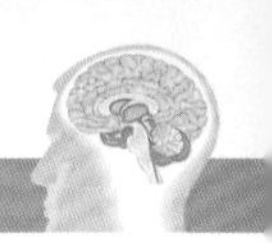

受教育水平或职业经验作为一种基础性的影响因素,不论在哪一方面都会对我们的大脑和认知造成或多或少的影响,受教育水平较高的老年人更容易成功老化。在成功老化人群和正常老化人群的比对中,我们总是能发现成功老化人群的受教育年限要显著高于正常老化,同时他们的认知能力也要显著高于正常老化。很显然,教育对成功老化来说是一种非常重要的保护因素,不论是对抗疾病还是提高认知水平。

4.3　生活方式

在延长寿命的潜在干预措施中,适当控制饮食是一种相当有效的方法。一项研究表明,在啮齿动物中,大约三分之一的老鼠通过饮食限制延长了大约三分之一的寿命。在灵长类动物中,已经发现了一些较小但仍很显著的现象,对人类的试验随后也发现了类似的现象。重要的是,随着年龄下降的能力,包括认知能力,似乎也能通过饮食限制得到改善。最近的一项随机对照试验对 50 名超重成年人进行了为期 3 个月的饮食限制试验,在该研究的饮食限制组中,他们比没有被限制饮食的被试表现出更好的记忆力。对饮食限制组进行进一步分析,发现胰岛素敏感性和炎症的改善与记忆功能的改善有关。饮食限制能延长寿命或提高神经认知能力的确切机制仍是未知的。一种可能的解释是,饮食限制似乎减缓了新陈代谢的速度,直观地讲,就是使得人体细胞的更新换代变得更慢。

饮食限制和身体活动可能在减少神经元的脆弱性方面有类似的作用机制。根据 Mattson 的说法,这两种活动相当于一种温和的应激源,导致大脑释放神经营养因子(如 BDNF),这反过来又促进了突触的形成。这一过程被称为"毒物兴奋效应",它类似于一种疫苗,这种疫苗引入了退化的病原体,以刺激免疫反应产生抗体。因此,完全不同的行为(例如减少热量的摄入,多接受认知刺激)也会对大脑产生类似的积极影响。简单来说,不论是节食还是多接受认知刺激,都相当于刺激我们的身体和大脑,使我们的大脑不得不做出一些调整来应对外界的刺激。

但目前大量针对脑健康的营养品其有效性尚属未知。然而,有证据表明,缺乏维生素和脱水是认知障碍的危险因素。越来越多的研究表明,维生素 D、K 和 B_{12} 等维生素的缺乏与不良的认知结果之间可能存在联系。营养学家强烈鼓励摄入富含抗氧化剂的食物。

在一项对近 8000 名老年人做的研究中,少量和适度饮酒会在一定程度上减少罹患痴呆的风险。这些结果与最近关于痴呆初期或认知衰退期的酒精使用的纵向研究的结果是一致的,表明少量饮酒可能干预痴呆。轻度至中度饮酒的定义因研究而异(从每周一杯到每周二十八杯)。另一项最近的研究发现,中度饮酒的轻度认知障碍患者与非饮酒者相比,临床痴呆的进展率较低。不过,许多研究没有区分葡萄酒、啤酒或烈性酒。有证据表明,葡萄酒可能对脑和心血管的健康有特殊的益处,降低发生认知衰退和痴呆的风险。红葡萄酒与白葡萄酒之间的差异尚未得到系统的研究。饮酒的潜在机制可能包括酒精中的抗氧化剂、抗血栓成分以及酒精所产生的血管扩张和抗淀粉样蛋白作用,其部分机制可能是由红葡萄酒中发现的活性成分之一白藜芦醇所发挥出来的。

除了饮食方面以外,良好的睡眠、不吸烟和有规律的生活也对成功老化产生积极的影响。饮酒似乎能在一定程度上提高认知能力,甚至干预痴呆的发展,但是诸多证据表明,过量饮酒对人体的伤害远超过对人体带来的益处,因此只能说,适量饮酒对认知的改善具有一定帮助。

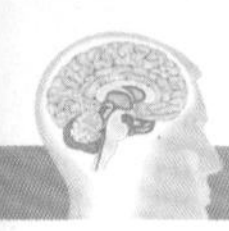

4.4　闲暇活动

体育活动会对健康产生各种好处，包括降低死亡率、身体残疾、心血管疾病和骨质疏松。虽然对体育活动的研究数据仍有不足，但有关体育活动对成功老化的影响的研究令人印象深刻。动物实验研究表明，体育活动可以在一定程度上改善神经退化。对人类而言，一项观察性的研究表明，更多地参与运动可以降低罹患痴呆的风险。一项对 18 个研究的元分析表明，体育活动与一些认知领域的表现有关，尤其是执行功能。最近的一项研究随机挑选了一些老年人进行有氧运动，发现在运动一年之后，这些老年人的灰质和白质区域的脑容量都增加了。值得注意的是，这些样本由年龄较大的老年人组成，他们在参与实验之前都没有参加锻炼，因此，即使是在老年时才开始锻炼，也可能对认知健康有好处。

在另一项超过 2000 人的研究中，研究者发现，走路最少（<0.4km/d）的男性与每天行走超过 3.22km 的人相比，罹患痴呆症的风险为 1.8 倍。在中年时，每周至少两次（每次持续 20~30 分钟）的休闲活动与痴呆风险存在负相关，也就是说，每周至少两次的运动能有效地降低痴呆风险。运动也被证明可以降低脑血管病变的风险，使认知功能更为完整。

大脑的活动机制仍不清楚，因此体育运动对认知功能的改善是间接的（例如改善心血管健康，增加社会参与）。然而，在减少氧化应激和大脑炎症这两个方面，体育活动对大脑的影响似乎是很直接的。多加强调体育运动在身心健康中的好处，无疑对成功老化有很大的影响。至此，我们对认知老化的影响因素已大体介绍完毕，下面我们将着重介绍一些富有前景的干预研究，这些研究使改善老年认知能力和阻滞痴呆发展具有了可能性。

5　成功老化的脑可塑性应用

5.1　成功老化中的认知资源与脑储备

从分子生物学的微观层面到大脑整体的宏观层面，有两个与成功认知老化有关的概念值得我们注意：大脑储备和认知储备。大脑储备被定义为大脑抵抗脑损伤并在损伤后继续发挥作用的能力，这是大脑的“硬件”。正常的衰老与脑结构的全脑体积萎缩有关，如尾状核、小脑、海马和前额叶区域，也和减少的白质组织完整性有关，这些都影响了我们的认知能力。研究已经证实，随着年龄增长，脑内的葡萄糖代谢会逐步减少，静息状态的脑血流量也会逐渐减少，特别是在额前区和前扣带回。大脑储备理论被认为是一种被动的储备理论，因为它预先假定有一定的损伤阈值，当达到这个阈值的时候，认知障碍就会产生。大脑储备是最常用的一种解释，它可以解释约 1/4 的人群，在这些人群的尸检中有阿尔茨海默病（AD）的病理特征，包括淀粉样蛋白斑块和神经原纤维缠结，然而他们在其一生中却没有表现出这种疾病的临床症状。他们的大脑在没有认知障碍的情况下出现了神经病理学的症状，这似乎表明了这样一种理论：也许更大的脑容量、更大的神经元和更多的突触连接可以起到缓冲作用，阻止或减缓认知能力的衰退。有几项研究提供了有力的证据来支持大脑储备理论，Perneczky 等人的一项研究表明，对于头围更大的 AD 病人，AD 产生的脑损伤对认知能力的

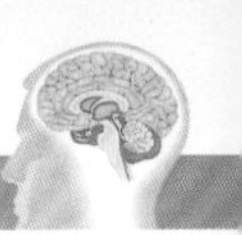

破坏作用更小。

另一方面，认知储备更类似于大脑的“软件”，它可以主动进行代偿，而不是被动地依赖大脑本身的抵抗能力。在功能成像研究中，研究者发现，和年轻人相比，老年人在执行任务的时候，大脑的额叶偏侧化（指某个不同的脑半球负责不同的特定功能）降低。一种理论解释说，老化的大脑和年轻的大脑相比，可以使用更多的资源，以弥补脑结构和功能的衰退。这一理论进一步得到了老化与认知脚手架理论（STAC）的支持，该理论认为，大脑利用可补充的、可替代的神经回路作为脚手架来抵抗随年龄产生的老化，以维持或加强特定的认知目标。需要注意的是，大脑储备和认知储备并不是相互竞争或相互排斥的模型，而是两个平行的过程。当我们步入老年的时候，既需要大脑储备也需要认知储备来帮助我们抵抗认知下降和疾病。

5.2 认知训练促进老年人大脑可塑性

随着对成功老化认识的不断加深和对认知训练有效性的探索，越来越多的研究表明，认知训练能够缓解认知衰退的趋势。认知训练要求被试在一定时间内完成认知任务以提高个体某种认知能力。已有研究发现，认知训练能够提升老年人的各项认知能力。早期的研究大多试图提升老年人的加工速度，或使用再认、回想等记忆任务和记忆策略来提高老年人的记忆能力。近几年来，因为研究发现认知训练能够有效迁移到流体智力上，针对老年人开展的认知控制训练，如工作记忆更新、注意转换、双任务切换等日益增多。有研究发现，认知训练能提升之前老年人未接受训练的认知任务的成绩，甚至还会对老年人的日常生活能力产生长久的积极影响。

评价认知训练是否有效主要看以下几个方面：

（1）训练效应（training effect）：训练任务本身的成绩是否能提高。

（2）是否有迁移效应（transfer effect）：如果老年人接受训练任务 A，结果发现不仅任务 A 的成绩提高，另一个没有训练过的任务 B 的成绩也提高，那么就可以说产生了迁移效应，没有被直接训练的任务成绩得到提高。迁移是评估训练效果的一个重要指标。也就是说，看训练效果如何，除了要看训练任务的成绩，还要另寻其他独立的测验，看受训者在这些独立测验上的成绩有没有提升。

（3）是否有持续效应（maintainance effect）：持续效应指的是训练停止一段时间后受训者是不是还能表现出训练效果。例如训练停止两个星期后，再施测一次，如果发现成绩回落到训练前的水平，就说明训练的持续效应不好。

（4）是否对日常生活有影响：前面的训练效应和迁移效应都局限在实验室情境下，现在的研究开始逐渐重视训练效果能不能走出实验室、对受试者的日常生活产生影响。这也可以看成一种广义的迁移，即从实验室迁移到日常生活。

功能磁共振成像（fMRI）被用于检查认知训练对老年人的影响。有研究对老年志愿者进行了随机的纵向双任务训练研究。他们发现训练改善了任务表现，并且与不对称的脑半球激活相关：在前额叶（PFC），左半球所产生的脑激活上升而右半球的激活下降。在强调语义阐释的记忆编码任务中，老年被试的成绩会有所提高，这与 PFC（特别是左腹侧 PFC）的活动增加有关。而与年轻被试相比，在训练之前，老年被试的 PFC 激活水平是非常低的。此类研究表明，老化的大脑可以表现出一定的可塑性，特别是在受到培训和干预之后。

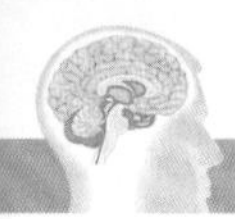

在诸多关于认知训练的研究中，最大的挑战之一可能就是试图证明在实验室内的训练结果可以适用于实验室以外的日常生活。迄今为止，还没有研究表明，对老年人的认知训练可以降低发生临床痴呆症的风险。但是，大部分研究的重点在于确定认知训练是否可以改善智力表现和日常活动。例如，在 Ball 及其同事的一项研究中，他们将 2832 名年龄较大的个体（65~94 岁）随机分配到三个训练组当中的一个，这三个组分别是推理组（问题解决）、处理速度组（视觉搜索和视觉识别）和记忆组（言语情景记忆），外加一个对照组[12]。相对于基线水平，最开始的干预能提高训练成绩，然而改进仅局限于该研究针对的认知领域，也就是说推理、记忆和处理速度这三个领域的改善不能推广到其他领域中，认知训练不具备迁移效应。两年后的随访发现，这种改善持续了下来。在初始训练期之后的 11 个月，对 50% 的随机抽样样本进行了强化训练（2~3 周内进行 4 次训练，每次 75 分钟）。强化训练加强了老年人的处理速度和推理能力，并且持续训练了两年。但是在两年中却没有发现实验室中的训练结果能对日常生活产生有效的影响。

在五年后的随访研究中，每一项干预措施都依然对特定的认知能力有着影响。但有趣的是，被试的自我报告表明，上述三个干预组的被试在日常生活中的能力都有所改善，不过这只是被试的自我报告，而且在推理组中，被试自我报告的日常能力要显著高于对照组。仅仅在处理速度组中发现了较为积极的结果：被试处理日常生活的能力在量化评估后得到了显著高于对照组的数据。虽然推广这种实验室效应较为困难，但是仍不妨碍我们去做进一步的探索，更何况并非所有训练效应都无法推广。

PET 能很好地对神经递质结合活性进行成像。最近，发表在 Science 的一篇报告表明，在 5 周时间内，年轻的志愿者参加 14 小时工作记忆训练后，其大脑前额叶和顶叶的多巴胺 D1 受体结合电位有所降低，而这种降低恰好能很好地改善工作记忆。这表明多巴胺受体系统是可塑的并且可以受到结构化心理活动的影响。尽管如此，依然有很多科学家认为认知训练似乎起不到太多的作用。这种怀疑也不无道理，即使针对成年人，在某些游戏中（记忆游戏、推理游戏等）达到专业的水平也不意味着他的认知能力要比不玩游戏的人更高。人脑的短时记忆容量大概是 7 个单位左右，我们很难想象通过一段时间的训练就可以提升这种依赖大脑结构和遗传基因的认知水平。不过，如同上文所说的“毒物兴奋效应”，适当的认知训练会迫使大脑做出一些反应，因此可能使大脑更具有活性，即使这种改变并不是太明显。更何况，依旧有大量的文献支持认知训练可以在一定程度上可以走出实验室，使老年人的生活水平有所提高。

专栏 6-8　一项认知训练研究

中国科学院心理研究所在 2014 年开展了一项认知训练研究[13]。研究者在北京朝阳区奥运村街道选取了四个社区，在每个社区邀请了一些老年人参加研究。这项研究研究了多模态干预对健康老年人自发脑活动的影响。17 名老年人接受了认知训练、太极锻炼和六周的团体咨询（心理辅导），而对照组的 17 名老年人参加了健康知识讲座。与对照组相比，干预组表现出更好的记忆力和社会支持（图 6-10）。

从结果中可以看到，干预组的老人在认知能力和社会功能上都是提升最多的。而三个月之后进行的跟踪研究发现，这些效果仍然保留了下来。利用磁共振扫描，该研究发现，海马和前额叶这两个跟记忆和执行控制最密切相关的两个区域，也是受老化影响最大的区域，它们之间的功能连接在训练之后会显著地改善。而颞中回、额上回、前扣带回的基础活动强度也会在干预组中有显著增加(图 6–11)。

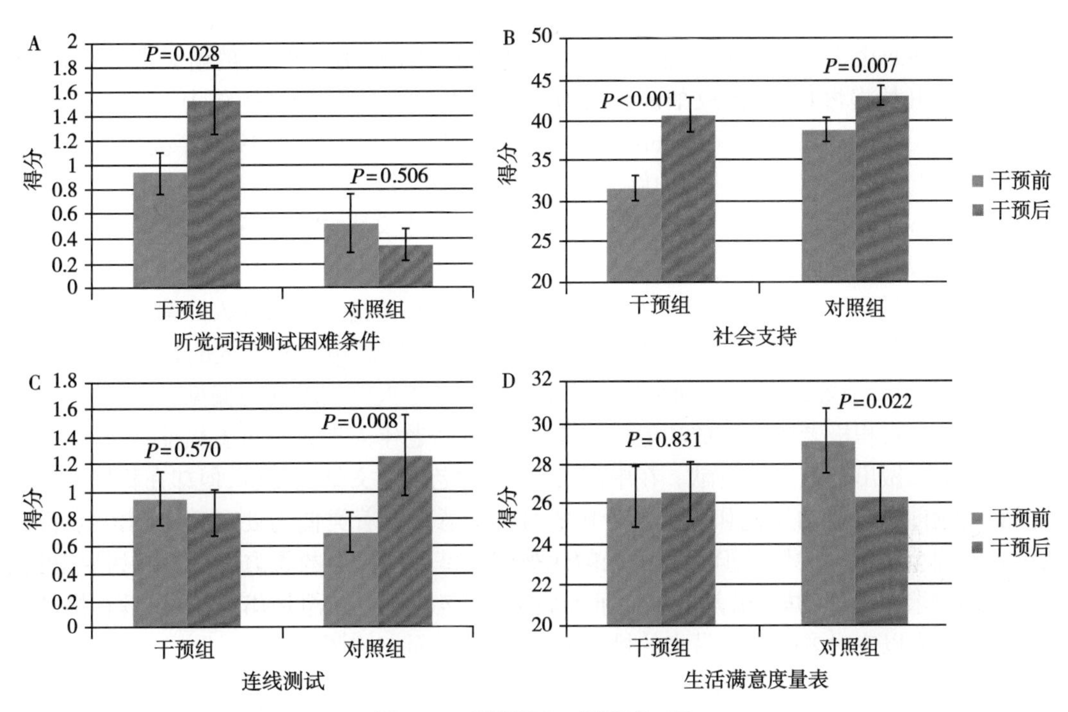

图 6–10　干预组与对照组的对比

A. 联想学习测试成绩：在第一组中，干预后的得分要显著高于干预前；B. 社会支持：在第一组中，干预后的得分要显著高于干预前；C. 连线测试时间：在第一组中，干预后的连线时间要略低于干预前；D. 生活满意度：两组差别不大。蓝色为未干预前，红色为干预后

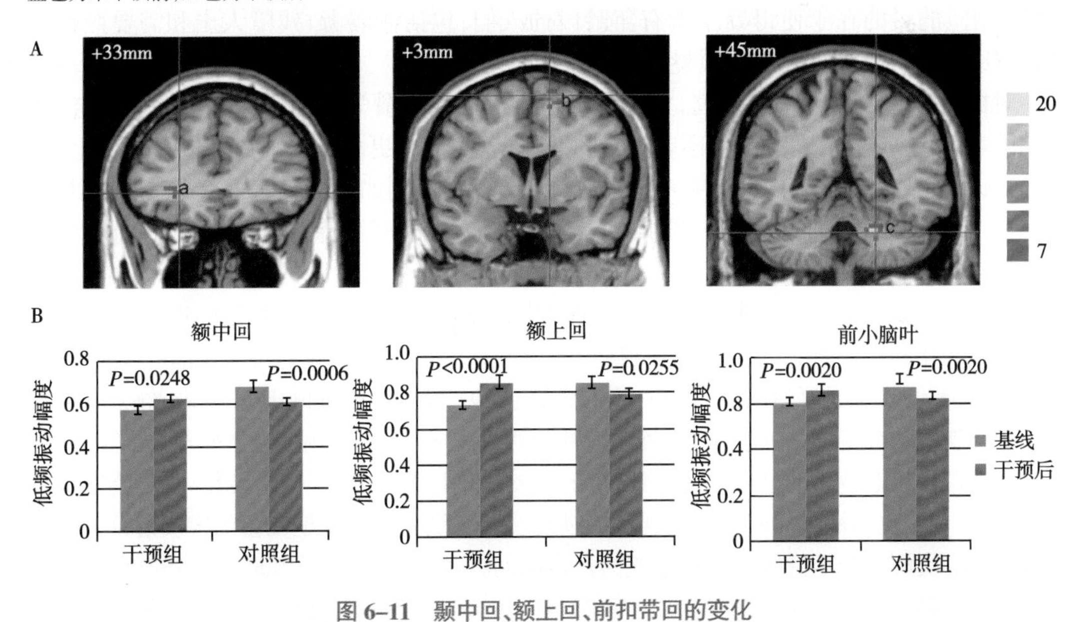

图 6–11　颞中回、额上回、前扣带回的变化

在干预后，这三个脑区的活动强度均出现了一定的提升。蓝色为未干预前，红色为干预后

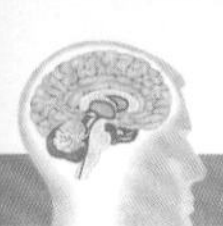

结语：研究成功老化的脑可塑性的意义

老龄化在每个人的一生当中都是一件不可避免的事情。随着年龄的增长，我们的身体总有一天会开始慢慢衰弱，皱纹如干涸的河床般爬上皮肤。随之而来的，却可能是一些社会和文化偏见。老年歧视主义（ageism）这一概念，最早由巴尔特于1969年提出。他将老年歧视主义与其他形式的偏见如种族主义和性别主义联系起来，把它看作“一个对老年人的系统的定型与歧视的过程”。特拉克斯勒将老年歧视主义界定为“一种纯粹基于年龄的、由于其年龄或社会的角色分配而使某人或某群体居于从属地位的所有态度、行为或制度结构”。老年歧视主义主要发生在三个层面上：①个人层面，是指个体对老人的偏见与歧视，如恐老症或对老年人的过分关注；②制度层面，是指从制度或政策上对老人的歧视，如强制性退休政策、老年政治等；③文化层面，是指从文化上对老年人群的歧视与偏见。

当代社会对积极老龄化和成功老化的关注，无疑为老年人提供了更多福祉，并且对消除老年歧视主义做出了重大的贡献。在中国，讨论成功老化的文献还很少，但却在积极老龄化中不断摸索前进。成功老化和积极老龄化的目的和意义有着类似之处，它们的出发点都是老年人的社会福祉和关怀。但是积极老龄化更多的是关注社会与人之间的交互，是一种应社会整体需求而出现的概念，是自上而下的；而成功老化则是从个体本身出发，旨在提高个体本身的能力以应对老龄化所带来的挑战，是一种自下而上的调控。

成功老化和积极老龄化的观点也十分类似。1999年是国际老人年，在这一年的世界卫生日，世界卫生组织提出了“积极老龄化”的口号。“积极”一词不仅仅指身体活动能力或参加体力劳动，而且指不断参与社会、经济、文化、精神和公民事务。“积极老龄化”是指为了提高老年人群的生活质量，使老人在健康、社会参与和保障方面尽可能获得最佳机会。“积极老龄化”的目的在于使得处于所有年龄段的人们，包括体弱者、残障人士和需要照料者，延长健康预期寿命和提高生活质量。

对成功老化影响因素的研究，无疑和老年人福祉关系最为密切。深入了解成功老化的影响因素，就能在一定程度上干预老年人的老化进程，促进更多人得以成功老化。经上述章节的讨论，不难发现这其中既有一些常识上的干预手段，例如积极锻炼身体、适当控制饮食等，也有一些非常识的干预手段，例如参与认知训练等。积极锻炼身体和保持健康饮食的好处自然不用多说，而认知训练在提升大脑能力、延缓老龄化对大脑的影响等方面，也有十分广阔的远景。随着研究的不断深入，在认知训练这方面一定会有更加长足的进步。

成功老化和积极老龄化是一项推动社会进步的公益事业，也是我们每个人都可能实现的目标。为此，不仅要靠国家和社会的力量，我们每个人也应做出积极的响应。积极老龄化导致了人类老龄观的两大变革：一是人口老龄化是社会的重大成就，老年型社会象征着人类社会的成熟。在人口日趋老龄化的过程中，社会经济的发展也是日新月异，人口老龄化可以与社会经济协调发展，老龄化的社会同样能够实现可持续发展。二是老年人口是社会的宝贵财富，是社会经济发展的资源。老年群体绝不应该成为社会的问题和包袱，他们的经验、智慧和创造力是整个社会的一笔宝贵财富。挖掘老年人的潜能，是建设未来美好社会的重要组成部分。积极老龄化将有利于消除老年歧视主义的不利影响，使老年人生活得更加舒适、更有尊严、更有价值，这是人类老龄观的重大变革。

（毛郝浩　李鹤）

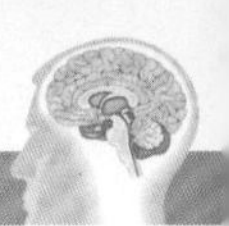

参考文献

[1] Park D. C., Reuter-Lorenz P. The adaptive brain: aging and neurocognitive scaffolding. Annu Rev Psychol, 2009, 60: 173-196.

[2] Rönnlund M., Nyberg L., Bäckman L., et al. Stability, growth, and decline in adult life span development of declarative memory: cross-sectional and longitudinal data from a population-based study. Psychology & Aging, 2005, 20(1): 3.

[3] Sowell E. R., Peterson B. S., Thompson P. M., et al. Mapping cortical change across the human life span. Nature Neuroscience, 2003, 6(3): 309-315.

[4] Chen Y., Chen K., Zhang J., et al. Disrupted functional and structural networks in cognitively normal elderly subjects with the APOE ε4 allele. Neuropsychopharmacology, 2014, 40(5): 1181.

[5] 贾建平. 中国痴呆与认知障碍诊治指南(2015 年版). 北京:人民卫生出版社, 2016.

[6] 中华医学会老年医学分会老年神经病学组. 中国老年人认知障碍诊治流程专家建议. 中华老年医学杂志, 2014(33): 817-825.

[7] Li X., Y. Liang, Y. Chen, et al. Disrupted Frontoparietal Network Mediates White Matter Structure Dysfunction Associated with Cognitive Decline in Hypertension Patients. J Neurosci, 2015, 35(27): 10015-10024.

[8] Rowe J. W.; Kahn R. L. Successful Aging. The Gerontologist. 1997, 37(4): 433-440.

[9] Cosco T. D., A M. Prina, J. Perales, et al. Operational definitions of successful aging: a systematic review. Int Psychogeriatr, 2014, 26(3): 373-381.

[10] 齐迪. 成功认知老化的静息态脑网络和脑结构机制研究. 北京:北京师范大学心理学部, 2017.

[11] Lewington S., B. Lacey, R. Clarke, et al. China Kadoorie Biobank. The Burden of Hypertension and Associated Risk for Cardiovascular Mortality in China. JAMA Intern Med, 2016, 176(4): 524-532.

[12] Ball K., D. B. Berch, K. F. Helmers, et al. Effects of cognitive training interventions with older adults-A randomized controlled trial. Jama-Journal Of the American Medical Association, 2002, 288(18): 2271-2281.

[13] Yin S., X. Zhu, R. Li, et al. Intervention-induced enhancement in intrinsic brain activity in healthy older adults. Sci Rep, 2014, 4: 7309.

第七章

老年脑健康产业发展

第一节　脑健康产业概况

1　老年脑健康全产业链概念

从广义上来看,脑健康包含任何脑器质与脑功能相关的健康问题。老年脑健康产业所延伸出的产业链上游和终端构成与脑健康紧密相关的制造与服务产业体系,主要涉及医药用品、保健食品、保健用品、绿色食品、绿色环保产品、保健用品、心理健康咨询、医疗康复机构以及与人们脑健康息息相关的各个生产和服务行业(图 7–1)。

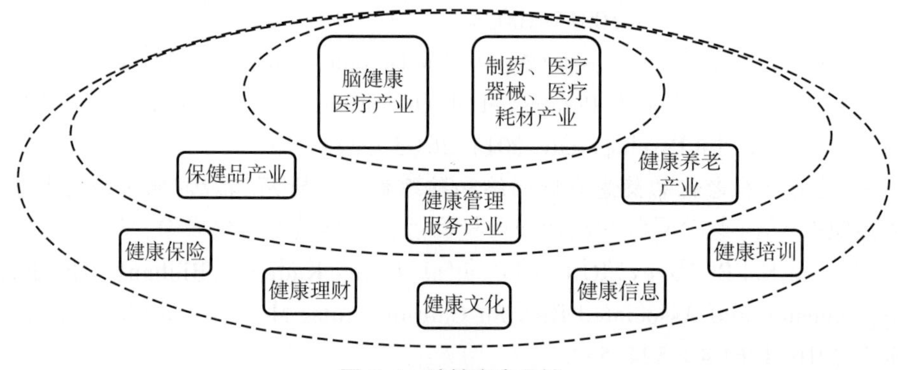

图 7–1　脑健康产业链

目前我国健康产业链主要由两大核心产业群、三大附属产业群和众多相关产业组成。

两大核心产业群:一是以医疗服务机构为主体的医疗产业;二是以药品、医疗器械、医疗耗材产销为主体的医药产业。

三大附属产业群:一是以保健食品、健康产品产销为主体的保健品产业;二是以身心健康检测评估、咨询服务、调理康复和保障促进等为主体的健康管理服务产业;三是健康养老产业。

众多的相关产业群:则包括健康保险、健康理财、健康文化、健康信息、健康培训等。

2　老年脑健康产业现状与特点

中国已进入老龄化社会,预计到 2060 年 65 岁及以上人口达到顶峰。按照国际通行标准，60 岁以上老年人口比例超过 10%，即进入老龄社会，1999 年中国 60 岁以上老年达到 10.3%，标志着中国进入老龄化社会。按照发达国家按 65 岁及以上统计老龄人口，中国在 2001 年 65 岁及以上人口达到 9062 万，占比超过 7%，进入老龄化社会。截至 2016 年底，我国 65 岁以上老年人口为 1.5 亿。根据联合国预测我国 65 岁及以上人口将在 2060 年达到顶峰，达 4.2 亿人。

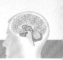

2.1 “未富先老”，脑健康产业需求强劲

中国面临的老龄化社会的挑战，是没有经验可以借鉴的、前所未有的社会问题。首先，中国在经济还处于发展的初期阶段，就提前进入了老龄化社会。世界发达国家，在进入老龄化社会前均经历了较长时间的经济发展，如法国经过了 115 年，瑞士 85 年，英国 80 年，美国 60 年。而我国仅用了 18 年（1981—1999 年）的经济发展，就提前进入了老龄化社会，且发展速度大大超过了世界平均水平。其次，中国作为人口大国，老龄化呈现出人数基线大，进展快的严峻事实。最后，我国社会养老基础薄弱，养老体系处于建立完善阶段，历史积累少、欠账多，社会养老的负担非常沉重。

老龄化主要面临养老保障压力大、医疗保障压力大和养老服务市场供给缺口大等现实难题。据统计，1998 年在职职工与退休人员的供养比是 13∶1，而到 2003 年，这个比例已经变成 3∶1。预计到 2020 年领取养老金的退休者将超过 1 亿人，供养比例将达到 2.5∶1。另外，农村养老保障面临的负担更加沉重。老年群体是医疗卫生资源的重要消费对象。老年人消耗的卫生资源是全部人口平均消耗卫生资源的 2 倍。在我国卫生医疗事业发展较经济发展相对滞后的状况下，老年人看病难、看不起病的问题比较突出。养老服务市场供给不足，我国约有 3250 万老年人需要不同形式的长期护理。我国老龄人入住养老机构的需求正逐步提高，但目前专为老年人提供服务的设施严重不足，服务项目和服务内容不全，服务人员的素质参差不齐，老龄服务的数量和质量都远远不能满足市场需要，是“短线”之中的“短线”。仅以养老床位测算，按照国际通行的 5% 老年人需要进入机构养老标准，我国至少需要 800 多万张床位，而现在只有约 250 万张。

因此，我国所面临的“未富先老”的严峻形势使得未来的前景堪忧。“先老”是指人口老龄化加剧带来的劳动力供应衰减、价格上升，使我国传统的劳动力成本比较优势不复存在。目前，农村劳动力的转移数量、劳动年龄人口数量难以满足城市需求，普通劳动者的工资加速上涨。“未富”意味着短时间内我们不会在资本密集型产业中形成足够显著的竞争优势，因此处于“比较优势真空”阶段。如果对这一问题应对不当，有可能陷入发展徘徊不前的“中等收入陷阱”。中国在较低的经济发展水平下，却要承担较高的人口老龄化。发达国家都是在国家富裕后才进入老龄化社会，“先富后老”的状况对人口老龄化引发的养老负担的承受能力较强；而对中国来说，“未富先老”的状况，如何解决老年人的经济保障、医疗保障、护理保障，帮助老年人实现老龄健康是国家、社会、家庭以及个人都应该思考、关心，但也是无法回避的问题，而解决这一问题的根本措施就是实现积极老龄化。

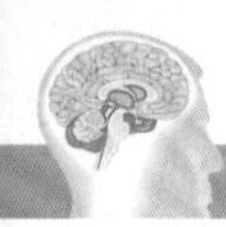

2.2　我国养老服务机构增长迅速，但养老服务提供存在不匹配

根据社会发展统计公报，我国养老服务机构数从2009年的3.8万家增长到了2013年的4.2万家，养老机构的床位数从2009年266万张增长到2014年的577万张，形成翻倍。但在养老床位不断增长的同时，养老机构的实际入住率却在不断下降，从2009年79%的入住率下降到2014年55%的入住率，而养老的需求是真实存在的，供给和需求的不匹配是造成这一现象的主要原因。

相对于一般人群，老年人的医护需求更大。随着年龄增长，身体功能的衰退，老年人群相对于一般人群有着更大的医护需求。根据卫生统计年鉴，2013年老年人群的年人均住院次数达到1.99次，超过总体人群人均住院次数的两倍，对医护资源的需求较大。另外老年人慢性病的患病率也较普通人群更高，根据卫生部2008年的调查，各年龄阶段人群的慢病患病率呈现出了随年龄增长指数增长的趋势，老年人群的综合慢病患病率高达64.5%。老年人口患病率较高的慢性病包括：高血压、脑血管、糖尿病等，根据中国老龄产业报告，其中老年人口高血压的患病率达到19.72%。老年人相对而言有着更高的慢病管理需求。

失能风险是老年人除疾病风险外的另外一项较高的风险。失能老人是指由于身体功能衰退或者健康状况恶化等原因丧失生活自理能力的老人。根据国际通行标准分析，吃饭、穿衣、上下床、上厕所、室内走动、洗澡等6项指标，5~6项无法独立完成的为完全失能，部分无法完成的为半失能。随着年龄的增长，老人的失能风险加大，根据社科院社会政策研究中心的调查显示，完全失能老人的平均年龄在79岁。根据中国老龄研究中心数据，预计2015年失能及半失能老人数量接近4000万，而随着中国人口老龄化和高龄化趋势（80岁及以上人口占比增加），失能和半失能老人数量将会继续增长，形成较大的照护需求。

核心家庭化的趋势，使得传统家庭养老存在缺口，社会化养老需求增加。中国传统的文化是由家庭担负老人养老问题，故有“养儿防老”的传统观念。但随着核心家庭化趋势，家庭主要以一代人或两代人组成，涵盖三代人及以上的家庭占比约只有18%，核心家庭化趋势使得原来仅靠家庭养老的文化难以维持。另外，根据第六次人口普查数据，含有老人的家庭中34%是纯老人或者只有老人和未成年人的家庭。对于无子女在身边的纯老年家庭，社会化养老需求较大。

抚养负担上升，存在社区日间照料需求。随着人口年龄结构的变化，总抚养比在不断上升，即便是与子女一块居住的老人，由于经济压力，子女也难以全职陪伴照料老人，老人日间独居也会存在意外摔倒、突发疾病等风险，也存在陪伴等需求，这就产生了社区日间照料需求。

2.3　医护资源有所增长，但专业性与覆盖度不高

根据OECD数据，2013年中国每千人医生数量为1.65人，不及德国的一半，与发达国家相比仍显匮乏。2013年中国每千人床位数为3.3张，与日本、韩国等国家相比仍非常低。考虑到2013年中国人均年住院次数达到0.9次，按100%的床位使用率计算，平均每次住院使

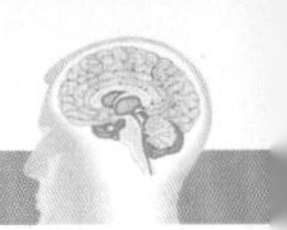

用的床位天数仅为 1.3 天，实际很多住院无床位安排。考虑到中国人口老龄化趋势和老年人对医护资源更高的需求，目前的医护资源难以与未来的庞大需求匹配。

在医疗资源相对短缺的背景下，老年人的医疗资源可及性存在问题。相对于一般人群，老年人一方面对医疗资源需求更大，特别是罹患慢性病者需要定期去医院就诊；另一方面，老年人的医疗资源可及性较一般人群可能更差，在医疗资源稀缺的背景下，我国很多医院挂号非常难，很多医院为了便于患者推出了电话或网上等更多的挂号方式，而相对于年轻人群，老年人对于互联网等方式并不熟悉，医疗资源的可及性更差。

护理人员缺乏，失能老人的长期护理需求难以满足。对于养老机构而言，失能 / 半失能以及独居老人是最大的潜在服务人群，一般而言失能 / 半失能老人的照护比在 1∶2 到 1∶3 左右，而目前我国护工数量严重匮乏，2010 年注册的养老护理员数量仅为 3 万人，护理人员的缺失使得长期护理需求难以满足。

3　我国老年脑健康产业的机遇

3.1　脑健康产业发展的趋势与特点

“积极老龄化”的提法在 20 世纪 90 年代末被世界卫生组织（WHO）提出来，替代了原来“健康老龄化”的提法，传达了更多的含义。积极老龄化从过去以“老年人需求”基础的行动策略，转为以“老年人权利”为根本。老年人参与社会的机会，老年人得到社会的照顾，这是他们的基本权利，而不仅仅是基本需求。

积极老龄化，是在政策指导下的行动纲领，需要从健康、劳动力市场、就业、教育和社会保障等多个方面协同合作，举全社会的力量来支持并积极行动，最终达到：

在生命中的生育高峰期时，减少早产儿的死亡；

在老年时期，减少由于慢性病而引起的生活不便或残疾；

在老年时期，让更多的老年人拥有健康的生命质量；

在老年时期，无论是有偿或者无偿的形式，最终让更多的老年人参与社会、文化、经济和政治生活，拥有更多的民主、家庭和社会生活机会；

让老人得到更低成本的疾病治疗和护理服务。

健康老龄化的着眼点是老年群体的健康，但是要实现群体的健康长寿，基础是每个老年人个体的健康长寿。而“积极老龄化”更加注重老年人的主观能动性的发挥，这是“积极老龄化”有别于“健康老龄化”的特点之一。按照《积极老龄化政策框架》对其的解释，“积极老龄化”就是指“为老年人创造最优的健康、社会参与和安全的机会以提高其生活质量的过程”，同时，“积极老龄化”理论对老年人不再仅仅从传统的“需求视角”保障老年人的身体健康需求，而是从“权利视角”保障老年人参加经济、社会和文化等活动的功能，最终保障老年人的身心健康、相对独立、社会参与、人格尊严、社会关爱和自我实现等权利。

可以看出，实现积极老龄化，有助于保证更多老年人的身心健康，让他们更多地继续参加工作或者集体的娱乐活动，增强脑健康的有利因素，降低不利因素的影响，同时，社会保障加强，扶持有患 AD 或 MCI 老年人的家庭度过困难时期。

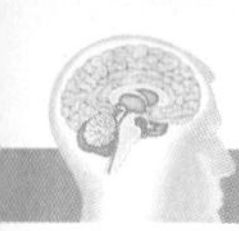

3.2　脑健康产业发展的机遇与挑战

养老服务的需求对应未来行业巨大的空间，整个老年产业2020年的产业规模可达8万亿。中国的人口老龄化趋势以及老年人群正式存在的服务需求决定了老人服务行业具备巨大的发展空间。从老人的需求来看，包括医疗资源需求（主要是老年病、慢性病）和养老服务需求，养老服务需求又可按养老模式或分为：机构养老服务需求、社区日间照料需求和家庭养老的上门服务需求。根据全国老龄工作委员会预测中国老年产业的规模到2020年和2030年分别达到8万亿和22万亿。

政策将推动养老产业发展。从2000年开始，国务院及各部委积极出台文件政策推动支持养老产业发展，包括建立以家庭养老为基础、社区服务为依托、社会养老为补充的养老机制，鼓励支持民营进入养老产业，推动医养结合等。

人口老龄化趋势推动医疗服务需求，医养结合模式脱颖而出。按照2008年老年人慢病患病率计算，预计到2030年患慢性病的老年人超过1.5亿人，而目前对于老年人存在医疗资源可及性问题。医疗资源是老年人选择养老服务的一个重要考虑因素，医养结合模式将会在这一背景下脱颖而出。另外，目前国务院政策也在支持和推进医养结合，提出的目标到2017年，80%以上的医疗机构为老年人提供绿色通道，50%以上的养老机构能够以不同形式为入住老年人提供医疗卫生服务。目前各省市养老服务机构平均床位多数在100张左右，存在大量床位较少的机构，相对而言，有一定规模的机构更能推进医养结合，行业尚存大量的发展空间。

老年人的失能风险，是对长期护理的刚需，对优质服务机构的需求日益旺盛。对于多层次的养老机制而言，失能风险形成的长期护理需求是养老服务的刚需，根据中国老龄化科学研究中心调查，中国老人完全失能率为6.8%，有入住养老机构的意愿的在16.7%，按此比例计算，预计到2030年，仅完全失能的老人对养老机构床位数的需求就在404万张，对护理人员的需求就达202万人。能提供优质长期护理的运营机构将受益。

民营养老机构目前多数亏损，能营利的模式竞争力强。根据中国养老产业发展报告，目前我国民营养老机构约有40%亏损，51%持平，仅有9%实现营利。

护工缺口带来大量培训需求，护工职业教育市场庞大。根据民政部发布的《全国民政人才中长期发展规划（2010—2020年）》显示，到2020年，养老护理员的人才数量发展目标为600万人，2010年养老护理员数量仅为3万人。即使在广州等大城市，目前持证上岗的养老护理员占护理人员的比重不到5%。巨大的缺口带来对专业和半专业养老护理员的大量培训需求，护工职业教育市场庞大。

脑健康行动计划的实施势在必行，但又面临诸多瓶颈，其中融资瓶颈十分突出，缺口巨大，必须尽快架构脑健康行动计划的融资支持体系，金融机构无疑在其中发挥重要作用，通过融资渠道多元化来解决融资难的问题。对此，金融机构应从以下几个方面着手，保障脑健康行动计划的实施：

一是进一步扩大投资规模。目前我国脑健康行动计划存在的巨大资金缺口，应该发挥银行系统的金融主体地位，以商业银行为主导、集其他商业性金融于一体，形成金融支持与整合，共同推进脑健康行动计划的发展投资，扩大投资规模，以市场机制配置金融资源的供给模式，减轻对财政的依赖。

二是进一步明确投资方向。脑健康行动计划的投资方向应该严格限定在“脑健康”的产品和服务，具体以脑健康检测和防治的基础设施为主，重点考虑诸如脑健康专科医院等与民生相关的切实领域，保障投资方向和领域。对此，金融机构可通过投资条款设计等手段来保证投资范围，让好钢用在刀刃上。

三是进一步提高投资效率。金融机构应从理财理念、资金管理模式和资金支持等多方面进行创新和优化，资本市场可以通过不同性质、不同期限、不同风险和不同收益的金融工具帮助脑健康行业的公司融资，并分散投资风险，提高投资效率。

四是积极促进行业内的企业上市融资。目前我国正在积极推进多层次资本市场体系的建设，已经形成了主办、创业板、中小企业板、场外交易市场和私募市场并存的资本市场结构，金融企业可利用上市促进行业内企业上市，支持脑健康相关行业的发展。

综上所述，四个方面是相互作用、相辅相成的，共同的改进和优化将使得脑健康行动计划的实施进一步得到落实。

第二节　老年脑健康之医药产业

1　老年脑健康医疗服务

尽管老龄智能健康及医疗服务业是老龄健康服务业的一个新兴分支，但它也是涉及多个行业的产业集群。老龄智能健康及医疗服务业是现代化信息化技术在老龄健康领域的应用，属于智能健康、智慧医疗的老年细分领域，也属于“互联网＋”范畴。因此，目前对其分类方面的研究还很少，缺少统一的标准和分类体系，甚至有些概念还不是很清楚，如“智慧医疗”“移动医疗”“互联网医疗”“数字医疗”和“信息化医疗”等概念共同存在，交替使用。从现有的研究成果来看主要有以下两种分类方法。

1.1　以提供服务的模式为标准进行分类

基于服务技术的复杂程度可分为自我健康管理、辅助式健康管理、监护式健康管理和交互式健康管理四种模式。

自我健康管理强调自治，重点在健康数据采集，适用于有完全自理能力、关注自身健康的老年人。早期的可穿戴设备如健康手环、移动互联血压计、移动心电监护等都适用于这种模式。这种服务模式一般由生物传感器网络和数据处理单元两部分组成，通过各式小型的低成本的无线生物传感器可采集老年人的各种健康数据，如心率、血压、体温、呼吸频率、血糖、ECG、EEG、SpO_2 等数据，然后把这些数据传送至数据处理单元进行储存、处理和分析，并给出老年人容易理解、识别的反馈，让老年人能及时了解自己的身体状况，对自己的健康进行有效管理。

辅助式健康管理与自我健康管理的区别在于，前者不仅有健康指标的采集功能，更有医护人员被动参与健康管理。这种模式在健康数据出现危险值或者异常情况下会自动给远程的医护人员发送求助信号。目前应用最成熟的是携带GPS定位的老年人防跌倒、痴呆老人走丢救助系统。

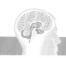

监护式健康管理强调健康及医疗服务，多用于养老机构，方便医护人员对部分失能和完全失能的老年人进行全方位的监护。当然，这种模式也适用于居家养老，其采集的健康数据经过分析后可分享给亲戚朋友，方便家人对失能老人的照护。

交互式健康管理是目前最为先进的老龄智能健康及医疗服务系统，适用于各种老年人。比较而言，这种模式可有两个突破，一是人机交互，系统内置智能引擎，通过数据挖掘技术，可自动根据即时健康数据和历史健康数据对异常情况做出预判，及时给被照护老人和医护人员反馈。二是人人交互，系统提供线上沟通平台，如视频、语音和文本等，可显著提高医护人员的服务效率。

这种分类方法的优势在于服务人群明确，有利于企业根据所服务老年人的不同自理能力选择合适的服务模式、提供个性化服务。劣势在于各类分类模式彼此包含，边界不清晰，不符合《国民经济行业分类》的标准，不利于根据行业数据统计进行定量分析。

1.2　脑健康的定期检查服务

脑健康检查起源于针对脑卒中健康检查的一种独特的形式，在日本起始于MRI、MRA的普及时期。1988年3月新札幌脑外科医院为检查未破裂脑动脉瘤，采用静脉DSA进行脑健康检查，同年，岛根难病研究所开始应用MRI对无症状性脑梗死和脑白质病变进行脑健康检查，其后检查机构不断增加。目前日本有600个以上的脑健康检查机构。

随着高血压治疗的进步，脑出血发生率降低，目前脑卒中位于病死率的第3位，但是作为单一疾病的病死率已升至第一位。脑卒中不仅病死率高，往往还多伴有偏瘫、脑功能障碍等后遗症，这一点有别于癌症和心肌梗死。可以说预防脑卒中对提高人民的健康和福祉意义重大。脑健康检查是指对无症状的人群进行MRI检查，发现无症状或未发病的脑及脑血管疾病以及危险因子，进行早期干预。脑健康检查正以一种新的健康检查形式在预防医学领域不断发展。1997年日本首次发表"脑健康检查诊疗指南第1版"，之后为适应检查法的进步，于2003年修订为第2版。随着影像学诊断的进展，经过流行病学的研究获取了大量的科学依据，期望"脑健康检查诊疗指南2008"可进一步提升质量，起到以预防脑卒中为主的脑部疾病的作用。考虑到是以无症状的人群为对象进行脑健康检查，希望对检查法、结果判定、异常改变的对策等应该有一定的标准。在本诊疗指南中推荐的项目，不同于其他多样性很高的各种疾病的诊疗指南。所有脑健康检查机构均应以此为基准进行检查。

2　老年脑健康药品

随着老龄化的加剧，如何有效预防和治疗痴呆等严重影响脑健康及认知功能疾病、促进和保障老年人的身心健康成为应对老龄化问题的核心战略需求。随着年龄增长，大脑神经元和树突数量的减少、脑血管的病变、不良生活习惯和用脑习惯都容易引发脑部疾病，严重威胁脑健康。尤其是阿尔茨海默病，其高发病率和高死亡率严重影响老年人脑健康和生

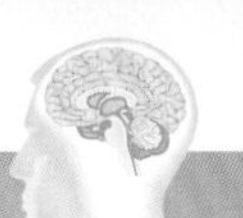

活质量，是目前脑健康领域药品研发的重要攻克方向。AD确切的发病机制目前还不清楚，越来越多的证据表明AD是由多种原因引起并涉及多种病理机制的中枢神经系统退行性疾病。随着对AD的神经病理、神经生化及分子遗传学等方面的研究不断进展，目前研究表明中枢胆碱能损伤、β-淀粉样蛋白沉积、Tau蛋白异常磷酸化、基因突变、氧化应激与自由基损伤等可能在AD的发病机制中起着关键的作用。而基于不同的理论假说基础，治疗AD相关药物的开发不断取得进展，但主要仍为对症治疗，尚不足以阻止神经元退行性改变而防止病情的进展。目前常用的治疗药物有胆碱能类药物、兴奋性氨基酸受体拮抗剂、改善脑代谢药物、抗氧化剂、抗炎药物以及抗精神病药物等，神经保护剂、神经生长因子、雌激素、抗淀粉样蛋白药物等方面的研究也取得了一些研究进展。全球已获准上市用于治疗阿尔茨海默病的主要药物见表7-1。

表7-1　全球已获准上市用于治疗阿尔茨海默病的药物

药品名称	研发公司	作用机制	首次上市国家及日期
Donepezil hydrochloride RDT	卫材	AChE抑制剂	日本2004
盐酸多奈哌齐（Donepezil hydrochloride）	卫材	AChE抑制剂	美国1997
他克林（tacrine）	First Horizon	AChE抑制剂	美国1993
加兰他敏（galantamine）	Synaptec	AChE抑制剂	奥地利1996
酒石酸卡巴拉汀（Rivastigmine）	诺华	AChE抑制剂	瑞士1997
盐酸美金刚（memantine hydrochloride）	Merz	NMDA拮抗剂	德国、卢森堡1982
茚洛秦（indeloxazine）	山之内	5-HT再摄取抑制剂	日本1988
ST-200	Sigma-Tau	肉毒碱乙酰转移酶刺激剂	意大利1985
尼麦角林	辉瑞	α1肾上腺素受体拮抗剂	意大利1874
脑活素（Cerebrolysin）	Ebewe	神经生长因子激动剂	—
磷脂酰丝氨酸（phosphatidylserine）	Fidia	莫完整性拮抗剂	意大利1984
Fraction F	Gentium	纤维蛋白原拮抗剂	意大利1985
α-二氢麦角隐亭	Poli	α肾上腺素受体拮抗剂	意大利1989

2.1　常用药物及机理

2.1.1　胆碱酯酶抑制剂

阿尔茨海默病的药物治疗主要目标是改善认知和行为障碍，减缓疾病的进展，或在有可能的情况下防止和延缓疾病的发生。这些药物着重于增加中枢神经系统的乙酰胆碱酯酶抑制剂的释放。目前，国内外研究最多且应用最多的药物有5个：他克林（tacrine）、多奈哌齐

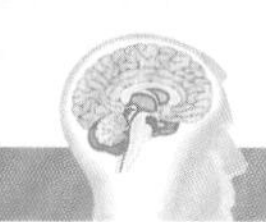

(donepezil)、利斯的明(revastigmine)、加兰他敏(galantamine)和我国自己研制并已上市的药物石杉碱甲(huperzlng)。

(1)他可林:四氢氨基吡啶(tacrine)是一种中枢神经系统内有活性的氢基吡啶,为1993年第一个获美国FDA批准用于治疗AD的可逆性非选择性的乙酰胆碱酯酶抑制剂(AchEI)和丁酰胆碱酯酶抑制剂(BchEI)。本品通过抑制乙酰胆碱酯酶减缓大脑皮层中枢神经释放乙酰胆碱的降解,从而增加乙酰胆碱的浓度,改善AD病人的认知功能。

(2)多奈哌齐:本品属六氧吡啶类氧化物,常用其盐酸盐,为1997年第二个获FDA批准的治疗AD的特异的可逆性乙酰胆碱酯酶抑制剂,是目前治疗阿尔茨海默病比较安全有效的药物。它对乙酰胆碱酯酶选择性亲和力比对丁酰胆碱酯酶强1250倍,而丁酰胆碱酯酶主要存在中枢神经之外。一项为期24周,多中心安慰剂对照实验表明,每周服用5mg和10mg的多奈哌齐得到相似的结果,均优于安慰剂组,5mg剂量组副作用小一些。与他可林相比本品效果更好,选择性更高。

(3)利斯的明:本品属氨基甲酸类衍生物,常用其酒石酸盐,为第二代可逆性胆碱酯酶抑制剂。因其结构与乙酰胆碱(Ach)相似,可作为底物与胆碱酯酶(AchE)结合形成氨基甲酰化复合物。半衰期虽短,但对胆碱酯酶抑制作用长,可达10小时。它是唯一不经过肝脏P450代谢的药物,可与其他药物联用,药物的相互作用不大,具有较好的耐受性。

(4)加兰他敏:加兰他敏最早是在石蒜科植物石蒜或黄花石蒜等植物中提取分离得到的生物碱。20世纪60年代它被证明具有抗胆碱酯酶活性,且作用持久、毒性低,用于逆转神经肌肉阻滞,可治疗重症肌无力、肌营养不良、小儿麻痹后遗症等,亦作为箭毒类药物中毒和手术后的催醒剂。20世纪90年代研究发现,加兰他敏具有改善小鼠记忆障碍功能,由此推测其对AD的中枢胆碱能障碍可能有效。目前,其作为胆碱酯酶抑制剂已获FDA批准用于AD治疗。它既能抑制胆碱酯酶又能调节脑内的烟碱乙酰胆碱受体。新近研究发现,该药还可抑制钾离子通道,激活多巴胺受体,并可通过抑制后超极化、干预代谢等保护中枢神经元,延缓脑细胞的衰老。

(5)石杉碱甲:石杉碱甲系从植物千层塔(huperziaserata)中分离得到的生物碱,为我国自行研制的第二代胆碱酯酶抑制剂,与胆碱酯酶具有完美的嵌合作用。本品通过血脑屏障进入中枢,对皮层、海马区胆碱酯酶作用比其他脑部强。其抑制性、选择性高于他可林和加兰他敏,是一种很有发展前途的用于治疗AD的药物。此外,具有明显的抗淀粉样蛋白神经毒性和抗氧化作用,从而保护神经脑细胞。

(6)其他:除了以上药物外,其他治疗AD的乙酰胆碱酯酶抑制剂还有美曲磷脂(metrifonate)、毒扁豆碱(physotigmine)及其衍生物和控释制剂。毒扁豆碱因其半衰期短(30min),首过效应强,易产生毒副作用而受限。

2.1.2 胆碱能受体激动剂

主要是M和N受体,尤其是M1受体的选择性激动剂。M1受体激动剂不但能减轻AD的症状,而且能延缓病情的发展。这类药物有占诺美林(xanmeline)、米拉美林(milameline)、AF系列化合物、SB202026等,其中占诺美林、AF102B、SB202026在临床试验中分别证实有改善病人症状的作用。

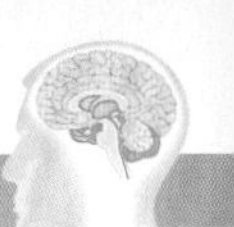

2.1.3　抗氧化剂

抗氧化药物通过消除活性氧或阻止其形成来阻止神经细胞的退化，使用抗氧化剂治疗老年性痴呆症被认为是一种有效的途径。最常用的抗氧剂维生素 E（tocopherol，VitE）可消除自由基，保护其被氧化的物质，减少过氧化脂质的生成司来吉兰（selegiline）是选择性单胺氧化酶（MAO–B）抑制剂，可抑制多巴胺的氧化脱氨基作用，预防自由基的形成和随后的神经元破坏，轻、中度 AD 患者单用或合用 VitE 均可有效延缓痴呆症的出现。内源性抗氧化激素褪黑素（melatonin）、银杏制剂、酚酸 B 等均有较强的抗氧化性。

2.1.4　钙通道阻滞剂

细胞内的钙离子超载或不足将会影响神经递质的合成、传递和释放，轴浆流动和转动，消息物质的跨膜传递，神经细胞的发育和神经元的兴奋性。目前，钙通道阻滞剂（calciumant agonist）应用最多的为双氢吡啶类药尼莫地平（nimodipine）和氟桂利嗪（flunarizine），苯烷胺类药维拉帕米（verapamil），防己科植物粉防己的干燥块根提取的生物碱粉防己碱（tetrandrine）。

2.1.5　谷氨酸受体阻断剂

此类药物可阻止过量的神经递质谷氨酸的传递造成的兴奋毒性，起到保护神经元的作用。代表药有黄皮酰胺（clausenamide）、美金刚（memantine）。

2.1.6　Aβ 形成抑制剂

AD 患者 Aβ 白蛋白逐渐在细胞内外通过成核作用形成毒素斑点，导致神经元缺失、变性，产生认知和记忆障碍。因此减少 Aβ 的产生对改善脑的认知和记忆障碍有理论依据，但临床上尚无此类药物出现。

2.1.7　非甾体抗炎药

非甾体抗炎药（non–steroidalanti–inflmmatory）可能通过抑制与老年斑形成有关的炎症反应，如抑制小胶质细胞增生或干扰了老年斑的形成而影响阿尔茨海默病的疾病过程。研究发现，大脑内发生的炎症，对于老年痴呆症的不断恐慌起到推波助澜的作用。在 AD 发病过程中，有多种炎性因子参与病理过程，如白细胞介素 21（IL21）、白细胞介素 26（IL26）、白细胞介素 210（IL210）、α2 肿瘤坏死因子（TNF2α）、β2 转化生长因子（TGF2β）；其中 IL26、TGF2β、IL210 既参与炎症反应也参与抗炎症反应。IL21 可通过蛋白激酶 2c（protein kinase 2C，PKC）途径促进 App 的合成和分泌裂解，促进 Aβ 的产生和沉积，IL21 的过度表达在 AD 早期形成过程中起决定作用。IL26 可调节 APP 的合成，IL26/sIL26R 复合物可增强 APP 的转录和表达。TGF2β 是脑部对损伤及炎症反应的关键调节剂，可上调 APP 的表达。

临床和流行病学研究表明，长期应用非甾体抗炎药物可延缓 AD 的发病并可减轻 AD 的症状。非甾体抗炎药通过改变 γ2 分泌酶活性减少 Aβ 的产生，也可通过抑制环加氧酶（cyclo oxygenase，COX）具有消炎、解热的性质和功能。COX 具有两种同工酶：COX21 和

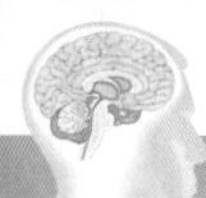
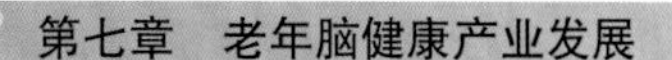

COX22。本类药物对COX22的抑制作用为其治疗作用的基础;对COX21的作用则成为其不良反应的原因。目前多选用COX22抑制剂,报道最多的药物有吲哚美辛(indomethacin)、替尼达普(tenidap)、阿司匹林(aspirin)、布洛芬(ibuprofen)、萘普生(naproxen)等。

2.1.8 雌激素

自从1986年Fillit首先报道雌激素治疗7例AD患者3例有效后,越来越多的研究证明雌激素能够治疗此病。其作用机制可能为:促进神经突触的生长并增加神经生长因子及其受体的表达;抑制β淀粉样蛋白的沉淀;拮抗β淀粉样蛋白的毒性作用。有研究表明雌激素治疗阿尔茨海默病与脑内的烟碱性乙酰胆碱受体(NAchR)表达的增加有关。

2.1.9 降胆固醇药

对AD患者的研究证明,AD患者的血清胆固醇水平高于正常对照组,胆固醇水平与AD的严重程度有关。流行病学研究证明,服用他汀类药物与未服用者相比AD发病率可降低70%。

2.1.10 金属螯合剂

金属螯合剂主要通过与对神经具有毒性的金属离子(如铜、锌、铝、铁等)进行螯合使这些离子的浓度调到一个正常水平,减少这些离子对大脑神经的破坏。淀粉样前体蛋白含有形成AD淀粉样斑块的β淀粉样蛋白结构,是铜和(或)锌的转运体,在保持体内正常铜水平和各种金属离子平衡中起重要作用。血铜水平异常,APP-Cu复合物介导的自由基产生以及铜、锌参与下的Aβ聚积,均可导致AD病的发生。因此,保持体内铜、锌、铝、铁的平衡有助于AD的治疗。

2.1.11 精神抑制剂

国外有研究报道精神抑制剂利培酮可降低老年痴呆患者迟发性运动障碍的发病率,已在欧洲提出申请用于治疗与痴呆有关的行为症状。

2.1.12 Aβ疫苗

SP是AD病理特征之一,其形成是Aβ沉积所致,因此,针对降低Aβ水平的方法已用于临床试验,阻止Aβ的聚集和对Aβ的免疫反应。1999年Elan公司和WyetlrAyerst实验室报道用AB肽(AN21792)免疫转基因小鼠可逆转病情,且伴随有小鼠的认知和记忆能力的恢复,经免疫的AD小鼠没有淀粉样斑的生成,表明Aβ肽免疫可以有效清除脑内已有的淀粉样沉淀斑,同时可抑制淀粉样沉淀斑的生成,明显改善AD小鼠的执行能力。因此AN21792被认为是极有前途的AD病疫苗。但由于发生了15例脑炎病例,实验被终止。有理论认为APP存在许多组织中,产生抗体发生的交叉反应,有可能导致脑炎的发生。有学者应用基因枪控制的Aβ242对AD大鼠进行基因免疫,结果发生了有效的针对Aβ的体液免疫,没有产生明显的T细胞免疫。

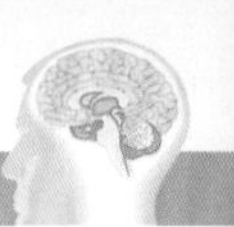

2.2　中医药治疗阿尔茨海默病的研究进展

国外在研究 AD 的发病机制及药物研发方面虽然已取得了一定进展，上市的药物和正在临床试验的药物已达几十种，但临床治疗效果不甚理想尚缺乏根治药物，基于中医药整体论治的特点和中药多种有效成分可同时发挥多重作用靶点的药理特点，近年来应用中医药进行痴呆防治的基础和临床方面的研究也越来越多，从传统和现代医学入手探索，从中医药宝库中挖掘，中药尤其是从复方中开发疗效好，副作用小，且能长期服用的药物日益受到重视。

AD 在中医学属“呆病”“健忘”“虚劳”等范畴。历代医家对本病的病因病机有着不同的认识。《丹溪心法》认为“健忘精神短少者多，亦有痰者”认为呆病是痰气所致。明代张景岳认为情志抑郁、思虑狐疑、所求不遂或受惊恐等，日久可逐渐引起痴呆。清代程钟龄在《医学心悟》中言：“肾主智，肾虚则智不足。”认为肾虚脑髓空虚是痴呆发病的重要因素。王永炎院士提出“毒损脑络”理论，认为内生浊毒系脏腑功能和气血运行失常，使体内的病理产物不能及时排出，蕴积过多而生成“老年呆病”。故 AD 的发生与肾虚、痰浊、瘀血、情志及各种因素有关，其病位在脑，病机属肾虚髓少，多为本虚标实，内生浊毒，清窍蒙蔽所致。鉴于以上中医对 AD 发病机理的认识，临床上各医家采用不同治法分型，辨证论治。

目前中医临床辨治 AD 症型主要有虚症（脑髓不足型、脾肾阳虚型、肝肾阴虚型、心脾两虚型、肾阳虚衰型、心神失养型）、实证（瘀血内停型、痰瘀互阻型、痰浊阻塞、风痰上扰型、痰热上扰、气滞血瘀型、气郁型、心肝火旺）及虚实互兼（肾虚痰瘀型、阴虚火亢、气虚血瘀型、气虚痰瘀型、阴虚痰瘀型）三种类型。其临床常用治法语成分有：补阳、补阴、双补阴阳、补益心脾、调和肝脾、活血化痰、行气活血、益气活血、祛痰化浊、清火化痰等。

临床上常选用的单味中药主要有：党参、人参、鹿茸、葛根、金钱草、三七、益智仁、淫羊藿、白术、锁阳、五味子、女贞子、丹参、天麻、何首乌、石菖蒲、赤芍、蜂花粉、菟丝子、川芎、黄芪、远志、茯苓、枇杷叶、刺五加、杜仲、厚朴、绞股蓝。并且在辨病论治的基础上，结合 AD 患者发病的病机特点，已有组成专用方剂如补肾化痰通络方益脑通脉汤、补肾活血化浊汤、调心方、醒脑益智方等。

与此同时，大量防治 AD 中药的药理实验研究也逐渐涌现。从早期以滋补类药物为主，如人参、黄芪、杜仲、刺五加、党参、鹿茸等，逐步延伸至化痰药、活血药，近年来药理研究更是涉及多种单位药及中药复方，主要进行延缓衰老，改善学习记忆等方面的研究，证实其神经药理活性。由于中西医关于痴呆病的认识尚未统一，尚缺乏从中医角度研究的痴呆模型，目前实验研究多采用现代药理学手段，从现代医学对痴呆的认识出发，依据痴呆发病的病因病理，从改善痴呆的主要症状入手，在中医理论指导下选方用药，进行大量促智作用研究，并从多途径多环节，整体实验结合细胞分子水平探讨中药防治痴呆证的作用机理，主要集中于提高胆碱能神经功能，影响单胺类递质及其受体功能，促进蛋白质和核酸合成，抗自由基损伤，拮抗钙离子超载，抗缺血缺氧，影响兴奋性氨基酸 –NMDA 受体 –LTP 系统，改善脑组织形态以及具有神经生长因子样作用等方面，另外近年来在影响神经细胞凋亡及抗 β 淀粉样蛋白方面也开展较多研究。

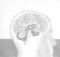

综上，中医药治疗痴呆从整体观念出发，其疗效和作用机制已经逐步被临床和基础研究者所认同，药物研究以中药单体成分、有效部位、单味中药及复方为基本对象，在防治老年期痴呆方面做了大量临床和实验研究，涉及整体细胞及分子水平，取得了较大的进展，但由于老年性痴呆的病因病理尚未彻底阐明，中药尤其是复方成分复杂，作用广泛，目前尚缺乏全面、系统、深入的研究。今后可加强这方面的研究，应进行病理、生理、生化及行为多项指标的综合评价，病证结合体外模型，揭示其作用机理以及多环节的整体优势。相信随着实验手段的不断更新、痴呆发病机制的进一步阐明，中医药治疗老年性痴呆会取得更大进展，显示更大特色与优势。

第三节 老年脑健康之“社区－居家”养老产业

1 社区－居家养老服务概述

1.1 中国社区的现状和特点：脑健康行动实施的社区基础

中国现代社区的传统关系逐渐失落。社区定义里并不总是既包含着地域的成分、又包含着丰富的社会关系，而是会看到这二者的分离：一种情形的社区单指地域，如同中国百姓话语体系中的“小区”。同一个小区里的人们就属于同一个社区，而不管这里的人们是否有密切的社会交往与社会纽带。另一种情形是单指社会关系体系，一个小规模的人群，只要人们相互熟悉、密切交往、形成了较为稳定的熟人关系，就构成了一个社区。例如一个由同学关系构成的共同体，一个与同事关系构成的共同体，甚至在艾滋病防治中，由基层的感染者构成的一个群体也被称为是“社区”。在后一意义上，英文中“社区”的单词“community”，又被翻译为“共同体”。

当前社区相关的一个核心话题就是“社区的失去”，这是指一个地域范围内的人们，虽然居住在一起，但相互关系却出现了巨大的变化，人际距离在增加，人们之间变得越来越疏远。

现代型社区的形成必须具备两个前提条件，即第一重建居民共有生活空间，促进邻里间的交往和交流，强化邻里连带关系；第二重建居民共有价值理念，凝聚全体居民，增强居民的社区认同。这两点构成了城市和城市化社会中社区建设的基本任务。

1.2 中国社区的特点：脑健康行动需要社区参与

1.2.1 社会性

社区是社会的缩影，社会中各种复杂的关系和种种问题都会通过社区反映出来。社区是以一定的地域界限为基础的社会生活共同体，是人与人之间的社会关系在空间范围内的

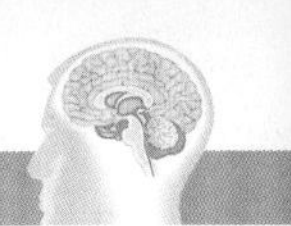

表现。因此，社区建设首先表现为人际关系建设。众所周知，传统社会或乡村社区与现代社会或城市社区在人际关系方面的一个重要区别，就是前者表现为紧密或亲密，后者表现为疏远或冷漠。造成这一区别的原因是多方面的，其中一个很重要的原因就是社会转型过程中人际交往的间接化，而人际交往的间接化又是由两个相互联系的因素引起：一是居住方式的相对封闭化，即住宅的高层化和别墅化使每一家庭的生活空间日趋独立或封闭，居民之间直接见面的机会因而减少；二是传播媒介的日益多样化，即电话、书信、网络等个人传媒和电视、广播、报刊等大众传媒的日益发展和多样化，使居民花费在与媒体打交道的时间增多，而花费在串门走户的时间减少。由此可见，社区人际关系建设实质上是社区的凝聚力和亲和力建设，这种建设在操作层面上就是为居民提供直接交往的场所和机会。在有限政府理念的指导下，政府的工作重心发生转移，从而形成“小政府、大社会”的格局，在政府的指导下，社区建设是社会性广泛参与的行动。地域性。社区是一个相对稳定、相对独立的地域界限或聚集场所，它具有地域要素，是一个地域性概念。美国社会学家 E·W·伯吉斯特别强调社区的地域性含义，他在《邻里工作可否有个科学基础》的论文中写道：“社区一词，已为社会学家们广泛使用，邻里工作者们以及其他一些人也常常使用这个词，但他们所指的含义却彼此相差甚远。”无论研究哪方面的问题，我们都有必要首先明确概念，弄清楚有关概念之间的区别所在。在这个学科的文献中，现在有一种倾向越来越明显，即强调社区的地理环境。因为社区不仅仅是一个单纯的地域概念，它同时含有社会 – 人类生活的共同体的涵义。在很大程度上，社区地域性反映的是民俗、语言、法律、生活等特性。历史上重要事件留下的文化遗产以及地域、人文等特征，也会给地域形成一定的氛围。一个地区的社区建设，总是与这个地区的经济社会发展水平以及特有的人文历史相联系的，因而带有显著的地域性特点。社区建设的地域性主要表现为：从内容上看，社区建设主要是根据本社区成员的需求和愿望，解决本社区问题，为本社区成员提供多样化服务；从主体上看，社区建设的组织者和参与者主要是本社区内的居民、单位和群体、组织；从活动范围上看，社区建设的活动范围主要局限于本社区之内，并在一定程度上受本社区地理环境条件的制约，由此决定了社区建设的地域性特征。

1.2.2　自治性

自治源自于希腊语，意指“自我治理或自我做主的状态”。自治意味着不像他治那样，由外人制订团体的章程，而是由团体的成员按其本质制订章程（而且不管它是如何进行的）。自主意味着，领导人和团体的行政班子依照团体自己的制度任命，而不像不自主的团体由外人任命的那样（不管任命是如何进行的）。严格意义上讲，按照社区原则，城市的基层社区组织是自治组织，是群众自我管理、自我服务的组织。社区组织的产生是来自社区内居民的选举，其职能总体上说是为社区内居民群众服务的，它的全部工作对象是社区内的居民和驻区单位。依存性。从社会学的角度来看，社区不是纯粹的自然地理区域，而是社会空间与地理空间的有机统一，是一个人文区域。因此，社区概念强调的不仅仅是人们在地域上的统一，它更强调的是生活在共同地域之上的人们的彼此交往和归属感。社会学家普遍认为，社区归属是影响社区存在和发展的重要因素。所谓社区归属感是指社区居民把自己归入某一地域人群集合体的心理状态，这种心理既有对自己社区身份的确认，也带有个体的感情色彩，主要包括对社区的投入、喜爱和依恋等情感。城市社区一般是人为的产物。居民们

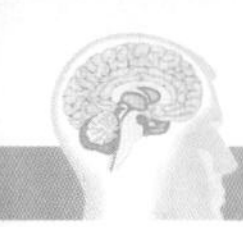

大多数是以业缘关系代替血缘、姻缘关系，这也是城市社区区别于农村社区的最大特色。从某种程度上讲，城市社区中居民丧失了农村社区“人和”的最大价值，城市社区居民信奉的是“君子之交淡如水”左邻右舍不相识。城市社区服务、社区建设正是针对如此现象应运而生。纵观社区的一切活动是建立并维持在相互依存和互惠的基础上的，这种互惠和相互依存是自愿的、理性的，如果个人和集团不再需要他人，如果从互惠和合作中什么也得不到，社区就不会出现和维持。”现代化、工业化从根本上说不会削弱人们的社区意识和归属感，恰恰相反，构成社区质量的物质生活、文化生活、环境、教育、能源等因素的状况及其变化深刻地影响着人们的社区意识和归属感。社区的魅力就在于其初级群体的情感因素，在于非理性、非组织化、非正式的人际关系。这样的社区和在这样的基础上形成的社区精神或社区意识，才能对居民构成持久的吸引力。社区建设的根本目标，是通过社区建设活动推动和促进社区居民共同意识的形成，增加居民对社区建设的认同感和对自己社区的归属感，从而达到“社区是我家，建设靠大家”的境界。

1.2.3　群众性

人民群众是社会实践的主体。社区建设的主体是群众，社区建设的成败取决于群众是否广泛参与。社区建设的群众基础是指支持社区工作、参与社区活动、关心社区事务的社区群体。这个群体是以居住为基础、组织为纽带、活动为载体凝聚起来的。社区的群众基础是社区建设的力量源泉，是推动社区发展的内在力量，是决定社区建设进程的重要因素。从社区建设的对象看，不是指社区内的某一群体或几个群体，而是指社区内的所有群众。由此决定社区建设具有明显的群众性。

1.3　中国城市社区的基本功能：脑健康行动的社区实施路径

1.3.1　政治功能

政治是经济的最集中表现。作为社会物质利益关系总代表和总保障的政治，其根本任务和主要内容是对社会资源进行强制性的分配；在社会资源分配过程中，这种分配过程不论在国内社会还是在国际社会，都反映人与人之间的物质利益关系。与经济对社会资源的分配是通过市场为媒介、以价值规律为中轴而进行的、在表现形式上显得比较自由、平等的分配形式不同，政治是一种以公共权力为后盾对社会资源做出强制性、权威性分配的一种特殊形式。社区的政治功能是指社区在保持国家政治生活的稳定和发展方面所具备的各种功能。从最根本的意义上说，城市社区的政治功能产生于其在国家的政治体制结构中的地位。国家所制定的各项政策能否收到成效，达到制定政策的初衷，关键的是这些政策能否被社会了解和接受，并在社会中得以贯彻和执行。社区自治组织可以帮助政府有关部门把国家法律、政策的基本原则和精神落实到社区居民，使居民了解、接受并能自觉地遵守，从而为国家各项法律和政策的顺利贯彻执行打下坚实的基础，对国家政治和社会的良性发展起到保护作用。城市社区对较好地满足居民需要、扩大就业、实现小政府、大社会的管理格局以及充分发掘和利用社区政治资源等起着重要作用。城市社区的政治功能不是空的，要体现在社区的各项具体工作中，体现在社区建设、社区思想政治工作、社区群众工作、社区精神文明建设中，体现在为群众的服务中。

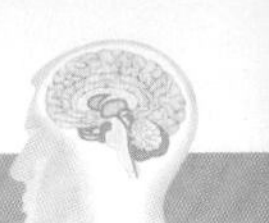

1.3.2　服务功能

在现代城市中，社区具备许多功能，而这些功能的发挥主要是通过社区服务这条途径来实现的。服务是社区最主要的功能，社区服务是社区建设的重要内容和基础性工作。社区是处于城市政府和居民之间的中间层次，居民生活在社区中，所以社区就成为政府联系社区居民的主要载体，通过服务社区架起了一座联系的桥梁。城市的社区服务大致包括这样两种形式：一种是政府服务于社区，它包括对社区的宏观指导、规划以及建设资金的投入和各种福利的服务，它的终极目标是居民公众，但必须通过社区这个中介。另一种是社区内部服务，它包括人际相互服务和社区为居民提供的服务。政府为社区服务首先需通过社区组织了解社区的情况和居民的需求，这样才能及时地解决与人民群众生活有关的各种问题。现代城市管理要实现“小政府、大社区、大服务”的模式。政府在转变职能的同时管理重心开始下移，通过对社区的服务，一方面可以加强政府与市民的联系，另一方面市民也可以通过社区来表达自己的意愿，对政府行为提出建议和实施监督。

社区内的服务活动是加强社区居民之间联系的又一主要任务。社区内的居民和组织既是社区建设的主体又是服务的对象，这种人际相互服务体现了社区的互动性。社区服务的目的是提高社区居民的生活质量，增加社区公共福利；社区服务的基本方式是以社区成员的自助、互助为基础，利用社区内外资源，开展各种福利性质的服务。从社区服务的内容来看，尽管大家的归纳不同，但其内容涵盖方方面面却是不争的事实。社区服务系列基本上分为：为老年人服务系列、为残疾人服务系列、拥军优属服务系列、精神病看护康复服务系列、综合治理和司法调解服务系列、便民利民服务系列、为妇女少年儿童服务系列、医疗卫生服务系列、社区文化服务系列、为各界人士服务系列等。社区通过服务为居民的生活提供各种便利条件，为驻区单位创造良好的工作环境，使他们意识到社区利益与他们的自身利益密切相关，从而达到社会整合的目的。

1.3.3　社会保障功能

社会保障是社会（国家）通过立法采取强制手段对国民收入进行分配和再分配而形成的专门社会保障金，对基本生活发生困难的社会成员给予物质上帮助，以保证社会安定的一系列有组织的措施、制度和事业的总体。社会保障作为一种社会功能，关系到全体社会成员的切身利益并对社会的安定、经济的发展产生影响，是社会制度的集中体现。社会保障的基本宗旨在于维持每一个社会成员所需的最基本和最低生活水平，在社会学家看来社会保障具有稳定社会的功能。目前，我国社会保障体系大致分为两个子系统：基本社会保障和补充保障。基本社会保障可分为社会保险、社会救助、优抚安置和社会福利四个部分；补充社会保障包括单位补充保障、社会互助保障和个人储蓄积累保障三个部分。这两个系统共同构成了我国社会保障体系的主要内容。它们就像一张安全网，对整个社会的弱势群体给予最低生活的保障，维持着整个社会的安定与稳态运行。但是，以上社会保障体系只涵盖了法定社会保障、单位系统补充保障的社会保障内容，却忽视了现代社会保障体系中的一个重要组成部分社区社会保障。所谓社区社会保障，是以社区为主体和载体，对受保对象进行管理服务；多渠道筹集资金，对享受了法定社会保障、单位系统补充保障后基本生活仍发生困难的社区成员给予经济上的两次补充托底保障，以保证社区安全的一系列有组织的措施、制度和

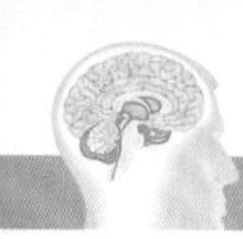

事业的总称。从定义中可知，对于那些身陷生活困境而又无能为力的人们来说，社区社会保障无疑具有至关重要的意义，是城市社会保障的“最后一道”安全网。

1.3.4 文化功能

文化是城市社区人与人之间沟通与联系的桥梁。从文化辐射功能和影响范围的角度来看，社会文化体系分为国家民族文化、区域地方文化和城市社区文化三个层次。具有鲜明民族特色的国家文化是宏观层次的文化形式，具有浓郁地域特色的地方文化是中观层次的文化形式，具有鲜明城际特点的城市社区文化是微观层次的文化形式。社区文化是指通行于一个社区范围之内的特定的文化现象，包括社区内的人们的信仰、价值观、行为规范、历史传统、风俗习惯、生活方式、地方语言和特定象征等。社区文化是构成社区的重要要素之一，是社区的地域特点、人口特性，以及居民长期共同的经济、社会生活的反映，社区文化实质上是地方文化的具体体现。由此可见，社区居民的行为规范、生活方式、风俗习惯和价值信念构成了社区文化的理论内核。无论是行为规范、生活方式还是风俗习惯、价值信念都不是单个人的原子化行为所能产生的，而只能是来自于社区居民群体的长期持续互动所产生的社会关系网络中。社区是根、居民是本、活动是魂，充分发挥社区的文化功能，不仅可以有效抵制各种非主流文化和不良亚文化在社区中的传播，而且对社区人文精神的形成和整个社会文化的繁荣都具有极为重要的作用。

1.3.5 经济功能

社区的经济功能主要是指社区在社会经济发展中所具备的功能。社区经济是指在特定的区域范围内，以社区居民为服务主体和组织主体的主要来源，调动社区内外一切可用资源，以灵活多样的运行机制来配置资源，以社区居民福利最大化为目标的，可进行成本与效益核算的一切活动。社区经济的发展能够最大限度地满足生活在社区中居民的工作、学习、娱乐和生活等方面多元化的需要，提高社区居民的生活质量。社区经济是城市经济和地区经济的重要组成部分，对城市和地区经济的发展有导向作用、拉动作用。社区经济是以服务业为主的经济，可以容纳大量人口就业，是社会安定的重要保证，是提高居民生活质量的重要途径。社区经济有稳定性、递升性的特点，因为居民的生活需求是长期的，并且随着社会经济和文化的发展而稳步提高。社区经济的社会效益是广泛而又巨大的，文化方面的服务可以促进居民文化生活的改善和基本素质的增强。社区的经济功能主要表现在两个方面：一是社区组织通过各种方式直接参与到本社区的经济活动当中，推动着本社区的经济发展；二是表现为社区通过政治功能、服务功能、社会保障功能和社区文化功能的充分发挥，为社区经济的发展提供一个良好的外部环境，间接地为本地区经济的发展起到推动作用。理论和实践都表明，人类的发展和经济水平的提高息息相关。社区环境的改善、社区服务的优化、社区教育的普及、社区生活质量和文明程度的提高以及“文明社区”的创建等活动，都离不开社区经济的发展，都必须有相应的经济基础和财政实力。社区经济作为一种优化的资源配置方式，可将社区内互不相联的各种经济成分变为利益共同体，建立一种新的经济生产方式，从而带动社区乃至更广区域的经济发展。只有社区经济的发展，才有真正意义上的社区发展。

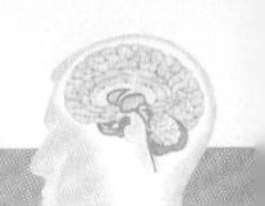

2　社区 - 居家养老发展的保障机制

2.1　完善老年医疗保障机制

当前，我国的城镇老年医疗保障体系主要包含基本医疗保险、退休职工大病医疗保险、互助医疗基金、老年人口医疗救助和老年人医疗专项基金等内容。在该体系中，基本医疗保险的个人账户、社会统筹基金和大病保险分别构成了我国老年退休职工医疗保险的第一、二、三道防线。对无经济来源的老年人来说，社会医疗救助制度是老年医疗保障的底线。作为医疗保障的补充，社会互助基金和老人专项医疗基金则服务于患重病、长期患病的老年人。对于农村来说，需要进一步发展和完善新型农村合作医疗制度，制定对农村弱势群体特别是农村老年人的医疗保障政策。应鼓励社会力量和市场因素参与到其中来，提高筹资水平，扩大参保面。同时设立重大疾病专项保险金，对因患病而没有经济能力治疗的老年人实施专项救助。农村医疗保障的发展关键在于强化政府责任，加大财政投入，扩大农村医保的覆盖范围，满足日益扩大的农村老年人医疗保障需求。

社区卫生服务网络的建设应由政府主导，同时鼓励社会力量的积极参与。要建立健全社区卫生服务网络，地方政府科学地制订相关规划，以社区卫生服务中心和服务站为主体，以社区诊所和医务室等小型医疗机构为补充，发挥社会力量，鼓励民营机构建立活泼多样的营利性老年服务机构，逐步构建起覆盖面广、方式多样的社区老年服务体系。

要建立起针对特殊疾病和重点对象的专项医疗服务。针对常见主要疾病，要制定针对性保障办法，从经济上予以专项保障支持。针对高龄老人，要建立科学的医疗保健补贴制度，安排专业机构和人员定期上门为其做健康检查。另外，要调动各方面力量积极开办专业老年医院，也要在有条件的综合医院中设置老年门诊专科，从服务机构和组织上保障老年医疗服务的专业性。同时，组织开展老年人医疗保健社区活动，支持社区团体和企业兴办老年保健院，投资银色产业。

2.2　脑健康管理与社区精神文明建设

积极老龄化目标对老年社会保障提出了新需求，这要求老年社会保障和服务的内容必须做出相应的调整和提高，以适应新形势。政府要整合各种社会资源，开阔思路，将老年社会服务发展成成兼顾经济效益与社会效益的完整产业，保障投资者收益的同时，达到良好的社会收益。老年社会服务应当以老年人的文化娱乐服务和心理健康服务为重点，为老年人提供完备的硬件资源和软件保障，全面提高老年人的生活质量。

除为老年人提供生活和医疗保障之外，丰富老年人的文化娱乐生活，关注其心理健康也尤为重要。首先，要完善老年人心理健康服务，建立起针对老年人心理健康服务的专门机构和队伍，提高老年人自我调控能力，同时要积极搭建老年文化平台，建设一批老年人交流和参与的文化项目，从整体上改善老年人的心理健康状况。其次，要在老年人群体中进行老年观宣传教育，帮助其树立积极向上的老年观念和生活态度，鼓励其发挥特长，积极参与活动。

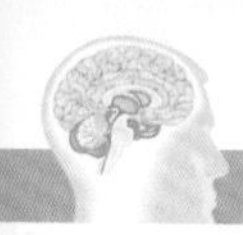

对于鳏寡孤独等重点老年人群，实施重点关注和针对帮扶，定期派出心理咨询人员给予帮助和疏导。社区生活中，基层政府要积极开展老年文化活动，营造尊老爱老的社会氛围，让老年人能够切实感受到关怀和照顾。上海市"安康通"为老关怀服务援助系统是借助于信息化手段和电子化方式实现老年社会服务的一站式、全时空、新模式的老年社会服务系统，是建立新型老年社会服务体系的成功经验和有力参考。

2.3　国内社区养老模式的投融资建设

目前，由于中国的社区养老模式还在大力发展中，并且养老服务市场也尚未成熟，因此我国社区养老体系的建设还是以政府为主导，通过下拨资金和优惠政策的支持来推动社区养老的发展。同时，中国受到日本的启发，一方面能使社区养老服务供给更加内生化和多元化，另一方面减轻政府的负担，中国的社区养老正走"社会化"的发展道路：政府通过对进行社区养老的基础设施建设，同时引入社会组织和企业负责运营，集合全社会的资源共同发展社区养老。

2.3.1　社区服务

社区是社区养老实施的载体，社区服务也是社区养老服务的重要基础。但这里需要指出的是，社区服务包含的内容非常广泛，不光有老年人，还有社区的其他居民。自从我国从计划经济进入到社会主义市场经济以来，国家 - 企业包干制养老已经被社会养老逐渐取代，社会养老逐渐成为了重要的养老方式。在目前中国的社区养老模式下，社区是直接执行上级管理部门实行社区养老规划的实施单位。而社区作为社会养老其中非常重要的平台，社区服务的好坏也直接影响到社区养老服务水平的高低。

1995 年，国务院出台了《关于加快发展社区服务业的意见》，推动社区服务向高标准、规范化方向发展。各地也据此相继出台了一些实施政策。在广西，按照区民政厅制定的《广西社区服务示范城区标准》规定，社区服务的资金来源主要为：①政府资助；②居委会所经办经济年产值的 2%；③社会福利彩票公益金的 60%；④社会募捐；⑤社区服务的有偿性服务收入。吉林的社区服务的经费来源包括：①街道内企业每年税后利润的 1%；②社会服务企业和民政经济实体税后利润的 2%；③社区经营性服务设施税后利润的 5% 和有偿服务收入；④社会捐助；⑤地方财政专项补助。

从以上的社区服务的经费来源可以看出，政府会通过财政补贴和福利彩票公益金对社区的发展予以一定的支持，社区也会从居委会获得社区内企业一部分的资金，同时社会的捐助也是社区发展资金来源之一。由此可以看到，政府、企业、社会和社区自身都在为社区服务做出应有的贡献。

2.3.2　星光计划

"社区老年服务星光计划"（简称"星光计划"）是 2001 年 6 月国家民政部提出的，旨在从 2001—2004 年的三年时间内通过福利金资助、社会力量帮扶、各级财政投入和街居筹集资金在社区建设面向老人、小型分散、方便实用、星罗棋布从而形成网络的老年福利服务设施和活动场所一个全国性项目，主要是为实现老人福利社会化而进行的。

在“星光计划”三年总投入的134.86亿元中，民政部本级彩票公益金投入为13.5亿元，占10.8%；地方彩票公益金投入26.33亿元，占19.52%；地方财政投入43.36亿元，占32.15%；项目单位自筹和其他方面投入34.83亿元，占25.83%。

“星光计划”从2001年开始实施“星光计划”起，至2005年底，“星光计划”建成“星光老年之家”3.2万个。涵盖老年人入户服务、紧急援助、日间照料、保健康复和文体娱乐等多种功能，受益老年人超过3000万。

该计划引起了社会广泛的关注和反响，被人民群众盛赞为体现以人为本的“民心工程”和“德政工程”。

由星光计划的推动主体来看，该项目主要由中央政府积极大力推动的，地方政府财政、社会彩票筹资以及企业投入共同配合完成的。从资金的使用途径来看，则主要是用于社区老人服务中心等基础设施的建设。从投入资金的组成部分来看，由于政府一直在社区养老服务体系的建设上都是主要力量，因此“星光计划”中政府，特别是地方政府的财政投入也占投入资金的主要部分；而有所不同的是，“星光计划”中社会通过彩票公益金的融资力量非常突出，可以看出，社会对于社区养老的高度关注和支持。

2.3.3　货币化养老补贴

货币化养老服务补贴分为“居家养老服务补贴”和“机构养老服务补贴”两种。社区养老服务主要涉及居家养老服务补贴，是指向社区老人发放代币券，老人根据生活需要持有代币券到所在社区老年服务中心购买服务，社区老年服务中心根据补贴对象的需求配备经过培训的服务人员，并上门为补贴对象服务。

货币化养老补贴主要是政府通过购买服务的方式为老年人提供养老服务，其所需的经费主要由各级政府的拨款和社会化融资组成。

由此，货币化养老补贴主要还是政府负责经费、推行和实施（表7–2）。

表7–2　货币化养老补贴的经济来源和经费用途

	经费来源	经费用途
社区服务	政府、居委会、社会福利彩票公益金、社会募捐、社区有偿服务收入	建设社区基础设施 开展社区服务 社区经营日常支出
星光计划	各级政府彩票公益金、地方财政、企业投入	社区老年福利服务设施和活动场所
货币化养老	政府财政支出、社会融资	政府为社区居家老人购买的养老服务

综上所述，从目前全国开展的社区养老情况来看，主要的经费来源依然是政府，即市场经济条件下政府在社会福利发展中依旧承担主体责任。也就是说，政府通过政策制定、工作推动、资金投入、服务监管等途径，履行社会福利服务保卫者的角色。同时，由于财政收入的压力，传统政府包办社区养老服务的情况现正逐渐被摒弃，因此如何将市场和社会的资源纳入到社区养老服务体系中，让市场和社会成为社会养老服务的生产者和提供者，这对于建立健康、长远、可持续的社区养老模式是极为重要的。

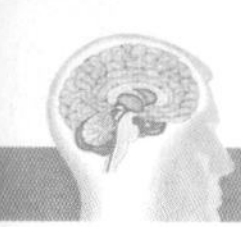

从上文中可以看到，在目前社区养老服务体系的建设中，政府通过对于社区养老服务体系建设的支持是通过财政资金和社会福利公益金的下发而完成的。但同时，由于社会老龄化的日益加剧，政府的压力也会逐渐增加。况且，根据有关学者的研究，当前我国社区养老体系构建的过程中，财力资源匮乏是制约社区养老发展的一个非常重要的原因，特别缺少制度性的资金供给。一方面，由于地方政府的财力有限或重视不够，政府的资金或者专项拨款并不能每年都有；同时，社会捐助在我国还缺乏完善的制度安排。此外社区的有偿性服务收入也非常微薄……这些都导致了社区养老的发展出现财政瓶颈。

实际上，社区养老服务是社会保障的一个组成部分，它是以城市社区为依托通过国家的财政补助、社会力量捐助以及社区自筹的方式来实现资金的融通。建立社区养老服务体系最为关键的因素就是资金，资金是社区养老运行的最为重要的物质基础。从上述情况来看，面对庞大的老龄化人群，我国在社区养老服务的资金保障方面，特别是筹集方面存在一定的困难。

社区养老服务的资金融通，一方面需要社会保障体系发展的内生性作为支持动力，另一方面也需要通过福利性手段吸引“外力”，包括市场和社会力量共同促进社会养老服务的发展。两方面有机结合，才能很好地实现社会福利公共物品供给的有效性和公平性。

2.4　各国老年脑健康产业状况借鉴

2.4.1　日本的社区健康服务

日本的介护服务始于20世纪80年代末。当时日本已进入老龄化社会，老年人口高达总人口的14%~15%。少子化的家庭结构伴随着女性进入社会参加工作，使高龄老人独居家中，无人照料。因此，在政府的推动下，日本社会开始建立以社区－家庭为服务对象的老年介护队伍，不断地建设和完善家庭养老为中心、以社区老年服务为补充的老年服务模式。

老年人（被保险人）如果需要介护服务，个人首先需要提出书面申请，并在30个工作日内，得到由介护认定审查委员会依照国家标准判定标准出具的判定和介护等级意见。申请人得到介护保险的认定后，会有一名专业的介护师（取得国家认定的介护师资格）来为申请者制定一份符合认定介护等级、也适合本人健康状况和要求的介护服务计划，并将此计划移交有关的医疗机构。医疗机构照此计划上门提供介护服务，或用车接患者到相关机构接受服务，然后送患者回家。介护计划实施半年后，再进行一次健康调查和重新评估，根据健康状况的改善程度（或恶化程度），调整介护等级，制定新的介护计划。表7-3主要列举了不同类型的介护服务，其中家庭护理服务可以细分为13类，设施护理服务主要分为3大类（表7-4）。

表7-3　日本家庭护理服务分类

家庭护理服务	来访护理	由家庭护理院直接进入家中提供身体护理以及家政服务
	来访入浴服务	由入浴车入户提供洗浴照料服务
	来访医疗看护	由护士上门提供疗养方面的护理照顾
	来访康复训练服务	由物理理疗师上门提供康复服务
	日间来院日常照料	由社区日间服务中心提供洗浴、进食和技能训练
	日间来院康复服务	由社区老人保健设施和医院提供康复训练

续表

家庭护理服务	护理设备的借贷与购买	由政府提供护理设备借贷与购买的费用补助
	短期住院生活护理	由社区老人养护设施提供短期日常照料
	短期住院疗养护理	由社区老人保健设施提供短期日常照料
	痴呆老人的生活护理服务	对痴呆老人集中进行日常照料
	特定设施中的生活护理（表7–4）	
	家庭疗养管理指导服务	由医生入户访问提供疗养上的管理与指导
	住宅改装费用的资助	由政府提供住宅小规模改建的费用资助

注意，此处的“家庭”是指社区家庭，比通常所说的“家庭”范围更广

表7–4　日本设施护理服务分类

设施护理服务	特别护理老人院	主要面向身体和精神状况极度不理想，很难在自己家中生活的老人
	老人保健设施	主要是面向病情比较稳定的且无须住院但却需要某种程度医疗看护的老人
	疗养型病床设施	主要面向需要长期疗养的患者，病房比较大，设有食堂和浴室，费用为三者之最

按照服务的时间，又可将护理服务分为5大类（表7–5）。

表7–5　日本护理服务分类

护理服务	入户服务	政府派出不同类型的社区服务人员，如医生、护士、康复师和家庭服务员等，到那些体弱多病生活不能自理、又无适当的护理人员的老人家中，进行走访并提供多项服务
	日间服务	日间由机构工作人员将65岁以上行动不便、身体虚弱或患有身体障碍或精神障碍而难以进行日常生活的老年人接到社区老人设施（如老年护理中心、福利中心等机构），提供洗浴、就餐服务，进行生活或心理指导、健康检查、功能训练，组织兴趣小组开展娱乐活动
	短期服务	针对65岁以上的老年人，在其护理者因疾病及其他原因暂时无法进行居家护理时，让他们短时间（原则上期限为1天至3个月）入住设施，进行生活协助、健康娱乐、康复修养、交流谈心等活动，或者是为长期住院的老人在出院回家之前做过渡准备而提供短期护理服务
	长期服务	社区老年人提供超过3个月以上的服务。对于因身体、精神上有明显障碍缺乏生活自理能力、需要长期照看而家庭照料又存在困难的、65岁以上的老年人，由社区的一些老年设施照顾其饮食起居。组织各项娱乐活动，进行体格检查、功能锻炼、心理健康和生活护理等方面的指导等
	老年保健的咨询和指导服务	定期老年人进行健康体检，以利于早期发现疾病和治疗疾病、定期举办各种疾病预防和简单护理知识的讲座、建立老年人综合咨询中心解答老年人及家属所关心的医疗保健问题、设立健康热线电话开展健康咨询和指导工作

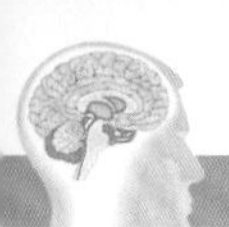

介护保险制度是专门针对老年人制定的。截至2006年，经过日本介护保险认定的、需要服务机构照顾的65岁以上的老年人人数达410余万名。经统计，日本居家护理服务利用者的平均年龄为(74.2±15.4)，其中，年龄高于65岁者占84.9%，卧床病人占60%，痴呆症者占52.7%。

日本社会的老龄化特征对日本社区护理提出了更高的要求。由于文化传统和生活习惯，护理服务主要以居家护理为主，社区服务作为补充为老年人提供多种类型的服务项目，让其充分享受全方位的服务。

日本的居家－社区护理服务经过不断发展，目前已经形成较为完善的制度体系，福利设施建设也较为完备。未来老年护理事业将在传统家庭文化的基础上继续满足老年服务多样化的需求，大力发展社会多元力量，正确定位政府、企业和个人的角色和相互关系，更好地发挥老年护理及服务的作用。

2.4.2 英国的社区老年照护服务

英国社区老年照护服务始于二十世纪五十年代，到二十世纪七十年代已经在英国各地相当普及。经过了多年的实践和发展，英国的社区老年服务模式已成为当代发达国家老年照护服务工作的成功范例。

英国为老年人提供社区照护服务主要由三部分组成：一是由英国国民医疗服务部门提供的一些长期护理项目；二是由英国国家社会安全局为残疾人所提供的津贴式的保障性服务。三是由地方委员会在卫生部的监督下所提供的社区卫生保健服务。

英国的社区老年服务有以下几个方面的特点。

(1)服务队伍专业化，确保高质量的医疗服务水平：在英国，社区老年照护服务在老年保障体系中占有非常重要的地位。英国政府在该体系的建设和完善中，特别是工作人员队伍的建设中起着主导性作用。

在队伍建设方面，社区服务体系主要由管理人员、关键工作人员和照顾人员组成。总体来说，工作人员的素质和专业水平都比较高，整个社区老人服务队伍主要由专业的社会工作者以及半专业的辅助工作人员构成。管理人员，主要是负责社区老人相关的一揽子工作，对某一社区的老年人服务负全部责任的人，包括资金管理、机构人事等相关事宜。老年服务队伍的管理层人员主要负责社区服务资金的分配、社区服务人员的聘用并进行工作监督等。关键工作人员则根据管理员所进行的任务分配，对更小社区内一定数量的老年人进行照顾。具体来说，关键人员负责老年金的发放、对老年人需求信息的及时了解以及为他们提供相关建议，解决一些重要问题。照顾员则是被政府雇佣的，专门为老年人提供日常生活服务的人，他们大多是老人的邻居或是有亲属关系的人。政府也会为照顾员提供一定的补贴作为服务报酬。英国政府对社区老年服务工作人员的任职资格和职责都作有明确的规定和说明。

在该队伍系统下，不同职位的工作人员各司其职也相互合作，共同为社区的老年人需求提供有保证的高质量服务。

(2)服务形式多样化，满足多层次的老年需求：1989年，《英国的社区照顾白皮书》提出，"社区照顾要形成一个关怀的光谱，从提供住家支持照顾到给需要深度照顾者提供的日间照顾，一直到更高需求的人士提供的住院照顾和长期护理服务等"[1]。为了使社区照顾政策得以实施贯彻，在英国政府的倡议和主导之下，社区老年照顾服务内容丰富多样，以满足不同层次的老年服务需求。

英国的社区老年照顾服务的内容具体可以分为以下几个方面：生活照料、物质支援、心理支持、整体关怀，而这一运营模式在英国取得了相当不错的成效。英国社区老年照护服务内容如表 7–6 所示：

表 7–6　英国社区老年照护服务分类

社区老年照护服务	社区活动中心	这是由英国地方政府出资兴办的、具有综合性功能的社区服务机构，为本社区内的老人提供一个娱乐、社交的场所。活动中心的经费来自政府拨款，服务基本是免费提供的
	家庭照顾	这是英国为使老人留在家庭而采取的一种政策措施，即政府给在家居住、接受亲属照顾的老人发放与住院舍同样的津贴
	暂托处	这是提供短期照顾的服务机构。当家庭照顾者有事外出，可把需照顾的对象送到暂托处，让工作人员免费代为照顾两周
	老人公寓	这是为有生活自理能力，但无人照顾的老人提供的服务设施。公寓由多个功能齐全的二居室单元组成，每个单元都设有“生命线”紧急呼救装置。公寓收费低廉，但数量有限，只批准低收入老人进住
	居家服务	这是对居住在自己家里、尚有部分生活能力但又不能完全自理的老人提供的一种服务，包括上门送餐或做饭、洗衣、洗澡等。服务一般不收费或收费极低
	老人院	这是对完全丧失了生活自理能力的老人提供的一种集中收养、护理的院舍式服务。不过这是分散在社区中的小型院舍，而不是早期大型集中的院舍，可使老人不离开他们熟悉的生活环境

（3）服务分工“契约化”，规范社区服务的合作模式：英国由政府倡导所建立的社区服务体系主要由地方政府相关行政部门进行组织、执行和管理，而政府在老年人照顾方面的职责则更多的是在宏观层面上进行监督、控制并进行指导，同时由政府掌握社区照护体系构建的财政大权。

英国的社区老年服务从本质上来说，是实行“契约制”，即把原先在高福利社会建设时期由政府承担的一些服务工作移交给相关的社会机构，即政府 – 社会分工合作的模式。当前，社区服务提供的运行模式如下：政府委托相关机构提供老年人照护所需要的服务，然后由政府花钱支付购买，再将其提供给服务的需求者。而在具体的实施过程中，英国政府以项目为基本单位进行项目式管理，政府机构对社会机构的管理从项目申报、执行再到其年度报告，及从工作人员到志愿者或义工等方面都有一套完整、规范的工作管理评估体系。也就是说，在社区照护服务提供的过程中，政府和各机构是按照“契约”——合同进行分工和执行的。各机构如果向政府提出项目承接申请，则必须首先与其他机构一

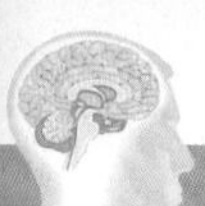
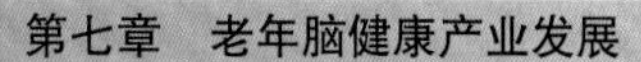

同经过政府组织的项目评估，通过评估认为合理、适合后，才会把项目经费交给该机构予以执行。此外，在整个项目的执行过程中，机构人员的培训、服务设施配置、服务标准、服务价格等，都要受到政府相关工作人员的定期检查，同时政府还会安排义工进行监督、抽查等。

（李凯达）

参考文献

[1] 陈成文，孙秀兰．社区老年服务：英、美、日三国的实践模式及其启示．社会主义研究，2010，189（1）：116-120.

第八章

脑健康行动计划

第一节　脑健康行动计划的宗旨及框架

1　脑健康行动计划的宗旨

脑健康行动计划的宗旨是“认识脑，保护脑，创造脑”。“认识脑”是通过研究了解、阐明脑的运作机制和其中的功能因子，宣传脑疾病的防治方法，从而为“保护脑”做好基础性铺垫。“保护脑”的目标在于征服脑部疾病，通过政府整合社会、医疗、护理资源提高相关脑部疾病的康复概率，同时加大力度实现脑健康相关疾病的预防、筛查、科普工作。“创造脑”的目标是在“认识脑”和“保护脑”的基础上提出来的，以脑研究为载体，实现与脑相关的科技水平不断进步以及脑产业的进一步推进。

“认识脑”“保护脑”和“创造脑”从逻辑上可以认为是认识脑健康的先后秩序，但是从具体操作实践来看，“认识脑”“保护脑”和“创造脑”又是同步推进、同时实施的，只有三者在协调配合的基础上才能最终实现“脑健康行动计划”的高质量完成。

2　脑健康行动计划的框架

在脑健康行动计划中，涉及的主体主要有七个：患者及其家庭、政府、社区、保险系统、企业、非政府组织、医院及基层医疗机构。

在七个行为主体中，政府是“脑健康行动计划”的主导者，应该发挥社会力量，确保脑疾病老人的服务需求并激发各类主体在脑健康行动计划中的主体活力。政府发挥的主要作用有：①经费投入，如社区脑健康服务设施建设、培养脑健康领域的专业社区人才、对脑疾病重症患者的救助、脑疾病免费体检专项经费等；②相关政策制定，如支持脑健康服务产业政策、培养优质脑健康养老服务企业、制定脑健康领域的保险试点计划等；③领导相关机构制定脑健康的衡量标准，以此来确定保险赔付以及其他针对性的治疗和救助。

社区是“脑健康行动计划”的依托者，主要作用有：①发展社区老人娱乐服务，提高老年人精神生活质量；②加强社区与基层医疗机构的联系与交流，特别是在基层医疗机构设置老年脑健康专门救治中心时，提供合理建议；③加强对老年脑疾病防治的宣传教育力度，为脑疾病患者照料者提供专业培训；④组织脑疾病患者互助组织，实现患者间信息的交流、烦恼的倾诉，达到相互鼓励、互帮互助的目的；⑤通过场地、经费等方面的优惠政策，吸引居家

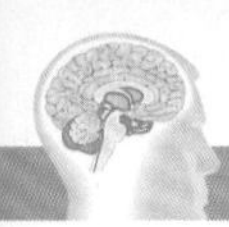

养老服务企业尤其是脑健康养老服务企业在社区的发展;并积极争取非政府组织的支持和援助。

患者及其家庭是“脑健康行动计划”的被服务对象,主要接受的服务帮助有:①接受来自其他主体在脑疾病防治方面的宣传,以提高预防和治疗脑健康疾病的能力;②接受医院及基层医疗机构的专业治疗,并接受医护人员的上门诊视、健康查体、保健咨询等服务;③接受保险公司的赔付;④接受社区企业或公益慈善组织的救济和帮助。

除了政府、患者及其家庭、社区以外,企业、医院及基层医疗机构、保险系统和非政府组织也在“脑健康行动计划”中承担着重要职能。

综上,脑健康行动计划的总体框架是“政府为主导,社区为依托,患者及其家庭为被服务对象,社会多元参与”,其逻辑关系如图 8-1 所示。

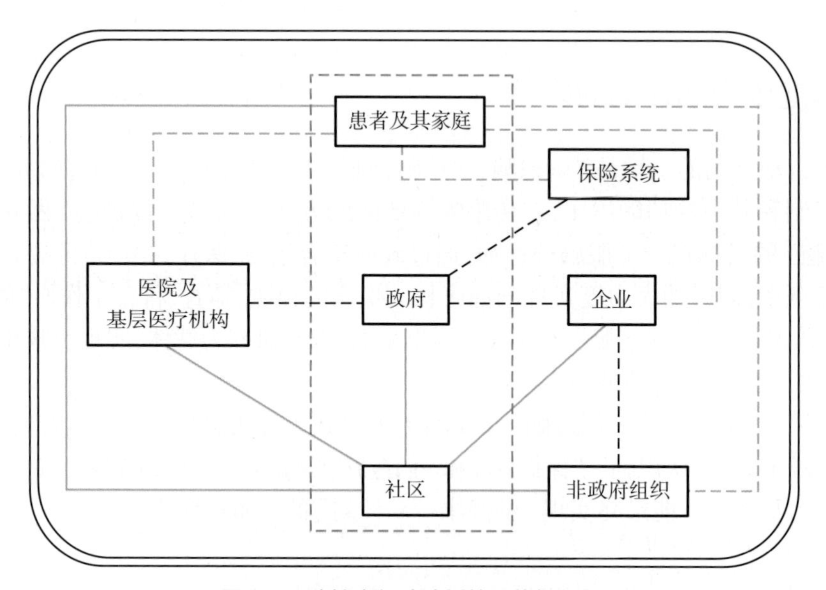

图 8-1 脑健康行动计划的总体框架图

第二节 脑健康行动计划的发展任务

脑健康行动计划的发展任务是围绕“政府为主导,社区为依托,患者及其家庭为被服务对象,社会多元参与”的框架,基于“认识脑”“保护脑”和“创造脑”的宗旨,从“认识脑”“保护脑”和“创造脑”三个方面来制定的。

“认识脑”,主要是强调普及对老年脑健康知识的宣讲及脑疾病的防治宣传,着力推进对脑疾病致病因素的研究及高效药品的研发,多部门共同研究并合理制定脑健康领域的量化标准三个方面;

“保护脑”,主要是强调创新脑健康新型保险并降低脑疾病的医疗保险门槛,增加投入强制建立适龄老人脑疾病常规体检制度,强化对脑疾病老年患者的专业治疗并培养专业人才,充分发挥社区在脑疾病预防治疗方面的协调和依托功能,引入企业和非市场组织参与社区脑疾病患者的服务工作五个方面;

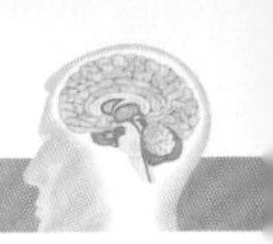

"创造脑",主要是强调创新信息服务企业在服务脑疾病患者时的模式和手段,吸引民间资本培育我国脑健康养老服务产业两个方面。

1　普及对老年脑健康知识的宣讲及脑疾病的防治宣传

"脑健康"的概念,对中国来说还是一个刚刚提出的理念。在经济持续发展的社会背景下,很多人的健康观念还停留在身体健康的层面。但随着经济社会的进一步发展,越来越多的人开始关注脑认知功能。因此,普及"脑健康"概念,明确损伤脑认知功能的危险因素以及了解对脑健康起到保护作用的因素,都有助于将这一观念深入人心。

很多脑部疾病及合并脑部疾病的慢性疾病发展到引起患者重视而去就诊时早已错过治疗的最佳时机,错过最佳时机的治疗不但加重了患者本人的痛苦,增加了患者本人及患者家庭的负担,同时也造成国家医疗资源的浪费。例如在传统观念上,老年性痴呆(阿尔茨海默病)常常被认为是正常老化的现象,因此丧失了早期治疗的机会。在老年人群中开展大脑认知功能检查,加强对轻度认知障碍、痴呆的宣教,提高广大群众对健忘、痴呆的认识,对高危人群的早期甄别,抓住早期治疗机会进行干预意义重大。

因此,政府有关部门要加强对脑疾病的宣传教育力度,帮助社会成员科学认识老年性痴呆疾病及其危害性,熟悉科学的预防和治疗方法。此外,要充分发挥社区的基层组织作用,积极利用社区公共卫生服务中心广泛宣传脑疾病的防治方法,减少社会大众对脑疾病尤其是阿尔茨海默病老年患者的歧视和误解,并全面排查统计当地患脑健康疾病的人数以及患病程度,为进一步采取有针对性的防治措施奠定基础。

发展目标:

(1)五年计划:由国家提供统一宣讲教育材料,利用每年9月16日"脑健康日"由社区举办为期一周的脑疾病防治宣传活动,并到行动不便的老人家中进行宣讲。保证市辖区每个社区至少80%的老人了解、学习相关脑疾病防治知识。

(2)十年计划:社区成立脑疾病防治宣传小组,每年定期举办形式多样的宣讲活动,保证城镇社区全覆盖,每个社区中适龄老人及其家庭了解、学习相关脑健康知识和脑疾病防治方法的比例不低于90%。

2　着力推进对脑疾病致病因素的研究及高效药品的研发

人口老龄化产生的脑疲劳、脑萎缩、脑衰老、脑卒中、脑瘫痪、脑痴呆严重威胁脑健康,使人们开始意识到没有灵活的大脑而空有一个活的躯壳是毫无意义的。如果人类对大脑健康长期忽视,就会将自己和社会推向极其危险的境地。脑科学研究已经成为21世纪科学研究的前沿和制高点,信息社会使人类对脑科学的研究增加了紧迫感。在脑科学时代,发达国家对大脑的科学研究不遗余力,不惜投入巨资。美国国立健康研究院1997年投入脑科学研究的经费达18亿美元,是人类基因计划科学研究经费的十倍。日本制定"日本强脑科学计划"投入160亿美元研究脑科学,这是日本实施"超级钢材计划"拨出经费的十倍。此后,德国、瑞士、意大利、荷兰、英国等国家相继制定本国脑科学研究计划,世界上众多的科学家致力于脑科学的研究。据不完全统计,从事脑科学研究的科学家中有17位获得了诺贝尔科学奖。因此，从国际经验来看，对于大脑的系统研究是认识大脑健康以及脑疾病致病成因的基础。

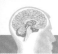

进一步来看，鼓励脑疾病药品生产机构和企业对脑疾病高效药品的研发也是“认识脑”和“认识脑健康”的重要组成部分。

因此，政府应该采取政策扶持和财政补贴的方式，鼓励药品生产机构启动脑疾病患者用药情况调研，掌握本市患者的基本数据；了解标签外用药情况等。此外，还应鼓励药品生产机构深入到脑疾病用药量比较大的医疗机构等相关单位中，共同推动脑疾病用药研究与生产，推动脑疾病专科医院中的院内制剂“转向”药品，力争惠及更多的患者。

由于脑疾病药物开发周期长、成本高、药物评价难度大，企业研发生产积极性不足，政府更应该积极制定相关政策，成立全国性质的“脑健康科研基金”，重点扶持 5~10 所脑疾病药物研发和生产企业，积极研发低价、高效的脑疾病药品。

发展目标：

（1）五年计划：由国家制定财政补贴的政策，对当前大脑研究的机构、脑疾病药品研发机构进行广泛补贴，积极调动脑疾病药品研发机构的积极性，力争对脑疾病的致病成因和高效脑疾病药品有更深层次的认识，以期生产更低价格、更高质量的脑疾病药品。

（2）十年计划：从财政补贴的方式转为科研基金的方式，成立全国性质的“脑健康科研基金”，由脑疾病药品研发机构和其他相关机构申请专门性的课题，力争扶持 5~10 所脑疾病药物专门研发机构从事高水平的专项研究工作。

3　多部门共同研究并合理制定脑健康领域的量化标准

在“脑健康行动计划”中，制定相关疾病的量化标准将会是后续的医疗救助和专业保险赔付的关键。

脑疾病与其他诸多疾病不同，它不是一个单一的病症，而是一个体系，即与脑损伤有关的会影响脑智力的生理疾病，如阿尔茨海默病、轻度认知障碍、脑卒中等。并且脑疾病的表现形式多样，治疗方法也在不断完善的过程中变得更加丰富。当前，我国对于阿尔茨海默病、轻度认知障碍、脑卒中等疾病有了一些量化标准，但是尚没有一套全国统一的、从“脑生理缺陷”出发的能够包含如阿尔茨海默病等跨疾病的量化标准或评分表，这将为今后在确定脑疾病救助人群、脑疾病保险赔付时埋下很多隐患。

因此，建议相关的医疗部门、保险部门、财政部门协同工作，采取全国范围内大规模调查的方式，综合研究一套囊括阿尔茨海默病、轻度认知障碍、脑卒中等脑疾病的科学合理的指标体系，来量化老人脑老化的程度，并在此基础上形成对该量表的修订机制，保障该量化体系能够真实、合理反映脑疾病老年患者的真实情况，据此来获得保险赔付以及其他针对性的治疗和救助。

发展目标：

（1）五年计划：由政府领导医疗部门、保险部门、财政部门，用 2~3 年的时间开展全国范围内大规模的调查工作，并在此基础上研究一套从“脑生理缺陷”出发的反映各种脑疾病并能够跨疾病（如针对老人同时患阿尔茨海默病和脑卒中）的量化指标体系，将该体系在东中西部选择 1~2 个地级市进行试点，并最终确定该量化体系。

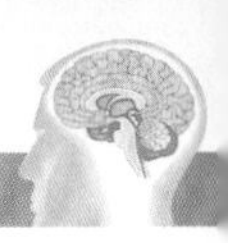

（2）十年计划：将脑疾病量化指标体系用8年左右的时间推广至全国，并进一步研究定期完善该体系的机制和方法，保障在全国范围内用该指标体系量化的疾病的评分一致，以期为保险机构和慈善组织开展工作提供科学有效的脑疾病判别依据。

专栏8-1　日本“脑科学时代”计划纲要简介

随着世纪之交的来临，对脑的奥妙的探索越来越受到人们的重视，脑科学将在21世纪的自然科学的发展中占据重要的地位。90年代以来，欧美都相继开展了大规模的脑科学研究计划。在这个历史背景下，日本经过长时间酝酿后，于1996年推出了“脑科学时代”（the age of brain science）庞大计划纲要（以下简称“纲要”），拟在20年内以每年1000亿日元的支持强度，大力推进脑研究，将使日本的脑科学达到甚至领先于国际水平。

“纲要”由三个部分组成。首先分析了目前国际脑科学研究现状及日本脑科学研究中存在的问题；其次，针对脑科学未来的发展方向及应用前景提出了具体的“脑科学时代”计划；最后，为了确保计划的顺利实施，制定了一系列的推进措施。

在第一部分中，“纲要”首先充分肯定了脑科学的重要性，并分析了这门学科的现状。大脑是由几百亿个神经元组成的一个庞大的信息处理器官。通过其复杂的网络结构，大脑为人类提供了最重要的高级脑功能，例如记忆、思考、语言、情感和意识等。可以预期，通过脑研究所获得的成果和技术将会对社会生活质量的改善做出巨大贡献。其一是，通过阐明棘手的神经性和精神性疾病病因以及开发治疗和预防这些疾病的新方法，来提高医疗水平；其二是，按大脑的工作原理开发全新的信息处理系统，促使人类更好更快地迈向信息社会。

脑科学由两部分组成，一是“硬件”研究，其目标是在分子水平上阐明脑神经元发育和分化以及神经网络的形成过程；二是“软件”研究，目的是阐明脑的各种功能，如感知、情感、意识以及通信等。目前，由于自然科学几乎所有领域，如物理化学、形态学、生理学、生物化学、药物学、临床医学、分子生物学、基因工程、实验心理学、认知科学、行为科学、信息科学和系统科学等研究方法的进步，脑科学研究正处于重大飞跃的前夜。进而，无创伤性脑活动测量技术和运用脑功能建模计算和构建技术，已经成为新的研究手段，正在把精神活动的研究带入到脑科学范畴。

“纲要”接着分析了全球范围内的脑科学研究动态，特别是美国的“脑的十年”计划，在此基础上，转向了日本脑科学研究中存在的具体问题：研究分散，缺乏全国性的协作体制；研究经费（100亿日元/年）与美国（1200亿日元/年）相比差距巨大；研究人员不足等。因此，必须制定具体的措施从战略上推进脑科学研究。

在第二部分中，针对日本脑科学研究中存在的上述问题，“纲要”明确提出该计划旨在把各学科的研究人员聚集起来，并通过对关键研究领域给予重点资助，来推动日本脑科学。

脑科学研究的终极目的是“认识脑”，从而“保护脑”，并最终“创造脑”。基于这个认识，“纲要”计划从“认识脑”“保护脑”和“创造脑”这三个脑科学领域来推动日本脑科学，并且以各领域中那些对未来发展有重要意义的课题作为战略目标。同时，为了在相当长的时间内保持研究活动的高效率，“纲要”把长达20年的战略目标及其组成部分进一步细分为“单个目标”以及在达到各“单个目标”的过程中需要达到的“中期目标”。

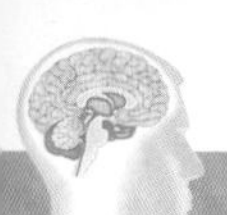

1. 在“认识脑”领域战略目标为“阐明脑功能”,由两部分组成

(1)阐明行使“感知”“情感”和“意识”的脑区结构和功能:目的是确定行使“感知”“情感”和“意识”等功能的脑区位置及其活动机制。在第一阶段,将致力于详尽绘制脑功能图谱,并阐明各个脑区中神经网络形成和活动的机制。在第二阶段,研究将转向一些人类特有的脑功能,如“思维”“直觉”和“自我意识”。具体进程:阐明脑的组织原理(10年内);阐明感知、情感和意识的代表脑区(5年内);了解记忆和学习的脑机制(5年内)、了解认知和运动功能的脑机制(10年内);了解情感、行为和生物节律的脑机制(10年内);了解注意和思维的脑机制(15年内);了解自我意识和社会意识的脑机制(20年内)。

(2)阐明脑通信功能:脑通信功能是脑作为一个信息器官最有象征性的特征。这些功能对于在信息社会中的人类生活具有极其重要的意义,它的阐明将为“创造脑”领域提供必需的基本资料。在第一阶段,将定位人的语言脑区,阐明语言信息在脑神经网络中表达的机制。在第二阶段将通过了解人类获得语言能力的过程以及语言、思想和智力之间的关系来认识人之所以为人的这个根本性问题。具体进程:阐明脑的语言代表区(5年内);阐明脑的文字信息代表区(10年内);认识语言在思维和智力中的作用(15年内)。

2. 在“保护脑”领域战略目标为征服脑疾病,由两部分组成

(1)控制脑发育和衰老过程:在具有大量神经元的极其复杂的脑结构形成过程中有无数个基因参与,并提供设计信息和控制发育过程。第一阶段的目标在于识别与发育和脑分化相关的基因家族,并发展调节动物脑发育和分化的技术手段。第二阶段的研究目标是,把这些研究成果应用于人类,有助于大脑健全发育和防止发育异常。具体进程:调控脑的发育过程(15年内);调控人脑的衰老过程(20年内)。

(2)神经性和精神性疾病的康复和预防:第一阶段,目标是阐明外因性疾病和一些单内因性疾病的发病机制,并开发药物和预防措施;第二阶段将阐明一些由混合内因引起的功能紊乱的机制,并建立药物疗法,发展基于基因疗法的治疗和预防方法。具体进程:阐明神经性和精神性疾病的机制(15年内);移植神经组织(10年内);发展脑疾病的基因疗法(15年内);发展人工神经和肌肉(20年内);预防外部因素引起的脑疾病(10年内);预防神经退行性疾病(15年内);预防精神性疾病(20年内)。

3. 在“创造脑”领域战略目标为开发仿脑计算机,由两部分组成

(1)发展脑型器件和结构:脑由大量神经元组成,它们形成神经元网络系统。为了实现脑的基本原理,需要创建新型的高效信息处理器件。具体进程:开发思维机制的神经结构(10年内);开发自组织联想记忆器件(10年内)。

(2)脑型信息产生和处理系统的设计和开发:第一阶段的目标是发展脑型系统设计原理,第二阶段的目标是开放未来的机器人系统。具体进程:开发自组织记忆系统(10年内);开发直觉思维与逻辑推理的整合(10年内);设计和开发创造性信息产生系统(15年内);开发与人类共生的个人神经计算机(20年内);开发协助人类智力活动的机器人系统(20年内)。

为了确保在“认识脑”“保护脑”和“创造脑”三个领域中实现上述战略目标、纲要。

在第二部分最后设定相应的基本战略,其中包括:确定重点研究项目;建立各种战略性研究中心;提供充裕的研究基金;促进全国性的研究合作;培养年轻的科研人员;计划的评估和总结等。

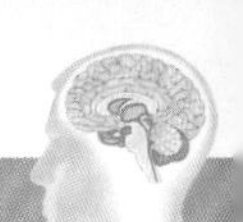

4 创新脑健康新型保险并降低脑疾病的医疗保险门槛

脑疾病患者面临的漫长护理过程和高额经济负担,亟待保险产品创新。从国际上来看,很多保险公司已经做出了积极尝试,例如德国的安联集团已经推出一款保险产品,一旦被保险人确诊为老年痴呆症,即使尚未确认所需护理级别,仍可以支付每日津贴,为患者的日常护理提供经济协助;如果被保险人的生活自理能力受损,还有一款长期护理年金产品可以提供补偿。然而在中国,能够为需要不同护理级别的脑疾病患者提供经济辅助的长期护理险产品相对缺失。产生这种情况的主要原因是我国长期护理险产品非常少,其次是保障范围仅涵盖重度脑疾病,如阿尔茨海默病等中度及中度以上的痴呆症才履行保险责任。

因此,我国的保险体系应该从社会保险和商业保险两个方面来探索创新脑健康的新型保险,并进一步降低脑疾病的医疗保险门槛。

从商业保险来看,要加强脑疾病商业保险的宣传力度,特别是拓宽适龄人群对脑疾病相关险种的了解渠道。尝试由保险公司与社区合作,在每个社区安排兼职脑疾病保险业务推销员。此外,要提高保险公司的服务质量,特别是对被保险的脑疾病老年患者上门提供赔付服务,减少赔付的程序并缩短赔付时间等。

从社会保险来看,相关机构可以在试点地区尝试用强制险的方式缴纳脑健康保险,比如在 25~30 岁之间逐年从薪金中强制缴纳脑健康保险,通过此方式来降低脑老化后的大额治疗费用风险。另外,医保部门要尽快将脑疾病药品纳入基本医保药品目录,通过集中招标等途径切实降低药品价格,财政部门给予专项经费补贴,大幅度降低脑疾病患者药品药费自负比例,以切实减轻脑疾病患者及家属的经济负担,扩大老年脑疾病患病群众受益面。

发展目标:

(1)五年计划:从商业保险来看,应开展保险公司与社区的合作,拓宽适龄人群对脑疾病相关险种的了解渠道,争取在 50% 的社区实现配备有兼职的脑疾病保险业务讲解员,以方便社区居民了解和购买脑疾病商业保险。从社会保险来看,医保部门要尽快将脑疾病药品纳入基本医保药品目录,通过集中招标等途径切实降低药品价格,财政部门给予专项经费补贴,大幅度降低脑疾病患者药品药费自负比例。

(2)十年计划:从社会保险来看,用 10 年的时间以试点强制险的方式缴纳脑健康保险,比如在 25~30 岁之间逐年从薪金中强制缴纳脑健康保险,通过此方式来降低脑老化后的大额治疗费用风险。

5 增加投入强制建立适龄老人脑疾病常规体检制度

在社区开展脑健康体检,未患病者在临床前期进行预防,已患病者在疾病早期抓住最佳治疗时机进行治疗干预,防止及阻断疾病发展到脑功能受损致残致障阶段,不但可以减免因照看患者带来的患者家属检查治疗费、误工费、交通费等经济损失,而且因医疗资源的节约也减轻了国家医疗投入的财政负担。最大限度地利用有限的经费,降低脑健康相关疾病的发病率,早期诊断、早期治疗,降低致残率、致死率,减轻患者、家庭、社会的经济负担。脑健

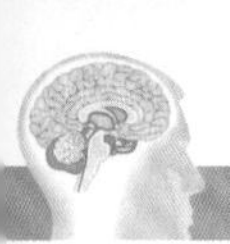

康体检是一项低成本高收益的、具有公共产品性质的半公益项目，投入少、体检简便安全，可靠性高，充分发挥了体检的预防作用。

因此应该由财政提供专项补贴或由社区协调经费，将脑健康体检作为一项常规体检项目，以社区医院作为体检的具体实施单位，只要对社区医疗服务人员进行简单的培训，就能够开展脑健康的体检筛查工作。通过社区开展老年人脑健康体检，实现“每年一检”或定期检查的脑健康常规体检制度。此外，还应探索筛查脑认知功能的方法，编制科学有效的体检工具，以进行初期的筛查检测，真正做到脑疾病的早提醒、早预防；早发现、早治疗。

发展目标：

（1）五年计划：由政府出台财政补贴政策，将脑健康体检作为一项常规体检项目并规定具体的体检项目。以社区医院作为体检的具体实施单位，并对社区医疗服务人员进行简单的培训，用5年的时间实现在全国50%以上的社区开展“每年一检”或定期检查的脑健康常规体检制度。

（2）十年计划：社区脑健康体检的财政补贴政策制度化，进一步推进社区医院为实施单位的脑健康体检工作，用10年的时间实现在全国50%以上的社区开展“每年一检”或定期检查的脑健康常规体检制度。

6　强化对脑疾病老年患者的专业治疗并培养专业人才

作为“脑健康行动计划”的主要实施主体，医院及医疗机构应不断提高自身对于脑疾病老年患者治疗的专业化水平，并由相关医疗机构培养针对脑疾病的专业医师及料理陪护人员。

从专业治疗的角度来看，医院要积极支持和发展脑疾病治疗工作的建设，二级及以上综合医院应当单独开设“脑疾病科”，增加脑疾病老年病床数量，做好老年脑疾病防治和康复护理；二级以下综合医院及社区医院要备置脑疾病治疗基本设备，并与二级及以上医院做好病人的转诊转院工作。此外，要探索医疗机构与脑健康养老机构合作新模式，医疗机构、社区卫生服务机构应当为老年人建立脑健康档案，建立社区医院与老年人家庭脑疾病医疗契约服务关系，开展上门诊视、健康查体、保健咨询等服务，加快推进面向脑健康养老机构的远程医疗服务试点。

从培养专业医师的角度来看，教育、人力资源社会保障、民政部门要支持高等院校和中等职业学校增设脑疾病治疗服务相关专业和课程，扩大脑健康专业人才培养规模，并制定优惠政策，鼓励大专院校对口脑疾病专业毕业生从事脑健康养老服务工作。充分发挥开放大学作用，开展继续教育和远程学历教育。满足条件的医师应颁发职业资格证书。

从培养专业料理陪护人员专业性的角度来看，应联系院校和养老机构，并依托社区建立脑健康养老服务实训基地，加强脑疾病老人的料理陪护人员专业培训，对符合条件的参加职业培训和职业技能鉴定的从业人员按规定给予相关补贴。

发展目标：

（1）五年计划：全国50%以上的二级及以上综合医院单独开设“脑疾病科”，增加脑疾病老年病床数量，做好老年脑疾病防治和康复护理；二级以下综合医院及社区医院要备置脑疾病治疗基本设备，并与二级及以上医院做好病人的转诊转院工作。此外，所有医学类高校

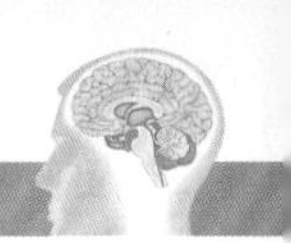

都应增设脑疾病治疗服务相关专业和课程，扩大脑健康专业人才培养规模。探索民政部本级彩票公益金，在地方各级政府用于社会福利事业的彩票公益金中提取适当比例用于支持医疗机构的脑疾病治疗工作，并随老年人口的增加逐步提高投入比例。

（2）十年计划：全国 80% 以上的二级及以上综合医院单独开设“脑疾病科”，民政部本级彩票公益金和地方各级政府用于社会福利事业的彩票公益金中提取不低于 5% 用于支持医疗机构的脑疾病治疗工作。

专栏 8-2　**痴呆照护急需走出产业盲区（银发经济）**

2014 年 5 月 5 日，在第三届中国国际养老服务业博览会期间，中国社会福利协会和记忆健康 360 工程联合举办“老年痴呆优质照护与支持主题论坛”。会上，民政部社会福利和慈善事业促进司副司长王素英一针见血地指出，目前，中国是世界上老年人口最多的国家，也是老龄化速度最快的国家之一。民政部发布的《2009 年民政事业发展统计报告》显示，目前我国 60 岁以上老年人口已达 1.67 亿，占总人口的 12.5%，且每年以 3 个百分点的速度增长；预计 2015 年将达到 2.15 亿，占人口比重的 15%；2020 年达到 2.34 亿，占人口比重的 18%；到 21 世纪中叶，我国老年人口将达 4.5 亿，约占人口比重的 33%。换句话说，2050 年，老龄化人口将占全国总人口的 1/3。可以毫不夸张地说，我国正面临世界上规模最大、速度最快的人口老龄化挑战。

更严峻的是，在近两亿的老年人中，有一半是空巢老人，超过 3000 万是失能 / 半失能老人，占到城市老年人口的 14%，农村老年人口的 20%。在他们当中，很大一部分是老年性痴呆患者，这也是造成老年人丧失行为能力、生活不能自理的主要原因之一。国际阿尔茨海默病协会（ADI）2013 年 12 月最新发布的数据显示，2013 年，全世界痴呆患者的人数已达到 4400 万；2030 年，患者总人数将达到 7600 万；2050 年，这个数字将突破 1.35 亿。在我国，老年性痴呆患者数量将近 1000 万，并且正以每 20 年翻一番的速度递增。在欧美国家，人们对痴呆的恐惧甚于心脏病、糖尿病、脑卒中或艾滋病。

记忆健康 360 工程主任洪立指出，痴呆影响的不仅仅是患者本人，它还会影响到患者身边的家人、邻居、同事，甚至小区的治安民警等。由于认知能力逐渐衰退，导致生活能力也不断下降，从刚开始生活基本能够自理，到最后需要全天候照顾。因此，照顾痴呆老人，成为应对“全民老化”趋势迫在眉睫的问题。根据初步测算，2012 年我国老年人口需要机构护理和社区护理床位 386.2 万张、护理人员 176.76 万。今后的 40 年间，医疗护理产业的规模还将增加 2.3 倍。一般情况下，3 个老人需要一个护理员，以此计算，中国至少需要 1000 万的养老服务人员。然而，令人忧心的是，目前全国所有养老机构人员只有 22 万，符合资格的仅 2 万，专门为痴呆老人提供服务的照护人员更是凤毛麟角。

老年痴呆，不仅对患者和家庭是极大的打击，对整个国家也是沉重的疾病负担。按说，痴呆照护，应该是块炙手可热的“市场蛋糕”，可这个潜力巨大的行业，现实生活中却是门庭冷落、罕有人知晓。本次论坛上，国家卫计委医管医政局副局长赵明钢、中国社会福利协会常务副会长张明亮等专家，分析了其背后的四大原因。

第一，家庭照料“管不好”。如今，中国社会进入“小型化家庭”趋势，“4-2-1”（四位老人、夫妻二人、一个孩子）甚至“8-4-2-1”（在前者基础上，辈分更大的老人有 8 位）结构的

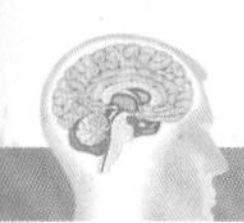

家庭日益增多,传统的家庭养老功能逐渐弱化。照顾一位痴呆老人,每周在护理上平均花费至少43个小时,使得配偶或子女不得不放弃正常工作或缩减工作量,不仅收入减少,自身的身心健康也可能受影响,导致长期家庭照料“有心无力”。根据美国的经验,长期照护会消耗整个家庭的财力资源,甚至会导致家庭财力危机。

第二,护理人员“不愿管”。照护老人本就是个既脏又累的辛苦活,更何况是行为“怪异”、喜怒无常、需要“严加看管”的痴呆老人呢?照顾他们,每分每秒都要“严阵以待”,导致护理人员缺少个人活动自由,担负的风险也高,使得很多护理员频繁更换工作,人员不断流失。有数据显示,仅北京、上海、天津等城市,每年养老护理员的流失就高达1/3以上。

第三,专业机构“管不起”。目前,很多家庭希望能将失能/半失能老人送到专业的照护机构长期生活,但痴呆老人要面临的现实是:医院不肯长期收留,养老院由于缺乏这方面的专业知识和护理人员,也不敢收。有的养老院即使勉强开辟几个房间,试着收住痴呆老人,也很容易因为居住空间配置不适合、护理员不能与老人正常沟通、家属对养老院的“封闭管理”不满意等问题发生矛盾,甚至劝退。

第四,社会服务“没人管”。老年人(包括痴呆患者等失能/半失能老人)的长期照护服务,属于公共服务的范畴,动员全社会提供服务的责任不可推卸。然而目前,我国的现状是,缺少系统规范的老年医学与老年照护人才培训体系。包括学历教育、岗前教育、继续教育及相关技术职务、职称、级别等成长体系。我国养老护理员尚未形成职业化的专业队伍,缺乏组织化管理和标准化服务模式,对老年痴呆人群的护理人员的专门培养更是少见。

在2012年全球第一个阿尔茨海默病月,国际阿尔茨海默病协会提出“与痴呆共舞”的口号,号召动员全社会,消除耻感,为痴呆患者及其家人创造祥和的社会氛围以及高品质的社会服务。

从医疗的角度来说,每个人都应该尽早开始积极预防,比如多动脑思考、家庭和人际关系和谐、戒烟限酒、保持健康的生活方式等,延缓大脑功能的退化;对患者要早期发现和诊断,进行合理的药物治疗、行为辅导和认知训练。从社会的角度来说,应该调动政府、企业、福利机构、家庭等多方面的力量,关爱这一群体,提供更优质、细致的照护。

清华大学建筑学院教授、住宅与社区研究所副所长周燕珉表示,在硬件方面,要建立适合这些老人的养老场所,比如社区大门要像家里的小院一样有亲切感,太高太宽会让老人产生恐惧感;卫生间不要离活动区太远,要用更醒目的颜色突出提醒;房间要根据老人的经历和性格,选择他们喜欢的装饰品等,以便符合痴呆老人的行为习惯和情绪反应,而不只是找个房间把他们“收”起来。在软件方面,国际老龄联合会秘书长简·巴拉特博士指出,新的国际照护模式正在推进,每个国家都有必要继续发展痴呆照护与支持的创新方法,从而超越传统的护理模式,更好地适应痴呆老人的各种需求。最新研究显示,通过家庭照顾居家生活,配合以人为本的照护新方法,能让老人在熟悉的环境中生活得更久和更好,极大地改善痴呆患者和照护者的生活方式。

美国护明德居家养老公司思想领袖部门副总裁詹姆斯·贝克则认为,老年人照护最重要的是关爱,其次才是完成具体的护理任务。为痴呆老人提供直接服务的护理人员,需要具备更高的职业素质和技能,以确保高质量和安全的服务。作为全美最大、最被银发族消费

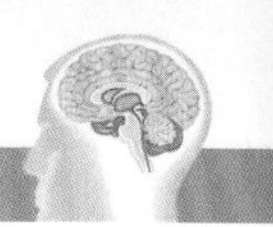

者信赖的非医疗性居家养老服务特许经营机构，他们在全球范围内共有超过 6.5 万名为失能 / 半失能老人提供服务的照护者，充分强调照护员首先要拥有照护老人的热情；通过“阿尔茨海默病与其他痴呆症照护”等专业的培训课程，让护理员了解疾病相关知识和护理要点，理解老人，减少误解和冲突，从而结成伙伴，创造一个融洽的护理环境。

法国老年医学协会董事会成员、欧葆庭集团全球医疗总监琳达·拜纳塔和拥有 30 年经验的持证护理管理从业者、美国魅力花园中国运营总监芭芭拉·纳本则从法国和美国的经验出发，强调家庭照护者的支持及培训，同时打造一些住宅和养老公寓“混搭”的社区，是在住宅式居住状态下提供优质老年痴呆护理的重要保障。红晖企业管理咨询（上海）有限公司董事总经理吉姆·比格斯已经率先带领团队在中国“试水”，在天津建立鸿泰乐尔之家养老中心，引入美国养老行业的服务理念与标准进行培训，做到“以老人为中心”。这些来自国外的宝贵经验，无疑能为我国痴呆照护打开新思路，找出适合中国国情的居家养老照护模式。

7　重点发挥社区在脑疾病预防治疗方面的协调和依托功能

社区作为“脑健康行动计划”的依托，应着力做好社区脑健康服务机构的设置、丰富社区老人尤其是患有轻度脑疾病老人的精神生活以及与医院、基层医疗机构的联系协调工作。

从建设社区脑健康服务机构来看，社区应争取政府专项经费的投入，加强社区脑健康服务设施建设、兴办老年脑健康专项活动室。着力打造社区老年人日间脑健康照料中心示范点，政府相关部门对不同类型、不同规模的社区实行分类指导，建立多形式、广覆盖的社区老年人脑健康日间照料服务网络。社区老年人脑健康日间照料中心要与社区服务设施统筹规划建设，根据社区老年人数量和养老服务发展水平，综合考虑老年人实际需要。

从丰富社区老人尤其是患有轻度脑疾病老人的精神生活来看，社区应成立志愿者服务队，为日常生活需要一定照料的脑疾病患病老年人及其家庭提供生活照料、膳食供应、文化娱乐、精神慰藉等方便、快捷、人性化、多样化的服务，提高老年人精神生活质量，以降低患脑疾病风险。

社区还应该发挥与“脑健康行动计划”其他社会主体的联系和协调作用。例如，加强社区与基层医疗机构的联系与交流，特别是在基层医疗机构设置老年脑疾病服务中心时，应提供合理的选址建议，以切实为社区老年脑疾病患者服务。此外，还应依托医院和医疗机构培训和指导社区脑疾病服务料理人员。在与保险公司联系时，社区应加强对脑健康商业保险的宣传力度，并派驻专门的工作人员兼职脑健康保险的宣传和推广。在与脑疾病患病老人及其家庭联系时，社区应组织脑疾病患者互助组织，实现患者间信息的交流、烦恼的倾诉，达到相互鼓励、互帮互助的目的。

发展目标：

（1）五年计划：全国 30% 以上的地级市政府通过专项经费投入按照适龄老年人数量建设脑健康专项活动室（或老年人日间脑健康照料中心），全国社区覆盖面不低于 25%。50% 以上的社区成立老人脑健康志愿服务队，每队每周不少于 1 次服务活动。

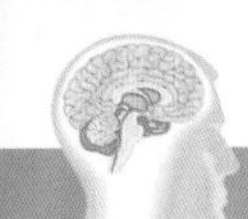

（2）十年计划：全国60%以上的地级市政府通过专项经费投入按照适龄老年人数量建设脑健康专项活动室（或老年人日间脑健康照料中心），全国社区覆盖面不低于50%。90%以上的社区成立老人脑健康志愿服务队，每队每周不少于1次服务活动。

8　引入企业和非市场组织参与社区脑疾病患者的服务工作

“脑健康行动计划”中提出要社会多元共同参与，而企业和非政府组织就是其中非常重要的两个主体。相对来说，企业和非政府组织的主要区别是前者以营利为目的提供细致、个性化的服务，而后者更强调提供价格低廉甚至不营利的服务。企业在“脑健康行动计划”中主要承担在社区的脑健康养老机构、脑疾病防治机构的兴办，为社区脑疾病患者提供护理服务等；而非政府组织则是发挥丰富社区脑疾病患病老人及其家庭的精神生活以及为他们提供义务帮助等作用。

从企业兴办脑健康养老机构、脑疾病防治机构来看。政府应完善土地供应政策和税收优惠政策，将闲置的公益性用地调整为企业脑健康养老服务用地，同时对脑健康服务机构提供的养护服务免征营业税，对非营利性养老机构自用房产、土地免征房产税、城镇土地使用税，对符合条件的非营利性脑健康服务机构按规定免征企业所得税等，通过这些措施积极兴办脑健康养老机构、脑疾病防治机构。有条件的地方可以积极稳妥地把专门面向社会提供脑健康经营性服务的公办脑疾病患者养老机构转制成为企业，完善法人治理结构。

从企业提供脑疾病患者的服务来看，社区应通过场地、经费等方面的优惠政策吸引脑健康养老服务企业在社区的发展，特别是鼓励其提供针对脑疾病患者的助餐、助浴、助洁、助急、助医等定制服务，大力发展家政服务，为居家老年人提供规范化、个性化服务。

从非政府组织提供的服务来看，非政府组织可以在社区上进行项目规划，提供丰富多彩的精神娱乐活动，例如针对轻度脑疾病老人的棋牌娱乐，文娱晚会，健身锻炼等，为脑疾病患病老人提供生活的快乐。此外，对于身体状况不佳的老人，非政府组织可以提供相应的护理服务。大多数老人的低标准的养老保险，导致了他们的护理不能由营利性服务机构提供，很多营利组织也不愿意为这一群体提供高质量的服务。

发展目标：

（1）五年计划：政府通过土地和税收政策，使得全国10%社区中由企业新增建立至少一所脑健康养老机构、脑疾病防治机构。

（2）十年计划：政府通过土地和税收政策，使得全国30%社区中由企业新增建立至少一所脑健康养老机构、脑疾病防治机构。

9　创新信息服务企业在服务脑疾病患者时的模式和手段

脑疾病患者可能在对外联系、与人沟通时存在障碍，因此通过创新信息服务企业对这部分患者服务的模式和手段，就必然能够拓宽患者的视野，也能增强他们的生活能力。

网络信息服务企业将会运用互联网、物联网等技术手段创新脑疾病老年患者的服务模式，如提供紧急呼叫、家政预约、健康咨询、物品代购、服务缴费等，这些信息服务企业将有效

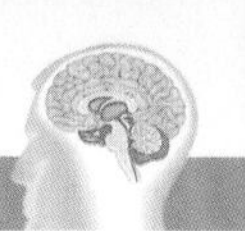

整合通讯网络、智能呼叫、互联网等科技手段,建立信息化、智能化呼叫救助服务平台。智能信息化养老平台以脑疾病患者或其家人的信息数据库为基础,以提供紧急救援、生活照料、家政服务为内容,以有效整合社会服务资源为服务主体,建立完善的脑健康养老服务体系。

举例来说明信息服务企业对脑疾病患者的服务模式之一:通过为老年人提供统一的服务热线以及可选择的有一键通功能的老人手机等智能通信终端,全天候为老年人提供紧急支援、医疗保健、生活照料、家政服务、精神慰藉、法律维权等服务项目的综合服务系统。其服务特点:一是随时随地;二是一键求助;三是服务全面。用户老人通过手机或呼叫器采用一键通或拨打电话提出服务要求,服务中心根据老人服务要求进行分区和项目归类,同时联系社区服务站或服务人员,进行服务对接和派单。终端服务店接单,联系客户确认信息及服务时间,并安排服务人员上门服务。服务中心 24 小时内按流程回访老人,了解老人对本次服务的意见及满意度,此次服务及信息自动进入会员服务数据库备份,作为客户资料永久保存;终端服务终端店或服务人员根据此次服务获得相应记录和评级。

发展目标:

(1)五年计划:政府通过政策扶持和财政补贴,使得全国每 10 000 名老人中建立一所规模化的脑健康信息服务企业。

(2)十年计划:政府通过政策扶持和财政补贴,使得全国每 2000 名老人中建立一所规模化的脑健康信息服务企业。

10　吸引民间资本培育我国脑健康养老服务产业

脑健康养老服务产业是完善老年人尤其是脑疾病患病老人养老途径的重要保障,伴随着该养老服务行业的不断壮大升级,脑健康行动计划才能通过市场手段自我完善、不断发展。

因此,政府应该制定财政补贴、税收扶持等政策,相关部门要围绕适合脑疾病老年人的衣、食、住、行、医、文化娱乐等需要,支持企业积极开发安全有效的康复辅具、食品药品、服装服饰等用品用具和服务产品,引导商场、超市、批发市场设立脑健康用品专区专柜;开发脑疾病患者的老年住宅、老年公寓等老年生活设施。

此外,还应加强规划引导,在制定相关产业发展规划中,支持脑健康服务产业发展,鼓励发展脑健康养老服务中小企业,扶持发展龙头企业。要通过完善扶持政策,吸引民间资本,培育和扶持脑健康养老服务企业发展。实施品牌战略,提高创新能力,形成一批产业链长、覆盖领域广、经济社会效益显著的产业集群。健全市场规范和行业标准,确保脑健康养老服务和产品质量,营造安全、便利、诚信的消费环境。

发展目标:

(1)五年计划:通过政府财政补贴、税收扶持等政策,在全国 3~5 个省份培养脑健康养老服务产业,并积累经验和教训。

(2)十年计划:通过政府财政补贴、税收扶持等政策,在全国所有省份培养脑健康养老服务产业。

我们将十大发展任务及目标进行归纳,如表 8-1 所示。

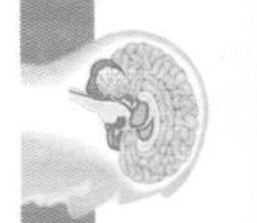

表 8-1 “脑健康行动计划”的十大发展任务及目标

	发展任务	涉及主体	五年目标	十年目标
认识脑	普及对老年脑健康知识的宣讲及脑疾病的防治宣传	政府、社区、患者及其家庭	由国家提供统一宣讲教育材料，利用每年 9 月 16 日“脑健康日”由社区举办为期一周的脑疾病防治宣传活动，并到行动不便的老人家中进行宣讲。保证市辖区每个社区至少 80% 的老人了解、学习相关脑疾病防治知识	社区成立脑疾病防治宣传小组，每年定期举办形式多样的宣讲活动，保证城镇社区全覆盖，每个社区中适龄老人及其家庭了解、学习相关脑健康知识和脑疾病防治方法的比例不低于 90%
	着力推进对脑疾病致病因素的研究及高效药品的研发	政府、企业	由国家制定财政补贴的政策，对当前大脑研究的机构、脑疾病药品研发机构进行广泛补贴，积极调动脑疾病药品研发机构的积极性，力争对脑疾病的致病成因和高效脑疾病药品有更深层次的认识，以期生产更低价、更高质量的脑疾病药品	从财政补贴的方式转为科研基金的方式，成立全国性质的“脑健康科研基金”，由脑疾病药品研发机构和其他相关机构申请专门性的课题，力争扶持 5~10 所脑疾病药物专门研发机构从事高水平的专项研究工作
	多部门共同研究并合理制定脑健康领域的量化标准	政府部门	由政府领导医疗部门、保险部门、财政部门，用 2~3 年的时间开展全国范围内大规模的调查工作，并在此基础上研究一套从“脑生理缺陷”出发的反映各种脑疾病并能够跨疾病（如针对老人同时患阿尔茨海默病和脑卒中）的量化指标体系，将该体系在东中西部选择 1~2 个地级市进行试点，并最终确定该量化体系	将脑疾病量化指标体系用 8 年左右的时间推广至全国，并进一步研究定期完善该体系的机制和方法，保障在全国范围内用该指标体系量化的疾病的评分一致，以期为保险机构和慈善组织开展工作提供科学有效的脑疾病判别依据
保护脑	创新脑健康新型保险并降低脑疾病的医疗保险门槛	保险系统、政府、社区、患者及其家庭	从商业保险来看，应开展保险公司与社区的合作，拓宽适龄人群对脑疾病相关险种的了解渠道，争取在 50% 的社区实现每个社区都有兼职的脑疾病保险业务讲解员，以方便社区居民了解和购买脑疾病商业保险。从社会保险来看，医保部门要尽快将脑疾病药品纳入基本医保药品目录，通过集中招标等途径切实降低药品价格，财政部门给予专项经费补贴，大幅度降低脑疾病患者药品药费自负比例	从社会保险来看，用 10 年的时间试点强制险的方式缴纳脑健康保险，比如在 25~30 岁之间逐年从薪金中强制缴纳脑健康保险，通过此方式来降低脑老化后的大额治疗费用风险

续表

	发展任务	涉及主体	五年目标	十年目标
保护脑	增加投入强制建立适龄老人脑疾病常规体检制度	政府、社区、医院及基层医疗机构、患者及其家庭	由政府出台财政补贴政策，将脑健康体检作为一项常规体检项目并规定具体的体检项目。以社区医院作为体检的具体实施单位，并对社区医疗服务人员进行简单的培训，用5年的时间实现在全国50%以上的社区开展“每年一检”或定期检查的脑健康常规体检制度	社区脑健康体检的财政补贴政策制度化，进一步推进社区医院为实施单位的脑健康体检工作，用10年的时间实现在全国50%以上的社区开展“每年一检”或定期检查的脑健康常规体检制度
	强化对脑疾病老年患者的专业治疗并培养专业人才	政府、医院及基层医疗机构、社区、患者及其家庭	全国50%以上的二级以上综合医院单独开设“脑疾病科”，增加脑疾病老年病床数量，做好老年脑疾病防治和康复护理；二级以下综合医院及社区医院要备置脑疾病治疗基本设备，并与二级以上医院做好病人的转诊转院工作。此外，所有医学类高校都应增设脑疾病治疗服务相关专业和课程，扩大脑健康专业人才培养规模增加100%。探索民政部本级彩票公益金和地方各级政府用于社会福利事业的彩票公益金中提取适当比例用于支持医疗机构的脑疾病治疗工作，并随老年人口的增加逐步提高投入比例	全国80%以上的二级以上综合医院单独开设“脑疾病科”，民政部本级彩票公益金和地方各级政府用于社会福利事业的彩票公益金中提取不低于5%用于支持医疗机构的脑疾病治疗工作

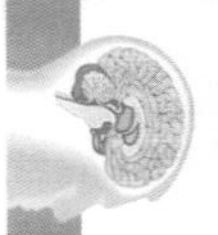

续表

	发展任务	涉及主体	五年目标	十年目标
保护脑	充分发挥社区在脑疾病预防治疗方面的协调和依托功能	社区、政府、医院及基层医疗机构、企业、患者及其家庭、保险系统	全国30%以上的地级市政府通过专项经费投入按照适龄老年人数量建设脑健康专项活动室（或老年人日间脑健康照料中心），全国社区覆盖面不低于25%。50%以上的社区成立老人脑健康志愿服务队，每队每周不少于1次服务活动	全国60%以上的地级市政府通过专项经费投入按照适龄老年人数量建设脑健康专项活动室（或老年人日间脑健康照料中心），全国社区覆盖面不低于50%。90%以上的社区成立老人脑健康志愿服务队，每队每周不少于1次服务活动
	引入企业和非市场组织参与社区脑疾病患者的服务工作	企业、非市场组织、社区、患者及其家庭	政府通过土地和税收政策，使得全国10%社区中由企业新增建立至少1所脑健康养老机构、脑疾病防治机构	政府通过土地和税收政策，使得全国30%社区中由企业新增建立至少1所脑健康养老机构、脑疾病防治机构
创造脑	创新信息服务企业在服务脑疾病患者时的模式和手段	企业、患者及其家庭、政府	政府通过政策扶持和财政补贴，使得全国每10 000老人中建立一所规模化的脑健康信息服务企业	政府通过政策扶持和财政补贴，使得全国每2000老人中建立一所规模化的脑健康信息服务企业
	吸引民间资本培育我国脑健康养老服务产业	政府、企业	通过政府财政补贴、税收扶持等政策，在全国3~5个省份培养脑健康养老服务产业，并积累经验和教训	通过政府财政补贴、税收扶持等政策，在全国所有省份培养脑健康养老服务产业

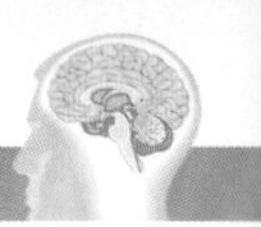

专栏 8-3

国际阿尔茨海默病协会“京都宣言－失智症者照护基本行动纲领”

国际阿尔茨海默病协会（ADI）于2004年10月在日本京都举行的国际大会，宣誓“京都宣言：失智症者照护的基本行动纲领”提出十项行动建议，呼吁各国政府据以制定失智症者照护方案。2005年5月，ADI的14个亚太地区会员国在新加坡召开会议，依据行动纲领共同制定“失智症亚太地区盛行报告”，呼吁各国政府、国际机构和援助机构觉察到失智症的盛行以及它对公共卫生系统所造成的威胁。亚太地区阿尔茨海默病/失智症协会之所以同意合作制定这一报告，并以此作为共同的宣言，可以说是将失智症照护政策的倡导向前跨出一大步。我们真诚地希望这一报告将对国际和各国的决策者有所帮助。

失智症已明显对亚太地区数百万人的生活和公共卫生的支出造成了巨大影响。虽然目前失智症尚无法治愈，但仍可以采取许多方式与策略来提升失智症患者以及家庭照顾者的生活品质。唯有认识到失智症是医疗卫生的重点才能规划所需要采取的行动，国际阿尔茨海默病协会的《京都宣言》提供了基本行动纲领（表8–2）。当然，这些都必须考虑到各个国家的需要、尊重各国的文化、社会和经济背景。促进亚太地区各国的合作也非常重要，各国可以分享为失智症患者及家属发展医疗照护服务的丰富经验，鼓励研究来加强这些规划失智症照护服务的基础，也是其中一个工作重点。

表8–2　京都宣言：失智症者照护的基本行动纲领

十项综合建议	方案A（低度资源）	方案B（中度资源）	方案C（高度资源）
1. 在基层医疗照护中提供治疗	将失智症视为基层医疗照护中的一环。在所有健康相关专业人员的养成训练中加入失智症的认识与治疗等课程。对基层医师提供在职进修（5年内至少完成50%）	发展适合当地的相关训练课程及教材。对基层医师提供在职进修（5年内完成100%。）	促进基层医疗有效照顾失智症患者，同时改善转介模式
2. 患者可获得适当的治疗	增加患者取得失智症及相关精神行为症状的必要治疗药物的渠道 发展和评估照护者的教育及培训的措施	确保所有医疗院所可提供失智症用药 大部分地区可提供有效的照顾者介入措施	在治疗计划下，提供获得新药更简便的方式
3. 提供社区照护	确立原则——失智症患者在自己的家中接受评估及治疗是最好的 发展和制定适合基层及后续照顾可使用的标准需求评估表 开办包括多专业之社区照护小组、日照中心和喘息服务等实验计划，并将失智症患者搬离不适当的机构	开办整合失智症照护与一般医疗照护的实验计划 设置社区照护设施（至少50%完成包含多专业社区照护小组、日照中心、喘息服务和急性住院评估和治疗） 依据需求发展失智护理之家与养护社区，其中包含例行员工训练与评鉴机制	发展多元形态的养护设施，提供社区照护（100%），在社区中为失智症者提供个别化的照护服务

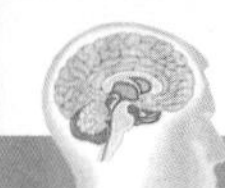

续表

十项综合建议	方案A（低度资源）	方案B（中度资源）	方案C（高度资源）
4. 教育民众	进行反污名化和反歧视的宣传活动。支持非政府组织的民众教育	利用大众传播提供群众对失智症的认识，培养积极正向的态度以及预防认知障碍和失智症	经常举办理宣传活动，呼吁社会大众： 认识失智症及早寻求 协助失智症正确照护方式
5. 引导社区、家庭和大众参与	支持自助团体的成立，资助非政府组织的相关活动	确保家属、患者和社区参与政策的制定及服务的发展、实施	鼓励政策的代言
6. 制定国家政策、计划和法规	根据现有知识和人权考量，修订法规、制定失智照护计划和政策 1. 以法规支持和保护心智障碍者 2. 将失智症患者包含在残障福利中 3. 将家庭照护包含在社会福利扶助中，编列老人健康和社会照护经费预算	在国家层级和州省（次层级）实施失智症照护政策。编列失智症医疗及社会照护预算。增加精神医疗照护的预算经费	不论是初级或次级的医疗照护、社会服务计划和扶助都要确保公平的原则
7. 发展人力资源	培训基层医护工作人员 为老年医学及精神医学领域的医护人员举办进阶专业培训计划 设立培训和资源中心	为一般医师、精神科医师、护士、心理师和社工师设置全国培训中心及网络	培训具有进阶治疗照护技能的专家
8. 与其他部连结	在社区、学校和工作场所推展失智症宣导计划。鼓励非政府机构的宣导活动	增强社区计划	为早期失智症患者提供专业的职场健康服务。在工作场所为失智症的照顾者提供特别的设施。与其他部门合作推展以保证为基础的精神健康促进宣导计划
9. 监测社区健康	将失智症包括在基本健康常识中 对高危险群展开调查	社区中建立早期失智症监测机制	建立进阶的监测。监测预防措施之有效性
10. 支持更多研究	在基层医疗中进行社区失智症盛行率、病程、预测和影响等方面的研究	进行社区失智症照护管理的有效性和成本效益的研究	扩大失智症病因研究 进行服务提供的研究 调查失智症预防的具体方法

第三节 脑健康行动计划的实施

脑健康行动计划的宗旨是“认识脑,保护脑,创造脑”。“认识脑”是通过研究了解、阐明脑的运作机制和其中的功能因子,宣传脑疾病的防治方法,从而为“保护脑”做好基础性铺垫。“保护脑”的目标在征服脑部的疾病,通过政府整合社会医疗、护理资源提高相关脑部疾病的康复概率,同时加大力度实现脑健康相关疾病的预防、筛查、科普工作。“创造脑”的目标是在“认识脑”和“保护脑”的基础上提出来的,以脑研究为载体,实现与脑相关的科技水平不断进步以及脑产业的进一步推进。

脑健康行动计划的总体框架是“政府为主导,社区为依托,患者及其家庭为被服务对象,社会多元参与”。贯彻脑健康行动计划的宗旨,在行动计划的总体框架下,我们如何调动各方面的资源,具体实施行动计划,以期实现更好地“认识脑、保护脑、创造脑”,将是本章重点讨论的问题。

1 脑健康行动计划的实施方案

1.1 脑健康行动宗旨和脑健康行动计划的实施

随着社会和经济的发展,中国已经进入人口老龄化社会,而在人口老龄化过程中,脑健康已成为社会热切关注的问题。脑健康出现问题的老年人是有特殊需要的群体,他们不仅和其他老人一样经历着机体各项功能的逐步退化衰老,同时还要承受由脑功能严重退化带来的诸多不便,很容易产生内心的孤独感和不安全感。这些老年人的认知功能方面和精神健康方面都出现了很多的问题。

老年人的脑健康问题已经引起了政府、社会和学术界的普遍关注,但现阶段各级医疗机构提供的卫生保健服务更加偏重于防治明显的身体疾患,早期认知功能和精神健康检测没有得到同等重视。我们提出“了解脑、保护脑、创造脑”的行动宗旨,建议实施脑健康行动计划,分别从政府、医院、社区、老年人自身和其他社会机构等角度出发提出了如何改善老年人认知功能和脑健康程度。

让老人健康长寿,通过专业心理干预、人文关怀和社会支持使他们免受脑健康疾患的困扰,具有重大的现实和社会意义。脑健康的老人才能正确面对身体功能的老化和疾病的困扰,树立积极的生活态度,更好地融入社会。这样不仅可以减轻社会负担,还可以继续为社会作贡献,为更好实现老年人力资源再利用提供保障。同时,切实关注脑健康病患老人的心理困境,帮助他们解决实际问题,使他们能够安度晚年也是政府和全社会的责任,是构建社会主义和谐社会的重要内容。

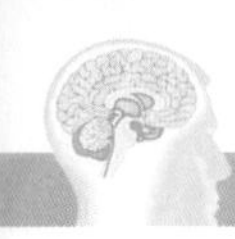

1.2 脑健康行动计划实施方案的设计

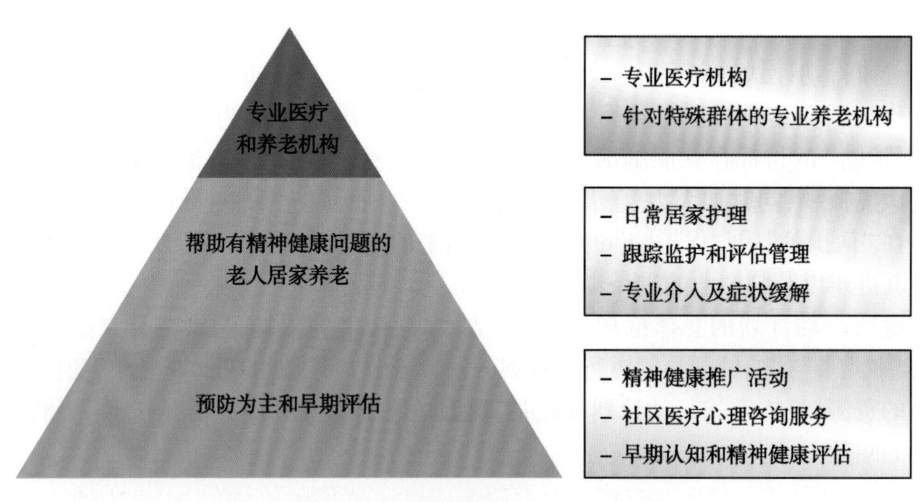

图 8–2 脑健康行动计划实施方案

从图 8–2 中可以看出，我们依据老年人的脑健康状况将他们划分为三类：脑健康状况良好的老年人，生活可以完全自理，针对这类人群主要以预防和早期评估为主；出现脑健康疾病的老年人，生活基本处于半自理状态，需要在帮助下才能做到居家养老；而具有严重脑健康疾病的老年人，则需要借助专业医疗和养老机构来进行医治和养老。

针对第一类人群，我们可以通过脑健康推广活动、社区医疗心理咨询服务、早期脑健康评估来普及认知功能和精神健康的相关知识，以预防为主；针对第二类人群，则需要提供日常居家护理来帮助他们解决生活上的问题，对他们的脑健康状况进行跟踪和评估管理，专业介入，进行认知干预来缓解症状，来改善他们的脑健康状况；针对第三类完全不能自理的人群，需要专业的医疗机构进行专业治疗，通过养老机构实现养老。

居家养老不仅是多数老人的意愿也是当今中国社会的现实。延长老人独立或半独立在家生活的时间不仅可以使老人生活得更舒心、健康，也可以大大减低专业医疗机构和养老机构的压力。而要达到这个目的，预防措施、早期干预、帮助轻度患病的老人在家康复等工作就变得尤为重要。而这些工作完全可以通过脑健康行动计划的实施得到很好的解决。因此如何在社区中开展老年人的脑健康服务工作，如何通过设计、实施脑健康教育推广活动，如何采取各种预防措施，对社区老年人进行早期评估，帮助轻度患病老人在家康复等手段帮助老人安度晚年就成了摆在我们面前的重要课题。

另一方面，给予社区医疗为基础的脑健康服务机构更多的支持，尽力减少住院老人也是世界的趋势。美国和其他多国政府都制定了明确的政策，并引导政府财政和私人投资更多转向社区脑健康医疗和服务，进一步减小专业精神医院的规模，并鼓励更多老年病人选择脑健康医疗或其他专业养老机构，而不是精神病院进行治疗。

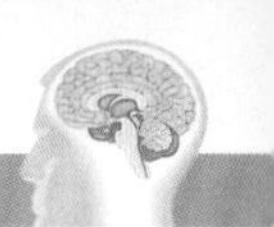

1.3　脑健康行动计划的实施原则

在脑健康行动计划的实施中，有一个重要的问题就是，在实施脑健康行动计划的过程中，老人们希望它遵循什么样的原则。通过对老人进行走访调查，我们可以得出以下结论：社区认知和精神健康服务必须面向社区内所有老人；免费或合理收费；服务多样灵活；服务具有连续性；不同专业的人员间保持沟通和合作，进行综合治疗。

而根据老人的要求，我们认为脑健康服务应包括融入心理咨询和治疗的社区医疗体系、日常居家护理、应急机制、病案管理和跟踪、入院治疗等基本内容。门诊心理咨询和治疗试图通过有的放矢地运用心理、行为治疗方法（包括集体咨询）、药物治疗等手段改善老年人的脑健康问题。日常居家护理适用于仍然有能力在社区生活的老年人得到一定的治疗和康复。而应急机制应该24小时运转，通过拨打社区医院电话或直接去医院就诊使出现紧急情况的老年人及时得到治疗。对长期患有严重脑健康疾病的老年人，特别是病情较重的老年人进行系统的病案管理，定期随诊和评估。这里最后提到的住院治疗指的是利用现有的社区医院设施，对患脑健康疾病的老年人进行短期的集中强化治疗。另外，还应该囊括社会心理修复板块，包括各类脑健康教育推广活动、脑健康知识培训、早期预防和干预项目等。

任一项目的推广都离不开各级财政的支持。我们可以结合中央和地方财政设立老年人脑健康服务网络专项资金，通过建立试点试验并推广成功经验，把专业脑健康诊疗、初级医护、老龄工作结合在一起，把脑健康工作、身体健康工作、老年人继续教育和培训工作结合在一起。例如，社区医院和专业科室及社区服务机构建立三方合作，由专业精神健康医务人员对社区医院医护人员及普通社区服务人员进行培训，专业医院的科室还可以定期到社区医院出诊，并指导建立初级筛查体系、病案管理和跟踪体系、病患推荐就医体系等。这样出现脑健康问题的老年人就能得到及时的干预和治疗，并有渠道得到更为专业的服务。

专栏 8-4　阿尔茨海默病的社会支持与政策国际研讨会

2012年5月18日，作为首届中国国际养老服务业博览会分论坛之一，“阿尔茨海默病的社会支持与政策国际研讨会”在上海隆重举行，此次研讨会由中国社会福利协会与香港社会服务联会共同举办，并得到了国际阿尔茨海默病协会的大力支持。会议由香港社会服务联会国际及内地事务总主任许劲晖女士主持，中国社会福利协会会长刘光和及香港社会服务联会业务总监冯一柱博士出席并致欢迎辞。

此研讨会旨在通过加强宣传阿尔茨海默病的相关知识，以引导公众参与、相关各方研究合作，特别是推动政府与社会力量形成合力，共同应对老年痴呆症带来的挑战，从而极大程度地改善痴呆患者和家庭的生活品质，提升公共健康水平。

刘光和会长在致辞中就中国老龄化、高龄化的情况做了简要介绍，指出老年痴呆已经成为全球性的重大公共健康问题，并针对中国老年痴呆症方面的现状做了详细说明。刘会长介绍了中国社会福利中心为改善中国老年痴呆症现状所作的努力，并希望提高公众对于疾

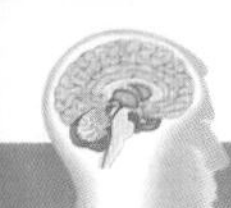
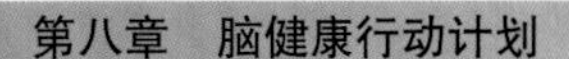

病的认识和重视,号召更多的社会力量共同关注,以探索出有效的、先进的、具有中国特色的解决方案,努力改善患者和家庭成员的生活质量,为公众和国家减轻沉重的疾病负担。冯一柱博士在欢迎辞中表示,阿尔茨海默病作为一项不可忽视的公共卫生问题,已引起社会各界的广泛关注。阿尔茨海默病的复杂性决定了其研究不仅仅依靠学术界在技术层面的探索,更与相关政策支持密不可分,同时也需要社会公众的大力理解和认可。冯博士希望各与会者从研讨会中获得感动、获得启发与动力,相互之间建立合作伙伴关系,为阿尔茨海默病的研究作出更大的努力与贡献。

国际老年痴呆协会中国委员会副主席王军从现实、挑战、对策三个角度提出了对中国阿尔茨海默病服务、政策方面的建议。记忆健康360工程主任洪立女士结合自身公司的发展,主要讲解了如何为痴呆患者和家庭提供优质的照护和服务。香港社会服务联会长者服务专责委员会副主席、香港社会服务联会老年痴呆症工作小组召集人、香港中国妇女会安老服务总监黄耀明女士在研讨会上提出了“香港老年痴呆症(脑退化症/认知障碍症)2012—2017策略行动方案”。

香港老年学会会长梁万福医生就香港安老院舍痴呆症照护的现状,分享了安老院舍评审计划经验。台湾失智症协会秘书长汤丽玉女士介绍了台湾失智者的现状,进一步分析如何为失智者及其家属提供支持服务。澳门失智症协会理事长、澳门镜湖护理学院副教授曾文博士在发言中分享了应对老龄化社会教育系统工程在澳门的本土化探索。国际阿尔茨海默病协会理事杨添福博士在发言中提到阿尔茨海默病应成为一项公共卫生重点,得到足够的重视。

最后,中国社会福利协会副会长兼秘书长冯晓丽女士和香港社会服务联会业务总监冯一柱博士在总结发言中表达了对各位专家积极参与本次博览会,并为研讨会做出不懈努力表示感谢。研讨会切实深化、促进了国内外社会各界针对阿尔茨海默病这一议题的研究和讨论,加强了相关各方的联系与合作,为增进各方参与解决阿尔茨海默病这一问题奠定了广泛的基础。

2 政府:脑健康行动计划实施的主导者

根据《中共中央国务院关于深化医药卫生体制改革的意见》(中发〔2009〕6号,以下简称《意见》),2009—2011年重点抓好五项改革:一是加快推进基本医疗保障制度建设,二是初步建立国家基本药物制度,三是健全基层医疗卫生服务体系,四是促进基本公共卫生服务逐步均等化,五是推进公立医院改革试点。

落实医疗卫生事业的公益性质,具有改革阶段性的鲜明特征。把基本医疗卫生制度作为公共产品向全民提供,实现人人享有基本医疗卫生服务,这是我国医疗卫生事业发展从理念到体制的重大变革,是贯彻落实科学发展观的本质要求。医药卫生体制改革是艰巨而长期的任务,需要分阶段有重点地推进。在此背景下,推进脑健康行动计划的实施,以期通过制定相关群体的行动措施,通过5~10年的时间,促进我国在防治脑疾病、保护脑健康方面能不断进步,在政府可实施、相关机构可承受、老人受实惠的前提下,真正实现“积极老龄化”背景下脑疾病的科学预防和合理治疗的目的。

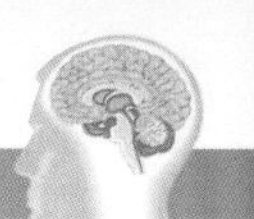

2.1 将脑健康行动纳入基本公共卫生服务

2.1.1 将脑健康行动覆盖城乡居民的基本公共卫生服务

制定基本公共卫生服务项目，明确服务内容；逐步在全国统一建立居民健康档案，并实施规范管理；定期为65岁以上老年人做脑健康检查、为3岁以下婴幼儿做脑生长发育检查、为孕产妇做产前检查和产后访视，为特殊人群提供防治指导服务；普及脑健康知识，鼓励中央和地方媒体加强健康知识宣传教育。

2.1.2 增加脑健康疾病防治为国家重大公共卫生服务项目

实施脑健康重大疾病防控和国家预防、免疫规划的重大公共卫生项目；加强脑健康公共卫生服务能力建设；提高脑健康专业公共卫生机构的设施条件；加强严重和突发脑健康疾病事件预测预警和处置能力；积极推广和应用中医药预防保健方法和技术。

2.1.3 保障脑健康公共卫生服务所需经费

脑健康专业公共卫生机构人员经费、发展建设经费、公用经费和业务经费由政府预算全额安排，服务性收入上缴财政专户或纳入预算管理；按项目为城乡居民免费提供涉及脑健康的基本公共卫生服务；提高公共卫生服务经费标准；中央财政通过转移支付对困难地区给予补助。

2.2 改革基层医疗卫生机构脑健康服务的运行机制

2.2.1 加强基层医疗卫生机构建设，改善脑健康服务现状

完善农村三级医疗脑健康服务网络；发挥县级医院的龙头作用；完善乡镇卫生院、社区卫生脑健康服务中心建设标准；支持边远地区村卫生室建设，实现脑健康的基本诊疗；公立医院资源过剩地区，要进行医疗资源重组，充实和加强基层医疗卫生机构；对社会力量举办脑健康基层医疗卫生机构提供的公共卫生服务，采取政府购买服务等方式给予补偿；对其提供的针对脑健康方面的基本医疗服务，通过签订医疗保险定点合同等方式，由基本医疗保障基金等渠道补偿；鼓励有脑健康资质的人员开办诊所或个体行医。

2.2.2 加强脑健康基层医疗卫生队伍建设

制定并实施免费为农村定向培养脑健康医生和招聘脑健康执业医师计划；完善城市医院对口支援农村制度；采取到城市大医院进修、参加住院医师规范化培训等方式，提高县级医院脑健康医生水平；落实好城市医院和疾病预防控制机构脑健康专业医生晋升中高级职称前到农村服务一年以上的政策；鼓励高校医学毕业生到基层医疗机构工作，由国家代偿学费和助学贷款。

2.2.3 转变脑健康基层医疗卫生机构运行机制

基层医疗卫生机构要使用针对脑健康疾病的适宜技术、适宜设备和基本药物，大力推广

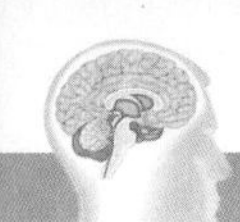
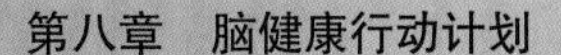

包括民族医药在内的中医药，为城乡居民提供安全有效和低成本服务；乡镇卫生院要转变服务方式，组织医务人员在乡村开展巡回医疗；城市社区卫生服务中心和服务站对行动不便的患者要实行上门服务、主动服务。鼓励地方制定分级诊疗标准，开展社区首诊制试点，建立基层医疗机构与上级医院双向转诊制度；全面实行人员聘用制，建立能进能出的人力资源管理制度；完善收入分配制度，建立以服务质量和服务数量为核心、以岗位责任与绩效为基础的考核和激励制度。

2.3　改革脑健康基层医疗卫生机构补偿机制，加快形成多元办医格局

2.3.1　改革脑健康基层医疗卫生机构补偿机制

脑健康基层医疗卫生机构运行成本通过服务收费和政府补助补偿；政府负责其举办的乡镇卫生院、城市社区卫生服务中心和服务站按国家规定核定的基本建设、设备购置、人员经费及所承担公共卫生服务的业务经费，按定额定项和购买服务等方式补助；医务人员的工资水平，要与当地事业单位工作人员平均工资水平相衔接；基层医疗卫生机构提供的医疗服务价格，按扣除政府补助后的成本制定；探索对基层医疗卫生机构实行收支两条线等管理方式；政府对乡村医生承担的公共卫生服务等任务给予合理补助，补助标准由地方人民政府规定。

2.3.2　建立脑健康行动的质量监管和评价制度

探索建立由卫生行政部门、医疗保险机构、社会评估机构、群众代表和专家参与的公立医院脑健康方面治疗效果的质量监管和评价制度；严格医院预算和收支管理，加强成本核算与控制，做到脑健康行政拨款专款专用。全面推行信息公开制度，接受社会监督。

2.3.3　鼓励民营资本举办脑健康专业非营利性医院，加快形成多元办医格局

省级卫生行政部门会同有关部门，按照区域卫生规划，明确辖区内公立医院脑健康科室的设置数量、布局、床位规模、大型医疗设备配置和主要功能；要积极稳妥地把部分公立医院转制为民营医疗机构；制定公立医院转制政策措施，确保国有资产保值和职工合法权益；脑健康民营医院在医保定点、科研立项、职称评定和继续教育等方面，与公立医院享受同等待遇；对其在服务准入、监督管理等方面一视同仁；落实非营利性医院税收优惠政策，完善营利性医院税收政策。

专栏 8-5　社会资本进入医疗机构民营医院增加 1128 家

国家鼓励和引导社会资本举办医疗机构的政策引导已经初见成效。与去年同期相比，截至 2011 年 8 月底，全国公立医院减少了 308 家，但民营医院增加了 1128 家。

卫生部昨日发布的 2011 年 8 月全国医疗服务情况显示，截至 2011 年 8 月底，全国医疗卫生机构达 94.4 万个，其中医院 2.1 万个，基层医疗卫生机构 90.9 万个，其他机构 1.4 万个。在基层医疗卫生机构中，社区卫生服务中心（站）3.2 万个，乡镇卫生院 3.8 万个，村卫生室 65.3 万个，诊所（医务室）17.7 万个。

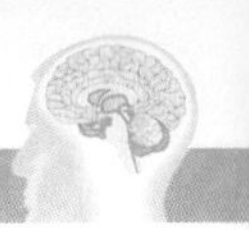

与2010年同期比较，截至2011年8月，全国医疗卫生机构增加1.21万个，其中医院增加820个，基层医疗卫生机构增加1.1万个。基层医疗卫生机构中，社区卫生服务中心（站）增加3804个，乡镇卫生院减少760个，村卫生室增加5246个，诊所（医务室）增加2259个。

在具体的医院种类中，与2010年同期相比，2011年8月底公立医院减少了308家，但民营医院增加了1128家。医药行业分析师黄建华对医疗人网表示，这表明国家关于引导社会资本举办医疗机构的相关鼓励优惠政策正在发挥作用，未来民营医院数量有望进一步增加。

去年12月，国家发改委、卫生部、财政部、商务部、人力资源社会保障部联合发布了《关于进一步鼓励和引导社会资本举办医疗机构的意见》，鼓励和支持社会资本举办各类医疗机构。社会资本可按照经营目的，自主申办营利性或非营利性医疗机构。《意见》鼓励社会资本举办非营利性医疗机构，支持举办营利性医疗机构，鼓励有资质人员依法开办个体诊所，调整和新增医疗卫生资源优先考虑社会资本，鼓励社会资本参与公立医院改制。并表示要引导社会资本以多种方式参与包括国有企业所办医院在内的公立医院改制，积极稳妥地把部分公立医院转制为非公立医疗机构，适度降低公立医院的比重，促进公立医院合理布局，形成多元化办医格局。

今年上半年，国家发改委在《关于2011年深化经济体制改革重点工作的意见》中再次强调，要加快推进公立医院改革试点，鼓励和引导社会资本举办医疗机构。

3　专业医疗和养老机构：脑健康行动计划的专业服务提供者

专业医疗和养老机构是脑健康计划实施的专业服务提供者，老年人的脑健康问题具有存在病程长、同其他身体疾病同时存在的特点，这就需要社区医疗能够同时关注老年人身体和脑健康疾病的互相影响，并提供及时和可持续的精神治疗以便全面提高治疗效果。要做到这一点，单靠社区医疗是不能实现的，需要社区服务网络和专业医疗团队建立联系，在专业精神健康诊疗团队长期稳定的指导下实施，既要照顾到老年人的身体疾病的常规治疗，又要持续性的对老年人的脑健康问题进行干预和跟踪。具体而言，可以在社区服务网络和某个专业精神诊疗机构间建立对口合作关系以开展各项工作，其中包括以下几个方面。

3.1　人员培训

由专业医生对社区医生，特别是社区全科和内科医生进行系统的培训，使他们较全面地掌握老年脑健康疾病的特点，诊断方法和各种心理辅导和药物的使用。

专栏8-6　**老年痴呆症患者精神症状的照护和对应方法**

老年痴呆症患者常见精神行为异常包括藏物、翻找、囤积物品、漫游、激动、易怒、敌意、暴力攻击、停止服药、不适宜的吃、重复问相同的问题、重复的行为、日落症候群等，照顾者将

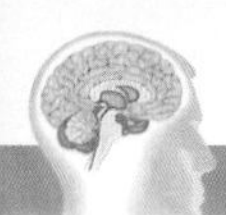

会面临很大的压力和挑战，长久下来使照顾者心力交瘁也可能影响家庭和睦，建立正确的照护与对应方法十分重要。

以下为老年痴呆症患者常见问题行为的可能原因及处置方法的建议：

1. 老人激动、易怒、敌意、暴力攻击的问题

（1）可能原因：对于社会行为及是非判断能力的缺失；环境嘈杂，布置繁杂；失去自由、被否定；对于负面的感觉无法接受，忍受压力的耐性减低；容易误解别人的行为；产生合理及不合理的害怕；

（2）处置建议：日常生活简单、规律、有节奏，安排温和安静的活动；安静的环境布置；将刀具等危险物品收好，减少发生伤害；给病患多一些接纳与包容，保持温和与冷静的对话，转移病患注意力。

2. 夜间干扰行为

（1）可能原因：因患者夜眠中断、紊乱，在屋内徘徊、制造声响或干扰等行为。

（2）处置建议：睡前先上洗手间，避免半夜醒来如厕；避免患者日间睡得过多，鼓励他在日间多进行些体力活动；在墙角安装夜明灯，可增加患者之安全感；若患者日夜颠倒，切勿与之争执，可陪伴他一段时间，再劝他入睡；如以上方法皆不行，可与医生商讨，给予药物帮助。

3. 患者有翻找、藏物、囤积等行为

（1）可能原因：保护自己的所有物；当身旁有陌生人就觉得应藏起有价值的东西；无意义的行为，只是疾病的症状之一；带来满足、愉悦、幸福感。

（2）处置建议：尊重他，随他去吧；改善居家环境，使环境简单化，保护好有价值的东西及危险物品。

4. 游走问题

（1）可能原因：因环境改变而想回到从前；环境中有其害怕或讨厌的人和物；寻找熟悉的人或物。

（2）建议处置：外出时有人陪伴；提供安全的环境，避免发生意外；给老人带安全手环；向其他人告知老人的情况。

5. 妄想与幻觉

（1）症状：妄想是指一些由患者想像出来但确是非常真实的意念，例如：深信其他人想谋杀或伤害自己（被害妄想），或是自己的东西被人偷去（被偷妄想）等。幻觉则是看到或听到一些不存在的东西，例如：听见窗外有人讲话声音或是看到一些已死去的亲友等。

（2）处置建议：当患者出现妄想或幻觉时，切勿与之争执或否定其真实性。我们要明白他已失去自我控制能力，而对他发怒或责备都无济于事；当患者受到幻觉困扰时，要认同他感受，但同时应向患者解释其他人是看不见亦听不到的。可利用其他活动或话题转移他的注意。同时尽早就医。

老年痴呆患者所表现的行为方式及行为背后的意愿不尽相同，有时善意的欺骗及运用转移注意力的技巧是处理问题行为的好办法，所以要先了解基本的照护常识，然后个体化做相应调整。

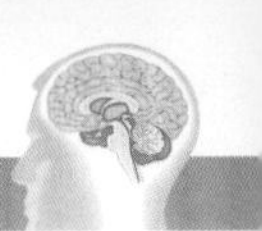

3.2 具体病例的咨询服务，建立常态咨询通道

在专业精神科支持机构设立一个对口社区医疗的公共邮箱，由专业医生轮流负责解答社区医生的问题；按脑健康疾病的种类或具体病人划分，一个专业医生负责支持几个病人的持续治疗。帮助社区医生建立并实施治疗方案；定期举行社区医生和专业医生间的面对面讨论调整具体病人的治疗方法；进行疗效跟踪和评估等。这样，当社区医生根据所学知识发现病人后，总能得到有效支持，及时诊断、反馈、治疗并调整治疗和评估疗效。

3.3 专业人员下社区

很多老年人由于独居、陷入贫困、身患疾病或出行不便，即使知道自己有脑健康问题并想得到专业救治也很困难。专业脑健康机构应定期组织专业医生下到社区，这些专业人员可以在社区中接待门诊病人，帮助发现并诊断出有脑健康疾病的老人；对老年人开展教育和咨询工作，对已诊断出脑健康疾病的老人进行入户随访，或组织集体治疗，改进治疗方法等。

3.4 建立信息分享平台

专业机构和社区医疗应密切配合，建立病案信息管理平台，各种培训信息的分享，和最新科研成果共享。只有充分和有效地与专业神经科和精神科团队进行合作，由专业团队负责培训社区医疗工作者，建立固定的介绍就医渠道，设计方案并指导治疗等，社区服务网络才能正确诊断和治疗老年神经和精神疾病。

专栏 8-7　日本以更名为契机推动关爱援助痴呆症患者

痴呆症在日本被称为认知症。日本厚生劳动省 8 年前作出将痴呆症更名为认知症的决定，不仅让国民更加了解痴呆症，也推动其社会更加关爱、援助痴呆症患者。

日本也曾长期使用“痴呆症”这一称呼。2004 年 3 月，一位专门从事老年痴呆症患者护理研究的专家向日本老年医学会指出“痴呆症”一词带有歧视含义。同年 12 月，经日本医疗及福利专家研讨并向国民征求意见后，厚生劳动省发布通知要求将痴呆症改称为认知症，并对相关用语作出调整。2005 年，涉及这些用语的相关法律也已完成修订。

据厚生劳动省 2012 年 8 月公布的数据，日本患认知症的老年人已达 305 万，65 岁以上人口中认知症患者比例为 10% 左右，患者数量正以超预期的速度增加，到 2020 年日本全国认知症患者数量预计将超过 400 万人。

以名称变更为契机，日本于 2005 年 4 月启动一项 10 年计划，旨在让国民正确理解认知症，建设认知症患者能安心生活的城市。

对认知症患者来说，医疗和护理是日常生活中不可缺少的。为了让患者在熟悉的居住环境中继续生活，日本实施“市町村认知症对策实施综合推进事业”，将相关的医疗、护理和生活援助等机构连成网络，以便根据当地实际情况向患者及其家属提供有效援助。

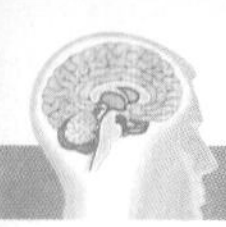

在上述框架内,各市町村专门配备了“认知症地域支援推进员”,他们的职责是作为协调员帮助当地医疗、护理等服务机构与其他援助机构加强相互合作,确保向认知症患者提供与其病情相适应的服务。他们还负责收集为认知症患者及其家属提供援助的区域人才和服务机构的信息,定期制作、更新与该病救助相关的区域资源地图,致力于帮助患者家属与救治、援助人员加强交流。

在医疗领域,日本注重培养专门的认知症援助医生并对老年人常去就诊医院的医生进行认知症诊断知识和技术培训。截至2010年,日本共培养1670余名认知症援助医生,对超过2.9万名医生完成了相关培训。日本期望认知症援助医生能在今后的认知症医疗体系中发挥核心作用——对其他医生进行培训并向他们提供建议,对日常前来就诊的老年人进行妥善健康指导,尽早发现认知症,倾听患者家属的倾诉。

由于近年来日本境内利用认知症患者判断能力下降,与他们签订不必要的住宅装修合同等恶意行为频繁发生,日本法务省的成年人监护制度逐渐受到关注。这一2000年设立的制度规定由法院为不具备充分判断能力的成年人指定监护人,代替被监护人实施涉及法律的行为。这项制度有助于认知症患者在需要进行不动产和存款等财产管理、签署遗产分割协议时避免权益受损。

日本一向重视脑科学研究,在老龄化社会不断发展导致认知症患者增多的背景下,认知症研究愈发受到关注。日本文部科学省2007年制定了从2008年起重点推进脑科学研究开发5年计划,其中包括开发认知症和其他精神疾病的防治方法。

4　社区:脑健康行动计划实施的依托

老年的认知障碍问题具有存在病程长、同其他身体疾病同时存在的特点,这就需要社区医疗能够同时关注老年人身体和精神疾病的互相影响并提供及时和可持续的神经精神治疗以便全面提高治疗效果,社区在脑健康行动计划实施中是最重要的载体。要做到这一点,就需要社区服务网络和专业医疗团队建立联系,在专业脑健康诊疗团队长期稳定的指导下实施,既要照顾到老年人的身体疾病的常规治疗又要持续性的对老年人的神经精神问题进行干预和跟踪。

4.1　转变基层卫生机构在脑健康方面的运行体制

根据调查显示,在对老年人的日常照顾方面,由家庭成员提供的、非正式和不付费的照料在社区中仍然占绝大多数,且为老人提供照顾的人3/4为女性,年龄平均在60岁。虽然大多数人表示他们愿意付出辛苦和劳动并为老人提供照料,但长期的繁重劳动和单调生活对他们的身心健康也造成了很多不良影响。约1/2的人感觉负担重,心理压力大。特别是需要长期照顾老年痴呆患者的人,他们自身也容易发展出这样那样的心理疾病。而能否成功延长老年人居家养老的时间不光取决于老人的身心状况,更大程度上取决于对老年人施以照顾的家人的能力和健康。

基于这种情况,基层卫生机构应建立健全在脑健康方面的运行体制,将脑健康纳入基层卫生机构服务中。社区医疗应提供一些专门的心理辅导和支持，帮助照顾老年人的群体减轻心理压力，提高应对各种情况的技巧，这样才能尽量长的使老人留在社区，居家养老，才能很好解决养老机构严重不足和养老成本不断加大的矛盾。具体活动可以包括为照顾老年痴呆患者的家属和社区服务人员提供的免费讲座，使他们不仅了解所照顾老人的疾病基本特征、病程的发展和各种治疗方法，也了解一些控制自身情绪、缓解压力的技巧，特别是如何应对突发情况等；可以利用社区共享的互联网平台建立信息中心，组织在线培训、答疑等活动，使老年人的家人足不出户就能得到各种老年人脑健康的信息。

4.2　加强基层医疗脑健康卫生队伍建设

我们已经讨论过了专业脑健康诊疗进社区的必要性。但一方面，向所有社区服务体系集中派送专业脑科医生是现阶段难以实现的；另一方面，老年人在面临脑健康问题时更多的会转向和自己熟识的社区医生寻求帮助。初级诊疗包括了社区医院全科医生、内科医生和其他各科室医护人员在内的整个团队。充分利用这个现有的社区医疗团队对老年人提供必要的脑健康医疗服务无疑是满足当前老年人脑健康所需服务的最佳途径。这样做既可以照顾到老人对看专业精神科的顾虑和对社会歧视的担心，又解决了专业脑科人才不足，在短时间内难以充实到社区服务网络中的问题。

但利用社区初级诊疗处理老年脑健康问题时，如何才能够正确诊断和合理治疗是我们首先要解决好的问题。这个问题和对初级诊疗医师的神经、精神、心理专业培训密不可分。只有对社区初级诊疗医护人员进行充分的培训，使他们更多掌握老年病学的基础知识，掌握老年脑健康疾病的各种早期症状表现，他们才能够在日常工作中正确区分身体疾病和脑健康疾病，正常情绪、行为和异常举动，从而及时发现问题，明确诊断并及时干预。

4.3　脑健康推广项目等宣传教育活动

在社区中举办各种健康讲座向老年人宣传如何改善自己的脑健康状况，如何控制和调节情绪等。具体内容可以包括饮食营养讲座、老年人体育运动讲座、戒烟控酒、老年人心理、认知和记忆、情绪、压力、丧失亲人、交际、信仰等各种话题，活动地点可以是社区医院、社区活动中心、老年中心、图书馆或其他社区组织的场所。通过这些讲座和互动，老年人不仅有机会增加对身体、脑健康的知识，还能够掌握一些实用的技巧和手段管理自己情绪，调节压力适应环境。同时在互动过程中，经过培训的社区工作者还可以鼓励老年人多表达，多交流，培养他们的社交能力，鼓励老年人之间互相帮助。所谓预防和早期介入就是要让老年人形成顺利进入老龄的概念，对自己生活中身体、心理的变化有准备，有信心，掌握各种脑健康知识和技能，能够控制自己的生活，处理生活中的各种问题，释放压力，使老年生活愉快和有意义。因此，在社区中开展各种脑健康教育活动可以有效预防空巢老人的各种脑健康问题。

组织有相似脑健康问题的老年人，如认知退化、抑郁等，在经过相关培训的社区医生指导下，进行有针对性的评估和治疗。日常活动的内容可以包括语言、认知、体能、情绪控制在

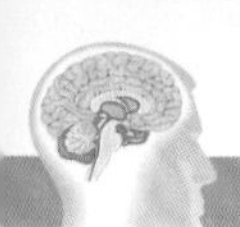

内的各种训练。同时,在活动中,工作人员还可以鼓励老年人互相帮助,分享感受和经验、组织互相访问等活动。这样的群体活动可以利用工作日或周末在社区老年活动中心或社区医院诊室进行,它为老人提供了交流、学习、康复和锻炼的机会,也为社区医生更好跟踪管理病人提供便利。作为一种预防和干预措施,这种活动尤其可以帮助老年痴呆症患者控制愤怒、抑郁等情绪,延缓脑功能退化,无认知障碍的抑郁症患者也可以从交流和群体治疗中获益。

专栏 8-8　脑健康日的到来

为了唤起公众对脑健康的重视,9 月 16 日被定为中国的"脑健康日"。这一天,科技日报记者采访了卫生部和"脑防办"的专家。

全国脑血管病防治研究办公室主任王文志在接受记者采访时说:"脑健康的范围非常广泛,所有的脑病以及神经系统引起的一些亚健康状态都属于脑健康的范畴。"

相当一部分科学家认为,人类的许多疾病从帕金森病到身体的长期衰弱,甚至耳鸣都和大脑有关,可能是因为大脑的某些部位受损,也可能是大脑细胞"脉动"出现变化。

在中国医学界对于脑健康的研究重点还是集中在脑血管病、老年痴呆症、癫痫、精神发育迟滞等典型病症上。王文志主任列举了相关的几组数据。目前我国脑血管病患者近 700 万,每年新发病人都超过 200 万,是个非常庞大的数字。在所有的疾病中,脑血管病的致残率是最高的,其中 70% 以上都留下各种各样的后遗症。

癫痫作为一种恶性的脑病,在广大农村地区成为困扰患者的恶疾。根据统计,中国癫痫病患者大约为 900 万,其中两年之内仍发作的有 600 万之多。

卫生部疾控司官员张立说,"我们现在正在和世界卫生组织合作,在农村用最便宜的药治疗癫痫病。如果群众能够免费吃到这种药物,对于控制癫痫发病率、复发率效果都会非常好。目前正在进行试点工作。"

报道说,多年来,中国都强调预防为主,但是这方面的投入却微乎其微。预防工作往往要等 5~10 年甚至更长时间才能见到效果,不像对治疗的投入可以立竿见影。专家呼吁,中国脑健康的防治,要有一个长远的规划。缺乏科学的长远规划,只看短期效应,最终要自食其果。

5　患者及其家庭:脑健康行动计划实施服务的对象

脑健康就是脑器质完整无损和生理生化代谢处于相对平衡状态;就反映功能或者从认识心理学意义上看,脑的健康就是外部刺激与脑的反映过程和结果之间具有相对的一致性和维持着动态平衡;就个体经验或个体经验的社会含义来看,脑的健康就是脑的相当稳定的经验系统与不断变化着的社会现实之间能处于动态平衡之中。脑健康是一个过程,是脑在相互关联、相互影响的层面上的动态平衡过程,而健康状态就是这一过程中的相对稳定状态。因此,对于保持这一相对稳定的状态,个人的生活方式和家庭环境都起着至关重要的作用。

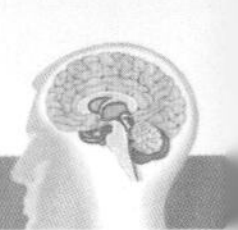

5.1　大众认知，养成健康的生活方式

众所周知，适度锻炼、饮食调节和提高睡眠质量对保持和恢复脑健康的重要意义。适度锻炼会对身心健康产生很多积极作用，特别是对忧郁情绪有很好的调节作用。但随着年龄的增长和身体功能的退化，锻炼的形式和内容也应及时调整，老年人需要在这方面得到更多信息和引导。保持健康规律的饮食习惯可以使老年人精力充沛，减少患病和降低患骨质疏松等慢性病的风险。不按时进食或饮食不健康会造成疲劳会使老年人更易感冒和加重忧郁。老年人由于独居、采购等方面的诸多不便在保持健康规律饮食方面面临着很多挑战。此外，很多空巢老人有睡眠问题，虽然偶然失眠对身体不会造成永久性的损害，但长期的睡眠障碍却会造成疲劳、烦躁、焦虑甚至抑郁等很多问题，提高睡眠质量对他们保持精神健康很重要。因而老年人要养成健康的生活方式，合理饮食，规律作息，适度锻炼。

5.2　自我心理调节和适应

通过观察发现，很多老人利用了自我心理调节来适应机体的老化，总结出了包括锻炼头脑、情绪控制和面对现实等方法维持脑健康。其中，还有很多老人主动进行心理调节来适应子女不在身边的生活，大多数老人表示通过继续学习，参与棋类运动等益智游戏可以调节心情，使头脑保持活力进而维护脑健康。更为重要的是当问题出现时，采用各种方法积极面对问题、缓解压力并改变思考方法。老年人表示，和直接解决问题的方法相比他们更倾向于缓解压力、转移注意力和换个角度考虑问题等方法，这很大程度上源于老年人面临的很多问题如慢性病、丧失亲人等状况很难通过直接解决问题的办法得以解决。但老年人有能力调整情绪并改变生活方式去尽量适应。例如，当一位老年人因风湿病困扰不能继续弹琴，她表示她刚一开始很痛苦，但慢慢地，她学着面对现实，调整了对自己的要求并且发现她还可以继续欣赏音乐并教导小孩子。调查中还发现，老人很愿意互相交流他们的病痛和其他问题，很多老人通过和同龄人互动、对比和自嘲的幽默找到了安慰，有效地保持了良好的脑健康状态。

5.3　寻求帮助

现代社会中有许多老人由于子女不在身边，无论是生活上还是精神上都会遇到很多困难，在不能独立解决的情况下，寻求社会帮助和支持显得尤为重要，这里的社会支持包括来自家庭、朋友、邻里、志愿者、私人、政府机构和包括宗教组织在内的所有资源能提供的对老年人身心健康的服务。老人们特别强调了他们对以社区为中心的各种资源的需要，包括家政服务和送餐服务。研究表明，全面的社会支持可以有效减少老年人脑健康疾病的发病率，提高他们的生活质量和对生活的满意度，推迟他们必须依赖机构养老的年限。

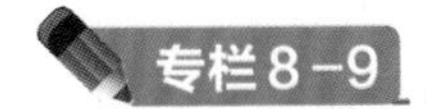

日本专家预防老年痴呆症的10大要诀

日本预防痴呆协会最近邀请研究痴呆医学的专家拟出预防老年痴呆症的10大要诀。

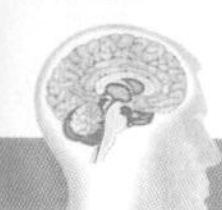

这10大要诀是：

第一，饮食均衡，避免摄取过多的盐分及动物性脂肪。一天食盐的摄取量应控制在10克以下，少吃动物性脂肪及糖，蛋白质、食物纤维、维生素、矿物质等都要均衡摄取。

第二，适度运动，维持腰部及脚的强壮。手的运动也很重要，常做一些复杂精巧的手工会促进脑的活力，做菜、写日记、吹奏乐器、画画等都有预防痴呆的效果。

第三，避免过度喝酒、抽烟，生活有规律。喝酒过度会导致肝功能障碍、引起脑功能异常。一天喝酒超过0.3升以上的人比起一般人容易得血管性痴呆。抽烟不只会造成血管性痴呆，也是心肌梗死等危险疾病的重要原因。

第四，预防动脉硬化、高血压和肥胖等生活习惯病。早发现、早治疗。

第五，小心别跌倒，头部摔伤会导致痴呆。高龄者必要时应使用拐杖。

第六，对事物常保持高度的兴趣及好奇心，可以增加人的注意力，防止记忆力减退。老年人应该多做些感兴趣的事及参加公益活动、社会活动等来强化脑部神经。

第七，要积极用脑，预防脑力衰退。即使在看电视连续剧时，随时说出自己的感想便可以达到活用脑力的目的。读书发表心得、下棋、写日记、写信等都是简单而有助于脑力的方法。

第八，随时对人付出关心，保持良好的人际关系，找到自己的生存价值。

第九，保持年轻的心，适当打扮自己。

第十，避免过于深沉、消极、唉声叹气，要以开朗的心情生活。高龄者常须面对退休、朋友亡故等失落的经验，很多人因而得了忧郁症，使免疫功能降低，没有食欲和体力，甚至长期卧床。

6　其他社会机构：脑健康行动计划实施的多元参与者

6.1　非政府组织：脑健康基金会

团结各方面力量，利用一切可利用的资源，成立脑健康基金会，发起全国性非公募基金，交由第三方非政府组织管理。基金的宗旨是通过奖励、资助提高脑健康教育科研水平，推动脑健康防治知识的普及活动及组织志愿者服务。

该基金有以下特点：

（1）脑健康基金是一种政策性基金，其根本职责是保证脑健康行动计划的实施；

（2）脑健康基金是非营利性基金，但可采用证券投资组合方式，将积累的基金通过投资部门按不同比例投资于存款、国债、股票及企业债券，以获取较高的投资组合收益率，防止保值手段单一而造成贬值；

（3）脑健康基金的来源有多元化渠道，如国家拨款，企业或个人捐助，投资营利等；

（4）基金的操作和管理有专门的规定和程序，保证“三公”原则。

通过奖励、资助提高脑健康专业性研究水平。该基金主要资助有关脑健康的具有创新性和探索性、技术路线可行、实践条件具备的项目。为此，基金会应确立严格的申报程序，并

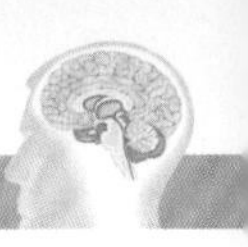

组织有关部门、专家对报送的项目进行集中评审，确定资助等级。严格把关，坚持高标准、严要求，将资助经费分两次支付，立项审批后，按照资助标准拨付 50%，用于启动项目研究工作；项目结题后，拨付剩下的 50%。

推动脑健康防治知识的普及活动。为了消除社会对患有脑健康疾病的老人的歧视，改变公众对脑健康的态度，我们应该鼓励充分利用志愿者服务普及老年认知功能和精神健康知识，提高大众对老年脑健康的认知度，使公众更多了解正常衰老和脑健康对正常老龄化的影响，以及脑健康疾病的诊断、治疗、预防和可利用的资源，最新研究成果等。

组织志愿者服务。可以在社区中开展志愿者活动，安排社区志愿者定期到老年人家里提供协助，帮忙做家务、陪伴老人等；或邀请老年人到社区志愿者家里做客和参加活动。而这些活动的目的是使老年人，尤其是有抑郁情绪、患有轻微脑健康疾病的老年人，能有机会改换环境，增加他们的社会活动和个人生活，扩大他们的社会交往面。

6.2　企业

脑健康计划的实施，是公共医疗服务的一环，要处理好公平与效率的关系，在改革初期首先着力解决公平问题，保障广大群众看病就医的基本需求，并随着经济社会发展逐步提高保障水平。同时鼓励社会资本投入，发展多层次、多样化的医疗卫生服务，统筹利用全社会的医疗卫生资源，提高服务效率和质量，满足人民群众多样化的医疗卫生需求。

因此，脑健康行动计划的实施，为相关产业提供了新的挑战和商机。作为实施框架中的多元主体，企业通过市场无形的手也发挥了重要的作用。这其中涉及的商品或服务包括：传统老年产业如养老、医疗、服装、食品、特殊商品、交通、保健、老年福利设施以及现代老年产业如娱乐、旅游、住宅、社区服务业、老年教育等多种行业。

虽然以上多种行业几乎都已经将自己的产品和服务向脑疾患的老年人需求“暗送秋波”，但始终保持“未联姻”的状态。据北京市老龄产业发展课题组的相关资料显示，现阶段产业发展面临的主要问题呈现出以下四个方面的特点，即：

（1）认识缺陷。很多企业认为这些产业投入大、风险高、资金回收周期长、回报低，从而采取观望态度，制约了产业的发展；

（2）政策“不落地”。即政府只有原则性的政策，所涉及的生产、流通、经营、消费等各个环节，缺少配套的可操作性的政策支持；

（3）规模层次“小而低”。产品及服务单一，层次低，主要在衣食、居住和医疗保健方面提供低层次的服务，而能够有效地防治脑健康疾病、现代老年产业涉及的老年人的文化娱乐和精神享受方面的产品和服务没有得到很好开发；

（4）产业标准缺失。目前市场尚未实现规范化和标准化的运作模式，例如家庭服务业中的服务标准等问题的大量存在。

随着我国社会老龄化进程的加快，银发市场展现出巨大潜力。发展老年消费市场，既是我国社会和经济发展的必然选择，也是老年人预防脑萎缩，寻求不断增长的精神文化需求的主观要求。从微观角度来看，相关的益智玩具产业、养老产业等行业对于那些正在寻找合适资金流向的企业来说，是一条高回报的投资渠道。

首先，企业应该以发展的眼光看到市场的规模和增长潜力，改变对老年消费观念认识上的误区,积极开拓市场,对其加以重视和开发。

其次,从产品来说,既包括有形产品也包括无形产品。企业应该以消费者的需求特点和消费特征作为产品定位的导向,针对消费群体的个体差异性生产相应的产品或提供相关的服务。加大科研和创新开发的资金投入,重视作为产业主体的健康产业链,涉及 IT 行业,包括居家远程诊断、携带型多功能健康信息系统、医疗器械室外移动系统等新兴产业领域,积极投入开发经费,从技术开发到老年商品及服务,研究新的营销策略,老龄公寓等设施将促进包含保健、医疗、福利、居住、休闲、器械等构成的养老服务业快速发展,发挥产业技术的优势,促进银发产品的研发和使用,建立有效的供给机制[1]。

要关注产业发展的新领域,要重视新型服务产业。与创意产业相接合,推动老年产业的创新与发展。推进以建设老龄公寓为中心的养老产业的发展,并结合食品及餐饮业、物流产业的联动加以考虑。产业细分化、精致化而形成的多品种少量产的市场。以质量为本,根据老年人的消费观点和心理特征,努力开发品牌产品,提高品牌的知名度。在保证方便、实用、保健的基础上同时加强外观设计。

最后,在产品的销售上,根据消费群体理智、节俭的消费特点,首先在定价上要实行物美价廉、薄利多销的策略,以赢得更多顾客,培养顾客的忠诚度。同时厂商应对消费市场进行合理的细分,根据不同的消费群体将产品定位于高、中、低档三种级别,以满足不同消费能力的老年人的需要。

在销售地点定位上,根据老年人身体功能下降的特点,尽量在居民社区开办一些占地面积不太大的连锁店,并能提供送货上门、电话订购等服务。在销售环节中,要实行亲切友好,细心耐心的情感销售策略。在产品促销方面,企业应在老年人心目中树立良好的企业形象,这需要通过长期的积累来达成,同时加以适当的广告宣传,宣传的诉求点应适合老年人的特殊要求,贴近老年人生活。

专栏 8-10　中国开始应对老年痴呆症问题

上海——去年,一栋豪华的红砖外墙综合楼在上海开业了,里面有理发店、电影院、摆满玩具的游戏室和一间提供最新流行音乐的歌房。居民并不是中国潮人,而是患有阿尔茨海默病或痴呆症的老年病人。这家疗养院是中国为应对老年人口激增所采取的新举措。

目前很多国家都在勉力应对迅速增长的老龄人口,然而在中国,预测显示,30 年之内中国 60 岁以上的人口将接近 4 亿大关,有能力照顾这些老人的适龄工作人口也在减少,而这与计划生育政策有一定的关系。在意识到未来的问题之后,中国开始在社会和医学界普及痴呆症知识,而且大城市正计划建造新的设施,例如上海市第三社会福利院。

当前社会对老年痴呆症的态度发生了很大的转变。十年前,很多家庭都羞于承认家里的长者患有痴呆症。由于对这种疾病欠缺认识,许多痴呆症患者都被送进了窗户上装着铁栏杆的精神病院。到如今,越来越多的家庭迫切希望将亲人送入疗养院。但卫生专家称,疗养院的数量远远不够。

卫生专家预期国家和双职工家庭将面临巨大的压力。这一压力将因公众甚至医护人员缺乏对阿尔茨海默病或痴呆症的了解而加重。

波士顿大学医学院(Boston University School of Medicine)副教授欧罗达(Rhoda Au)说,

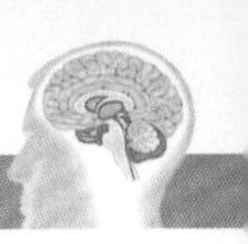

“对中国而言,这是个迫在眉睫的健康危机。而受计划生育政策的影响,问题的严重性可能会超过美国。”在上海这座中国最富有和最具活力的城市,据估计约有12万常住居民患有阿尔茨海默病或者其他种类的痴呆。但仅有少数几家接受过培训、有能力照顾痴呆患者的疗养院。

所谓的“4-2-1”结构加剧了对老龄人口增长问题的担忧。在一定程度上,受计划生育的影响,不久之后,中国的个人将面临照顾父母及四位祖父母的压力。而且随着老人寿命的增加,他们患痴呆症的概率也就越大,而看护服务是一笔不小的费用。

为了应对疗养院的严重短缺,上海正酝酿出台所谓的“90-7-3”计划,即90%的老人由家人照看,7%则偶尔到社区中心小住,余下3%的人就住在疗养院里。上海民政局社会福利处副处长张凡在电话采访中表示,“我们计划在每个区至少建一个可以照顾痴呆病人的疗养院。每年,我们都需新增至少5000张床位。”其中一大问题在于,疗养院的费用由谁来买单。在20世纪90年代,中国打破了“铁饭碗”,即由国家来照顾国民生老病死的制度。这是中国向市场经济迈进所采取的举措之一。但在如今,这意味着国家的社会安全网呈现出疲软态势,而且老人看护也得不到足够的资助。

波士顿大学目前正在进行一项研究,内容是测量中国痴呆症患者的比例,并筛选出导致痴呆发病高风险的因素。其目标是为了延缓这一问题的发生并减轻沉重的医疗成本。

现在,中国有必要加快行动。虽中国人有在家照看长辈的传统,但是大城市的家庭则在抱怨别无他选。为了给3年前患上老年痴呆症的63岁的老伴找地方,卢佩玉(音译)没少花力气。她丈夫之前是会计,目前待在家里,因为找不到能治疗他的医生。这位老人的女婿说,“我们曾想过把他送到医院,但是他在两年内出走了两次。问题是,目前没有一家疗养院能为我的岳父提供一个合适的住所。专业医院全满了,而私人疗养院没有合格的医护人员。”

上海的公交司机苗先生是一位幸运者,他找到了一家能治疗痴呆症的疗养院。这家人的遭遇在上海并不是什么新鲜事。两年前,他的老母亲在家外面的人行道上摔倒了,撞到了头,之后,她开始出现失忆的症状。她住了一个月的医院。当她回到家后——与她的小儿子苗先生、儿媳妇和当时20岁的孙子住在一起——她的失忆症变得更加严重了。这位老母亲的儿媳罗玉琴(音译)说,“她走到外面就会迷路。水烧开后,她甚至会忘记关掉煤气。”如今苗先生的母亲住在上海市第三社会福利院,坐着轮椅。苗先生说,她已经失去了语言能力,而且情绪容易失控。苗先生一周去探望母亲两次。几周前,他带来了一些零食和一袋煮熟的鸡蛋。他边给她母亲喂牛奶边问,“妈,你还好吧?”随后,苗先生的妻子走过来说,“他们确实把她照顾的很好。我们都是要上班的人,两个人每天要开很长时间公交车。如果没有这个地方,我们该怎么办?”

上海第三社会福利院院长张乃子医生说,福利院在尝试通过人性化关怀系统来照顾痴呆病人,而这一系统率先由欧洲人使用。它的内容包括让病人在记忆游戏中进行互动,并要求看护人员经常用手去触碰病人,在和病人说话的时候抚摸他们的胳膊和手,让病人更有安全感。他说,新的设施拥有一个多媒体室,可以播放上海的街景,甚至有些画面就是病人家周边的照片,这会让他们有家的感觉。很多病人还戴着GPS臂带,这样看护人员就可以监测他们的位置。张医生说,“这是第一家专业从事痴呆病人看护的疗养中心,对此我们十分骄傲。我们是全国第一家。10年前,痴呆症患者会被送到精神病院。现在不同了。”

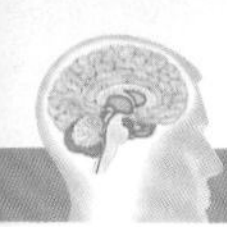

6.3 金融机构

脑健康行动计划的实施势在必行，但又面临诸多瓶颈，其中融资瓶颈十分突出，缺口巨大，必须尽快架构脑健康行动计划的融资支持体系，金融机构无疑在其中发挥重要作用，通过融资渠道多元化来解决融资难的问题。对此，金融机构应从以下几个方面着手，保障脑健康行动计划的实施。

一是进一步扩大投资规模。目前我国脑健康行动计划存在的巨大资金缺口，应该发挥银行系统的金融主体地位，以商业银行为主导、集其他商业性金融于一体，形成金融支持与整合，共同推进脑健康行动计划的发展投资，扩大投资规模，以市场机制配置金融资源的供给模式，减轻对财政的依赖。

二是进一步明确投资方向。脑健康行动计划的投资方向应该严格限定在“脑健康”的产品和服务，具体以脑健康检测和防治的基础设施为主，重点考虑诸如脑健康专科医院等与民生相关切实的领域，保障投资方向和领域。对此，金融机构可通过投资条款设计等手段来保证投资范围，让好钢用在刀刃上。

三是进一步提高投资效率。金融机构应从理财理念、资金管理模式和资金支持等多方面进行创新和优化，资本市场可以通过不同性质、不同期限、不同风险和不同收益的金融工具帮助脑健康行业的公司融资，并分散投资风险，提高投资效率。

四是积极促进行业内的企业上市融资。目前我国正在积极推进多层次资本市场体系的建设，已经形成了主板、创业板、中小企业板、场外交易市场和私募市场并存的资本市场结构，金融企业可利用上市促进行业内企业上市，支持脑健康相关行业的发展。

综上所述，四个方面是相互作用、相辅相成的，共同的改进和优化将使得脑健康行动计划的实施进一步得到落实。

（李斐琳）

参考文献

[1] 曾碧忠，《老龄产业前景广阔》，创业者，2001(5)：18-19。

第九章

认知障碍人群与精准扶贫计划

第一节　国家精准扶贫计划

1　精准扶贫的提出

计划经济时期，为了城市供给和工业发展，国家对农产品实行统购统销制度，优先城市供给，使得农民普遍吃不饱，导致农村“均衡发展，普遍贫困”。改革开放后，部分地区因自然条件或历史原因依然限于贫困状态，20世纪80年代我国开始进行开发式扶贫，主要采取的区域性瞄准机制，针对性不强，不能有效的帮助贫困人口脱贫。2013年11月，习近平首次提出“实事求是、因地制宜、分类指导、精准扶贫”的重要指示。2014年1月，中央制定了精准扶贫工作模式的顶层设计，推动了“精准扶贫”思想落地。所谓精准扶贫，是针对不同贫困区域环境、不同贫困农户状况，运用科学有效程序对扶贫对象实施精准识别、精确帮扶、精确管理的治贫方式。2015年6月，总书记在贵州调研时提到，扶贫开发“贵在精准，重在精准，成败之举在于精准”。《中共中央、国务院关于打赢脱贫攻坚战的决定》中提到，到2020年，即“十三五”末，要确保中国现行标准下农村贫困人口实现脱贫，贫困县全部摘帽，解决区域性整体贫困。

2　精准扶贫的内涵

精准扶贫是扶贫开发工作中必须坚持的重点工作，是新时期党和国家扶贫工作的精髓和亮点，是全面建成小康社会、实现中华民族伟大“中国梦”的重要保障。精准扶贫的实现需要按照步骤进行，精准识别是前提，精准帮扶是关键，精准管理是保障。

2.1　精准识别

所谓精准识别，就是通过有效、合规的程序，把贫困的居民识别出来。我国虽然有贫困县、贫困村的认定，而对于贫困人口的识别相对较难。现阶段，我国已经基本达到小康水平，即使是贫困人口，也能解决基本的温饱问题，所以绝对贫困人口大大减少，而相对贫困人口数量还很巨大，相对贫困人口和绝对贫困人口之间的收入差距相差不多，所以二者的区分比较困难。精准识别需要提高群众政策知晓率，保证政策的透明性、公开性；到村入户进行信息采集，建档立卡；严格按照程序进行。

2.2　精确帮扶

在贫困人口精准识别出来之后，针对贫困人口指定相应的负责人和帮扶措施，确保帮扶效果。就精确到户到人来说，重点要做到坚持方针，到村到户，因户施策，资金到户，干部帮扶。精准帮扶重视贫困村和贫困户的实际情况，基于实际致贫原因开展扶贫工作，从根本上脱贫。

2.3　精准管理

精准管理是对贫困户的信息进行动态管理，贫困户精准识别之后，建档立卡，将贫困户录入信息系统中，通过一户一本台账、一个脱贫计划、一套帮扶措施，帮助贫困户脱贫。扶贫对象脱贫之后，就将系统中的信息调出。另外，精准管理也是对扶贫部门的监督管理，推动各项工作进展，做到扶贫基金的阳光操作管理和对扶贫事权的管理。

第二节　认知障碍人群的精准扶贫

1　认知障碍是因病致贫的因素之一

所谓因病致贫，世界卫生组织将其定义为：家庭因支付医疗卫生费用而导致家庭整体经济低于贫困线。根据国务院扶贫办建档立卡数据，2013 年末，因病致贫、因病返贫户在所有贫困户里占到 42.2%，截至 2015 年末，占到 44.1%，增加 1.9 个百分点。其中，慢性病由于病程长、流行广、费用贵、致残致死率高，是群众因病致贫返贫的重要原因，根据卫生部《中国医疗卫生事业发展状况》报告中的数据，我国慢性病导致的死亡人数达到 85%，疾病负担达到 70%。认知障碍是其中的一种。

轻度认知障碍（MCI）患者具有老年性痴呆（AD）高发病性，当前，MCI 患者以每年 10%~15% 的速度发展为 AD，是正常老人发生 AD 的 10 倍。脑健康是健康概念的重要组成部分，忽视脑健康，也即对认知功能是否完好未能加以重视，使得老年人的认知功能出现轻度障碍（即 MCI）时没有及早发现，及早预防并治疗，最终发展成为不可逆的痴呆性疾病，对个人、家庭和社会造成巨大的影响。

2　认知障碍人群脱贫意义重大

如果贫困人口中存在数量较大的认知障碍人群，由于其对 MCI 的认识不足，即使出现记忆力下降、轻度语言障碍等症状时并不注意，没能及时就医诊治，病情严重的时候已经达到了中期或晚期。MCI 患者需要用药物延缓，长期的药物供给会让本来就贫困的家庭更加贫困，长期服用给家庭带来不少的经济负担。同时，轻度认知障碍患者的记忆力和行为能力

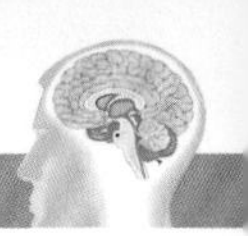

逐渐减退，学习能力和工作能力下降，影响患者生活质量，同时工资收入减少，让贫困家庭减少了可以增加收入的劳动力。患者家属在认知障碍患者花费的时间精力越来越多，由于经济负担和心理负担，生活质量也会降低。老年性痴呆是一种多基因遗传病，父母或兄弟中有老年性痴呆症患者，患老年性痴呆症的可能性会大大增加。如果贫困人口中该类人群较多，其后代仍然是痴呆，循环往复，该家庭会一直处于贫困状态。

因此，认知障碍人群脱贫有利于提升患者本身的生活质量，减轻家庭负担和社会负担，让存在认知障碍患者的贫困家庭有更多的时间和精力工作，增加家庭收入，在国家精准扶贫的大好政策下尽快脱贫。

3 针对贫困人口中的认知障碍人群的精准扶贫计划实施

3.1 加强认知障碍疾病的宣传和预防

老年人的脑认知与受教育程度、收入水平、营养均衡、饮食习惯、社交活动等生活方式、身体健康和心理健康等多方面因素都存在一定的关系。受教育程度高的老年人认知能力较强；营养均衡，饮食习惯良好，休闲方式多样化的老年人认知能力也较好；如果老年人患有高血压、脑血管病、糖尿病等常见慢病，他们认知能力普遍低于未患病者。为了帮助贫困人口中的认知障碍人群脱贫，政府应该对 MCI 多做一些宣传，让人们意识到 MCI 的严重性，在出现 MCI 相应症状时及时就诊。

通过教育培训让贫困人口了解 MCI 的相关知识。通过大学生或社会志愿者返乡宣讲，加强脑健康知识的宣教，倡导老人健康、科学的生活方式，提高对认知障碍的认识，让大家知道有相关症状要及时就医，在平时的生活中通过良好的生活习惯对疾病进行预防。

政府在贫困村中提供良好的公共设施，医疗设施。为了改善贫困人口的生活环境，让大家养成良好的生活习惯，政府可以在贫困村或社区提供公共设施，供大家锻炼身体，休闲娱乐。完善社区的医疗设施，定期进行脑检查，关注脑健康，及时发现和治疗脑健康相关疾病，得到社会的照顾。

专栏 9-1　脑健康教育扶贫计划

近年来，我国神经系统和精神疾病发病率呈逐年上升之势，据统计，我国有脑瘫和癫痫患者 1500 余万人，其他脑病患者过亿人，很多脑疾患者家庭因病致贫，因病返贫，生活艰难，给社会和家庭带来了沉重的负担。给患者带来的不仅仅是身体上的创伤，还有患者及其亲人所面对的身心痛苦及经济负担，同时也给人们心理和精神造成严重的伤害。这一现象已引起了社会各界的广泛关注。为了提高人民群众的脑健康意识，引导更多的人了解脑疾病，关注脑健康，帮助全国贫困脑病患者病有所医，及时得到治疗康复，有针对性地开展健康教育扶贫工作。经研究决定，在 2016 年 9 月 16 日第十七个“中国脑健康日”到来之际，由中国人生科学学会健康教育研究会主办，联合全国各级各类社会团体和爱心机构实施“脑健康教育扶贫计划”。

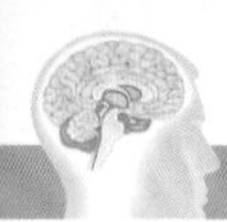

“脑健康教育扶贫计划”以贯彻党的十八大精神为指导，落实中央扶贫开发工作会议精神，按照“十三五”卫生与健康规划要求，夯实健康教育扶贫基础，完善协同配合模式。计划用五年的时候，走进全国各省、市、自治区，走进广大农村地区，通过举办大规模的脑健康教育宣传活动，为扶贫攻坚提供有力支持，集中传播脑健康常识和科学理论、使广大人民群众了解脑健康、认识脑健康、感受脑健康，以科学的健康理念和知识传播，精准的医疗服务惠及千家万户，为广大人民群众健康服务。

“脑健康教育扶贫计划”的具体内容包括以下几个方面：

1. 教育扶贫　习近平总书记指出：“扶贫必扶智，让贫困地区的孩子们接受良好教育，是扶贫开发的重要任务，也是阻断贫困代际传递的重要途径。”教育扶贫就是营造起扶贫扶志扶智的环境，解决人的素质先脱贫，转变一些贫困人群的“等靠要”观念，引导贫困农民家庭主动发展致富。“脑健康教育扶贫计划”将针对通过让贫困人口接受教育培训，提高其素质和劳动技能，可以实现既扶贫又扶智的双重目标，大大增加其脱贫的机会。广泛进行教育宣传，根除贫困。关注教育扶贫的政策、项目、措施，对不同投入力度、不同干预举措以及不同项目组合所产生的不同减贫效应进行评估。以总结经验、优化推广，吸收相关领域学术研究成果，以发现并引入新的、行之有效的教育扶贫举措。

2. 健康扶贫　健康扶贫将紧紧围绕中央扶贫开发工作会议精神，围绕“四个全面”战略布局，按照党中央、国务院决策部署，坚持精准扶贫、精准脱贫基本方略，与深化医药卫生体制改革紧密结合，针对农村贫困人口因病致贫、因病返贫问题，突出重点地区、重点人群、重点病种，进一步加强统筹协调和资源整合，采取有效措施提升农村贫困人口医疗保障水平和贫困地区医疗卫生服务能力，全面提高农村贫困人口健康水平，为与全国人民一道迈入全面小康社会提供健康保障。

“脑健康教育扶贫计划”将针对农村贫困人口的脑疾患病群体提供健康教育帮扶，依靠讲座、义诊、对口帮扶援助和印制宣传手册进行健康教育等多种形式，依靠基层卫生服务网络，进一步核准农村贫困人口中因病致贫、因病返贫家庭数及脑疾患病人员情况，对需要治疗的脑病患者进行分类救治。加强农村贫困残疾人健康扶贫工作，对贫困地区基层医疗卫生机构医务人员开展康复知识培训，建立医疗机构与残疾人专业康复机构有效衔接、协调配合的工作机制，为农村贫困残疾人提供精准康复服务。

3. 医疗扶贫　医疗扶贫充分体现社会发展与责任的重大意义，让社会的每个人都能感受到党和国家的关怀，不断提高全体人民健康水平，使人民群众共享改革发展的成果；鼓励和引导社会力量发展慈善医疗救助，鼓励和引导社会力量发展慈善医疗救助，开展多种形式的医疗互助活动。为实现到2020年人人享有基本医疗卫生服务的既定目标，缓解“看病贵、看病难、因病致贫、因病返贫”等问题。

“脑健康教育扶贫计划”将计划组织各地专家资源，引入专科专病治疗模式，对脑疾患病人群集中力量实施治疗，对社会影响较大、疗效确切的脑科疾病进行集中救治，制订诊疗方案，明确临床路径，控制治疗费用，减轻贫困大病患者费用负担，需要住院维持治疗的，由就近具备能力的医疗机构实施治疗；需要长期治疗和康复的，由基层医疗在专业医疗机构指导下实施治疗和康复管理。

“脑健康教育扶贫计划”的具体措施如下：

1. 成立脑健康教育扶贫计划项目管理办公室，形成项目管理办公室组成人员名单，建

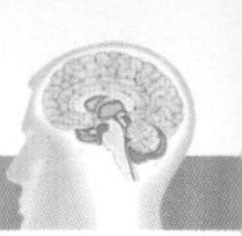

立“脑健康教育扶贫计划”官方网站，设立专线电话，提供各项业务的咨询服务。

2. 建立完善“脑健康教育扶贫计划”健康课堂机制，在全国范围内甄选具有合法资质，业务范围对口，人员资质齐备，业务能力符合脑健康科普教育条件的单位作为健康课堂，为脑健康健康科普教育提供技术支持。

3. 聘任全国行业专家，组成“脑健康教育扶贫计划”健康科普宣讲团，为计划的实施提供健康科普教育支持，提升行业专家社会责任，组织实施各种类型的讲座课堂，充分运用电视、网络的影响力，开展形式多样的健康教育活动，积极推进健康教育扶贫活动走向深入。

4. 建立健全“脑健康教育扶贫计划”志愿者服务体系，形成收集、汇总和发布信息，招募、培训、派遣的志愿者服务体系，广泛招募社会各界爱心人士，大中专院校学生加入“脑健康教育扶贫计划”志愿者的队伍中来。整合社会资源，加强统筹协调，为社会组织和志愿者提供相应的信息服务，执行项目各次活动组织，确保项目落地实施。

5. 设立定点医院模式，为项目实施提供医疗扶贫支持，在全国范围内甄选具有二级以上资质的脑病专科医院，作为“脑健康教育扶贫计划”定点医疗单位。积极倡导定点医疗单位，响应脑健康教育扶贫计划，在力所能及的情况下，出台新的、更加灵活的、更加有针对性的、更加贴近困难群众实际的扶贫方式。按照“脑健康教育扶贫计划”的总体要求，针对性进行医疗扶贫。

“脑健康教育扶贫计划”将按照先贫困省份，后发达省份，先贫困人口众多地区，后贫困人口较少地区进行健康教育扶贫的思想，逐步完善机制，按照“脑健康教育扶贫计划”总体要求，组织全国各省各地各场次活动的开展，积极稳妥推进“脑健康教育扶贫计划”既定方针，确保将脑疾患病人群的健康教育扶贫计划落到实处。为中华民族的伟大复兴，早日实现小康社会，构建社会主义和谐社会发展做出应有贡献。

到目前为止，脑健康教育扶贫计划已经在陕西、昆明、云南等地启动实施，并逐渐深入偏远山区，深入贫困家庭，帮助他们建立脑科保健意识，及时筛查救治患病人员。

3.2　针对贫困认知障碍人群，提供精准帮扶

对于贫困人口中的认知障碍患者，政府应该依据精准扶贫的宗旨，进行精准帮扶。对于有相关症状的人群，及时辨别，早期治疗，为老年期痴呆寻找最佳的干预时间，降低其转化为老年痴呆的概率，最大限度地利用有限的经费，减小个人、家庭和社会的损失。对于已经患有脑健康疾病的人群，抓住早期治疗的机会。政府应该对药物干预提供支持，增强医疗报销水平，让贫困的认知障碍人群能够看得起病，吃得起药。

（李斐琳）